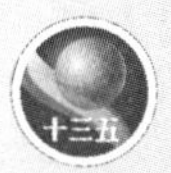

国家卫生和计划生育委员会“十三五”规划教材
全国高等中医药院校研究生教材
供中医学、中西医结合等专业用

中医诊断学专论

主　编　黄惠勇　李灿东

副主编　李　峰　马维骐　何建成

主　审　吴承玉

编　委（按姓氏笔画为序）

马维骐（成都中医药大学）
王学岭（天津中医药大学）
王香婷（河北中医学院）
甘慧娟（福建中医药大学）
任　健（山东中医药大学）
刘燕平（广西中医药大学）
李　峰（北京中医药大学）
李灿东（福建中医药大学）
李琳荣（山西中医学院）
杨　梅（云南中医学院）
杨朝阳（福建中医药大学）
何建成（上海中医药大学）
邹小娟（湖北中医药大学）
张华敏（中国中医科学院）
陈　晶（黑龙江中医药大学）
武哲丽（广州中医药大学）
周君岳（浙江中医药大学）
胡志希（湖南中医药大学）
徐　征（南京中医药大学）
黄惠勇（湖南中医药大学）
董昌武（安徽中医药大学）
程绍民（江西中医药大学）
曾　光（湖南中医药大学）
谭丛娥（陕西中医药大学）
熊丽辉（长春中医药大学）

编写秘书：胡志希（兼）

人民卫生出版社

图书在版编目（CIP）数据

中医诊断学专论/黄惠勇，李灿东主编.—北京：人民卫生出版社，2017

ISBN 978-7-117-24041-3

Ⅰ.①中…　Ⅱ.①黄…　②李…　Ⅲ.①中医诊断学－医学院校－教材　Ⅳ.①R241

中国版本图书馆CIP数据核字(2017)第012399号

人卫智网	**www.ipmph.com**	**医学教育、学术、考试、健康，购书智慧智能综合服务平台**
人卫官网	**www.pmph.com**	**人卫官方资讯发布平台**

版权所有，侵权必究！

中医诊断学专论

主　　编：黄惠勇　李灿东
出版发行：人民卫生出版社（中继线 010-59780011）
地　　址：北京市朝阳区潘家园南里19号
邮　　编：100021
E - mail：pmph @ pmph. com
购书热线：010-59787592　010-59787584　010-65264830
印　　刷：北京市卫顺印刷厂
经　　销：新华书店
开　　本：787×1092　1/16　　**印张：**20
字　　数：487千字
版　　次：2017年2月第1版　2017年2月第1版第1次印刷
标准书号：ISBN 978-7-117-24041-3/R・24042
定　　价：58.00元
打击盗版举报电话：010-59787491　E-mail：WQ @ pmph. com
（凡属印装质量问题请与本社市场营销中心联系退换）

出版说明

为了更好地贯彻落实《国家中长期教育改革和发展规划纲要（2010—2020年）》和《医药卫生中长期人才发展规划（2011—2020年）》，进一步适应新时期中医药研究生教育和教学的需要，推动中医药研究生教育事业的发展，经人民卫生出版社研究决定，在总结汲取首版教材成功经验的基础上，开展全国高等中医药院校研究生教材（第二轮）的编写工作。

全套教材围绕教育部的培养目标，国家卫生和计划生育委员会、国家中医药管理局的行业要求与用人需求，整体设计，科学规划，合理优化构建教材编写体系，加快教材内容改革，注重各学科之间的衔接，形成科学的教材课程体系。本套教材将以加强中医药类研究生临床能力（临床思维、临床技能）和科研能力（科研思维、科研方法）的培养、突出传承，坚持创新，着眼学生进一步获取知识、挖掘知识、提出问题、分析问题、解决问题能力的培养，正确引导研究生形成严谨的科研思维方式和严肃认真的求学态度为宗旨，同时强调实用性（临床实践、临床科研中用得上）和思想性（启发学生批判性思维、创新性思维），从内容、结构、形式等各个环节精益求精，力求使整套教材成为中医药研究生教育的精品教材。

本轮教材共规划、确定了基础、经典、临床、中药学、中西医结合5大系列55种。教材主编、副主编和编委的遴选按照公开、公平、公正的原则，在全国40余所高等院校1200余位专家和学者申报的基础上，1000余位申报者经全国高等中医药院校研究生教育国家卫生和计划生育委员会“十三五”规划教材建设指导委员会批准，聘任为主编、主审、副主编和编委。

本套教材主要特色是：

1. 坚持创新，彰显特色　教材编写思路、框架设计、内容取舍等与本科教材有明显区别，具有前瞻性、启发性。强调知识的交叉性与综合性，教材框架设计注意引进创新的理念和教改成果，彰显特色，提高研究生学习的主动性。

2. 重难热疑，四点突出　教材编写紧跟时代发展，反映最新学术、临床进展，围绕本学科的重点、难点、热点、疑点，构建教材核心内容，引导研究生深入开展关于“四点”的理论探讨和实践研究。

3. 培养能力，授人以渔　研究生的培养要体现思维方式的训练，教材编写力求有利于培养研究生获取新知识的能力、分析问题和解决问题的能力，更注重培养研究生的思维方法。注重理论联系实际，加强案例分析、现代研究进展，使研究生学以致用。

4. 注重传承，不离根本　本套研究生教材是培养中医药类研究生的重要工具，使浸含在中医中的传统文化得到大力弘扬，在讲述现代医学知识的同时，中医的辨证论治特色也在教材中得以充分反映。学生通过本套教材的学习，将进一步坚定信念，成为我国伟大的中医药事业的接班人。

5. 认真规划，详略得当　编写团队在开展工作之前，进行了认真的顶层设计，确定教材编写内容，严格界定本科与研究生的知识差异，教材编写既不沿袭本科教材的框架，也不是本科教材内容的扩充。编写团队认真总结、详细讨论了现阶段研究生必备的学科知识，并使其在教材中得以凸显。

6. 纸质数字，相得益彰　本轮教材的编写同时鼓励各学科配备相应的数字教材，此为中医出版界引领风气之先的重要举措，图文并茂、人机互动，提高研究生学以致用的效率和学习的积极性。利用网络等开放课程及时补充或更新知识，保持研究生教材内容的先进性、弥补教材易滞后的局限性。

7. 面向实际，拓宽效用　本套教材在编写过程中应充分考虑硕士层次知识结构及实际需要，并适当兼顾初级博士层次研究生教学需要，在学术过渡、引导等方面予以考量。本套教材还与住院医师规范化培训要求相对接，在规培教学方面起到实际的引领作用。同时，本套教材亦可作为专科医生、在职医疗人员重要的参考用书，促进其学术精进。

本轮教材的修订编写，教育部、国家卫生和计划生育委员会、国家中医药管理局有关领导和相关专家给予了大力支持和指导，得到了全国40余所院校和医院、科研机构领导、专家和教师的积极支持和参与，在此，对有关单位和个人致以衷心的感谢！希望各院校在教学使用中以及在探索课程体系、课程标准和教材建设与改革的进程中，及时提出宝贵意见或建议，以便不断修订和完善，为下一轮教材修订工作奠定坚实的基础。

人民卫生出版社有限公司

2016年6月

全国高等中医药院校研究生教育
国家卫生和计划生育委员会
“十三五”规划教材建设指导委员会名单

主任委员

张伯礼

副主任委员（以姓氏笔画为序）

王永炎　王省良　匡海学　胡　刚　徐安龙
徐建光　曹洪欣　梁繁荣

委员（以姓氏笔画为序）

王　华　王　晖　王　键　王　滨　孔祥骊
石　岩　吕治平　乔延江　刘宏岩　刘振民
安冬青　李永民　李玛琳　李灿东　李金田
李德新　杨　柱　杨关林　余曙光　谷晓红
宋柏林　张俊龙　陈立典　陈明人　范永昇
周永学　周桂桐　郑玉玲　胡鸿毅　高树中
唐　农　曹文富　彭　成　廖端芳

秘书

李　丽　周桂桐（兼）

国家卫生和计划生育委员会“十三五”规划教材
全国高等中医药院校研究生教材目录

一、 基础系列

1 自然辩证法概论（第 2 版） 主编 崔瑞兰
2 医学统计学 主编 王泓午
3 科研思路与方法（第 2 版） 主编 季 光 赵宗江
4 医学文献检索 主编 高巧林 章新友
5 循证中医药临床研究方法（第 2 版） 主编 刘建平
6 中医基础理论专论（第 2 版） 主编 郭霞珍 王 键
7 方剂学专论 主编 李 冀 谢 鸣
8 中药学专论 主编 钟赣生 杨柏灿
9 中医诊断学专论 主编 黄惠勇 李灿东
10 神经解剖学 主编 孙红梅 申国明
11 中医文献学 主编 严季澜 陈仁寿
12 中医药发展史专论 主编 程 伟 朱建平
13 医学英语 主编 姚 欣 桑 珍

二、 经典系列

14 内经理论与实践（第 2 版） 主编 王 平 贺 娟
15 伤寒论理论与实践（第 2 版） 主编 李赛美 李宇航
16 金匮要略理论与实践（第 2 版） 主编 姜德友 贾春华
17 温病学理论与实践（第 2 版） 主编 谷晓红 杨 宇
18 难经理论与实践 主编 翟双庆

三、 临床系列

19 中医内科学临床研究 主编 薛博瑜 吴 伟
20 中医外科学临床研究（第 2 版） 主编 陈红风
21 中医妇科学临床研究（第 2 版） 主编 罗颂平 刘雁峰
22 中医儿科学临床研究（第 2 版） 主编 马 融
23 中医骨伤科学临床研究（第 2 版） 主编 王拥军 冷向阳

24 中医优势治疗技术学 主编 张俊龙
25 中医脑病学临床研究 主编 高 颖
26 中医风湿病学临床研究 主编 刘 维
27 中医肺病学临床研究 主编 吕晓东
28 中医急诊学临床研究（第2版） 主编 刘清泉
29 针灸学临床研究（第2版） 主编 梁繁荣 许能贵
30 推拿学临床研究 主编 王之虹
31 针灸医学导论 主编 徐 斌 王富春
32 经络诊断理论与实践 主编 余曙光 陈跃来
33 针灸医案学 主编 李 瑞
34 中国推拿流派概论 主编 房 敏
35 针灸流派概论（第2版） 主编 高希言
36 中医养生保健研究（第2版） 主编 蒋力生 马烈光

四、 中药学系列

37 中药化学专论（第2版） 主编 匡海学
38 中药药理学专论（第2版） 主编 孙建宁 彭 成
39 中药鉴定学专论（第2版） 主编 康廷国 王峥涛
40 中药药剂学专论（第2版） 主编 杨 明 傅超美
41 中药炮制学专论（第2版） 主编 蔡宝昌 龚千锋
42 中药分析学专论 主编 乔延江 张 彤
43 中药药房管理与药学服务 主编 杜守颖 谢 明
44 制药工程学专论 主编 王 沛
45 分子生药学专论 主编 贾景明 刘春生

五、 中西医结合系列

46 中西医结合内科学临床研究 主编 杨关林 冼绍祥
47 中西医结合外科学临床研究 主编 何清湖 刘 胜
48 中西医结合妇产科学临床研究 主编 连 方 谈 勇
49 中西医结合儿科学临床研究 主编 虞坚尔 常 克
50 中西医结合急救医学临床研究 主编 方邦江 张晓云
51 中西医结合临床研究方法学 主编 刘 萍 谢雁鸣
52 中西医结合神经病学临床研究 主编 杨文明
53 中西医结合骨伤科学临床研究 主编 徐 林 刘献祥
54 中西医结合肿瘤临床研究 主编 许 玲 徐 巍
55 中西医结合重症医学临床研究 主编 张敏州

前 言

《中医诊断学专论》适应国家学术型、专业型研究生分类培养的要求，强调知识的交叉性与综合性，在本科教材内容的基础上，凝炼诊法专论、辨证专论、科研专论，反映最新学术、临床进展，围绕本学科的重点、难点、热点、疑点，构建教材核心内容，加强中医药类研究生临床能力（临床思维、临床技能）和科研能力（科研思维、科研方法）的培养，着眼获取知识、挖掘知识、提出问题、分析问题、解决问题能力的培养。本教材是在 30 多年中医诊断研究生培养经验基础上凝炼而成的第一版研究生专论教材，富有开创性。

本教材分为总论、上篇、中篇、下篇，21 个专论，力求较高的科学性、系统性和先进性。总论部分有中医诊断理论形成、发展和启迪，中医诊断的基本原理和基本原则，中医诊断理论思维与创新发展；上篇为诊法专论，主要有望神专论、色诊专论、舌诊专论、闻诊专论、问诊专论、脉诊专论、特色诊法专论、诊法合参专论；中篇为辨证专论，主要有辨证方法专论、证素辨证专论、微观辨证专论、计量诊断与计算机辨证专论、病证诊断专论、鉴别诊断专论、误诊专论；下篇为科研专论，主要有中医诊断标准专论、科研选题专论、文献研究方法专论、临床研究方法专论、实验研究方法专论、信息技术研究方法专论等。

其中总论部分由李灿东、杨梅、杨朝阳编写，望神专论由程绍民编写，色诊专论由李峰编写，舌诊专论由武哲丽编写，闻诊专论由刘燕平编写，问诊专论由王学岭编写，脉诊专论由陈晶编写，特色诊法专论由徐征编写，诊法合参专论由任健编写，辨证方法专论由董昌武编写，证素辨证专论由曾光编写，微观辨证专论由邹小娟编写，计量诊断与计算机辨证专论由何建成编写，病证诊断专论由周君岳编写，鉴别诊断专论由李琳荣编写，误诊专论由甘慧娟编写，中医诊断标准专论由胡志希编写，科研选题专论由谭丛娥编写，文献研究方法专论由熊丽辉编写，临床研究方法专论由马维骐编写，实验研究方法专论由王香婷编写，信息技术方法专论由张华敏编写。初稿完成后，总论由李灿东负责审稿，上篇由李峰负责审稿，中篇由何建成负责审稿，下篇由马维骐负责审稿，全书由黄惠勇、李灿东负责审定，编写秘书胡志希负责协调组织。

本教材在长沙召开编写会议，衡阳、福建召开定稿会议，得到了各位编委的大力支持，黄惠勇团队、李灿东团队都做了很多工作，在此一并致谢。因为是第一版研究生教材，时间仓促，不妥之处在所难免，欢迎广大师生在使用过程中提出宝贵意见，以便修订完善。

编　者

2016 年 10 月

目录

中篇　辨证专论

下篇 中医诊断学科研思路与方法

总 论

中医诊断学是根据中医学理论，研究诊法、诊病、辨证的基础理论、基本知识和基本技能的一门学科。它是中医学专业的基础课程，是基础理论与临床各科之间的桥梁，是中医学专业课程体系中的主干课程。

第一节 中医诊断理论的形成、发展和启迪

中医诊断理论和技能的形成可追溯至先秦时期，但是，“中医诊断学”这个名词的正式提出比较晚，大致在我国中医院校教育开始以后，可见，中医诊断学理论体系的形成经历了一个漫长的过程。

一、中医诊断理论的形成

（一）萌芽阶段

这一阶段是中医诊断学的萌芽阶段。祖先们在生活生产劳动过程中，如用嚼烂的树叶贴敷伤口；靠近火堆来缓解恶寒；用尖锐的石头刺破脓肿等，逐渐学会了初步的诊察病情和简单的治疗。随着人类文明的发展，先祖们不断地把这些行为和经验记录下来，就形成了原始的记载。从殷墟（今河南安阳）出土的甲骨，记载疾病的有323片，所载疾病名称20余种。如疾首、疟、蛊、龋、口疾言等，甚至还有一些关于如耳鸣、下痢、失眠等症状的描述。这一阶段是中医诊断学形成的萌芽阶段，称为“经验医学阶段”。

（二）奠基阶段

随着人类文明的发展，中医诊断学理论进入了奠基阶段。中医诊断理论和技能的形成经历了漫长的过程，逐步形成了中医诊断学的理论体系。

《周礼·天官》中不但有“以五气、五声、五色，眂其死生”的记载，还有“凡民之有疾病者，分而治之。死终则各书其所以，而入于医师”的病历记录和死亡分析报告。据《左传·昭公元年》记载，春秋时秦国名医医和为晋侯诊病时提出阴、阳、风、雨、晦、明等“六气”病因论述，开创了中医病因理论的先河，是后世“六淫”病因学说之滥觞。春秋战国时期著名医家扁鹊，即可通过“切脉、望色、听声、写形”，而“言病之所在”。《史记》载：“今天下言脉者，由扁鹊也。”成书于战国至秦汉之间的《黄帝内经》论述了

望神、察色、观形、闻声、问病、切脉等内容，强调诊断疾病必须结合内外因素全面考虑的整体观，并体现出辨病与辨证相结合的诊断思路，为中医诊断奠定了理论基础。《难经》将望、闻、问、切视为神圣工巧的技能，并特别重视脉诊，提出诊脉"独取寸口"的诊脉法，大大简化了诊脉程序，对后世有很大影响。故《黄帝内经》《难经》被誉为"医家诊学之权舆"。所以，这个阶段是中医诊断学理论的奠基阶段。

二、中医诊断理论的发展

（一）战国至秦汉时期

1973 年湖南长沙马王堆出土了一批大约成书于战国至秦汉之间的医书，包括《脉法》《阴阳脉死候》和《五十二病方》。其中《脉法》开宗明义"以脉法明教下"，说明当时既有较为系统的脉法，又有明确的传承体系；《阴阳脉死候》被认为是最早的诊断专书，其论述"五死"的证候说明当时诊断已达到一定水平；而《五十二病方》在对某些疾病的诊治上已展现出辨证论治的雏形。这个时期，诸子蜂起、百家争鸣，中华民族的传统文化对医学领域不断渗透、影响，涌现了许多医学经典著作，最著名的莫过于《黄帝内经》。虽然《五十二病方》等书的成书年代比《黄帝内经》更早，但是它们没有形成一个完整的理论体系，而且这本书在汉代被埋到地下之后，一直到出土之时才被重新发现。因此，普遍认为《黄帝内经》是现存的第一部经典著作，是因为它在整个中医理论体系中起着理论奠基的作用。

公元前 2 世纪，西汉名医淳于意（仓公）尽得其师公乘阳庆之所学，精医道，辨证审脉，五色诊病，知人生死，决嫌疑，定可治。创立"诊籍"，开始详细记录患者的姓名、居址、病状、脉案论证，预后判断，以及方药、就诊日期，为诊断学提供了最原始的完整医案记录。

公元 3 世纪，东汉伟大医家张仲景，总结汉以前有关诊疗的经验，将理、法、方、药有机结合，用以阐释病、脉、证、治，以六经为纲辨伤寒，以脏腑为纲辨杂病，建立了辨证论治的体系，被公认为辨证论治的创始人。《伤寒杂病论》在疾病的分类上基本做到了概念清楚、层次分明，具有很高的理论水平，其整体模式沿用至今。与此同时，华佗的诊病思想和学术经验被载于《中藏经》内，其论证、论脉、论脏腑寒热虚实、生死顺逆之法，甚为精当。

（二）晋隋唐时期

随着时代的推移和医学的发展，晋唐时期涌现出许多对诊断进行专门研究的医家，因此产生了许多颇有见地的学术著作，其突出代表有西晋·王叔和所著的《脉经》，是集汉以前脉学之大成，该书在具体阐明脉理的前提下，联系临床分述三部九候、寸口、二十四脉等脉法，成为脉理与脉法系统化、规范化的基础，为我国现存最早的脉学专著，影响较为深远，曾被翻译成多种文字，流传到朝鲜、日本、欧洲等地。此外，晋代的有关医籍中，对于传染病、内、外、妇、儿等各科疾病的诊断已有比较翔实、具体的记载，如葛洪《肘后备急方》中对天行发斑疮（天花）、麻风等传染病的发病特点和临床症状进行描述和诊断。该书还记载有"初唯觉四肢沉沉不快，须臾见眼中黄，渐至面黄及举身皆黄，急令溺白纸，纸即如黄柏染者，此热毒入内。”这是对黄疸患者做实验观察的早期记载。对于疾病学的分类，皆能“分别病名，以类相续，不相错杂，”如认为“破脑出血而不能言语，戴眼直视，咽中沸声，口急唾出，两手妄举，亦皆死候不可疗；若脑出而无诸候者可疗。”这表明了对颅脑损伤的危重病象及其预后的判断已较明确。南齐·龚庆宣《刘涓子鬼遗方》对痈、疽、疮、疖诊断亦较明确。

汉晋以降，对疾病的病源、证候的认识日益加深，论述更臻详细。隋代·巢元方等编撰的《诸病源候论》，是我国第一部论述病源与病候诊断的专著。全书共分67门，列出包括内科、外科、妇科、儿科、眼科各种疾病的病候1739候，并对病因病机、诊断都有详细记载，同时对传染病、寄生虫病、妇科病、儿科病等的诊断有不少精辟的论述。

唐·孙思邈重视医德，主张诊病要透过现象认清疾病本质，不要为外部现象所迷惑。他在《备急千金要方》中指出：“病有内同而外异，亦有内异而外同。”故他对“阴阳表里虚实”“五脏积聚”“何时得病”“必先诊候以审之”，在诊候方面，重视色、脉与按诊。并且强调“夫欲理病，先察其源，候其病机”，要注意掌握病源与病机的演变。

（三）宋金元时期

这个时期，中医呈现百家争鸣的局面，专攻诊断者颇多，中医诊断在望诊、脉诊、儿科疾病诊断、病因学等方面都取得了长足的进步。如宋·钱乙《小儿药证直诀》对小儿病如惊风、吐泻、天花、麻疹的诊断有所发展，并总结出以五脏为纲的儿科辨证方法。宋·陈无择的《三因极一病证方论》，是病因辨证理论与方法比较完备的著作。南宋·施发的《察病指南》是诊法的专著，重点阐述脉诊，并绘脉图33种，以图来示意脉象。南宋·崔嘉彦的《紫虚脉诀》，以浮沉迟数为纲，用四字歌诀形式分类论述28脉。宋元间敖继翁所著《金镜录》，论伤寒舌诊，以舌验证，分12图，为我国现存的第一部舌诊专著，后经元代杜清碧增补为36图，即为现在所见的敖氏《伤寒金镜录》。

金元之世，戴起宗撰《脉诀刊误集解》，针对当时脉象阐释中出现的谬误进行指正，对脉学颇有贡献。滑寿的《诊家枢要》，提出举、按、寻三种指法，载脉30种。刘昉著《幼幼新书》，以图文并用的形式记载了小儿指纹诊法，是现存最早的小儿指纹诊法文献。危亦林《世医得效方》，论述了危重疾病的“十怪脉”。金元四大家在诊法上也各有特点，刘完素重视辨识病机；李杲重视四诊合参；朱震亨主张从外知内；张从正重视症状的鉴别诊断，如对各种发疹性疾病的鉴别颇为明确。

（四）明清时期

此时诊法中的脉诊与舌诊发展尤为突出，同时对诊病的原理和辨证的方法有进一步的阐发。

明代张介宾著《景岳全书》，内容丰富，论述精辟，尤其是其中的“脉神章”、“十问歌”、“二纲六变”等论述，对后世的影响甚大。李时珍所撰《濒湖脉学》，取诸家脉学之精华，详述27种脉的脉体、主病和同类脉的鉴别，为后世所推崇。此外，明末李中梓的《诊家正眼》，清代李延罡的《脉诀汇辨》，周学霆的《三指禅》，徐灵胎的《洄溪脉学》，周学海的《重订诊家直诀》等，都是脉诊的专著，使脉学得到不断的充实和完善。

清代对于舌诊的研究也有突出的成就。这一时期舌诊著作的共同特点是大多附有舌图。如张登所辑《伤寒舌鉴》，载图120幅；梁玉瑜辑成《舌鉴辨正》，载图149幅。

对于四诊的综合性研究，影响较大者有：清代吴谦等撰的《医宗金鉴·四诊心法要诀》，以四言歌诀简要介绍四诊的理论与方法，便于掌握要点。清代林之翰的《四诊抉微》，所论内容全面，注意色脉并重、四诊互参。此外，清代周学海的《形色外诊简摩》、清代陈修园的《医学实在易·四诊易知》等均有一定成就。清代汪宏的《望诊遵经》，收集历代有关望诊的资料，说明气色与疾病的关系，从全身各部位的形态色泽和汗、血、便、溺等各种变化中进行辨证，并预测其顺逆安危，是全面论述望诊的专著。

明清时期最为突出的贡献是深化了对温疫、温热类疾病的认识，创立了新的辨证方法。明代吴又可的《温疫论》提出的"戾气"致病的病因说，对温病学说的发展起了极大的推动作用。清代叶天士的《温热论》创立了卫气营血辨证，阐明望舌、验齿、辨斑疹与白痦在温病诊断中的意义。薛生白的《湿热条辨》对湿热病的病因病机、发病特点、传变规律等进行论述，充实了温病诊察的内容。吴鞠通的《温病条辨》创立了三焦辨证。余师愚的《疫疹一得》、王孟英的《温热经纬》等，记载了丰富的温热类疾病的诊疗经验，完善了温病学的理论体系。

明清时期对于传染病的认识获得了较大的提升，出现了不少相关的诊疗专著。如卢之颐的《痎疟论疏》，专述疟疾之常症与变症的证治；专论白喉证治的著作有《时疫白喉提要》《白喉全生集》《白喉条辨》等；而《麻科活人全书》、《郁谢麻科合璧》《麻证新书》《麻症集成》等，均为论述麻疹的专著；王孟英的《霍乱论》、罗芝园的《鼠疫约编》，则对霍乱、鼠疫的诊断与辨证有较详论述。

（五）近现代时期

近现代中医诊断理论得到了不断丰富和发展，编撰出版了很多中医诊断学专著，其中较有代表性的如曹炳章的《彩图辨舌指南》、陈泽霖等的《舌诊研究》、赵金铎的《中医证候鉴别诊断学》、朱文锋的《中医诊断与鉴别诊断学》和《证素辨证学》等。

新中国成立以后，《中医诊断学》作为现代中医药高等教育中的一个很重要的主干学科或者课程，得到不断丰富和补充，逐步形成了比较完善的理论体系。特别是近几十年来，有许多学者试图采用一些现代的科学方法和技术手段，对《中医诊断学》领域的相关内容进行较为深入的研究，如四诊客观化研究、辨证规范化研究、证的实质研究、计算机信息技术应用研究等，走了一些弯路，也取得了一些进展，而且不断得以丰富和完善。

三、中医诊断学发展历史的启迪

（一）源于实践

《中医诊断学》的形成是以社会实践、生活实践以及临床实践等为基础的。人类在生产、生活实践的过程中，不断与疾病进行斗争，逐渐积累丰富的医疗知识，总结诊察疾病的方法，掌握疾病变化的规律。例如人们观察到当铜锣破了一个洞后，锣的声音就变差了，有的时候甚至发不出来声音，就用其来解释一部分人的声音嘶哑，称之为"金破不鸣"。因为在五行中肺是属金的，"金破不鸣"就是指肺气或者肺的气阴损伤以后，发不出声音。治疗上也是根据这个原理，补益肺气或者补气养阴治疗这种虚性失音。如果把锣塞满了东西它也敲不响，这称为“金实不鸣”，这类声音嘶哑是肺失宣降、气道壅滞造成的，通过疏散的方法宣通肺气，就可以治疗实性失音。这种方法我们叫做取类比象。中医诊断学就是在这样的过程中形成与发展起来的，具有中华民族特色的一门学科。它是伴随着文化的发展而不断发展完善的，在这个过程中，受到了中国传统文化的深刻影响。

《中医诊断学》的形成是不断发展和完善的过程，在这个过程中，经过了无数医家辛勤的劳动，绝非一人一时之作。可以看出来，《中医诊断学》的发展是一个从散在到系统、从感性到理性的过程。后来可能是分散在各本著作当中，在结合历代名医大家的学术思想和临床实践后，逐渐发展形成比较完备的理论体系。中医诊断学是从实践中产生、发展而来，又应用到临床实践中去，这也是历史唯物主义的具体体现。

（二）与时俱进

中医诊断学的发展历程是不断追求中医诊断可靠性和准确性的过程。中医诊断的可靠性在于四诊信息采集的可靠性，四诊可靠性是临床辨证准确性的前提，要做到信息可靠，一是必须做到全面、规范、准确；二是四诊信息采集过程中，要强调以整体观念为指导。因此，有必要在中医理论的基础上，结合运用现代科学的最新技术手段与成果，进行诊法与辨证客观化、规范化的研究，发展中医诊断理论与技术，提高中医诊断水平，而不能永远停留在“三根指头，一个枕头”的水平上。

全面：要做到局部和全身统一、外部和内部统一、宏观和微观的统一。诊法客观化的研究由于受条件的限制，中医的诊法带有一定的主观性。如舌诊、脉诊是中医的独特内容，在诊病方面有重要价值，但中医望舌、诊脉全凭经验和眼睛、手指的主观感觉，缺乏客观指标作为判定舌象及脉象的标准，故阐明舌诊、脉诊的价值，并使其客观化是学术发展的需要。随着医学的发展和研究的深入，传统的望、闻、问、切四诊仅靠医生经验已经不能满足临床、教学和科研的需要。为保证望、闻、问、切诊等资料的客观性，人们对诊察疾病的方法提出了新的要求，如对临床表现不明显的患者，可以借助实验诊断或仪器检测的方法，从宏观到微观，从直接到间接，从定性到定量，使一部分不易为医生感官觉察的病情得以及时发现，为早期诊断及治疗提供依据。如以研究“黑箱”理论的方法，运用细胞生物学和分子生物学等多学科新技术取得了新的进展，突破了传统辨证思维局限，对中医诊断学的“司外揣内”原理进行客观化、量化研究；研制、引用了一些用于诊断的仪器，如脉象仪、舌诊仪、腹诊仪等，使部分诊断手段得以丰富和延伸；在运用声学、光学、电学、磁学等知识和生物工程、电子技术及网络技术等方面结合“生物全息现象”，不但使中医诊断学“见微知著”原理具体化，还能全面掌握整体功能状态，而达到无创、简便、快捷的优点，有助于使中医远程诊断得以实现和对中医诊断学的继承。在辨证方面，朱文锋创立了证素辨证方法，目的是挖掘现有各种辨证方法的本质特征，建立统一的辨证体系，为中医辨证的发展提供了新的思路。此外，健康状态是生命时序的连续过程，长期以来，中医学比较强调对疾病状态的辨识，形成了辨证论治的理论体系，然而，在医学模式向健康医学模式转变的过程中，一方面应重视未病态和欲病态的辨识，另一方面还要深刻认识到健康状态是各种内外条件共同作用的结果，状态辨识必须涵盖先后天因素和社会自然环境，还要涵盖体质、生理病理特点、证候，以及各种因素演变规律和预后转归。任何离开整体原则的单一的辨识方法，都有局限性，这种盲人摸象的方法，可能会把结论和研究引向歧途。

规范：病、证、症、病案规范。其中四诊信息采集的规范包括四诊术语的规范、四诊方法的规范和采集过程的规范。四诊术语的规范是信息交流和标准化的前提，如某些患者自觉怕冷，便主诉为“恶寒”，就忽略了可能是“畏寒”；四诊方法的规范是减少误诊的重要措施，如强调某一诊法的作用而忽略其他诊法的意义，如或神化脉诊，或“省疾问病务在口给，相对斯须便处汤药”均为四诊方法不规范。再如信息采集必须与病情相参，如望诊色黑，既可能是肾虚，也可能是瘀血，还可能是水饮；采集过程的规范多为平素养成的习惯，如诊脉时脉枕前置或后置，望舌时患者伸舌过久或卷缩，上述诸多不规范均可导致四诊信息采集的不可靠。为达到中医诊断规范、统一的目的，近些年来中医界开展了病证规范化研究，统一了病、证诊断术语，制定出各科病、证诊断标准，建立了病、证、症诊疗体系。

准确：每个症（状态信息）的采集都要注意其有无、轻重、发作时间、缓解方式等。如外感风寒，如采集时写上无汗，多表示风寒表实证。腰痛描述腰痛甚或腰痛剧，可能是实证。夜间发作病多在营血分。得温得按缓解者多为虚证。因此，对于每个采集来的症（状态信息）有必要从它的部位、程度、性质、顺序等进行量化，才能一方面更准确地把握症的真实情况，为准确辨证提供依据；另一方面，也能对疾病发生、发展和治疗前后的每一个过程进行评价，有利于总结临床得失经验和提供科学研究数据。

（三）纠误中不断进步

诊断学的发展和完善建立在对误诊误治的不断总结的基础上。自从有了临床诊断，就开始有误诊现象的发生，古往今来，无论是一代宗师大家，还是初出茅庐的岐黄后学，他们一方面不断检讨别人的误诊，另一方面又不断为新的误诊所困惑。从科学方法上讲，谋求一个问题的解决，既可以从其正面，也可以从其反面，还可以从其侧面、从不同的角度进行研究，所谓异曲同工。随着中医现代化、客观化、规范化研究的不断深入，中医诊断的国家标准开始在临床实施，中医诊断学在许多领域有了长足的进步，已经形成一套完整的理论。但我们在强调诊断学的同时，往往忽略了另一方面，那就是正确认识疾病的障碍因素。事实上，从误诊或误治反证诊断的正确与否一直是中医诊断学的特点之一，也是中医诊断学发展的动力。借鉴现代误诊学的研究结果，我们能够在整体观念指导下研究中医误诊的理论和方法，为中医误诊学的研究开辟广阔的前景，从另一方面推动中医诊断学的不断前行。

（四）从疾病中认识健康

从中医诊断学历史形成过程中可以看出，它更加重视对病理状态的判断。《黄帝内经》对人的健康状态和维护健康方面有很多重要的论述，把人按照不同的分类方法分成了不同体质等，对中医学的发展起到了重要的推进作用。但《黄帝内经》之后，包括从张仲景时期一直到现在，中医学对于健康的认识更多的是通过对疾病的诊断和治疗来实现的。如：《伤寒杂病论》主要是针对各种病理状态，阐述如何诊断、如何治疗的内容，并确立了以六经作为辨证的纲领，将病邪侵害人体后，人体抵抗病邪过程中各个阶段所表现出来的不同症状，借“六经”进行概括和抽象，其实质是疾病发展过程中，六种不同症候群；同时提出“必方与证相应者，乃服之”的治疗观，归纳出不同症状组合与方药之间高效的对应关系，直接冠之以“桂枝证”、“柴胡证”等。这种立足于以人体外在反应为依据，把握人体整体状态的辨识模式，被后世从方法学上概括为“输出和输入的直接记录”，成为中医学“受本难知，发则可辨，因发知受”诊疗观的最佳范本。舌诊、脉诊，以及温病学派的形成，皆立足于对疾病发生发展过程进行判断和治疗，而对健康状态的判断往往是通过对病理状态的比较而推导出来的。现今医学模式逐渐从疾病医学向健康医学转变，对人体健康状态整体、动态、个性化把握是维护健康的核心。中医学立足于整体观念，具有良好的基础和独特的优势。所以，如何适应整个医学目的的转变，在前人辨证论治理论和实践经验基础上，准确地把握健康状态是当代中医学研究的一个切入点。

总之，中医诊断学理论体系随着中医学的发展而不断得到充实和完善，在长期实践中得以不断验证与总结，形成了独特的理论体系和技术方法，发展也与当代科学技术的发展紧密结合。随着医学模式从“疾病医学”向“健康医学”的转变，以状态为中心的中医健康认知理论研究必将为中医诊断学的发展提供新的机遇。

第二节　中医诊断的基本原理和基本原则

一、中医诊断的基本原理

疾病诊断过程是一个认识过程，认识的目的在于指导实践。中医学在其形成和发展过程中深深受中国古代哲学思想的影响，其认识疾病和方法论都具有朴素的唯物辩证法思想，对于自然界和人体生理病理的认识是以直观的方法，从总体方面看待其关系，构成了天人相应、形神合一、表里相关的整体观。中医认识疾病的方法是建立在整体观和恒动观基础上的，是在阴阳五行、藏象经络、气血津液神、病因病机等理论指导的具体实践运用。中医诊断原理即指中医实施诊病方法的思维方式。主要包括司外揣内、见微知著、以常衡变和因发知受。

（一）司外揣内

司，指观察、把握；揣，有量度、揣度、揣摩之义；外，外在的自然、社会环境以及疾病表现于外的各种症状、体征；内，指机体内部情况，也即脏腑等内在的病理本质。司外揣内即是要求医生通过掌握病体外现的症状和体征，结合患者所处的自然、社会环境变化，来推测病体内部所发生相应病理变化的原则，即《灵枢·论疾诊尺》中的“从外知内”。其依据是“有诸内者，必形诸外”，由于脏腑与体表内外相应，通过观察外部的表现，即可测知内脏的变化，从而诊察内脏疾病。反之，认识了内在的病理本质，也可阐释疾病外显之证候。如：人皮肤的（主要为面部）气色、脉象可反映脏腑气血的正常情况，就如同树叶与树根相连，树叶的枯荣可以反映树根的状况。

这种认识方法源于对自然观察得来的启示，《管子·地数》中的“上有丹砂者，下有黄金；上有磁石者，下有铜金；上有陵石者，下有铅锡、赤铜；上有赭者，下有铁。此山之见荣者也”阐释了对地面事物的观察，推测地底所藏矿物种类的情况。而中医学中的“司外揣内”一词最早见于《灵枢·外揣》中“日与月焉，水与镜焉，鼓与响焉。夫日月之明，不失其影；水镜之察，不失其形；鼓响之应，不后其声，动摇则应和，尽得其情。昭昭之明不可蔽，其不可蔽，不失阴阳也。合而察之，切而验之，见而得之，若清水明镜之不失其形也。五音不彰，五色不明，五脏波荡，若是则内外相袭，若鼓之应桴，响之应声，影之似形。故远者，司外揣内，近者，司内揣外，是谓阴阳之极，天地之盖。”而医家张景岳在《类经·卷十九》训为：“揣，推测也。司，主也。远者主外，近者主内，察其远能知其近，察其内能知其外，病变虽多，莫能蔽吾之明矣。内外远近无所不知，以其明之至也，阴阳之道尽于此矣。”《灵枢·本脏》曰：“视其外应，以知其内脏，则知所病矣。”中医认为人体是一个有机的统一整体，临床通过望闻问切四诊收集资料，观察分析患者的外部表现，就可以推测患者体内的病理变化，是“有诸内者，必形诸外”古代哲学观点运用于中医学的体现。

这一认识与近代控制论的“黑箱”理论有着惊人的相似之处。在控制论中，通常把所不知的区域或系统称为“黑箱”，而把全知的区域或系统称为“白箱”。所谓“黑箱”，就是指那些既不能打开，又不能从外部直接观察其内部状态的系统，只能通过信息的输入输出来确定其结构和参数。中医学视人体为黑箱，通过人体的体表器官，如四肢、皮肤、肌肉、筋、骨、舌、脉，以及人体外在的神色形态等症状体征，再结合中医的藏象学说、经络学说等，来认识解释人体内在的脏腑生理病理变化。这种模式，概括地说就是“司外揣内”。

（二）见微知著

微，指微小、局部的变化；著，指明显的、整体的情况。见微知著，指机体的某些局部，常包含着整体的生理、病理信息，通过微小的变化，可以测知整体的情况。

“见微知著”最早见于《韩非子·说林上》：“圣人见微以知萌，见端以知末，故见象箸而怖，知天下不足也。”意指看到微小的苗头，就知道可能会发生显著的变化。中医“见微知著”语出于《医学心悟·医中百误歌》“病至思治，末也，见微知著，弭患于未萌，是为上工。”古代哲学对中医影响深刻，如《灵枢·论疾诊尺》“掌中热者，腹中热，掌中寒者，腹中寒。鱼上白肉有青血脉者，胃中有寒。”《灵枢·九针十二原》“五脏有疾也，应出十二原，而原各有所出，明知其原，睹其应，而知五脏之害矣。”明确地指出了局部症状与机体病变之间是互相关联的，有着局部与整体的因果关系，即所谓“诊病之道，观人勇怯、骨肉、皮肤、能知其情，以为诊法也。”

见微知著是中医学整体观念的集中体现。人体是一个复杂的系统，由层次不等的大小子系统组成，包括五脏、六腑、五官九窍、四肢百骸等，这些子系统与整体之间又有着复杂而紧密的对应联系。中医整体观认为，人体以五脏为中心，通过经络贯通联络内外上下，形成一个有机的整体。如《灵枢·邪气脏腑病形》说：“十二经脉，三百六十五络，其气血皆上注于面走空窍，其精阳气上走于目而为睛。”因此人体的面、舌、耳、寸口等狭小局部区域的生理、病理变化，都蕴含着全身脏腑、气血、阴阳整体信息。当体内受到某种刺激使脏腑功能发生异常变化时，便可通过经络的传导作用而反映于相应的体表部位。在整体观念的指导下，中医先哲们通过长期临床实践，逐渐形成了“见微知著”的诊病思维方法。临床实践证明，某些局部的改变，确实有诊断全身疾病的意义。如：舌为心之苗，与其他脏腑（肝、肺、脾、肾）也有密切联系，故舌象变化可以反映脏腑气血的盛衰及邪气的性质。通过在临床实践中反复观察，整体联系，逐步提炼总结出舌尖候心肺、舌中候脾胃、舌根候肾、舌边候肝胆之舌面与脏腑相关理论。其他诸如面部脏腑相关部位、寸口脉的脏腑分候等理论均属于见微知著思维模式的体现。

中医学之“见微知著”与当代“生物全息”相近似。“全息”一词源于全息摄影术，是由物理学家葛伯（Gabor）所发现的。其特点是被摄物体每一点的信息都普遍记录在全息片的每一点上，也就是说任何全息照片的一个局部碎片仍然能够呈现出原来物体的完整影像。而这种“全息”思想不仅存在于植物、动物体上，也完全适合于人类。我国学者张颖清教授首次提出生物全息律，认为机体任何一相对独立的部分都可以在不同程度上反映整个机体的变化信息，每一组织、器官都可以把各自的活动信息按照自身在整体的空间排列方式投射到各自对应的相对独立部分（全息元）的特定位区上。中医见微知著也是以小见大，以部分探求整体，把人体的面、眼、耳、尺肤、手、足等局部，作为脏腑的“缩影”，其实质是局部与整体特定的部分有着对应的联系。

（三）以常衡变

常，指正常的、生理的状态；变，指异常的、病理的状态。“以常衡变”是指在认识正常的基础上发现太过、不及的异常变化。《素问·玉机真脏论》说：“五色脉变，揆度奇恒。”中医诊断疾病时，不仅需知其常，更要达其变。即以认识理解“常”为基础，达到知其变化，常变结合，灵活变通。这个“常”与“变”不仅包括掌握“健康的”、“正常的”或“生理的”状态，还应包括把握疾病中的常见病证与特殊病证，从而识别“病变的”、“异常的”、“病理的”状态。“以常衡变”的诊法原理可以从以下两个方面来理解：

一是以常人之特征权衡患者。《素问·平人气象论》谓：“平人者，不病也，常以不病调病人。”即诊病时，将患者临床表现与正常人的体征（人群、个体）进行比较分析，出现太过或不及即为异常，且与常态的偏离度越大，病情越严重。例如，常人脉率以一息四至为标准，太快、太慢则为病态；面色以明润含蓄有光泽，红黄隐隐为正常，晦黯、暴露则为病变。均属于所谓以我知彼，以观太过不及之理的诊断原理。

二是以一般病变权衡特殊病变，从而推测病变顺逆。疾病的发生、发展、变化有一定规律。疾病的正常转归为正胜邪退、病情逐步减轻以至痊愈的变化，称为顺证，预后较好；异常转归则是邪盛正衰、病情逐步恶化乃至死亡的变化，称为逆证，预后较差。顺证的证候表现合乎一般病变规律，逆证则每每与一般的病变规律相异、甚至相反。中医临床上通常以顺证推测逆证，以推测疾病转归和预后。如《黄帝内经》重视脉证的顺逆，认为脉证与四时阴阳相顺应，或脉与证相顺应，则为顺证，预后较好。若脉证与四时阴阳相违反，或脉与证相反，则为逆证，预后不良；《素问·玉机真脏论》谓：“形气相得，谓之可治；色泽以浮，谓之易已；脉从四时，谓之可治……形气相失，谓之难治；色夭不泽，谓之难已……脉逆四时为不可治”；《灵枢·动输》谓：“阳病而阳脉小者为逆，阴病而阴脉大者为逆。”

以常衡变的思想由来已久，在中国古代哲学中，“常”与“变”是一对重要的范畴。早在殷周时期，人们对日月盈亏、四时更迭、风雨雷电、寒暑消长等自然规律的观察、认识和把握，便有“常”与“变”观念的萌芽。如《周易·系辞上》云“动静有常，刚柔断矣。”《周易·恒·彖传》云：“天地造化，恒久不已者，顺动而已，巽而动，常久之道也。动而不顺，岂能长也。刚柔皆应，一卦刚柔之爻，皆相应，理之常也。此四者，恒之道也。”可见，“常”、“变”观导源于《周易》。同时先秦诸子在《周易》的“不易”、“变易”辨证观的基础上，阐发、充实了其内涵。如老子云：“夫物芸芸，各复归其根。归根曰静，静曰复命，复命曰常，知常曰明。不知常，妄作凶。”

以常衡变的构建基础源于中医的整体恒动观，中医的整体恒动观体现在疾病过程中，从发病到正邪相争，彼此消长，到正胜邪退或正衰邪陷，均体现着整体动态的变化。中医在诊断疾病时，不仅强调以整体恒动观念来认识人的生理，而且也强调以恒动观念把握患者的疾病过程及病理变化。

（四）因发知受

发，指人在疾病中出现的全身性反应。受，指感受的邪气和机体的状态。因发知受，是根据机体在疾病中的反应方式，寻求导致病证发生的本源。中医采用由果析因的认识方法探求导致疾病或证候产生的原因，并由此认识疾病的病理过程，为治疗用药提供依据。即邪气的性质主要是通过对证候的辨别来确定的。这种探求病因病机的方法，也称为“审症求因”、“据症求机”。

因发知受源于《伤寒溯源集》“外邪之感，受本难知。发则可辨，因发知受。”但这种认识病因的方法最早源自于《黄帝内经》。《灵枢·本脏》曰：“视其外应，以知其内藏，则知所病矣。”这里的“外应”指证候，“所病”即包括病因、病性、病位等在内的病机。中医学整体联系观认为，病因作用于人体，致机体产生病理变化，临床必然出现相应的表现。临床表现是果，由机体病变所产生，病因则是病机变化之缘由，二者间必然有着密切的联系。因而，通过分析症状和体征，就可以认识及掌握疾病的本质和原因。病因病机不同，所致疾病的临床表现不同，故可根据临床表现推求其因。据症求因（机）、症因（机）互察的方式，也是中医认识疾病的原理之一。

在中医整体观念指导下，中医学认为疾病的发生发展不仅仅是人体自身之完整出现问题，还需要考虑到节令气候、地域环境、精神刺激等外部因素对人体的影响。因此，诊察疾病时还需结合时令气候、情志变化和体质特征等进行全面分析。如在春、夏、秋、冬四季不同季节诊病时，需要分别考虑风胜、热胜、燥胜和寒胜等气候特点对疾病的影响，对临床资料进行综合分析，以求得导致疾病发生之本质原因。当疾病复杂时，会出现临床表现与疾病本质不相一致的现象，此时更应详细诊察，识别虚实真假，以求得真实的病机和病因所在。

二、中医诊断的基本原则

中医诊断基本原则即中医诊病时遵循的基本原则。包括整体审察、四诊合参、病证结合和动静结合。

（一）整体审察

整体审察，是指诊察疾病时，既要重视患者整体的病理联系，同时又将患者病情与其所处环境结合起来进行综合判断。因此，整体审察可视为整体观念在中医诊断学中的集中体现。

整体观念、相互联系，是中医诊断时强调整体审察的认识论基础。由于人是一个有机的整体，内在的脏腑与体表的形体官窍之间密切相关，生理上相互联系，病理上相互影响，且人体健康和疾病，与其所处的环境（自然、社会）密切相关。中医学认为，人体脏腑、气血、阴阳和谐协调，能适应社会、自然环境的变化时，即处于健康状况态；当人体内外环境不能维持在一定范围内的和谐统一，便可能发生疾病。所以，中医学历来重视自然、社会因素在疾病发生、发展、治疗中的重要作用，认为气候、地区、环境、情志等因素，与病证的发生有着密切的关系。

整体审察要求医生“司外揣内、因端竟委、察态知意”。首先通过四诊分析患者的每一具体病象，而后运用综合的、归纳的、辩证的思维方法，抓住患者的整体反映情况，同时遵循“自然-社会-形神”医学模式，注重人与自然社会的统一。临床运用时具体如下：

1. 把人体作为一个整体来诊察。在生理情况下，人体各个部分是一个有机联系、相互作用的整体。在病理情况下，人体各个部分又按照一定规律相互传变、相互影响。所以任何疾病都与整体失调有关，局部表现也是整体病变在人体局部的反应。如咳嗽是肺气上逆的表现，其病位主要在肺，但也与肝、脾、肾的病变密切相关。或因邪气犯肺；或因肝郁化火，上逆侮肺；或因脾虚生痰，上渍于肺；或因肾虚不能纳气等原因，均可致肺气上逆而咳嗽。如果单纯从肺入手，往往是不够全面的。

注意人体与环境的统一性。人体的生命活动与外界环境密切联系，形成了体内外环境维持阴阳动态平衡的各种周期性调节机制。天气炎热时，人体阳气发泄，气血趋于表，则腠理疏松，加强汗出散热以维持正常的体温，从而适应炎热的气候；而天气寒冷时，人体为了保持稳定的体温，阳气内藏，气血趋于里，则腠理致密而汗少，以减少散热，而多余的水液从小便排出。因此，诊察患者的体温、汗、尿等情况时，必须充分考虑到季节气候的影响。

2. 全面广泛收集病情资料　人体一旦患了疾病，局部的病变可以影响全身；精神的刺激可以导致气机甚至形体的变化，脏腑的病变可以造成气血阴阳的失常和精神活动的改变等，任何疾病都或多或少地具有整体性的变化。因此，诊断疾病时，既要诊察局部，也诊察全身，不仅要收集临床症状和体征，如寒热、饮食、二便、睡眠、精神状况、舌象、脉象等，还要考虑病史、体质、家庭、环境、时令、气候等对疾病的影响，同时，还要发掘疾病深层次的社会、心理因素，做到察形与神、察机体与环境等的统一。力求病情资料的完整性，只有广泛而详细地熟悉临床资料，才能进行正确的判断，否则容易导致漏诊、误诊。

3. 全面分析、综合判断病情　对于丰富真实的临床资料，必须做到全面分析，综合判断，不能只凭一个症状或体征便仓促做出诊断，要从整体审查的原则出发，不能只注意到当前的、局部的、明显的病理改变，而忽视了时、地、人、病的特殊性，还需从疾病的前因后果、演变发展趋势上加以考虑。

总之，整体审察就要求医生在对疾病进行诊察时，不能只见树木而不见森林，要明确人自身之整体，人与外界环境的统一性综合审察，全面地认识疾病，以便准确地把握疾病的本质。

（二）四诊合参

四诊合参，是指医生临证时必须将望、闻、问、切四诊收集的病情资料，进行综合判断，参照互证，以全面、准确地做出诊断的原则。四诊从不同角度，不同侧面检查病情和搜集临床资料，各有其独特的作用，也各有其不足，不能相互取代，必须相互结合，取长补短，才能全面而系统地了解病情，做出正确的判断。喻嘉言《医门法律》说："望闻问切，医之不可缺一。"四诊合参要求医生在临床收集资料时，四诊并用，不能夸大某一诊而忽视其他三诊。临床上片面强调或夸大某种诊法的作用，而忽略其他诊法的做法都是不可取的。

由于疾病的表现错综复杂、变化万千，尤其在疾病危重的时刻，不仅寒热并见，虚实夹杂，而且某些临床表现常与疾病本质不一致。如脉症真假。如果片面地夸大某一种诊法的作用，忽视其他诊法，就容易被假象所迷惑，做出错误的诊断。只有四诊合参，才能全面诊审病情。《素问·阴阳应象大论》说："善诊者，察色按脉，先别阴阳，审清浊而知部分，视喘息，听声音，而知所苦；观权衡规矩，而知病所主；按尺寸，观浮沉滑涩，而知病所生，以治无过，以诊则不失矣。"因此，应用四诊，全面、系统地收集病情资料，才能保证诊断结论的正确。

临床诊病时，四诊合参运用而难以截然分开，往往望时有问、有闻，按时也有望、有问等，并通过问诊等而提示检查的内容。如对舌象的诊察，往往是既要望舌之色泽形态，又需配合刮、擦等触诊，还要问其感觉。又如在腹诊时，既要望其腹之色泽形状，又要按知其冷热、软硬，还要叩听其声音，并问其对按压的喜恶感受等。

（三）病证结合

病与证是不同的诊断概念，各自从不同的角度对疾病本质做出判断。各有优势和不足。辨病有利于从疾病全过程、特征上认识疾病的本质，重视疾病的基本矛盾；辨证则侧重在从疾病当前的表现中判断病变的部位与性质，便于抓住当前主要矛盾。两者互相联系，互相补充。辨证代替不了辨病，辨病也囊括不了辨证。正如朱肱《南阳活人书》所说："因名识病，因病识证，如暗得明，胸中晓然，无复疑虑而处病不差矣。"当我们既要认识疾病全过程的基本矛盾，又需解决疾病当前主要矛盾时，则需要辨病与辨证相结合。

病论治和辨证论治由来已久，辨病论治早于辨证论治。远在商周时期就有以辨部位、特征等病名的描述，如疾首、疾目、龋等病名记载。《黄帝内经》蕴含同病异治、异病同治的辨证论治思想，是病证结合论治思想的萌芽，为后世病证结合论治提供了思路。《伤寒杂病论》在《黄帝内经》基础上，开创了辨证论治的先河。在后世医家不断补充和完善下，中医辨证论治日臻成熟，成为中医学诊疗特色，病证结合思想也得到进一步发展。近现代医家探索出衷中参西的病证结合论治模式，病证结合思想又注入了新的科学内涵。

1. 中医辨病与辨证相结合　病与证的结合，首先应是中医学自身的辨病与辨证相结合。中医学对许多疾病的诊断思路是，根据四诊识症、诊病、辨证，再分析内在病变机理，推测疾病的特异性及其发展转归，为施治提供依据，不等同于西医学之辨病治疗。因为它既要针对某种病的共性及基本规律进行治疗，又要结合个体及不同证候分别处理。临床以辨证论治为主，结合辨病论治已逐渐成为中医临床常规模式。其具体体现在"同病异治"、"异病同治"两方面。

同病异证，即一种疾病可分为不同阶段或不同类别，因而表现为不同的证。要求抓住疾病的共性特征，辨别不同阶段的病机特点，予以不同的治疗方法。如咳嗽一病，不同的证型治疗方法也有所变化。风寒袭肺证，治宜辛散风寒，宣肺止咳；风热犯肺证，治宜辛凉解表，清肺化痰。

异病同证，即当不同的几种疾病发展到某一阶段时，可出现相同的共性病机，从而表现为相同的证。在采取相同的治疗法则的同时，也不能忽视每一个疾病的特殊性。如，风温、肺痈为不同疾病，初期均可出现相同之风热犯肺证，临床治以疏风清热宣肺，同时还需结合辨病分别论治，风温治以养阴清热，肺痈则治以清热散邪。又如，水肿、泄泻、带下等疾病，当出现肾阳证时，均需以温补肾阳治，还需辨病论治，水肿病宜化气利水，泄泻宜健脾化湿，带下宜固涩止带。徐灵胎《医学源流论》曰："欲治病者，必先识病之名……一病必有主方，一病必有主药。"说明不同疾病需要有针对"病"所进行的专法、专方、专药治疗，这就是辨病与辨证的有机结合。

2. 西医辨病与中医辨证相结合　随着中西医结合的深入，由于西医的病名诊断较为客观、准确、标准，故而中医临床上借鉴和利用西医病名诊断的情况越来越频繁。它与中医的以证名病可相互补充，汲取现代医学的部分病名，补其不足，为我所用。如，诊断为泌尿系结石——膀胱湿热证，治疗以清利膀胱湿热的同时，应兼化石或排石，选用金钱草、海金沙、郁金等；艾滋病、系统性红斑性狼疮、糖尿病、高血脂、流行性出血热、白血病等疾病，传统中医病名中未涉及，我们可以用西医病名加中医辨证相结合，在掌握现代医学基本概念的基础上，通过临床实践，将其上升到中医理性认识的高度，总结出辨治规律，使之适应医疗实践的需要。

辨证治疗可补充辨病之不足，辨病有助于掌握不同疾病的特殊性及发展、转归，并结合疾病的特异性进行处理。这种双重诊断只可并存，切忌生搬硬套。如胃脘痛不单纯是溃疡病，而溃疡病也不仅以胃脘痛为主症，还可见泛酸、呕吐、便血。高血压也不等于肝阳上亢证。同时，在大量临床实践基础上，使中西医部分病名相互沟通，以趋于一致。

总之，在临床中医诊治实践中应当病证结合，通过四诊详细收集患者临床资料，以中医的基础理论为指导，进行深入细致、去伪存真的归纳、分析，找出病因，识别病性，确定病位，分清病势，判别邪正盛衰，抓住疾病的本质和内在联系，并做出正确的病名和证名结论，为临床的立法施治提供可靠的依据。

只辨病，不辨证，则无法把握疾病当前阶段的病因、病位、病性及病势等疾病本质，无法确立治则治法，从而无从采取相应的治疗。如："感冒"必须要辨证才能进行进一步的治疗，"风寒感冒"则宜"辛温解表"；"风温感冒"宜"辛凉解表"等。只辨证，不辨病，将无法把握疾病的共性及基本规律，无法从总体规律上把握证的变化，难以针对“病”进行专法、专方和专药治疗，也不利于有效治疗。

（四）动静统一

辩证唯物主义认为，动和静是物质运动的两个方面或两种不同表现形式。人体生命运动始终保持着动静和谐的状态，维持着动静对立统一的整体性，从而保证了人体正常的生理功能。《周易》说：“一阴一阳之谓道”，“刚柔者，立本者也”。宇宙间的一切事物的变化，无不是阴阳相互对立的作用，在阴阳交错的往来中，阴退阳进，阳隐阴显，相互作用，相反相成，生化不息。

中医学认为人体是一个不断运动着的有机整体，生命始终处于气化运动过程中，没有气化运动就没有生命，故《素问·六微旨大论》曰：“成败倚伏生乎动，动而不已则变作矣……不生不化，静之期也。”意即人的生命活动就是阴阳对立双方在不断地运动中取得统一的过程。“动”与“静”的对立统一、相互结合不仅构成了人体生命的运动观，而且贯穿于中医临床辨证思维中。

中医辨证论治的过程则是一个动态过程，它是绝对运动与相对静止的统一。疾病的发展变化不是孤立和静止不变的。邪正盛衰、七情失度、起居失常、先天禀赋等因素决定了疾病及证型的变动性。“证”随着病势的进退而时刻不断地变化着。张仲景《伤寒论》中将伤寒划分为太阳、阳明、少阳、太阴、厥阴、少阴六个相互联系的阶段，反映了疾病由表入里、由阳入阴、由里出表、由阴转阳不断变化的病势情况。叶天士《温热论》中指出“温邪上受，首先犯肺，逆传心包”，“卫之后方言气，营之后方言血”反映了温邪由表入里，由外而内，由浅入深，由实变虚的不断演变过程。

“证”的运动形式除了相互传变，尚可互为转化，如寒热可以转化，重热而寒，重寒则热，阴衰可以导致阳盛，阳衰可以导致阴盛等。恒动的观点是中医证的本质运动的反映。但是在强调“证”的恒动的同时，亦应重视“证”相对静止的一面。疾病的发生发展，均有其规律，在此矛盾运动过程中，有它的起始阶段、中间阶段和终止阶段。因此，疾病处于不同的阶段既有其特殊的矛盾特征，又有其相对的稳定性，相对静止的一面。因此，可以根据症状的表现，通过阴阳、表里、寒热、虚实分析，来确定该证的本质，即疾病发展过程中相对静止的某阶段特点。静是相对的，是疾病发展的量变过程，动则是质变过程。中医的证包含了动与静两个相互对立、相互统一的方面，使得中医辨证既具恒动性又赋予灵活性。

证的动静变化决定了治疗中亦应法随证转，有守有变，有动有静。临床上，当证型发生转化时，便不能拘于原来的辨证而死守原法原方。应根据变化及时调整方药，确定新的治疗法则，做到“药不偏执，效中更方”。《金匮要略》首篇指出“……见肝之病，知肝传脾，当先实脾”，即告诫医者论治要随着证候的发展而变化，掌握主动性，做到证变法变，才能切中病机而见功效。临证不知治法的恒动，则往往导致失治误治。如水肿属阳虚者，可因过用温阳利水之剂，可伤阴而转为阴虚证、或阴阳两虚证。故疾病的治疗过程是一个动态过程，不能刻舟求剑，贻误病情。反之，对于一些慢性病证的治疗，则要做到“守方有恒”。因为大多数慢性病的形成是一个缓慢的过程，其病证长期处于一个相对静的稳态之中，治疗亦应以静取胜。若急于求成，不辨病机，治则治法朝立暮改，往往难以取效。中医方剂配伍中也强调动静结合，如补血调血之良方四物汤，以熟地、白芍阴柔补血之品，与辛香活血之当归、川芎相配，动静相宜，以达到补血而不滞血，行血而不伤血的目的。由此可知，疾病的治疗应当动中有静，静中有动，只有动静结合才能提高疗效。

总之，动与静是对立统一的，在辨证论治过程中，只有做到动静相融，才能准确辨证，准确立法，准确遣方用药，提高临床疗效。

第三节　中医诊断的理论思维

中医诊断理论有着丰富的内涵和鲜明的特色，特别是独特的理论思维方法，具有注重整体研究、擅长哲学思维，强调功能联系等特点，一直有效地指导着中医临床实践，应做好继承、移植、创新。继承是前提，发展移植是充分吸取当代科技成果，创新是中医学继续发展的需要，但创新必须尊重中医自身发展规律，只有这样才能实现思维方式与研究方法的转化、更新，真正促进中医药事业的发展。现就中医诊断的理论思维做一阐述。

一、整体思维

（一）含义

整体思维是在整体观的基础上形成的。中医学认为，人是一个有机整体，人与环境之间存在着密切联系。因此，中医学在研究人体的生理功能、病理变化，以及疾病的诊断、治疗与养生等方面，形成了中医学特有的天人合一的整体思维模式。

（二）特征

中医的思维方式以整体思维为主，涵盖了以阴阳五行学说为纲的抽象思维、以取类比象的直觉认识和推演为特征的形象思维、在实践基础上厚积薄发而形成的“灵感”思维。

1. 抽象思维　是以阴阳五行学说为纲，涵盖五行体系事物的共性，使人们对身边自然的、生命的、人体直观朴素的认识，上升到更高的层次。这种思维方式已经超越了事物本身的原始内涵和直觉判断。即张景岳云“医者，意也”。

2. 形象思维　是把不同质料，但结构相似的事物联系起来，形成一个有系统的“同构体系”。其典型代表是“象”。“象”是对一类事物形象信息的抽象、概括，包含着主体对客体理解的内容的理性思维。而比喻是表现形象思维的一种重要手段，使“取象比类”成为可能。如缓脉：“不浮不沉，恰在中取。不迟不数，正好四至。”

3. 灵感思维　这是一种突如其来的顿悟或理解，是在实践经验基础上形成的，对客观事物的一种比较迅速、直接综合判断的思维方式，是一种直接的灵感。直觉性的基础是医生的理论水平和经验积累，其次是对事物的判断能力，能在短时间内通过一两个临床表现抓住疾病的本质。

二、辨证思维

(一) 含义

辨证论治是中医学重要的学术思想。辨证是中医学一种最为独特的思维方式。它透过现象（症状、体征）看本质（证候），是一种“藏于内而象于外”思维模式针对人体病变的实际应用。这种司外揣内，以象论藏，透过现象看本质的思维模式，就是辨证思维。

(二) 特征

中医的辨证思维除了逻辑思维外，还应用了非逻辑思维，在辨证特征方面突出了整体性和模糊性。具体的思维方式有：

1. 模糊性思维　这是中医辨证思维的另一特征。中医诊断学中症状出现频率、严重程度、证候的轻重、转归等都是相对模糊的概念。如四诊中“微热”、“低热”、“壮热”；辨证中的“风热犯肺”、“肺热炽盛”、“痰热壅肺”等都具有模糊性思维的特征。

2. 发散性思维　指寻求变异，将一个现象从多方面考虑得出病证诊断结论的思维方式。思维的方向具有多角度、多层次、多侧面的特点。例如：发热症，辨证时可有表证和里证之分，里证之中还可分虚实，实证之中尚有经证、腑证、血热证等不同，而虚证中尚有气虚证、阴虚证等多方面考量。思维活动常常是随机应变，触类旁通的。

3. 想象性思维　这是医生在原有感性认识的基础上，借助具体形象进行思考的一种思维方法，即“取类比象”或“援物比类”的辨证思维模式。例如，自然界的“风”具有善行而数变的特点，因此，临床上凡是关节游走性疼痛或出现动摇不定症状者，都辨为“风证”。

(三) 方法

1. 类比法　是将患者的临床表现和某一常见的证进行比较，如两者主要特征相吻合，诊断便可成立。例如：患者出现头晕耳鸣、疲乏、气短、自觉气下坠感，或内脏下垂，或有脱肛、阴挺等，即可诊断为气陷证。类比法具有迅速、简捷的特点，当病情不复杂又具有典型表现时，类比法诊断的准确性就较高。

2. 归纳法　是将患者表现的各种症状、体征，按照辨证的基本内容进行归类，归纳出各症状、体征所反映的共同特征，从而抓住本质的思维方法。当病情资料很多或者比较复杂时，可采用归纳法。例如：当患者出现两颧潮红、潮热、盗汗、脉细数等症状时，其反映的共同特征为阴虚，所以患者阴虚证的可能性最大。

3. 演绎法　是运用一般到个别、抽象到具体的思维，对病情进行层层深入的辨证分析、推理方法。例如：患者主诉为“咳嗽 3 天”，今起发热不恶寒，面赤，舌红脉滑数，知其表证已除，入里化热；同时痰多黄稠，脉滑为痰热的表现，故本证为痰热壅肺证。

4. 反证法　是指寻找不属于某证的依据，通过否定其他诊断而达到确定某一诊断的目的。如《伤寒论》第 61 条“下之后，复发汗，昼日烦躁不得眠。夜而安静，不呕，不渴，无表证，脉沉微，身无大热者，干姜附子汤主之。”仲景用不呕否定其为少阳病证，用不渴否定其为阳明病证，用无表证否定其为太阳病证，结合脉沉微，身无大热诊断其为少阴病证。

5. 模糊判断法 指通过对多种不够精确、非特征性的模糊信息，进行模糊的综合评判，而达到明确诊断的思维方法。这种模糊判断法看似不够精确，但由于它是对各种信息进行了综合分析而做出的评判，因而能从整体上达到认识事物本质的目的。

6. 其他 辨证思维尚有一些其他的方法如：预测法、试探法、经验再现法、逐一追索法、求异法等。

第四节 中医诊断的理论创新与发展

中医诊断的理论发展和创新必须建立在自身基础上，在充分继承前人的理论成果和临床实践之后发扬特色和优势，要坚持继承辨证论治和整体观念，遵循中医的思维方法。理论上的创新一定要摒弃那些为解释经验而削足适履的实用主义色彩，同时应不断提出科学假说，创新中医诊断理论，使其既具有鲜明的中医特色又具有明显特异性、准确性，能接受实践的检验，经得起重复。另外，中医诊断的创新可以借鉴现代医学，但并不是简单地把西医的理论和方法移植到中医中，也不是用西医学理论和方法来证实中医学、解释中医学、同化中医学，而是要应用现代科技手段来扩充、完善中医学，而不能成为检验中医的标尺。

一、理论体系创新

中医诊断学历来重视辨证论治，但除此之外还有辨症论治、辨病论治、辨机论治、辨人论治等方法。李灿东教授创新地提出“五辨”，就是辨症征、辨病机、辨人、辨证候和辨疾病，探讨辨症论治、辨证论治、辨病论治、辨机论治和辨人论治等内涵，以及它们之间的内在联系及应用，为中医临床诊疗提供新的思路。

（一）辨症征

症，包含了西医所讲的症状和体征，当然还包含许多表征，如各种各样的指标，也包含和疾病诊断相关的因素，如说气候条件、地理环境，中医把这些信息都看做“症”，或者“征”，那么我们怎么辨这些东西？首先要辨症的有无，第二辨症的轻重，第三辨症的真假，第四辨症的偏全，因为只有这样，诊断才是可靠的。

1. 症之有无 对于症的有无判断是辨别症的特征的第一步。主要存在把有辨别为无，把无辨别为有的情况，这就要求医生要对患者描述的症状进行仔细把关。

2. 症之轻重 临床上辨别症的轻重，主要存在把症状轻的辨别为重，把重的症状辨别为轻的情况。对于症状轻重的判断，要注意以下几点。首先，患者最开始描述的症状不代表就是他最难受的症状。其次，患者对症状的主观轻重描述不代表客观的轻重。这个就需要医生利用自己的临床经验和专业知识，以及一些辅助手段去尽可能客观地评价症状的轻重。

3. 症之真假 症之真假代表着症状的可信度。临床上为了获得尽可能真的症状，就要避免套问、暗示，特别是对于一些神经官能症的患者。因此，我们在问诊的时候最好避免套问和暗示，要询问他有什么不舒服，大小便如何，睡眠质量如何，头部有什么不适。

其次，由于患者耐受性不一样，文化程度不一样，对症状理解不一样，也会过于放大或者缩小某些症状。

4. 症之偏全　症之偏全主要是存在问题是医生四诊收集的症状遗漏、不全。症状不全，也是要求医生要全面的问诊，要全面收集病情资料。正如《医学入门》强调“医者，必须委屈求问”。只有在保证四诊资料的全面、准确、客观的前提下，才能使辨证更加精确和客观。

（二）辨病机

临床上有很多时候因为患者没有特殊的临床表现或是临床表现很少，我们辨证辨不了。这个时候我们要怎么辨？这就要采集一些和疾病发生发展相关的因素，我们要辨机，就是辨病机，《黄帝内经》的“病机十九条”其实就是辨机。病机有外感病机、内伤病机、症状的病机、证的病机、疾病的病机等。

1. 辨外感之机　外感病是感受风、寒、暑、湿、燥、火六淫病邪所致。六淫致病，既可以是单一的，更多是混合的，如风寒湿三气杂至合而为痹，如感冒一病，有因风寒束表和风热袭表的差异，从而有风寒证和风热证的不同。

2. 辨内伤之机　内伤杂病是内生“五邪”导致脏腑气血阴阳功能失常而致的疾病，其基本病位在脏腑，辨内伤之病机，应按照各脏腑功能特点进行辨证，如肺系病证主要按肺失宣发肃降之病机特点进行辨治。

3. 辨症状之机　是研究某一种症状的发生、发展、变化的病机，如疼痛的病机、发热的病机、失眠的病机。

4. 辨证候之机　是研究某一具体证候的发生、发展、变化和转归的规律，如脾胃湿热证的病机、痰饮蕴肺的病机、心肾不交的病机等。

5. 辨疾病之机　是研究某一具体疾病的发生、发展、变化和结局的基本规律。如哮喘病的病机，痰饮病的病机等。

辨机要根据临床具体情况去辨，不要简单地一概而论。

（三）辨人

辨人同样重要，中医看的是“病的人”，而人是有差别的。怎样才能做到因人制宜呢？这就要求我们承认不同个体的差别。

1. 辨性别　由于男女在遗传性征、身体形态、脏腑结构等方面的差别，相应的生理机能、心理特征也就有异。男子多用气，故气常不足；女子多用血，故血常不足。此外，女子由于经、带、胎、产、乳等特殊生理过程，还有月经期、妊娠期和产褥期的体质改变，以及“女子多郁”等，我们在治病的时候必须要考虑这些因素。

2. 年龄（小儿、七、八）　每个年龄阶段的生理病理特点是有区别的，也与性别有关，故《黄帝内经》记载女子以七七、男子以八八来计。孩子和大人是不一样的。小儿生机旺盛故称之为“纯阳之体”。但其精气阴阳均未充分成熟，故又称为“稚阴稚阳”，表现为脏腑娇嫩，形气未充，易虚易实，易寒易热。老年人由于内脏机能活动的生理性衰退，常表现出精气神渐衰、阴阳失调、脏腑机能减退等特点。这些不同之处我们在治疗过程中必须要考虑到。

3. 体质　看病要知道体质。所谓体质，主要是指身体素质。它是相对稳定的，不会天天变。有研究表明体质决定着人体对某种致病因子的易感性和对某种疾病的易罹性，并决定机体反应性而影响着疾病性质和病理过程及转归。先天因素与体质有密切的关系，不同的体质，总是和疾病的发生发展有着内在的联系，什么样的体质容易发展成什么样的疾病，这是有一定规律的，所以，体质非常重要。

4. 习惯　生活习惯也很重要，中医讲“三因制宜”，患者的生活习惯与我们的治疗有很大的关系。比如在四川，吃麻辣火锅，当地人就不觉得热，用三、五克川椒没有什么问题，但对于福建人来说可能就觉得非常热了。附子也是这样，在四川有些地方，附子可以做菜、炖狗肉，但到福建来用它就不太适合。所以不同的地方是有区别的，一方水土养一方人。同样也要关注患者的饮食结构和营养状况。

5. 体型　辨人上还有一个体型的问题。体型不一样，疾病的发生、证候特征、预后转归也有不同。中医观察体型，主要观察形体之肥瘦长短，皮肉之厚薄坚松，肤色之黑白苍嫩的差异等。其中尤以肥瘦最有代表性，如《灵枢·逆顺肥瘦》及《灵枢·卫气失常》篇即以体型将人分为肥人与瘦人，肥胖体质又以其形态特征等划分为膏型、脂型和肉型。古人将体型与发病相联系，提出了“肥人多痰，易患痨瘵，瘦人多火，易患中风”等观点。

（四）辨证候

辨证是我们中医的核心。中医的辨证体现的是中医的思维，这个辨证是以整体思维作为基础的，如果离开了整体思维，辨证也会走入误区。辨证辨什么？第一是证之轻重，第二是证之缓急，第三是证之主次，第四是证之兼杂，第五是证之进退，最后是证之真假。

1. 证之轻重　证是有轻有重的。如果没轻没重，你问患者药吃得怎么样，患者回答好一点，药后证减，下次再来，还是药后证减，到底减到什么时候呢？没有轻重的概念就无法判断，疗效就无法评价。

2. 证之缓急　证有急有缓。如果我们不知道证的缓急，那“急则治其标，缓则治其本”还有什么意义呢？如水臌病，当出现大量腹水，呼吸喘促，大小便不利等急重症状时，应即用逐水通便的方法先治其标，待大小便通利，腹水减轻或消除后，再调理肝脾以治其本。分清证的标本缓急，也是对治病求本原则的补充。

3. 证之主次　证有主有次。当一个证候出现，若病情单纯，主症和伴随症状全部对得上号，丝丝入扣，并与脉证、苔证相符，这是不难辨别的。若病情复杂，辨认不清，就会陷入“头痛治头，脚痛治脚”的被动局面。抓住了疾病中带有普遍性的主要矛盾，对于临床正确认识疾病的过程，具有重要的临床指导意义。

4. 证之兼杂　证是相兼错杂的。现行中医内科学教科书编写则从便于学生的理解和掌握角度，把证分成多种类型。证本身就是相兼错杂的，人为地把一个患者割裂成几部分，这本身就有问题，可能也会影响学生对病证兼杂关系的整体认识。如肝郁脾虚证患者，今天是肝郁脾虚，但如过食辛辣之物，明天可能兼湿热，它是动态的。

5. 证之进退　证有进退，具体可表现为起病的缓急，病位的深浅，疾病的虚实等方面；起病急骤，病位由浅及深，证候由表入里，疾病由实转虚为“进”，反之则为“退”。

辨证时，应掌握证之进退，对于预测疾病的发展与转归，及时改变治法，以及截断和扭转病势，或因势利导，具有重要意义。

6. 证之真假　证有真假。某些疾病在病情的危重阶段，可以出现一些与疾病本质相反的“假象”，掩盖着病情的真象，如“寒极似热”、“热极似寒”。这些现象如出现在患者生命垂危阶段，不仔细辨认或辨证经验不足，极易误诊，造成严重后果。

（五）辨疾病

辨证是中医的核心，但这并不意味着中医不重视辨病。因为病和证不一样，病是对疾病发展的整个过程的概括，而证则是横向的。我们研究中医的证，如果非要挂上一个病去研究证，就难免偏概全。只有准确地把握辨病的内涵，方能体现中医辨证的价值。

1. 病之中西　中医有病，西医也有病，但中、西医的病名不能够等同起来。中医的病证结合应该是中医的病和中医的证的结合而非西医的病加上中医的辨证分型。中医对病的认识是基于中医整体观念而来的，所以，很多时候把中医的病和西医的病等同起来是不对的。如中医的消渴肯定不完全等于糖尿病，糖尿病也不完全等于消渴。

2. 病之先后　病有先后因果关系，有些病是有因果关系的，为什么出现这种过程。它是有一个因的。中医尤其注重认识这些东西，中医对疾病病因是怎么认识的呢？它认为是：“受本难知，发则可辨，因发知受”，因此我们通过观察患者生病时表现出来的症状或者叫证候，根据辨证论治的方法，判断疾病的病因。

3. 病之善恶　病有善恶。做一个医生，如果能对患者的病情或预后做出判断并施以有益的指导，意义是非常大的，但是我们现在恰恰没有认真去辨。如，乳腺癌患者脸色白，预示预后不佳，可能与乳腺癌多责之肝，肝属木，白属金，这叫“病色相克”。中医讲“正病正色”、“病色相克”，这些理论对于我们判断预后是非常重要的，但是现在有被淡忘的趋势。

4. 病之新旧　病有新旧。新病久病是不一样的。如糖尿病初期不叫消渴，而是叫“脾瘅”，发展则为“消中”，然后是“消渴”，是典型的“三多一少”，再发展下去叫“消瘅”，消瘅发展下去出现久病入络，五脏虚衰，就相当于糖尿病的并发症。所以同样是糖尿病，不同阶段病名不一样。正因为不同阶段、不同病名的基本病理特点、病机是不同的，所以治疗立法的原则也是有区别的。

二、人体状态辨识

（一）含义

状态是结构与功能的统一体，也是空间和时间的统一体，以状态作为人体认知的逻辑起点，探索状态下的人体结构与功能，是构建中医学理论的基本思维。

1. 状态　中医学认为，状态是人生命过程中受到自然、社会等因素变化的刺激，人体脏腑、经络、气血做出的与之相适应的调整而形成的生命态。状态是客观的，对于状态的形成起重要作用的是人体阴阳自和的能力。中医所辨的各种“证”，就是一些不同的疾病功能态。中医辨证论治诊疗思想是在证的基础上对主体性健康愈病反应的整体调节，是发现、依靠机体主体性健康愈病能力，帮助其达到恢复整体阴阳平衡的健康目的。

2. 健康状态　健康状态是一个动态延续稳定的生命状态。李灿东等认为中医健康状态的定义是：健康是人与自然、社会协调以及自身阴阳动态平衡的结果，是"天人合一"、"阴阳自和"、"形与神俱"的功能状态。中医的健康状态分为：即正常生理下的"无证无病"未病状态，生理病理下的"有证无病"欲病状态以及病理下的"有证亦有病"的已病状态。

3. 状态辨识　状态辨识是根据中医学理论，对生命过程中某一阶段表征参数进行分析归纳，辨别程度、部位、性质等状态要素，做出状态判断，进而辨别生命所处的状态的思维认识过程。涵盖先后天因素和社会自然环境，也涵盖体质、生理病理特点、证候，以及各种因素演变规律和预后转归。状态辨识适用于各种群体，无论是已病、欲病还是未病，只要掌握了就可实现对健康状态的客观化、个性化的动态判断，也可用于早期诊断、临床干预效果评价。

（二）分类

1. 纵向分生理病理特点、体质、证、病　状态的概念涵盖了健康与疾病，在不同的生命阶段，存在着不同的生理病理特点和个体的差异，这就是状态，因此，状态涵盖了生理病理特点、体质、证和病。

生理病理特点是不同人群反映出的特殊生理状态。如东南多湿热，西北多寒冷干燥，所以东南地区人们的肌肤腠理多疏松，西北地区人们肌肤腠理多致密。

证与病同属病理状态，但二者在范畴、病因病机、特征、转归上都存在不同。中医学中"病"反映了疾病的基本矛盾即同一疾病的不同患者表现出共同的基本病理特点，而"证"则是对疾病当前阶段的病理本质所做的结论，它反映了不同患者、不同阶段的机体反应状态，即特殊矛盾，所以有较大的差异性。

生理特点、病理特点、体质和证，不能互相涵盖，彼此之间或有交集。而人体健康状态则涵盖了体质、生理特点、病理特点、证等。所以，对状态的认识是把握健康与疾病的关键，状态的偏颇是疾病发生的内因，是决定疾病发展过程及证候类型演变的重要因素。

2. 横向分未病、欲病、已病　根据中医理论，按照健康水平的不同将人体状态分为三类：未病状态、欲病状态、已病状态。

（1）未病状态：是指对于各种各样的刺激，人体通过阴阳的自我调整，维持人体脏腑、经络、气血等功能的正常，生命体处于"阴平阳秘"状态。未病即健康，除了躯体的完整和健全外，还包括心理以及社会适应能力的正常。

（2）欲病状态：实质是人体处于未病与已病之间的一种状态。欲病之病，在外表上虽然有不适的症状表现，仅仅是"苦似不如平常"，即是西医所说的亚健康的状态。

（3）已病状态：是指外在刺激或体内的应激超过了阴阳的调节能力，人体的脏腑、经络、气血功能出现了偏颇，生命体处于"阴阳失衡"状态。在已病状态下，个体存在着特殊性，机体往往表现出发生疾病可能性大小方面的差异性，同时也表现出对某些疾病存在倾向性、易感性。

（三）内容

1. 辨表征参数

（1）状态表征参数的概念：人体状态可以通过外部的表征反映出来，如症状、体征、理化指标等，称为状态表征。用以描述状态表征的参数，称为状态表征参数，如口渴、头痛、面色红、脉弦、身高、血压值等。

（2）状态表征参数的范围：理论上讲，个体人健康状态相关的表征参数是无穷多的，因而必须尽量获取更为全面的可能与健康状态相关的表征参数。

2. 参数分类方法　按照上述参数分类的原则，常见的参数分类方法有：按参数的类别（层次）分、按参数的性质分、按参数的特征分。

（1）按参数的类别（层次）分

1）宏观参数：主要包括“天、地、时”三个部分，即与健康相关的气候、地理环境、节气等。具体地说，“天”主要包括天象（如日食、月食等）、五运六气、气候特点、气象因素、空气质量、自然灾害等；“地”主要包括地域地形、海拔、植被、土壤、水源、污染等；“时”主要包括季节、节气、昼夜、时辰等。

2）中观参数：主要包括“生、心、社”三个部分。具体地说，“生”主要包括中医传统四诊采集的症状、体征、病史以及各种自评量表（如体质辨识量表、生存质量量表）等；“心”主要包括各种心理测评量表；“社”主要包括社会环境、工作环境、生活条件、家庭环境、人际关系等。

3）微观参数：主要包括“理、化、病”三个部分。具体地说，“理”主要包括 B 超、X 线片、CT、MRI 等影像资料，以及心电图、舌诊仪、脉诊仪、嗅诊仪等采集的参数；“化”主要包括血常规、生化等血液检测指标，以及分子生物学指标等；“病”主要指病理改变。

（2）按参数的性质分

1）阳性参数：是指这类参数对某些疾病或证的诊断是不可或缺的，可以为健康状态辨识提供依据，如咳嗽、气喘是诊断病位在肺的必要性资料。

2）阴性参数：是指这类参数对于某些病或证的诊断具有否定意义，可以为否定某些健康状态提供依据。如：某些症状诸如发热、口渴、面红、脉洪大并见对于寒证诊断有否定意义。

3）隐性参数：是指如环境、气候、居住条件等因素可能长期作用于人体而对状态产生影响，但是在疾病发作之前这些因素对特定证的影响程度可能难以被准确描述，只有当相应的表征出现之后，这隐性参数的贡献度才能显露出来。如久居湿地。

（3）按参数的特征分

1）定量参数：是指性质、特征或者程度可以用数量加以描述、分析、比较的那些参数，定量参数体现了状态的客观性和可观察性。例如：环境温度、血压、脉率、呼吸频率、体温等都属于定量参数。

2）定性参数：指能够反映状态的性质，但不能用数量来表达的参数，定性参数一般用“有没有”、“是怎样”来进行描述。例如：“光泽”的表述。

3）定量与定性结合参数：有些参数包含了定量和定性参数的特点。例如：胸片描述为：右肺中叶见 1cm×1.5cm 大小模糊阴影，边缘不清，密度较均匀。这其中“1cm×

1.5cm”是定量表述，“边缘不清，密度均匀”则是定性描述。

3. 辨状态要素　人体状态是对特定阶段机体生理功能和病理变化（阴阳自和的能力、过程和态势）的概括，状态可以用状态要素来描述，如程度、部位、性质等。

（1）程度：也可称之为轻重，反映了状态好坏程度、预后及转归。引入现代科学技术对每个表征信息进行量化，同时根据实际应用设置诊断阈值，确定程度的轻重。

（2）部位：在已病态时称为病位，如心、脾、肾等，在未病态及欲病态时部位是反映不同个体（年龄、性别、群体）的生理病理特点、体质偏颇的重要依据，如反映小儿生理特点的“肝常有余，脾常不足”。

（3）性质：是机体在特定状态发生的内外平衡、阴阳偏颇、邪正斗争的态势和特征，如寒、热、气虚、血虚、气滞、血瘀等。疾病状态的性质即为病性。

4. 辨状态名称　生命是整体状态时序变化的连续过程，从健康与否的角度讲，人体的整个生命过程就处于健康与疾病两种状态的相互转化之中，按照健康水平的不同可将人体状态分为3类：未病状态、欲病状态、已病状态。

状态的概念涵盖了健康与疾病，严格地说，证虽然是一种状态，但只是人体发病后的一种状态，不能涵盖未病态和欲病态。因此，体质（如阳虚质、痰湿质等）、生理病理特点（如“稚阴稚阳”、“男子……五八肾气衰”）等状态，都不能用证进行描述，而证素辨证等方法的引入，可以使状态表征和状态要素的描述更加客观，从而对状态的判断也更加客观、准确。

上篇　诊法专论

第一章　望神专论

第一节　概　述

望神有助于把握患者的第一印象和判断其整体状态，是望诊的首务和关键，贯穿于望诊的所有环节中。

一、基本概念

（一）神的概念

《灵枢·天年》曰："何者为神……血气已和，荣卫已通，五脏已成，神气舍心，魂魄毕具，乃成为人。"由此可见，神是人的基本特征，是依赖于体内脏腑气血为物质基础的。神有广义、狭义之分。狭义之神是指人的精神、意识及思维活动，即"精神"；广义之神是指机体脏腑功能活动的外在表现，即"生命"，是对机体脏腑组织功能活动和精神意识状态等方面的高度概括。

（二）望神的概念

望神包括了上述两方面的内容，是对精神和生命的综合判断。望神是指通过观察人体生命活动的整体外在表现，即观察人的精神状态和生命状态，以期了解脏腑精气的盛衰，判断病情的轻重和预后。

二、发展沿革

（一）望神的实践和理论体系的形成

望神诊法起源甚早，在人类的生产实践活动中，就一直存在着疾病的发生，其诊治也就应运而生。殷墟出土的甲骨文中就有"疾目"（望目神）的记载，可见彼时已有望神的实践。《周礼》中论及"以五气、五声、五色视其生死，量之以九窍之变，参之以九藏之动。"医者在医疗实践中，通过对患者面部神色的观察，参之以五官九窍形态变化，加以分析，进行辨证，这可以说是中医诊断的雏形。在奠定中医理论体系的基石之作——《黄帝内经》中，较系统地阐述了神的概念、内容以及望神的方法、重要事项等，标志着望诊理论体系的形成。

（二）望神理论体系的发展和完善

《黄帝内经》以后，古代医家有关望神的实践和理论体系不断发展完善。东汉末年，医圣张仲景在《伤寒杂病论》中也详细记载了烦躁、惊悸、失眠、脏躁、百合病等常见心神疾病的诊察方法和治疗方药，丰富和发展了中医望神诊病的内容。隋代巢元方在《诸病源候论》中关于风病、虚劳病诸候篇章中有据神辨证的内容。唐代孙思邈在诊断方面也非常强调望神，所著《备急千金要方》中关于“痫候”的记载尤其形象，“卧惕惕而惊，手足振摇，是痫候。”金元时期李东垣重视四诊合参，并将望神作为察病之首务。朱丹溪也提出根据望神来诊断癫狂：“癫多喜笑，尚知畏惧，证属不足；狂多忿怒，人莫能制，证属有余。此病多因惊忧、瘀血塞于心窍所致。”明代张介宾《景岳全书》中有神气存亡论，专论察神诊病之要。林之翰在《四诊抉微》提出“四诊为岐黄之首务，而望尤为切紧”，其书中也有察神气存亡之说。清代汪宏的《望诊遵经》是现存最早的望诊专著，详细论述了人体各部位的神、色、形、态的望诊内容，立论有据，切合实用。

（三）望神理论体系的现代发展

新中国成立以来，随着现代医学的传入，许多现代检查方法应运而生，如精神检查法、心理测试法、脑电图、头部CT、磁共振以及某些实验室生化检查等，临床医生和科研人员对望神的中西医结合研究进行了一些尝试，如对神经衰弱、精神分裂症、躁狂抑郁症、症状性精神病等进行了临床观察，提高了某些神志异常疾病的诊断水平，提高了中医神志类疾病的规范化、客观化，并逐步形成了中医心理学、中医精神病学等极具自身特色和发展前景的独立学科。通过临床实践与科学研究，不断发展望神理论，阐明其与神经、内分泌、免疫等系统之间的复杂联系，探索望神诊病的机制，对于临床诊疗具有重要的指导意义。

第二节　望神的特色内容

一、基本原理

《黄帝内经》中关于神的产生与人体精气和脏腑功能的论述颇多，如“故神者，水谷之精气也。”“神者，正气也。”望神可以了解脏腑精气的盛衰和病情的轻重预后。因为神、精、气的关系非常密切。精为生命之基础，气为生命之动力，神为生命之主宰。《理虚元鉴·心肾论》曰：“以先天生成之体论，则精生气，气生神；以后天运用之主宰论，则神役气，气役精。精、气、神，养生家谓之‘三宝’，治之原不相离。”

（一）精为生命之基础

《灵枢·本神》曰：“生之来谓之精，两精相搏谓之神。”神来源于先天之精，有赖于后天之精的滋养。精作为生命之基础，可以化生气血津液，也是神产生和活动的物质基础。精能生神，精充则神足，精亏则神衰，精竭则神灭。

（二）气为生命之动力

气作为构成人体和维持人体生命活动的基本物质，也是生命的原动力；而神是生命活动的外在表现，因此气能生神，神能御气。正如《图书编·神气为脏腑之主》所云“气载乎神”、“孰知气充乎体，赖神以载之。”

（三）神为生命之主宰

《素问·灵兰秘典论》曰：“心者君主之官，神明出焉……主明则下安……主不明则十二官危，使道闭塞而不通，形乃大伤。”神是一身之主宰，是全身脏腑组织功能活动的外在反映。

由上可知，精、气、神，三位一体，兴衰与共。精充气足则神旺，是健康的标志，抗病力强，即使有病也多属轻病，预后较好；精亏气虚则神衰，是病老的表现，抗病力弱，预后较差。正如《素问·移精变气论》所谓“得神者昌，失神者亡。”

二、主要内容

神作为全身之主宰，是对机体脏腑组织功能活动和精神意识状态等方面的高度概括，必然于全身皆有表现，可以通过精神、意识、面色、眼神、呼吸、语言、形体动态、舌脉等呈现于外，其中尤以两目、神情、气色、体态为重点。

（一）两目

《灵枢·大惑论》曰：“目者，心之使也；心者，神之舍也。”“五脏六腑之精气皆上注于目而为之精。”可见两目为察神最为灵敏之处。神藏于心，外候在目。目系通于脑，其活动直接受心神支配，故而两目可以传神；且目之视觉功能可反映脏腑精气盛衰。一般而言，凡两目黑白分明、精彩内含、神光充沛、运动灵活、视物清晰者为有神，提示脏腑精气充足；凡两目晦黯呆滞、失去精彩、运动不灵、视物模糊、或浮光暴露者为无神，提示脏腑精气虚衰。

（二）神情

指人的精神意识和面部表情，是心神和脏腑精气盛衰的外在表现。心神功能正常，则人神志清晰、思维有序、表情自然、反应灵敏；反之则精神萎靡或神志昏蒙、表情淡漠、思维混乱、反应迟钝，是为心神已衰，病情深重之兆。

（三）气色

指人体全身皮肤（以面部为主）的色泽。《医门法律》曰：“色者，神之旗也，神旺则色旺，神衰则色衰，神藏则色藏，神露则色露。”可见皮肤的色泽荣润或枯槁，是脏腑精气盛衰的重要表现。

（四）体态

指人的形体姿态。形体丰满还是瘦削，动作自如还是异常，也是机体功能强弱的重要标志。

三、临床意义

根据神的盛衰和病的轻重，可划分为得神、少神、失神、假神四种。此外，还有以神志失常为主要表现的神乱，主要属于狭义之神范畴。

（一）得神

即“有神”，是精气充足的表现，多见于健康人；若是病中，则虽病而正气未伤，脏腑功能未衰，病位表浅，预后良好。其表现多为：神志清楚、两目精彩、呼吸平稳、语言清晰、面色荣润、肌肉不削、动作自如、反应灵敏。

（二）少神

即“神气不足”，是轻度失神的表现，提示正气不足，精气轻度损伤，多见于轻病或恢复期患者，亦可见于体质较弱者。其临床表现多为：精神不振、两目乏神、面色少华、肌肉松软、健忘倦怠、少气懒言、动作迟缓。

（三）失神

即“无神”，是精亏神衰或邪盛神乱的重病表现，多见于久病虚证和邪实患者，预后不良。因精亏神衰而失神者，其临床表现多为：精神萎靡、面色无华、两目晦黯、呼吸微弱或喘促、语言错乱、形体羸瘦、动作艰难、反应迟钝，甚则神识不清。提示正气大伤，精气严重亏虚，多见于久病患者，属病重。因邪盛而致失神者，其临床表现多为：壮热烦躁、四肢抽搐；或神昏谵语、循衣摸床、撮空理线；或猝然昏仆、两手握固、牙关紧闭。提示邪气亢盛，或热扰神明；或风痰上扰清窍；或气机闭阻等。提示脏腑功能障碍，多见于急症，亦属病重。

（四）假神

即“回光返照”、“残灯复明”，是危重病人出现的精神暂时“好转”的虚假表现。其临床表现多为：本已失神，突然神识清醒，目光转亮且浮光暴露，言语不休，语声清亮，欲进饮食，想见亲人，面色无华而颧红如妆。提示脏腑精气衰竭至极，阴阳离决，属病危，多为临终先兆。

（五）神乱

即精神错乱或神志异常。其临床表现多为：焦虑恐惧，狂躁不安，淡漠痴呆，猝然昏仆等，其特点是反复发作，且缓解期不出现神志失常表现，多见于癫、狂、痫、脏躁等病。

第三节 望神的临床应用

一、关于“以神会神”、“一会即觉”

“以神会神”出自于清代石寿棠《医原·望神须察神气论》：“望而知之谓之神，既称之曰神，必能以我之神，会彼之神……人之神气，在有意无意之间流露最真，医者清心凝神，一会即觉，不宜过泥，泥则私意一起，医者与病者神气相混，反觉疑似，难以捉摸。此又以神会神之妙理也。”因此，临床望诊时要求医者静心凝神，用神专一，善于用己之神去察患者之神，以自己的意识与患者的意识进行交会、交流、沟通，从而获得患者神的有无、衰旺等真实情况。在望神的过程中，若是医者过于用意、长时间观察，容易产生主观感觉，影响正确判断；同时，患者也会拘谨，有所掩饰，从而影响其神的真实状态。所以，望神的最佳时机就是医患开始接触的瞬间，即医者对患者的第一印象，此时所观察到的神最为可靠真实，即为“一会即觉”。这种“以神会神”、“一会即觉”的能力需要平时在临床实践中不断练习，才能逐步获得并提高。

二、关于神与情志活动

情志活动是人类具备的情感活动，是神外在表现的侧面反映之一，其表现复杂多样。通常大体将其归纳为喜、怒、忧、思、悲、恐、惊七类，即“七情”；还可按五行学说，分为怒、喜、思、悲、恐，即“五志”，并与肝、心、脾、肺、肾五脏匹配。但实际上人的情感活动不仅见于这七种或五种形式，所谓七、五是泛指多种情志变化。情志活动的产生，依赖于五脏精气作为物质基础。五脏精气充足，功能正常，情志活动才能正常；反之，情志活动就会产生相应的变化；如若持续不良或有剧烈的情志刺激，超过了个体的耐受能力，就会导致精神及躯体的病变。情志活动属于神的范畴，神动于内，情应于外。心神在情志活动中起主导作用，不同性质的刺激首先作用于心，通过心神的调节而使五脏分别产生不同的变化，形于外故而表现出不同的情志变化。所以说情志活动是以心神为主导、相互协调的脏腑机能活动。观察情志活动变化是望神的内容之一，可以帮助辨别脏腑气血是否调和。

三、关于假神与病情好转

通常情况下，健康人群多为得神表现，随着疾病的发生、发展，容易逐渐出现少神、失神，甚则假神等表现。对于久病患者而言，如若由于脏腑精气亏虚严重，本属失神表现，而后出现症状、体征缓解好转迹象，如何鉴别其究竟是属于病情好转，抑或是假神凶兆？一般而言，重病患者好转，通常是在得到医护人员的有效治疗和家属的精心照料下，其精神是逐渐好转的，而且与全身其他状况的好转是一致的，如饮食渐增、面色渐润、身体功能逐渐恢复等。而假神则见于部分特殊的病危患者，由于特定原因导致其局部症状出现突然“好转”，与整体病情的恶化不相符，且为时短暂，病情很快恶化，大多陷入不治。

四、关于神志失常与失神

神志失常（即神乱）是临床上一些专有的神志病变，如癫、狂、痫、脏躁等。这些疾病在发作时可出现神志失常的症状，但与精气衰竭或邪盛导致的失神有本质的不同。神乱出现神志失常多由其本身的病因、病机及发病规律决定，出现烦躁、昏迷或精神痴呆等症状，并不意味着病情的严重性。而失神出现的神志昏迷、目睛呆滞、表情淡漠、反应迟钝等症状，则是疾病后期脏腑精气衰竭或邪气过于亢盛导致机体功能极度失常所致，多属病情严重，预后不良。

五、关于癫、狂、痫证

传统医学神乱的表现中，常见的有癫、狂、痫证，三者都属于神志异常、精神错乱的疾病，但它们的临床表现却不尽相同。

癫证：其神态表情多为抑郁状态。表情淡漠、闷闷不乐、精神痴呆、喃喃自语、或哭或笑、易惊喜疑、饮食不知饥饱、生活不能自理，每欲闭户独居，重则僵仆直视，病属不足，多由心脾两虚，痰气互结，蒙蔽心神。

狂证：起病急骤，多由精神遭受重大刺激引起。发作时躁扰不宁、喧闹不休、打骂毁物、不避亲疏，或登高而歌、弃衣而走、少卧不饥、妄行不休、声音壮厉、力过常人，多由气郁化火，痰火扰心所致；或由蓄血瘀阻，蒙蔽神明。

痫证：发病无定时，多猝然昏仆、不省人事、口吐涎沫、四肢抽搐、两目上吊或口眼歪斜，有时喉中发出异响，发病时间短则几秒钟，长则几分钟，醒后恢复如常人。此证多由肝风挟痰，上扰清窍所致；或痰火扰心，肝风内动。

总之，癫属阴，狂属阳，痫属风。以此为辨。

癫痫病是现代医学病名，类似传统医学的痫证。

第四节 望神的现代研究

一、临床研究

近年来，中医望神引起了越来越多人的重视，但其临床应用相对来说，仍然处于起步阶段。随着社会进步和人们健康意识水平的不断提高，失眠症、抑郁症、焦虑症、失眠症、痴呆等各种身心类疾病的发病率逐年增高，危害极大，但目前尚缺乏适用于此类疾病的辨证体系。中医望神理论中的“五神”是中医学中关于人类精神、心理活动及认知的古老学说，虽湮没已久，但其研究对于发展中医基础理论，开辟全新的适用于身心类疾病的辨证体系，指导临床治疗具有重要的理论和临床实践意义。

失眠症患者的五神改变是失眠症的内在基础，而且失眠容易导致各种心理问题，其中抑郁是最常见的心理障碍之一。失眠与抑郁结伴而行，互为因果。中医认为造成不寐的关键病机是心神不宁，引起心神不宁的病因多种多样，如社会的快速发展、生活节奏的明显加快、工作竞争的日趋激烈、紧张焦虑情绪的不断增加，使得肝郁引起的失眠明显增多。肝郁与不寐互为因果，采用疏肝治疗可以起到安神的作用。中医五神之魂具有深刻内涵，魂安居于肝是保证正常睡眠的生理基础。可以从肝魂是一种高级精神活动、肝魂与五脏气血形神相关、肝魂与情志密切相关三个方面来论述肝魂的基本内涵；从肝魂与睡眠的生理关联、气血不和导致不寐、情志失常导致不寐三个方面来论述肝魂理论与不寐的病机；从情志疗法与药物疗法两个方面来讨论不寐的治疗思路。肝藏魂理论对不寐的病机探讨及临床诊疗均有一定的指导意义。此外，还可以从形神统一观的病理角度“脏虚五神失舍”与“邪实神难归藏”探讨抑郁症失眠，将其作为临床病机分析的主要切入点，为治疗抑郁症失眠提供了辨治思路。在临床诊治中应依从形神相依的生理特性，注重心理范畴的调整，从根本上做到身心并治的防治效果。依据中医五神理论对卧寐异常的发病机制进行深入辨析，根据五神各自病理变化的不同，建立五神背景下的新的辨证体系，能够明晰地把握其病证辨证要点，直指治疗的靶点，对临床治疗失眠症具有重要的意义。人体的寤寐是以神为主导，以意志为辅助，以魂魄为基础，是五神协同有序共同作用的结果。

老年性痴呆作为一种身心类疾病，其临床表现具有“千奇百怪”、“变易无常”的复杂特点，精神异常、行为紊乱和认知功能减退已成为痴呆的三大核心症状。尤以神志的变化为其突出的特点，既往适用于躯体疾患的传统辨证体系注重的是脏腑损伤，而忽视了老年性痴呆患者主要存在的精神和心理认知行为的异常，因而传统的辨证体系难以客观地反映老年性痴呆病证特点及对其临床疗效做出准确评价，导致了临床辨证时认证不全，遣方无据，临床疗效欠佳。通过整理中医文献，以中医五神学说辨析老年性痴呆，增龄衰老、形神衰退为其病理基础；五脏失调、神机失职是其重要病机；神伤各异、症状复杂是其病证特点。根据其病机特点和五神要素病理变化的不同，可以建立五神背景下的痴呆辨证体系，将能够明晰地把握病证辨证要点，直指治疗靶点，因而对临床治疗具有重要的价值，值得进一步研究。老年性痴呆可以表现为五神脏病变，主要病机以本虚标实为特征，其本虚主要在于肾精亏虚、髓海不足、清阳不升、五神失用；其标实在于痰浊、瘀血蒙蔽脑窍、闭阻脑络。

利用中医“五神”理论可以对一些儿童行为心理性疾病进行个性和思维等多方位研究，对精神、心理认知等疾病具有较好的识别和评价功能。如注意力缺陷多动障碍的发病机理主要有精不足则神不旺、心不藏神、肝不藏魂、肺不藏魄、脾不藏意、肾不藏志，通过“五神”辨证指导下的心理治疗和药物治疗此类疾病能取得满意的疗效。多发性抽动症病属躯体、功能、社会心理行为改变的复合体，更重要的是以精神动作行为状态的异常为核心，而不是形体结构损害，从而可以构设多发性抽动症的志意辨证理论。

“五神”学说还可以运用到亚健康状态的辨证与治疗中，其基本病机为“神伤则五脏神明不安，神魂魄意志同病，则心肝脾肺肾多脏受累所致”，所以，神之机能失调可影响五脏，亦可通过治疗五脏使神机恢复正常。

根据古代文献的描述对现代心理学理论进行研究，发现五神之意，是记忆活动的重要组成部分，或记忆的活动过程，即大脑保持信息的再活跃，包括思维、想象等心理活动；五神之志为清晰深刻的长时记忆，或为定向明确的精神追求，可能包括心灵“情结”，应该包含人格因素，是人一个时期固定存在的相对稳定的心理活动。中医学从整体、宏观、动态认知生命，以古代哲学的形神观和气化论为基础，形、气、神三者在生命活动过程和疾病诊断治疗演变中起着关键作用。从形、气、神相关理论探讨中医药愈病机理，研究生命活动中形、气、神在气化学说下的作用和规律，以便临床遣方用药中整体调整功能状态，达到复方中药治疗疾病的整体效应、远期效应和最终效应。从发生学角度，结合《黄帝内经》、道家学说探讨中医五脏神识系统建立的理论与实践问题，发现五脏神识系统是在胚胎时期的脑髓中，元神与脑髓共同作用、发生分化而形成的。其中元神分化出心神，再由心神分化出五神等各种神识元素；脑髓分化出心肾等五脏。五神、五脏分化完成后，五神入藏于五脏，从而形成了五脏神识系统。可见脑为元神化生神识元素、脏腑之处所，心神为五脏神识系统主宰。以现代基础心理学人格特质理论与中医“魂魄”理论进行比较和解析，发现二者在认识人精神意识活动的层面具有一定的相似性。中医心理学“肝主魂，肺主魄”思想是古代哲学家探讨和研究心理学的重要成果。在心理学研究模式多元化的过程中，对于科学心理学具有一定补充，也为我们深入研究中华医学文化宝库提供了借鉴。因此，在明确中医五神内涵及外延的基础上，进一步发掘中医五神与精神心理活动的相关性，通过对五神病变的临床表现进行概括总结，有助于阐明中医五神学说对于精神心理活动异常疾患辨证论治的重要性。五神病变可以通过各种精神意识思维活动和部分行为活动的异常症状表现出来，这对于临床实践中某些身心疾病的诊治是一种有益的启迪。运用五神辨证思维模式，对患者具体的精神及行为异常症状进行辨析，诊疗思路就会宽阔许多。

此外，关于中医望神的临床应用还有部分涉及疼痛、鼻衄、心血管、胃肠道等疾病方面的报道。如提出调神止痛法是针刺治神思想的发展，是临床治疗痛证的重要方法。调神重在调心与脑，选穴主要是心经、心包经和督脉的穴位。临床治疗各种顽固性痛证疗效显。鼻衄发病多为虚证，某些医家临床中一味补气益气，温阳升阳效并不达。究其原因，是忽视调“神”。而忽视调神的原因则是没有望神。患者病虚，脏腑失调，必有神志改变，甚至有些患者正是因神的过度而致脏腑失常，从而病发鼻衄。故临证应注意望神，遣方用药如能注重调“神”，疗效会有所提高。心“其华在面”，“其充在血脉”，气血的盛衰和运行状况直接影响着面部神情和气色状况。通过面部望神即可诊察心的情况。心虽居于胸腔，不能直接进行望诊，但通过外在形体诸窍的状况可以推测体内五脏的精气盛衰，这种“司外揣内”的诊察方法是中医诊断学的重要内容。作为中医望诊手段的延伸，现代影像检测手段的发展已经使“望诊”深入到机体的内部，使既往不可见的征象得以显现。同时，现代科技的发展也为开展心血管病与面部望诊关系的客观化研究提供了技术支持。这些都对探讨心脏结构和循环功能与面部望诊之间的关系，揭示其内在机制和规律，促进中西医结合具有重要意义。

二、实验研究

随着现代医学科技的发展，数字化与信息技术越来越广泛地渗入到医学领域，应运产生了“数字医学”这一新型前沿学科。近年来，我国中医药科研人员非常重视“数字医学”的理论研究和技术开发，拟定了中医诊断数字化的研究方向，其中望诊方面主要集中在舌色和面色的处理技术上，取得了较大的进步，并进行了临床实用化。相比之下，关于望神的提取和处理方面的研究则鲜有报道。中医认为，两目是望神的关键。现将近年来基于中医察目望神数字化的研究分述如下。

眼神的跟踪与分析对于中医望神十分重要。使用电脑对眼神的进行自动跟踪首先需要进行眼睛各部位的精确定位，包括眼睑、眼角、白睛、眼结膜、虹膜、瞳孔以及眼袋等；接着需要对眼睛的动作进行跟踪，包括眼球的转动、瞳孔的放缩等。对眼神的分析在定位与跟踪之后，由眼球各部分的形状、颜色、移动速度等信息结合相应的规则对病位、病性做出判断。眼球定位法：包括区域分割法、边缘提取法、灰度投影法、模板匹配法、变形模板匹配法、对称变换法、基于 HMM 的方法等。数据采集后，可应用的关联规则算法有：哈希技术算法、分块技术算法、抽样算法、动态项集技术算法、增量挖掘算法并行和分布式挖掘算法、关联数据库系统集成挖掘算法等。

研究人员提出了一种用于中医察目望神客观化中从眼部特征推导出人体“神”的状态的规则挖掘方法。首先给出了视频采集方法，接着使用类一属性依赖最大化方法（CAIM）对眼部特征数据进行离散化形成规则挖掘中的属性区间，然后使用云模型进行关联规则挖掘得到大量候选规则，再对三种互补的规则裁剪方法进行修改和组合用于候选规则的整理，并形成最终的规则集合。利用交叉验证法检验规则挖掘的效果，得到了93%的平均精确度，达到了很好的效果。

综上所述，近年来中医望神的临床、实验研究，尤其在与生物工程技术和计算机技术相结合方面，开辟了新的研究方向，拓宽了望神的方法和范围，取得了阶段性成果和宝贵经验：如望神的内涵逐渐清晰，生理、病理的研究日趋完善。同时，从目前来看，仍然存在许多问题，如其外延有待进一步延伸，还可以涉及更多的疾病中，客观化研究以及治疗方法有待进一步展开。有理由相信，随着科学技术的不断发展，科研人员在中医望神理论的指导下，紧密联系临床实践，以多学科融合为延伸手段，必然会不断发展和完善中医望神的研究，提高中医辨证施治水平，为推动中医药现代化发展做出积极的贡献。

第二章 色诊专论

第一节 概 述

色诊是中医望诊的重要内容，是中医独具特色的临床诊断方法。在色诊的应用中，面部色诊容易操作，实用性较强，最具代表性。

一、基本概念

色诊是医生通过分辨患者皮肤、黏膜等部位的颜色和光泽来诊察病情的方法。面色诊是观察面部的色泽诊察病情的方法。由于面部血脉丰富，五脏六腑气血通过经脉皆上荣于面，如《灵枢·邪气脏腑病形》曰："十二经脉，三百六十五络，其血气皆上于面而走空窍"，加之面部诊察方便，经验丰富，遂成为临床观察的重点。

二、发展沿革

早在两千多年前《黄帝内经》就有关于色诊的详细论述，提出了色诊在诊断中的重要性，如《灵枢·邪气脏腑病形》"黄帝问于岐伯曰：余闻之，见其色，知其病，命曰明"，并将察色与按脉的重要性并论，如《素问·阴阳应象大论》曰："善诊者，察色按脉，先别阴阳，审清浊而知部分"，又有《素问·移精变气论》曰："理色脉而通神明"。五色诊同样也是起源于《黄帝内经》。《素问·经络论》曰："黄帝问：夫络脉之见也，其五色各异，青黄赤白黑不同，其故何也？岐伯对曰：经有常色而络无常变也……寒多则凝泣，凝泣则青黑，热多则淖泽，淖泽则黄赤，此皆常色，谓之无病"，即指出面色并不是一成不变的，可由寒热等病理因素的影响发生青、赤、黄、白、黑的偏异。《黄帝内经》奠定了色诊的理论基础，对色诊的发展产生了极其深远的影响。

历代医家在《黄帝内经》的基础上又多有阐发，特别在望色诊病的原理、面色与脏腑精气的关系、望色的临床应用及判断病证变化等方面都有许多系统论述。其著作主要集中在清代，如《形色外诊问摩》、《望诊遵经》、《古今图书集成医部全录精要》、《四诊抉微》、《医宗金鉴·四诊心法要诀》等。其中，林之翰在《四诊抉微》提出"气由脏发，色随气华"的观点，汪宏在《望诊遵经》中详尽阐述五色诊病理论，总结出"望色十法"——"浮沉清浊微甚散砖泽天"，可用以判断疾病表里阴阳虚实新久轻重，对后世医家颇有影响。

20世纪80年代初，国内用色差计、红外热像仪、图像分析软件、数码相机、光电血流容积仪等仪器对色诊理论与临床进行阐释和证明，试图使望色客观化，取得了一定的成绩。然而，由于面部色泽影响因素复杂，且往往同色不同病、同病不同色，上述研究尚处于实验阶段，尚未实现临床应用。前期研究提示我们色诊目前仍然存在着很多问题：①在经验积累的基础上进行定性分析，缺乏精确的定量指标，难以量化与重复；②色诊仪器的研制远远落后于科技发展，导致信息收集不全，且描绘不够客观、完整、确切；③色诊尚需深入的实验研究，以及进一步的临床研究，才能将科研成果转化到临床应用。因此，进一步的研究需要我们：①深入挖掘色诊文献，进一步理解色诊的相关理论；②及时引入现代科技成果，使现代的新技术、新仪器能够为我所用；③注重多学科交叉。

第二节 色诊的特色内容

一、基本原理

颜色与光泽，是人通过视觉获得的重要信息。色诊中的色，不仅指皮肤的颜色，还包括光泽。《望诊遵经·色以润泽为本》曰“光明润泽者，气也，青赤黄白黑者，色也。”

（一）颜色

《说文解字》曰：“颜，眉目之间也。”“色，颜气也。”颜色，本义便是指面色或面容。常见皮肤颜色为赤、白、黄、青、黑五色。《望诊遵经·五色相应提纲》曰“五色形于外，五脏应于内，犹根本之与枝叶也”，故皮肤颜色可反映脏腑的气血盛衰和运行；另外，皮肤的颜色还可在一定程度上反映病邪性质，如《黄帝内经》曰：“黄赤为风，青黑为痛，白为寒，黄而膏润为脓，赤甚者为血，痛甚为挛，寒甚为皮不仁。”

（二）光泽

观察皮肤光泽是中医诊断学独具特色的内容。光泽是指肤色的荣润或枯槁，可反映脏腑精气的盛衰，对判断病情的轻重和预后有重要意义。《四诊抉微》说：“夫气由脏发，色随气华。”说明皮肤的颜色随着精气的充养而有光泽，而精气由脏腑的功能活动产生，因此皮肤的光泽是脏腑精气盛衰的表现。凡面色荣润光泽者，为脏腑精气未衰，属无病或病轻；凡面色晦黯枯槁者，为脏腑精气已衰，属病重。

《望诊遵经·色以润泽为本》曰：“有气不患无色，有色不可无气，气属阳，色属阴，故气色不可离，但气尤为重要。”五色之中，凡明润含蓄称为气至，晦黯暴露称为气不至。气与色相比较，气的盛衰有无对判断病情轻重和预后更为重要。因此临床所见不论何色，凡有色有气，表示脏腑精气内藏未衰，若有色无气，表示脏腑精气泄露衰败。但临床诊病时，还必须将泽与色两者综合起来，才能做出正确的判断。

二、主要内容

（一）常色与病色

面色可分为常色和病色两类。

1. 常色　健康人的面部色泽。以黄种人为例，常色当是红黄隐隐、明润含蓄，表明人体精充神旺、气血津液充足、脏腑功能正常。常色有主色和客色之分。正如《医宗金鉴·四诊心法要诀》中所述“色见皮外，气含皮中，内光外泽，气色相融。”

（1）主色：人生来就有的基本面色，终生基本不变，主要受种族、遗传等原因影响。“天有五气，食人入鼻，藏于五脏，上华面颐。肝青心赤，脾色黄，肺白肾黑，五脏之常”是《医宗金鉴·四诊心法要诀》对正常五脏所主之色的阐述。

（2）客色：由于非疾病因素，如气候、昼夜、情绪、饮食、年龄等的影响，面部发生的色泽变化。《望诊遵经》中说“色之变化，以应四时之脉”；“昼则气行于阳，色之见也，当光辉而外映；夜则气行于阴，色之见也，当明润而内含”；“无寒日阴，则人血凝泣而卫气沉，血气营卫之相应如此，则色之相应可微矣，何者？脉以应月，色以应日”；“天地有五方之殊，斯气化有五行之异。风土于焉而变，气色由是而分矣”；“夫色之不能一致者，气质之变也。而亦有老少之殊。方其少也，血气盛，肌肉滑，气道通，营卫之行速；及其老也，血气衰，肌肉枯，气道涩，营卫之行迟；是故老者之色多憔悴，少者之色多润泽也。”《医宗金鉴·四诊心法要诀》中说：“脏色为主，时色为客，春青夏赤，秋白冬黑，一长夏四季，色黄常则。”

2. 病色　人体在疾病状态下显现的面部异常色泽。有善色和恶色之分。

（1）善色：五色明亮润泽者，是虽病而脏腑精气未衰，胃气尚能荣于面的表现，多病情轻、预后好。

（2）恶色：五色晦黯枯槁者，是脏腑精气衰败，不能上荣于面的表现，多病情重，预后差。

《黄帝内经》对此论述为“其色粗以明，沉夭者为甚”，即面部色泽明亮者为病轻，晦黯者为病重。《医宗金鉴·四诊心法要诀》也论述为“沉浊晦暗，内久而重。浮泽明显，外新而轻。其病不甚，半泽半明。”

（二）面部分候脏腑

面部分候脏腑，即将面部不同部位分候不同的脏腑，通过观察面部不同部位色泽的变

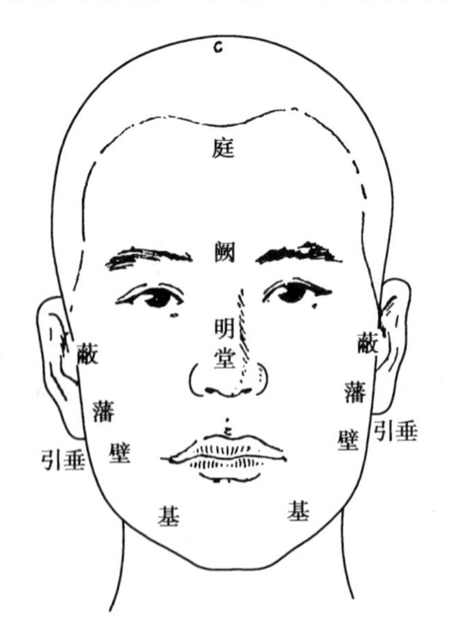

图 2-1　明堂藩蔽图

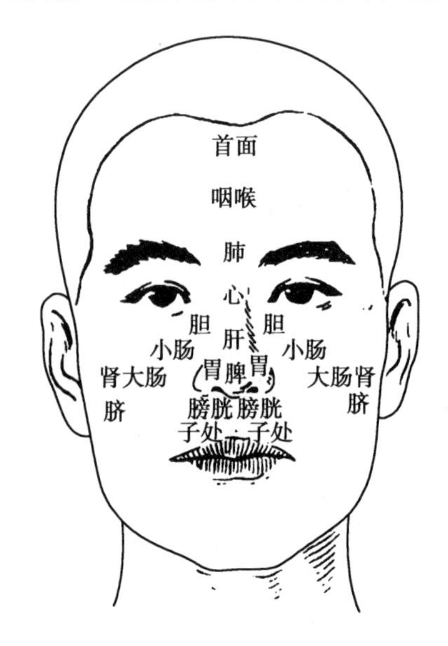

图 2-2　面部脏腑分属图

化，以诊察相应脏腑的病变。目前分法有两种：一为《灵枢·五色》，其中提出“五脏六腑肢节之部也，各有部分”先将面部划分为不同部位并命名，然后规定脏腑在面部的分属（图2-1，表2-1），一为《素问·刺热》以额部候心，鼻部候脾，左颊候肝，右颊候肺，颏部候肾（图2-2）。

一般内伤杂病多应用《灵枢·五色》面部分候脏腑，而外感热病则多按《素问·刺热》面部分候脏腑。历代医家以面部不同部位的色泽变化来推测脏腑病位与病性，如《素问·刺热》曰：“肝热病者，左颊先赤；心热病者，颜先赤；脾热病者，鼻先赤；肺热病者，右颊先赤；肾热病者，颐先赤。”面部分候脏腑，可以判断病变的具体脏腑病位，而病情变化十分复杂，在运用时且不可过于机械，患者就诊时，既要观察患者整体面部色泽的变化，又要观察面部不同区域的色泽变化，还要与其他四诊资料结合起来综合判断。

表2-1　《灵枢·五色》面部名称及所候脏腑

现用面部名称	《灵枢·五色》面部名称	所候脏腑
额	庭（颜）	首面
眉心上	阙上	咽喉
眉心	阙中	肺
鼻根	阙下（下极、山根）	心
鼻柱	下极之下（直下、年寿）	肝
鼻柱旁	肝部左右	胆
鼻尖	肝下（面王、准头）	脾
鼻翼旁	面王以上	小肠
鼻翼	方上	胃
颧骨下	中央	大肠
颊	挟大肠	肾
人中	面王以下	膀胱、子处

第三节　色诊的临床应用

《素问·五脏生成》明确指出色诊对于诊察疾病的重要意义“五色微诊，可以目察；能合色脉，可以万全。”

一、判断精气盛衰

色诊是具有中医特色的诊法，中医的整体观贯穿其中。

人体是一个有机的整体。望色诊病体现了中医“见微知著”的诊断原理，体现了人体作为一个不可分割的有机整体。由于心主血脉，其华在面，手足三阳经均上行于头面，因此面部血脉最为丰富。故全身的脏腑气血都可以通过对局部的色诊进行观察。

面部色泽是脏腑气血之所荣，可反映脏腑精气盛衰，故面色光明润泽，隐然内含为脏腑精气充盈；面色异常但有光泽，虽病而脏腑精气未衰；面色暴露，晦黯枯槁则为脏腑精气衰竭。《灵枢·五色》强调望面色必须“察其泽夭，以观成败”。

同时，面色诊以面色的荣润含蓄或晦黯枯槁作为判断病情轻重和预后的主要依据。但当患者因原来的肤色较深不易发现其病色，或因病情复杂，面色与病情不符时，则要观察患者其他体表部位的色泽，并结合其他诊法综合诊断。

此外，人体与外界环境也是整体和谐，协调统一的。气候、昼夜、情绪、饮食、年龄等都可以造成面部色泽的变化，形成“客色”。因此色诊时，应充分考虑环境因素对面部或皮肤颜色的影响。

《灵枢·五色》云：“以五色命五脏，青为肝，赤为心，白为肺，黄为脾，黑为肾。”五脏之气外发，五脏之色可现于皮肤色泽之中，当脏腑功能异常，可显露相应的五色异常。如《灵枢·经脉》曰：“手少阴气绝，则脉不通，脉不通则血不流，血不流则髦色不泽，故其面黑如漆柴者，血先死。”《杂病源流犀烛·肾病源流》曰：“肾家本有水火两病，火病者，龙火腾炽，上烁为害也，其证有口热咽干，烦心，心如悬，喝喝而喘，面如漆柴，咳唾有血等。”

有医家治疗1例产后蓐劳病患者，脘中痞闷，不能食，形体消瘦，以为病久体羸，治疗无望，但观面部气色，虽黄白而有光泽，坚持用香砂六君子汤合四逆散调治，数十剂后，病体康复。治疗1例女性直肠癌患者，始见大便溏薄，时夹白冻，观其面色渐转黯，因体质尚好，又无其他不适，未予重视，未及三月，面部渐转黯黑，形体日渐消瘦，方觉病非小恙，直肠镜检查，为直肠中晚期癌。虽经手术，两年后终毙，如若早期发现，或有绝处逢生之机。

二、辨病位病性

人体是一个以五脏为中心的有机整体，通过经络气血将五色、五官与五脏联系起来了，从而通过面部色诊可以判断脏腑病位所在。

《灵枢·五色》曰：“以五色命脏，青为肝，赤为心，白为肺，黄为脾，黑为肾”，这种“以五色命脏”的理论，有一定的临床指导意义。《景岳全书·卷之一八集》指出：“五脏受伤，本不易辨，但有诸中必形诸外，故肝病则目不能视而色青，心病则舌不能言而舌赤，脾病则口不知味而色黄，肺病则鼻不闻香臭而色白，肾病则耳不能听而色黑。”

有唐某，女，腰骶疼痛连及两下肢，并放散在左胁下及左少腹疼痛，屈伸不利，声低乏力，腰背佝偻而行，便溏，面色萎黄而憔悴，脉细缓，舌淡，苔白滑，该病患面色提示脾病日久，四诊合参为脾肾两虚，寒湿痹阻，以温肾健脾、散寒祛湿月余后痊愈。刘某，女，47岁，因四肢末端麻木冷痛，遇冷反复发作8年。其在湖南医学院某附属医院诊断为“雷诺病”，给予烟酸等扩血管药及中药（药物不详），未见好转。患者形体消瘦，面色黧黑，四肢末端指（趾）关节遇冷色变苍白，自感麻木冷痛，有时伴刺痛，虽穿毛袜、戴毛手套亦不觉温，食纳欠佳，大便不实，日行1～2次，小便尚可。根据四末冷痛、遇冷加重的特点，诊断为血虚寒凝，投以当归四逆汤养血通脉，温经散寒。服药5剂，四末阳气不复，反增厌食、口干渴苦，舌苔黄腻。细察之，其四末虽冷痛麻木，然形体消瘦、面色焦黑，且舌质偏红，边有瘀斑，口黏无津，此非血虚寒凝，乃血虚日久，损及阴精，致阴虚血瘀使然。其大便虽不实，然粪中却常带黏液，其气较臭，实兼脾胃湿热之故。可知其本为阴虚血瘀，其标乃脾胃湿热。改投养阴散瘀，清热化湿之通幽汤加减30余剂后痊愈。

面部分候脏腑在临床中也有一定的诊疗意义。有医家运用面部分候诊断妇科疾病和判断预后，注重望眼眶、眼睑、人中、环唇，以及面部黯斑或颐赤，如月经过少、闭经、不孕、滑胎、卵巢早衰等患者常见眼眶黧黑、唇周黯黑等表现；冲、任、督、肝、胃经均环唇而过，环唇黯黑提示肾虚、冲任虚损或肾虚血瘀，多主月经病或不孕不育；颐赤、痤疮、多毛，提示肾实下焦热，常见多囊卵巢综合征。

此外，机体感受不同病邪，会引起体内不同的病理变化，使面部出现不同的色泽改变。《医宗金鉴·四诊心法要诀》曰“黄赤风热，青白主寒，青黑为痛，甚则痹挛，㿠白脱血，微黑水寒，痿黄诸虚，颧赤劳缠。”即面色赤热，青白多寒，色黑多水寒等。

同时，在色诊的应用过程中，需要注意病与色交错纵横，可能会产生同病同色、异病异色、同病异色、异病同色等现象。对于同病同色和异病异色不难理解。所谓同病异色，是指相同的疾病，由于患者自身的体质、疾病发生的原因或所处发展阶段的不同，表现出不同的面色。而所谓异病同色，则是指不同的疾病，在发展过程中由于体质、病性、病位等发生了错综复杂的变化，而表现出基本相同或相似的面色。

三、分析病证变化

《黄帝内经》关于色诊对病证变化的论述颇多。“其色粗以明，沉夭者为甚，其色上行者病益甚，其色下行如云彻散者病方已”，“色从外部走内部者，其病从外走内；其色从内走外者，其病从内走外”是要说明面部色泽明润而含蓄，病轻；色泽沉滞而枯槁，病重。五色从下向上蔓延，病情就逐渐加重。五色从上向下，像云雾消散一样逐渐消退的，疾病将要痊愈。五色在面部的表现，均与脏腑所主相应部位有关，整个面部分为内外，内部归属五脏，外部归属六腑。如果五色的变化是从外部开始，逐渐发展到内部，则疾病的发生，是从六腑开始，而逐渐影响到五脏。有医家治疗男性尿频患者，小便频数，日数十次而尿量甚少，西医以泌尿系统感染治疗无效，患者面色萎黄、唇淡黯，左右舌边各有带状淡墨色从舌根延至舌尖，舌底亦有带状墨色与舌面之间墨带相连，脉弦细涩，患者有车座猛撞下阴部史，予健脾益气兼祛瘀，用药后面色逐渐变黄有光泽，舌边之淡墨长斑逐渐变窄而淡，尿频也逐步好转而愈。

四、推断轻重预后

色诊可以判断病情轻重和预后。《灵枢·五色》中说：“沉浊为内，浮泽为外”，又曰：“五色各见其部、察其浮沉，以知浅深；察其泽夭，以观成败卜察其散抟，以知远近；视色上下，以知病处；积神于心，以知往今。”《素问·玉机真脏论》曰：“色泽以浮，谓之易已；色夭不泽，谓之难已。”《素问·三部九候论》曰：“五脏已败，其色必夭，夭必死也。”《素问·脉要精微论》说：“五色者，气之华也。赤欲如白裹朱，不欲如赭；白欲如鹅羽，不欲如盐，青欲如苍璧之泽，不欲如蓝，黄欲如罗裹雄黄，不欲如黄土，黑欲如重漆色，不欲如地苍。”面色贵在有胃气，有神气。五色独见且枯槁，为胃气、神气已败，真脏之色外露。这些内容均是通过色泽的诊察对疾病的表里、轻重与预后进行判断。

五色分应五脏。《医宗金鉴》曰：“正病正色，为病多顺，病色交错，为病多逆。母乘子顺，子乘母逆，相克逆凶，相生顺吉。”这是根据脏腑所属的五行的生克关系来分析面部颜色的变化，以判断病情顺逆的方法。凡疾病所在的脏腑与面部显现的色泽之五行相生，称为“病色相生”，一般属于顺证；若疾病病所在的脏腑与面部显现的色泽之五行相克，则称为“病色相克”，一般属于逆证。

有医家诊治白血病患者发现：体内骨髓受抑制时大多数患者呈黯白或苍白面色，248例化疗的白血病患者，黯白色面容者占50.69%，苍白面容者占30.34%。因化疗致肝细胞损伤，可出现皮肤黄染，治疗用药后，面部皮肤逐渐发黑，又从黑色转变成有光泽，为顺症，易愈。而病久，反复、大量输血形成色素沉着斑，面色及皮肤呈现黧黑晦黯者，其白血病细胞恶性增生，并产生耐药性，是重度瘀血症，此为逆症，疾病预后不良。

第四节 色诊的现代研究

一、面色形成的机理研究

（一）常色形成机理

有学者发现，随年龄增长，面部的光泽和红色减少；四季面色定量数字证明了“春应色稍青，夏应色稍赤，秋则色稍白，冬则色稍黑”的常色理论。还有学者发现，色诊检测结果与传统的男左女右说、左肝右肺说一致。另有研究结果表明，男性面温较女性高，面额温度偏高，鼻区、颊区温度偏低，颏区温度适中。研究表明，面部的颜色变化与人的性别、年龄有关，并呈现出季节性变化的规律。众学者的研究表明，面部血流容积变化是颜面常色形成及变异的生理基础之一，并发现人体“面色—血流容积”的变化，是形成望诊主色、客色的重要因素，从而为常色的光电血流容积研究打下了基础。该研究亦表明，面部常色形成的生理基础是面部血流容积的变化，认为面部血流容积变化从不同角度反映了“面色—血流容积变化”的机制。这些研究结果从不同角度诠释了常色特点和形成机理。

（二）病色形成机理

对病色的诊察应当全面。有学者在色诊研究中认为，应全面诊察色调、色泽和色位。其中，辨别色调只能知其六气之偏性、五脏之偏亢，而察色泽与色位乃关乎病机之虚实、病所之浅深、病程之远近以及病势之进退。也有学者则强调定色位、辨色质、相色气三项原则，并创制了脏腑面部中心坐标图。

在颜色方面，众学者通过研究发现，光泽情况由高到低依次为淡白组、红赤组、萎黄组、青紫组、黯黑组；红光情况由高到低依次为红赤组、黯黑组、青紫组、淡白组、萎黄组；黄光情况由高到低依次为萎黄组、黯黑组、淡白组、青紫组、红赤组；结果与临床肉眼观察基本一致。并发现慢性肝炎、肺结核、血液病、高血压、黄疸的典型病理五色测色结果与肉眼观察结果基本一致，且不同证型患者的气虚证组、血虚证组、阴虚证组、阳虚证组之间面部色泽有显著差异；慢性肝炎肝气郁滞者L值（明度轴，代表光泽程度）最低，肝郁脾虚者b值（为正值，代表黄光）最高，肝阴亏损者a值（为正值，代表红光）最高；肺结核患者各证型之间面部色泽有显著差异；血液病患者气虚证组面部泽度高，红光低，黄光正常，血虚证组泽度低，红光低，黄光高。学者研究发现，不同证型患者面部血流容积变化与心血管功能、局部微循环、红细胞比积均密切相关，在一定程度上反映了各证的病理生理特点。同时，有研究发现，皮肤色度值与年龄、部位、性别密切相关。这些研究都对病色的形成机理进行了探讨。

在光泽方面，众学者发现，五脏病患者面色均较晦黯，不同证型之间也呈现出不同的特征，研究为面部明度辅助热证的诊断提供了依据。

以肝病组最黯黑，心病组最偏红，脾病组面黄少华，肾病组面色苍白面黄，肺病组则面色稍红。有研究说明，黄疸患者阳黄、阴黄证面色有显著差别，肉眼观察与仪器检测结果基本一致。有学者在色诊研究中认为，察色须分色调、色泽和色位，提出色诊不仅要观察色调之青、红、黄、白、黑，尤须分辨色泽之明晦、泽夭、浮沉、聚散和色位之上下、内外等差异，认识到别色调只能知其六气之偏性、五脏之偏亢，而察色泽与色位乃关乎病机之虚实、病所之浅深、病程之远近以及病势之进退；在临床色诊认识到五色有五运六气之分，五脏主色有平病生死之别，善于在动态进退之中辨色并进行色调、色泽、色位的综合分析。有医家在中医色诊的应用中，强调定色位、辨色质、相色气三项原则，并在综合前人文献及个人临床经验的基础上，创制了脏腑面部中心坐标图，将色诊进一步发挥并指导美容的实际应用。

有学者研究发现，发热患者的面部明度下降，同时指出不同年龄对数据影响不大，健康人面部不同点所测数据也有差异。亦有研究发现，皮肤色度值与年龄、部位、性别密切相关。有研究显示，脾病三个证型以黄光为主，湿热蕴脾组黄光反射率大于正常，脾气虚、脾不统血组反射率小于正常。

有学者发现，气滞血瘀证患者面色以青灰为主，气虚血瘀证患者面色以淡青或淡白为主。气滞血瘀证患者血管张力和弹性下降，气虚血瘀证患者受测部位血流容量减少，血管充盈度差。还有学者通过研究发现，心气虚证患者面色以淡白为主兼有萎黄，心血虚证患者面色以萎黄为主兼见淡白。心脉瘀阻证患者面色青灰兼有黯黑。不同证型患者面部血流容积变化与心血管功能、局部微循环、红细胞比积均密切相关。心病三证型的面色、面部血流容积变化在一定程度上反映了各证的病理生理特点。

研究发现，阴阳寒热证患者、脾胃病患者的寒象越重，面部温度越低，红外热像仪可作为阴阳寒热辨证的客观指标之一；而脾胃虚寒证和脾胃湿热证患者红外面图的明暗度都异常，虚寒证暗区占优势。还有研究发现，阳亢型高血压患者面部平均温度明显高于阳虚型患者；慢性乙肝和亚健康状态在色诊方面存在明显区别，检测数据可作为区分两种疾病的客观化指标之一。

病色客观化定量化研究结果表明：病理五色的各种客观指标对辅助诊断不同病证具有积极意义，也体现了不同病证特征和规律，但仍然存在检测仪器落后、病证诊断不规范、客观指标不先进、数据不准确、能推广应用的不多等问题。

二、色诊客观化研究

众学者以颜色标准（RGB）、颜色模型（Lab）等色度值为指标，对面色中的颜色进行了量化和数据化的研究。有学者对四季面色和病理五色、气血阴阳虚证面色（慢性肝炎患者、肺结核病患者、血液病患者）进行了量化和数据化研究，取得了可喜的成绩；还有学者研究表明，面温检测可作为阴阳寒热辨证的客观指标之一；有学者运用显微分光光度计对脾病不同证型面色的波长进行检测，具有一定临床意义；另有研究发现，皮肤色度值与年龄、部位、性别密切相关，而发热患者的面部明度下降。有学者发现，面部血流容积变化在一定程度上反映了各证的病理生理特点。还有研究发现，慢性乙肝各证型（指肝肾阴虚证、肝郁脾虚证、中焦湿热证）色诊 RGB 比较，中焦湿热证比肝肾阴虚证和肝郁脾虚证 B 值均小，有显著性差异，与中焦湿热证患者黄疸面容临床情况一致。有学者研究一种光纤探头式光谱分析和颜色测试系统，依据色度学和光谱分析原理，结合医生临床经验，建立皮肤病变自动分析系统，取得了可喜成果。众学者开发了一种数字图像分析系统对面部色素沉着点进行检测，可自动分析面部大面积的皮肤颜色，结果证实该系统很敏感、数据客观可靠。有学者提出一种皮肤检测方法，对面部图像除使用颜色对象素进行过滤之外，还引入了纹理特征对皮肤区域过滤，在取得较高皮肤识别率的同时还能有效地降低背景错分率。有学者用自行设计研制的面部反射光谱成分测量仪及其计算机分析系统，研究发现了各种疾病患者面部反射光谱成分以及与该疾病相关的特异性改变规律。有学者研究表明，慢性乙型肝炎分度以及早期肝硬化患者面部望诊五色与肝脏病理炎症和纤维化程度之间存在正相关性，即随着炎症程度的加重，或者纤维化程度的进展，相应地会出现面色善恶变化的趋势。

色诊客观化研究，对面色理论与临床进行了阐释和证明，取得了一定成绩。但是仍然缺乏精确的定量指标，难以量化与重复，在临床验证上缺少严格科研设计，重复实验少，难以得出确切结论。

三、色诊的研究展望

（一）问题与展望

近年来，中医行业对色诊的研究投入了大量精力，借助现代科学技术手段对色诊的原理以及客观化进行了大量研究，致力于改善色诊“眼睛观察、语言描述”的临床现状，上述的系列研究为色诊临床应用的客观化提供了有力基础与可选途径，但与实际应用仍有距离，目前主要存在以下方面的问题：①色诊仪器当切合临床使用，操作方便，进一步实现自动化、数据化；②仪器的性能客观性、稳定性、精确度有待进一步提高，面色是血管及周围组织等多维信息的综合反映，因此仪器的参数设计当更加精细合理；③仪器数据常模的制定尚需大规模的人群调查，在仪器稳定性、精确性、临床应用性不断提高的同时，要进一步制定仪器参数的常模，以更有利于临床推广；④研究内容不够广泛，目前的研究集中在常色、病理五色客观化指标在面部的分布规律及其特征，所涉及的并重单一、统一疾病涉及的证型亦不够全面，需进一步增加研究的深度和广度，进一步向临床应用迈进；⑤由于面部色泽影响因素复杂，相关研究大多尚处于实验阶段，研究成果尚未实现临床应用。

因此，进一步的研究需要我们：①深入挖掘色诊文献，进一步理解色诊的相关理论；②需进一步增加研究的深度和广度，进一步向临床应用迈进及时引入现代科技成果；③使现代的新技术、新仪器能够为我所用；④注重多学科交叉；五、更好地利用现代化研究成果，将现代临床中与色泽相关的仪器、指标纳入中医的色诊体系，以中医理论进行指导，对中医临床诊疗的现代化推进也具有重要的现实意义。

（二）举例评述

以光电血流容积技术的色诊应用发展为例进行分析：现在对于光电血流容积技术应用于色诊理论之中，研制一个能反映面色变化的光电血流容积面诊仪并应用于临床辅助诊断，是实现色诊客观化的突破口。光电血流容积仪是一种无创伤性检测浅表部位局部组织血液灌流状态及动脉血管功能状态的仪器。它的特点是：灵敏度高，低频响应好，重复性良；能准确地定量检测，使指标量化；检测时不干扰受检者机体的功能状态，可进行连续、跟踪观察；定位要求低，操作简便。可用于评价神经和血管因素造成的末梢血流供应状况，尤其是对心脑血管疾病。光电血流容积图包含着丰富的生理信息，如何有效地检测并利用这些信息，不仅与工程上的检测方法有关，而且与被测局部的生理组织、光线在组织内吸收、散射的模式有关。虽然目前人们试图将这种方法用于无损伤性检测心搏出量、呼吸疾患、血氧浓度、手术监护和外周微循环观察，但至今还有一些基础性研究尚待深入。随着这些问题的解决，通过光电法测取循环信息将在临床诊断上展示出良好的应用前景。光电血流容积图在中医诊断的应用研究中，应注意其整体的、动态的和临床的意义。因此，在对血流容积图的分析中，应在中医理论指导下，从整体辨证的角度认识，要坚持动态追踪观察，在临床中验证和丰富这项检测的内容和意义。要不断改进光电血流容积仪的性能，逐步研制出中医实用的自动诊断仪器；应使仪器的性能稳定，精确度高，操作简便，不仅能反映血管及其周围组织的多维信息，而且可以对其指标参数进行自动分析，实现中医“色脉合参”的自动化、数据化、客观化。有步骤、有系统地对我国不同地域、民族、性别、年龄、工种和不同部位的光电血管容积图开展普查研究，制定出我国健康人群不同部位血管容积图的标准和各项参数的正常参考值。在此基础上，逐步进入临床实测，总结规律，确定常见病证的病理特征，研究面色与光电血流容积指标的关系及其形成机理，使光电血流容积图的研究进入临床实用阶段。

色诊的客观化对中医的临床治疗具有重要意义，而目前我们的研究尚处于初步阶段，我们要不断提高仪器的精准性、稳定性、便捷性，对检测指标进行大规模的人群检测以进一步制定标准，对色诊现代应用的临床治疗进行中医理论的指导，这些研究将极大地推动中医色诊、并进一步推动中医诊疗的发展。

第三章　舌诊专论

第一节　概　　述

舌诊是中医望诊的重要组成部分，是中医学在长期的医疗实践中，不断总结提高而形成的一种独特的诊断方法。

一、基本概念

舌诊是通过观察舌象进行诊断的方法。舌象是由舌质和舌苔两部分的色泽形态所构成的形象。也就是通过观察舌质、舌苔的各种异常现象来推断人体内在的病变，分析疾病的发生、发展、变化、转归、预后等几个方面的变化，从中发现其变化规律，为辨证论治提供科学依据。

二、发展沿革

在中医学领域里，论舌最早的时间是三千年前的殷商时代，据殷墟出土的甲骨文就有“贞疾舌”的记载。著名医家扁鹊精通切诊和望诊，司马迁著《史记·扁鹊仓公列传》指出：“切脉、望色、听声、写形，言病之所在”，是扁鹊舌诊最早的记录。《黄帝内经》是我国医学史上第一部有关舌诊记载的著作，是舌诊理论形成的基础，其中记载有关舌的内容有 60 多条，论述了舌的解剖、生理、病理及其相对应的治疗。东汉时期，张仲景所著《伤寒论》和《金匮要略》中，舌诊内容较《黄帝内经》更为广泛，关于舌诊记载有 24 条，分为舌质、舌苔和舌味觉三类。首创“舌胎”一词，（清代吴鞠通改为“舌苔”）。对 40 多种杂病的防治进行了具体的阐述，奠定了辨证论治、理法方药的基础，为中医学做出了卓越的贡献。隋唐时代，巢元方《诸病源候论》对各科杂病的舌象有独到见解。孙思邈的《备急千金要方》专门设有《舌论》与《舌病》专章。前者论述舌的解剖、生理与病理；后者讨论舌的疾病，如心热、心虚热、舌肿强满口、舌肿起如猪胞、舌胀满口不得语、舌上出血等证。元代敖氏著《点点金》及《金镜录》，后经杜清碧增补为三十六图，即为《敖氏伤寒金镜录》（图 3-1）。创立了用图谱来反映舌诊内容的形式，具体阐述了病舌的主病、治疗和预后等，在方法创新及临床实践等方面均有突出贡献，《敖氏伤寒金镜录》的出现标志着中医舌诊体系的建立。明清时期是舌诊发展的兴盛阶段。叶天士、吴鞠通创立了“温病察舌”法，将辨舌与验齿二者结合，指导温病的分型、分期、辨证用药等，同时将舌诊与卫气营血、三焦辨证相结合，确立了温病察舌辨证论治的原则。16世纪后叶，申斗垣集当时舌诊之大成，著《伤寒观舌心法》，是一本图文并茂的舌诊图谱。至清康熙七年，张登取《伤寒心法》，正其错误，削其繁芜，参入家父张璐治案所记及己所经历，共得一百二十图，著成《伤寒舌鉴》。此书观舌辨证，简明扼要，后世很为重视。后来梁玉瑜又取《舌鉴》为原本，逐条予以辨证，正文论述各种病舌证治，颇为简明，书名《舌鉴辨证》。叶天士临证重视舌象的动态变化，作为鉴别诊断、预后判断、疾病进退、指导治疗的依据，著有《温热论》，辨舌言简意赅，系统实用，为后世温病辨舌之法则，开拓了舌诊的另一领域。解放前后是文献整理和舌诊客观化的研究阶段。晚清到民国时期对舌诊十分重视，舌诊专著与临床著作论舌者较多。如《望诊遵经》、《形色外诊简摩》、《察舌辨证新法》、《彩图辨舌指南》、《临症验舌法》等。新中国成立以后，舌诊学有划时代的发展。首先对历代舌诊文献，进行了认真的整理和研究；在中医诊断学的教材中，舌诊学日趋规范；舌诊的研究，充分运用现代科学与技术，从基础到临床做了深入的探索，阐明了许多机理，取得了大量成果；舌诊的专著包括图谱也日趋增多。舌诊学将成为我国中医诊断学的一大特色，对世界医学做出贡献。

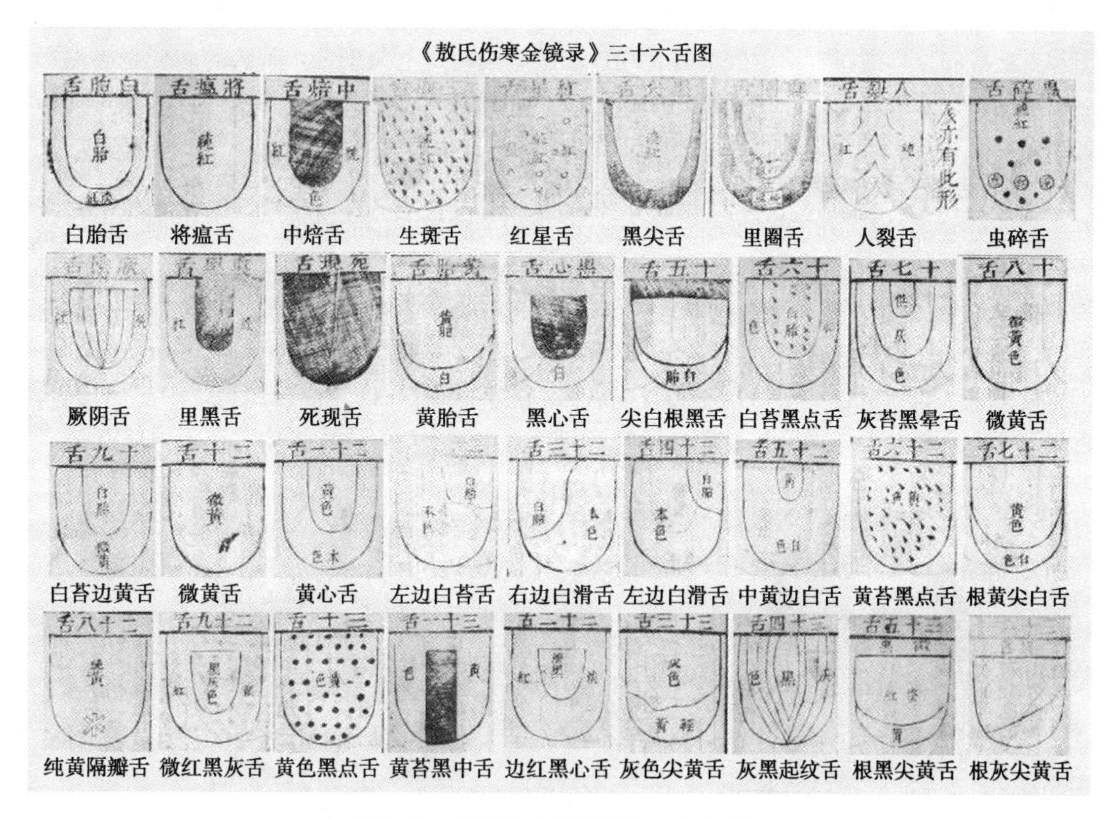

图3-1　《敖氏伤寒金镜录》三十六舌图

第二节 舌诊的特色内容

一、舌诊的原理

（一）舌的解剖与生理

舌包括舌质和舌苔两部分，舌质即舌体，整个舌的肌肉组织统称为舌体，主要由舌肌和黏膜组成。舌体附着于口腔底、下颌骨和舌骨，其上面称为舌面，下面叫舌底。舌表面黏膜上有四种舌乳头即：丝状乳头、蕈状乳头、轮廓乳头和叶状乳头，在后两种乳头内有味蕾，与舌的味觉有关。脱落细胞、食物残渣、细菌、黏液等填充其间隙，形成白色苔状物，称为舌苔。舌的解剖结构与人体五脏六腑的生理功能密切相关。舌的结构与功能与五脏相关，舌的运动在肝，舌上红粒在心肾，白色软刺在肺肾，舌苔在脾胃，故能诊五脏之寒热虚实。

（二）舌与脏腑经络

人体脏腑经络与舌有着密切的联系，如手少阴心经之别系舌本，足太阴脾经连舌本、散舌下，足少阴肾经挟舌本，足厥阴肝经络舌本等。再如“足太阳之筋，其支者，别入络于舌本；足少阳之筋，入系舌本”；“上焦出于胃上口，上至舌，下足阳明”。说明五脏六腑都直接或间接地通过经络、经筋与舌相连，脏腑的精气上荣于舌，脏腑的病变也必然影响精气的变化而反映于舌象。在脏腑中，尤以心和脾胃与舌的关系更为密切。因为舌为心之苗窍，又为脾之外候，而舌苔乃胃气之所熏蒸。

（三）舌面分候部位

舌面分候部位是指以舌的某部分变化来推测相关脏腑部位的病变。一般根据“上以候上，中以候中，下以候下”的原则来分。常用分法有：脏腑、三焦和胃脘分部。脏腑分部为：舌尖部属心肺，舌中部属脾胃，舌根属肾，舌两旁属肝胆。三焦分部为：舌尖应上焦，舌中应中焦，舌根应下焦（图 3-2，图 3-3）。胃脘分部为：舌尖属上脘，舌中属中脘，舌根属下脘。胃脘分部一般适用于肠胃病者。《伤寒指掌》曰：“满舌属胃，中心亦属胃，舌尖属心，舌根属肾，两旁属肝胆，四畔属脾，舌尖属上脘，舌中属中脘，舌根属下脘。”

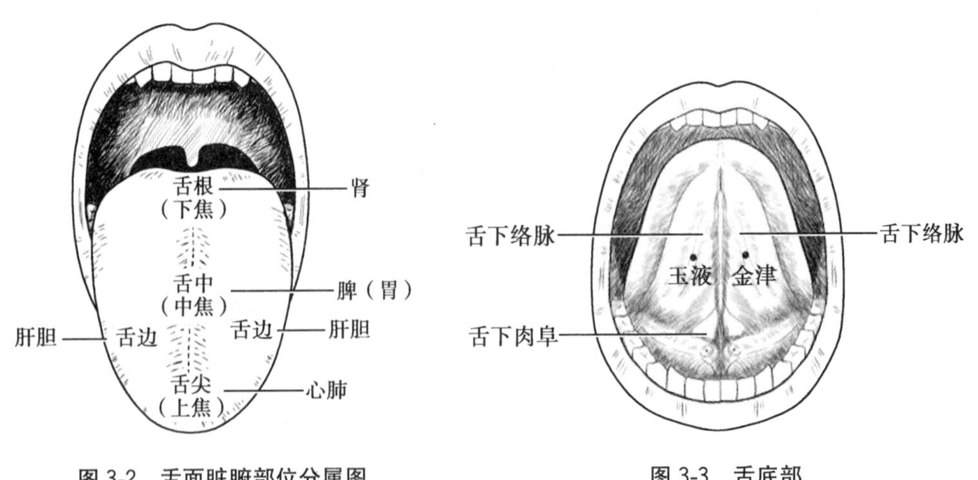

图 3-2 舌面脏腑部位分属图

图 3-3 舌底部

二、舌诊的内容

舌象即舌质与舌苔所表现的征象。正常舌象是淡红舌、薄白苔。即舌质淡红明润、胖瘦适中、柔软灵活；舌苔薄白均匀，干湿适中。望舌质分为舌神、舌色、舌形、舌态四方面；望舌苔则分苔质、苔色两方面。

（一）望舌质

望舌质应观察其神、色、形、态几个方面。神从舌质的荣枯辨识；色有淡白、淡红、红、绛、紫、青之分；形有老嫩、芒刺、裂纹、胀瘪等变化；舌态有软、硬、战、歪、卷缩、吐弄等异常。

1. 舌神　根据舌的荣枯辨吉凶。《辨舌指南》指出："荣者，有光彩也，凡病皆吉。枯者，无精神也，凡病皆凶。荣润则津足，干枯则津乏。荣者谓有神，神也者，灵动精爽，红活鲜明，得之则生，失之则死，明润而有血色者生，枯暗而无血色者死。"《形色外诊简摩》指出："舌质既变，既当察色之死活，活者，细察底里，隐隐犹见红活，此不过血气之有阻滞，非脏气之败坏也。死者，底里全变，干晦枯萎毫无生气，是脏气不至矣……"

2. 望舌色　正常的舌色淡红。病态舌色有淡白、红、绛、青紫。望舌色可辨寒热虚实。

（1）淡红舌：舌色淡红明润，多见于健康者或外感表证初起。《舌胎统志》："红者心之气，淡者胃之气。"

（2）淡白舌：舌色红少白多，血色比淡红更浅淡。多主气血两虚、寒证。《辨舌指南》指出："淡白透明，是虚寒也，如纯白舌，光滑无苔，乃脏腑气血皆虚寒也……舌白、唇白、或流血过多、或脾有虚病也。"

（3）红舌：舌色深于正常，呈鲜红色、正红色，多为热证。《舌胎统志·正红舌》指出："舌本之正红者，为脏腑已受温热之气而致也。"《辨舌指南》指出："舌色深赤邪气实"，"全舌无苔，色赤红者，脏腑俱热也。"

（4）绛舌：舌色比红舌更深红者，多主邪热炽盛、血瘀。《舌鉴辨证》指出："色深红者，气血热也；色赤红者，脏腑俱热也。"《辨舌指南》指出："凡邪热传营，舌色必绛。"

（5）青紫舌：舌色淡紫而全无红色为青舌，舌深绛而黯是紫舌。青紫舌常参差并见。青舌主阴寒、瘀血。紫舌主热盛而气血壅滞、瘀血。《通俗伤寒论》指出："舌色见紫，总属肝脏络瘀，因热而瘀者，舌必深紫而赤，或干或焦。因寒而瘀者，舌多淡紫带青，或暗或滑。"若舌面上出现大小不等、形状不一的青紫色或紫黑色斑点，并不突出于舌面，称为"瘀点舌"或"瘀斑舌"。

3. 望舌形　正常舌形是胖瘦大小适中的，通过舌形可辨别正邪虚实。

（1）老嫩：舌质粗糙、坚敛苍老，多主实证、热证。舌质细腻，浮胖娇嫩，舌边有齿印，为嫩舌，多主虚证、寒证。《临症验舌法》指出："凡物之理，实则其形坚敛，其色苍老；虚则其体浮胖，其色娇嫩。而病之现于舌也，其形与色亦然。"

（2）胖瘦：舌体较正常肥大肿胀，充满口腔，为胖大舌，多见于阳虚水湿、湿热痰浊、心脾有热、热毒酒毒、中毒证。舌体瘦小薄瘪，为瘦薄舌，多为阴血亏虚。《辨舌指南》指出："胀者浮而肿大也，或水浸或痰溢或湿热上蕴。瘪者薄而瘦也，或心虚或血微或内热消肉。”

（3）芒刺舌：舌乳头高起突出舌面，形成小红刺，状如草莓者，多为热盛。《辨舌指南》说：“舌常有刺也……刺大刺多者邪气实……叶天士云：舌上生芒刺者，皆上焦热极也……章虚谷云：凡舌生芒刺者，苔必焦黄或黑……若纯红鲜红起刺，此胆火炽营分热……”

（4）裂纹舌：舌面上有裂沟，深浅不一，浅者如划痕，深者宛如刀割，多为精血亏虚、热盛伤阴。《望诊遵经》指出：“舌常无纹也，有纹者，血衰也，纹少纹浅者，衰之微，纹多纹深者，衰之甚”，《辨舌指南》指出：“舌红赤苔腻厚而裂纹者，脏腑实热也……如无苔无点而裂纹者，阴虚火炎也……凡舌绛光燥裂纹为阴液大伤……”

（5）齿痕舌：舌体两边有牙齿印痕，常与胖大舌并见，多为脾虚夹湿。

（6）舌下络脉：将舌尖向上卷曲，舌系带两侧，当金津、玉液穴处，隐隐可见两条较粗的青紫色脉络。正常者络脉粗细适中。如络脉粗大迂曲，或兼见舌有瘀斑瘀点，则多因瘀血所致。

4. 望舌态　正常舌态是指舌体运动灵活自如，异常舌态包括痿软、强硬、颤动、歪斜、短缩、吐弄等，常见于病情较危重者。

（1）痿软舌：舌体柔软无力，不能自由转动，伸卷不灵，多为气血俱虚、热灼津伤、阴亏已极。《灵枢·经脉》曰：“肌肉软，则舌痿。”

（2）强硬舌：舌体板硬强直、活动不灵、伸卷不便、言语不清，多主热盛、痰浊、中风。《辨舌指南》曰：“凡红舌强硬，为脏腑实热已极。”《辨舌指南》说：“板硬之舌，不论何色，不治者多。”

（3）颤动舌：舌体伸缩时，不由自主颤抖不已，多见于虚证、动风。《辨舌指南》曰：“舌战者，舌颤掉不安也。”

（4）歪斜舌：舌头伸出口外时舌尖向左或向右偏斜者，多为中风或中风先兆。《辨舌指南》曰：“歪者，斜偏一边也。痉痱与偏枯常见，当再辨其色。”

（5）短缩舌：舌卷缩不能伸出口外，舌伸不过齿，多为寒凝筋脉、痰浊内阻、热盛伤津动风。《辨舌指南》：“缩者，卷短也，舌系收紧不能伸长之谓也。凡舌短由于生就者，无关寿夭；若因病缩短不能伸长者，皆危证也，邪陷三阴，皆有此证。”

（6）吐弄舌：舌伸长出口外，久不回缩为吐舌。舌反复伸出舐唇，旋即缩回为弄舌。《小儿卫生总微论》认为，弄舌之证有二：一者心热，舌本干涩而紧，故时时吐弄舒缓之；二者脾热，亦干涩而紧，故吐弄，二证引饮相似，皆伤津，唯心热面赤，脾热身面微黄。

（二）望舌苔

望舌苔要注意舌苔的生成、望苔质和苔色。

1. 舌苔的生成　《辨舌指南》说：“舌之苔，胃蒸脾湿上潮而生。”《伤寒论本旨》说：“舌苔由胃中生气所现，而胃气由心脾发生，故无病之人常有薄苔。”正常舌苔是薄白均匀，干湿适中，乃由胃气所生，即脾胃阳气蒸化湿浊上潮而成。

异常舌苔是邪气所生，邪实苔厚。章虚谷说：“舌本通心脾之气血……脾胃为中上，邪入胃则生苔。”外邪入里或饮食积滞挟脾胃浊气上升而苔厚，故热盛则苔黄厚。

2. 苔质主病　苔质主要有厚薄、润燥、腐腻等，分述如下：

（1）厚薄：舌苔能见底者称为薄苔。不能见底者称为厚苔。“见底”即透过舌苔能隐约见到舌质。苔质的厚薄，说明病邪之浅深轻重。《辨舌指南》说："苔垢薄者，形气不足，苔垢厚者病气有余，苔薄者，表邪初见，苔厚者，里滞已深。"又曰："平人舌中常有薄苔者，胃中之生气也。"

（2）润燥：苔质滋润有津为润苔；苔面干而无津为燥苔。苔润为津液未伤，苔燥为津液已伤。《辨舌指南》说："滋润者其常，燥涩者其变，润泽为津液未伤，燥涩为津液已耗。湿症舌润，热症舌燥……然亦有湿邪传入血分，气不化津而反燥者，如热症传入血分而舌反润。"《伤寒论本旨》认为，燥苔是邪热伤津，但也有阳气虚，不能化津上润者，其舌多淡白，口干不渴，或渴不欲饮。

（3）腐腻：舌苔颗粒较粗大，状如豆腐渣堆铺，苔较厚较松，易刮脱，为腐苔。舌苔颗粒较细小，致密而黏，苔中厚边薄，刮或揩之不脱，为腻苔。苔腐腻说明肠胃湿浊情况。《辨舌指南》说："腐者无迹，揩之即去，为正气将欲化邪。腻者有形，揩之不去为秽浊盘踞中宫。"

3. 苔色主病 苔色主要有白、黄、灰、黑及兼色等，分述如下。

（1）白苔：苔白色，一般主肺与大肠病，主表证，寒证。《临症验舌法》曰："舌尖白色，肺与大肠病也。"《重订通俗伤寒论》，何廉臣勘："白苔主表……但看舌苔带一分白，病亦带一分表。"

（2）黄苔：苔黄色，主脾胃病，主里证、热证。为外邪入里化热、热邪熏灼所致。《临症验舌法》曰："舌见黄色，脾胃病也。"《伤寒指掌》曰："盖白苔主表，黄苔主里，太阳主表，阳明主里，故黄苔专主阳明里证而言。"

（3）灰苔：舌苔浅黑带淡青色，多主痰湿、里寒证、或里热证。《辨舌指南》说："凡舌见灰色者，病皆非轻，均里证、无表证，有实热证，无虚寒证，有邪热传里证。"

（4）黑苔：舌苔呈棕黑或焦黑色，多主里证。《舌鉴辨正》："凡舌苔见黑色，病必不轻，寒热虚实各证皆有之，均属里证，无表证也。"《中医舌诊》认为：灰黑色是黑中带紫，乃邪热在三阴经，淡黑色是黑中带白，多属寒湿在里。

（5）兼色舌苔：在疾病过程中舌苔随病情而变化，其色往往可有相兼。常见有以下几种：白兼黄、白兼灰、白兼黑，白兼黄黑、黄黑白杂见、白兼灰黑、黄兼灰、黑兼灰苔等。

第三节 舌诊的临床应用

舌象是临床辨证的重要指标，舌象包括舌质和舌苔两个方面，《医门棒喝》指出："观舌质可验其病之阴阳虚实。审苔垢，即知邪之寒热深浅也。"说明舌质反映人体正气的情况，脏腑虚实、气血盈亏的变化主要表现在舌质，舌质淡红为气血旺盛，舌质淡白是气血不足。温病舌质可观营血分的变化，舌苔主要表现在邪气寒热、邪入深浅的变化，苔色白多主寒邪，苔色黄多为热邪，苔薄为邪入尚浅，病位在表，苔厚是邪入较深，病位在里。舌诊在临床辨证中发挥着重要作用，曹炳章在《辨舌指南》中指出："四诊以望居先，察目色，观目神，辨舌苔，验齿垢四者之中，尤其以辨舌最为重要，盖舌为心之外候，苔乃胃之明徵。"说明苔乃胃气所生，验苔可知胃气之存亡。苔薄白而润，是胃气旺盛，舌光无苔，为胃气或胃阴衰竭。

一、舌诊的方法与注意事项

（一）舌诊方法

诊舌时应光线充足，以便看清色泽变化，以自然光线为佳，若在灯光下应注意排除错觉。一般沿舌尖、舌中、舌根及两旁顺序察看，先看舌苔、次看舌质。让患者自然地把舌伸出口外，不可太用力，以免变色变形。有时为探察舌面的润燥及苔的松腐与坚敛、有根与无根等情况，往往需配合刮舌与揩舌。

（二）注意事项

1. 辨别染苔，排除假象　常见的染苔多由饮食和药物引起的，例如刚饮水可使舌苔变湿润；饮牛奶则可附有白苔；吃乌梅、橄榄等可使舌苔变黑；吃枇杷果或服用核黄素、复方维生素 B 则可使舌苔变黄等，应注意辨别，以免误诊。还有人晨起有刮苔习惯，如发现舌净无苔与病情不符，应询问清楚。

2. 辨别去苔后的舌质情况以及舌苔复生情况，可应用以下方法：

（1）刮苔：当舌苔覆盖全舌，不易看清舌质时，需刮去苔垢然后诊察舌质。如舌苔较厚和坚实时，可用压舌板由舌根向舌尖推刮，连续 2～3 次，用力要适中，注意勿损伤舌体。

（2）揩苔：如舌苔较浮薄而松，则可用镊子夹着棉花球、或用食指卷着纱布，用生理盐水（或薄荷水、或冷开水）蘸湿，从舌根到舌尖连续揩抹 3～4 次，把苔揩掉。刮苔或揩苔后，可诊察复生舌苔的情况以了解病情。

二、舌诊的临床意义

（一）辨别病位与病性

1. 辨别外感病与内伤杂病　《辨舌指南》指出："辨舌质，可诀五脏之虚实。视舌苔，可察六淫之浅深。"无论外感、内伤，察其苔之厚薄，足以反映邪气之深浅轻重；外感多实，内伤多虚。如苔薄多为疾病初期，邪入尚浅，病位在表；苔厚则为病邪入里，病位较深；舌质绛则为热入营血，病位更深，病情危重。《伤寒指掌》认为：白苔为肺经，候卫分气分之表邪，亦可候太阳之表。《伤寒绪论》指出：黄苔为胃经，辨阳明里证之热邪；灰黑苔为足三阴互病。

2. 辨别寒证与热证　不同性质的邪气，在舌象上都能有所反映。如苔色白为寒，苔色黄为热。如黄苔多主热邪，白滑苔则主寒邪；腐腻苔多是食积痰浊，黄厚腻苔则是湿热。淡白舌多主寒证，红绛舌多主热证。清代江涵暾《笔花医镜·望舌色》曰："凡病俱现于舌……若脾热者，舌中苔黄而薄，宜黄芩。心热者，舌尖必赤，甚者起芒刺，宜黄连、麦冬、竹卷心。肝热者，舌边赤或芒刺，宜柴胡、黑山栀子。其舌中苔厚而黄者，胃微热也，用石斛、知母、花粉、麦冬之类。若舌中苔厚而黑燥者，胃大热也，必用石膏、知母。如连牙床唇口俱黑，则胃将蒸烂矣，非石膏三四两，生大黄一两，加粪金汁、人中黄、鲜生地汁、天冬麦冬汁、银花露大剂之投，不能救也。"

在外感病发展过程中，风寒表证转化为风热表证时，舌象变化常常由舌苔薄白而润转化为薄白而干或者薄黄而干。舌苔由薄到厚，病邪由表入里；舌苔由白到黄，病邪化热；

舌色转红、舌苔干燥，邪热充斥，气营两燔；舌苔剥落、舌质光红，热入营血，气阴俱伤。就三焦而论，《温病条辨》认为热在上焦者多苔黄，若老黄，甚则黑起芒刺，则传到中焦，再入下焦，吸烁真阴，则舌绛苔少。《温热经纬叶香岩外感温病篇》曰："再论其热传营，舌色必绛，绛深红色也。初传绛色，中兼黄白色，此气分之邪未尽也，泄卫透营，两和可也。纯绛鲜色者，包络受病也，宜犀角、鲜生地、连翘、郁金、石菖蒲等。"

（二）推断邪正盛衰

根据舌质和舌苔的变化可以推断实证与虚证。舌质的色泽变化或形态异常，可反映脏腑气血情况，如舌质红润，为气血旺盛；舌质淡白，为气血虚衰；苔薄白而润，是胃气旺盛；舌光无苔，为胃气衰败，或胃阴枯竭。《辨舌指南》指出："舌为心之外候，苔乃胃之明征，察舌可占正之盛衰，验苔以识邪之出入。"说明苔乃胃气所生，故验苔亦可察胃气之存亡。

根据舌象变化进行辨证用药，"实则泻之，虚则补之"。如《临症验舌法》指出："舌青苍老，是肝胆两经邪盛，宜泻火清肝饮；黄而苍老，是脾胃两经邪盛，宜泻黄散；赤而苍老，是心与小肠邪盛，用泻心汤；白而苍老，是肺与大肠邪盛，宜泻白散；黑而苍老，是肾与膀胱邪盛，宜清肝饮。"《临症验舌法·验舌分脏腑配主方法》认为，舌青而浮胖娇嫩者，为肝胆精气虚，宜滋水生肝饮；干燥而胖嫩者，是肝胆阴阳两虚，用七味饮倍肉桂；胖嫩而滑者，脾胃气血两虚，用参芪八珍汤；黄润胖嫩者，脾胃中气虚寒，宜姜桂养荣汤；赤而嫩者，心与小肠火气大亏，宜附子养营汤；白而胖嫩，为肺与大肠精气虚，用补肺汤；白燥胖嫩，是肺与大肠气血两虚，用十全大补汤去肉桂加炮姜；滑润胖嫩，是金气虚寒，宜参附养荣汤去茯苓加炮姜；黑而胖嫩，肾与膀胱精气虚，用补元煎；燥而胖嫩是肾与膀胱阴阳俱虚，枸杞养荣汤主之，继用十全大补汤作丸；滑润而嫩者，肾与膀胱元气大惫，附子养荣汤主之，继用右归丸。

（三）判断疾病轻重

舌象进退可以反映疾病进退，舌色由正常淡红色→红色→绛→紫。说明热邪由轻浅变深重。舌色由淡红→淡白，说明气血渐虚。苔色由白→黄→灰黑，说明病由表入里，热邪渐盛。苔形（苔质）由薄→厚，说明病由轻变重、由浅变深。苔由湿润→干燥，说明津液未伤转变为津液耗伤。

在疾病好转向愈时，苔质逐渐转为常态而舌苔先化后退，然后再渐生薄白新苔，终至正常。《辨舌指南》说："无论何症，若用药当，皆由白而黄，由黄而退，由退而复生新薄白苔，此为全愈，顺象也。"舌苔随病情加重而增长，又随病情向愈而消退。舌苔的消退，有真退与假退之分。《察舌辨证新法》说："苔之真退真化，真退必先由化而后退，假如苔由厚而退薄，由板而生孔，由密而渐疏，由有而渐无、由舌根外达至舌尖，由尖而渐变疏薄，乃里滞减少，是为真退。由退而后生薄白新苔，乃胃气渐复，谷气渐进之吉兆。"说明真苔的真退必先由化而后退，若苔由厚而退薄、由板而生孔，由密而渐疏，由有而渐无，由舌根外达至舌尖、由尖而渐变疏薄，则是苔的真退，表示病邪已减，病情好转。且退而后再生薄白新苔则说明胃气渐复，病情向愈。若是假退，苔骤然消退，不再生新苔，舌面光洁如镜，为胃气虚衰，胃阴耗伤的表现。若舌苔呈多块剥落，而苔仍斑斑残留，往往是因误用攻伐消导药或发散太过致胃气阴两伤。

三、舌诊的临床应用

临床上依据舌象的变化可以更好地起到舌诊的辨证治疗作用。中医学认为舌与脏腑在生理和病理方面有着密切联系，研究发现舌象的变化能及时灵敏地反映脏腑功能状态，对脏腑疾病的辨证、诊断、治疗与预后等方面都有重要的指导意义。

临床上依据舌象辨证处方，往往能够取得良效。如临床上治疗陈旧性心肌梗死，舌质淡黯，或有瘀点瘀斑，提示气虚血瘀，治宜益气活血，通脉止痛，方用参芪逐瘀汤加减；舌淡紫，有瘀点瘀斑，苔白滑，提示阳虚血瘀，治宜温阳益气，活血通痹，方用温心汤加减；舌质黯，有瘀点瘀斑，苔腻，提示痰浊血瘀，治宜通阳泄浊，行气化瘀，方用瓜蒌薤白散合血府逐瘀汤加减；苔白腻，提示痰湿壅盛，治宜健脾化痰，宣痹通阳，方用二陈汤加减；苔黄腻，提示痰热阻络，治宜清热化痰，行气止痛，方用血府逐瘀汤加减；舌质黯红，苔干或剥，提示气阴两虚夹瘀，治宜益气滋阴，活血化瘀，方用生脉散加减。肝硬化疾病的舌质、舌苔变化，能够反映出肝硬化在不同时期疾病轻重和进退。慢性活动性肝炎多为紫黯舌或瘀斑舌，提示瘀血阻络，治疗以滋阴疏肝的同时加用活血化瘀之品；慢性迁延性肝炎多为淡红舌，治疗以清热解毒为主。研究发现，无症状的病毒携带者的舌象多为正常，说明邪气较轻，舌质持续为紫黯或有瘀斑，常提示病毒复制活跃，应及早加用活血化瘀之品，以防肝硬化发生。治疗乙肝应以舌诊为依据，辨证指导用药，并根据舌象的变化调整方药。如乙肝患者舌质淡胖苔白腻，为脾虚湿困，应重用健脾化湿药，若舌苔转为正常，则化湿药减量，以免伤阴，此时应重用扶正解毒药。因此，临床上应充分发挥舌诊的辨证治疗作用，以取得更好的效果。

舌象的动态观察在许多疾病的辨证治疗中具有重要的指导意义。如有学者研究了非典型肺炎恢复期舌质、舌苔的变化特征为：舌红多见于阴虚余热，舌尖红多见于气阴两虚，舌黯红多见于阴虚余热，舌黯淡、舌黯多见于肺脾气虚；苔（薄）白腻多见于气阴两虚，苔薄白多见于气阴两虚，薄黄见于阴虚余热，少苔多见于气阴两虚，无苔和花剥苔均出现在阴虚余热，苔白多见于气阴两虚，（薄）黄腻见于阴虚余热。胃酸正常者舌象多为正常，胃酸缺乏者光滑舌比例增高，高胃酸者多为有苔舌或裂纹舌，故认为“舌乃胃之镜”。有幽门螺杆菌感染的胃炎患者的舌苔，多为白腻苔、黄腻苔或黄苔。幽门螺杆菌侵袭胃黏膜初期，出现湿困脾阳，舌苔以白腻苔为主；久之化热，而出现黄腻苔或黄苔。通过舌苔的变化能提示胃黏膜炎症程度：炎症为轻度时，以薄白苔和白腻苔多见，炎症程度为重度时以薄黄苔和黄腻苔多见。慢性萎缩性胃炎患者的舌质从淡→红→紫→黯，舌苔从薄→腻→黄→黑为逆，反之为顺；舌质黯红有瘀斑、瘀点者，胃镜下可见到胃黏膜血管显露，充血黯红，为血瘀证之象；舌质淡红有腻苔者，胃镜下常可见胃黏膜红白相间以白为主，并有明显水肿，为脾胃虚寒夹湿之征。肾病患者，机体内环境尚稳定时，舌象以正常淡红色为主，表现体内气血尚充，而当肾功能衰减时淡白舌的出现率增加，此种舌象亦与水肿及贫血有一定的关联性。慢性肾衰患者舌色中淡白舌出现比率最高，肾脏损害愈严重，舌质淡白愈明显，而淡红舌则与此相反；舌苔中以厚腻与浊腻苔出现比率最高，而且舌苔由润苔变成厚腻苔至浊腻苔也与肾功能损害程度的递进相关。

总之，舌诊是中医研究的主要热点之一，近几十年来有关舌象研究开展甚多，但相关疾病与舌象动态变化关系是一个新课题，今后的研究应多系统、多器官、多层次、多角度、大样本地进行，观察不同病理时期舌象的动态变化，以探讨影响各种疾病不同舌象形成的相关因素，达到定位定量分析，丰富舌象变化规律的内容，从而起到指导辨证治疗的目的。

第四节　舌诊的现代研究

一、舌象形成机理研究

（一）舌色形成机理

现代医学对各类舌色的形成机制已有较清楚的了解。正常舌色淡红舌的蕈状乳头供血丰富，舌浅表血流量较大，乳头内有良好的微循环机能状态；健康青少年舌尖部的蕈状乳头数较多，约占乳头总数的70%（丝状乳头30%）；舌蕈状乳头的表面角化层增厚，其中的血管丛减少；血液循环中的红细胞数量和血红蛋白含量以及正常的血氧饱和度也是构成正常舌色的必不可少的条件。

淡白舌主要与血循环中红细胞数减少、基础代谢降低、舌的末梢血管收缩、血液充盈减少以及蛋白代谢障碍等有关。红绛舌形成机理与一些因素有关，如舌的炎症，使固有层的血管增生扩张、管腔充血，舌血流量增加；血液中的血红蛋白含量增加或血氧饱和度增高。此外，红舌患者的血浆黏度和纤维蛋白原含量增高，这可能是与炎症发热有关的一种机体防御反应，使血浆中的抗体以及补体等物质大量增加，导致了血浆黏度的上升。随舌质由淡、红、紫色的加深，全血黏度呈递增趋势。红刺舌又称草莓舌，主要是由于蕈状乳头大量增生，使舌蕈状乳头呈红刺样增生突出如草莓状。另有一种红星舌，较红刺舌的蕈状乳头更大，更突出而透亮，是蕈状乳头增生、肿胀、充血、肥大而形成，犹如石榴籽状，是热毒炽盛所致。青紫舌是血瘀证的主要客观指标，其形成机理如：心功能减退所致的腔静脉瘀血或肝脏疾病所致的门静脉系统瘀血；血黏度、还原血红蛋白、血小板聚集性升高。舌上瘀斑、瘀点的形成与舌微循环障碍，舌微血管闭塞，舌局部出血后的含铁血黄素沉积，舌乳头内黑色素沉着等三种病理改变有关。近年来展开了从血管壁角度来探讨，血栓素（TXB_2）和前列腺素（$PGF_{1\alpha}$）、血浆内皮素（ET）与血清一氧化氮（NO）和青紫舌的形成有关，瘀血舌象患者存在严重的T/P失衡、ET/NO失衡。

（二）舌苔形成机理

正常舌苔薄白苔的形成机理是由丝状乳头分化的角化树与填充在其间隙中的脱落上皮、唾液、细菌、食物碎屑、渗出的细胞等共同组成的，其形成与某些因素有关，如舌黏膜上皮细胞的正常生长分化、桥粒结构对舌上皮细胞脱落的影响、膜被颗粒内含物对上皮细胞的黏合作用、口腔局部环境等。另外年龄、遗传、药物、放射线、局部理化因素、烟酒、全身病理因素等都是舌苔形成的影响因素。舌苔的微生物学研究也发现薄白苔涂片一般背景较为清晰，白细胞及细菌附着较少。正常薄白苔细菌量少，且菌种单一。

病理舌苔的形成机理有：厚苔主要是丝状乳头的长度延长，舌之自洁作用减弱，使丝状乳头可长得很长，达1cm以上，且舌苔的厚度一般随病情的加重而增加，其形成机理，如舌上皮增殖速率增快，细胞退化过程延迟；角化细胞之间联接牢固，不易脱落；唾液

pH 值变化；机体的感染发热等因素；舌上皮细胞内戊糖旁路活跃，合成代谢及糖酵解旺盛；交感神经兴奋时唾液黏稠性增高而致舌苔增厚。此外，自主神经系统过度刺激、血液流变学的异常、表皮生长因子皆可促进舌苔增厚。腻苔是丝状乳头的密度增加，增生致密，乳头计数明显增多。腻苔在透射电镜下显示其棘层、颗粒层细胞内膜颗粒增多，使得细胞表面的黏性增加，乳头表面黏附的食物残屑、角化剥落物及渗出的白细胞增多；幽门螺杆菌（HP）感染和黄腻苔、紫黯舌之间关系密切。剥苔的部分丝状乳头萎缩变平，使舌质显露，呈花剥状，剥苔患者的唾液 pH 值高于正常人，口腔内碱性环境可能会减弱细胞间的黏合作用，而有利于剥苔形成；过敏体质在剥苔的形成中所占比重较大；细菌、霉菌在剥苔等舌象的形成中起重要作用，也有研究发现剥苔的形成与免疫也有一定的关系。

黄苔形成机理的影响因素有：舌的炎症、舌上皮更新迟缓、消化道上溢物质的沉着或吸附等皆可致黄苔。另外，淡黄苔是舌乳头间脂肪腺、淋巴球增多所致，而深黄苔则由高热体液消耗，某些细菌繁殖引起。黑苔的生成，有两个阶段。先是丝状乳头角质突起过长，呈细毛状，颜色可仍为淡黄或灰白色，是为丝状乳头增殖期；以后此过长的细毛逐渐转黑，即为第二阶段，所谓黑色形成期。黑苔的形成，不能用单一因子来解释，而应看做机体内在因子与外来因子共同作用的结果。诸如炎症感染、高热、脱水、毒素刺激等使丝状乳头易于过长不脱；大量广谱抗生素的长期应用，使口腔内正常寄殖菌被大量消灭，而霉菌乘机滋长，可以产生棕褐至黑色各种色素而使舌苔变黑，故有报道黑毛舌多与霉菌感染有关。有认为腐败的细菌可作用于舌黏膜上的坏死组织，产生硫化氢，再与血红蛋白所含的铁质或含铁微生物结合，形成硫化铁沉积，而使苔呈黑色。此外中枢神经功能失调也与黑苔的形成有密切关系；有人解释是由于精神紧张时使口腔内酸度增加，适宜霉菌的生长。

（三）舌下络脉形成机理

正常人舌下两根静脉隐现于舌下，脉色淡紫，脉形粗细均匀，不怒张，不紧束，不弯曲，不增生，排列有序，多为单支，管径小于 2.7mm，长度不超过舌尖至肉下阜的 3/5。现代研究发现，正常人舌下静脉以单支干为主，颜色主要是淡紫色，静脉无怒张，小血管网呈细网状，与中医学所认为的正常舌象基本吻合。

目前研究者从解剖学、病理组织学、血管形态学和血流动力学、分子生物学、血液流变学等方面进行了深入探讨。

现代解剖学认为舌下络脉异常是由于舌静脉有丰富的静脉瓣，可以完全阻止血液逆流，一旦舌动脉血流量减少，舌内毛细血管动脉端压力降低，颈内静脉血欲逆流入舌静脉时，血液即瘀积于各瓣膜远侧，严重时引起静脉壁扩张、膨大成静脉球，加之静脉血含氧量少，这时可透过舌下黏膜观察到舌下神经伴行静脉和舌神经伴行静脉及其属支的形态。中医所说“细络”证实为微、小静脉，在静脉压力升高时可见，在舌腹面为舌下神经伴行静脉、舌神经伴行静脉的微小属支；舌侧的细络在舌体为舌神经伴行静脉的微小属支，在舌根为舌根静脉微小属支。病理组织学研究有：当组织或器官出现瘀血等处于病理状态下，微、小静脉会扩张，管腔内常见红细胞聚集，管壁可见内皮细胞增生肥大，这主要是微循环障碍的一种表现。故可以认为由于瘀血阻络，可以使舌腹面黏膜下静脉的主干与属支粗张、迂曲、囊泡样改变、细络瘀血和属支增多等异常改变显现出来。

血管形态学和血流动力学的研究发现：血管形态与血流动力有着紧密的关系。研究发现原发性肝癌异常舌下络脉的宽度、长度及显现类型的变化与原发性肝癌门静脉压力变化成正相关；原发性肝癌异常舌下络脉与血管形态和血流动力学改变具有相关性。可见，通过观察舌下络脉宽度等对临床筛查和预测门脉高压症有着重要的参考价值。分子生物学研究发现：通过血管内皮细胞生长因子（VEGF）、VEGF 受体及 P53 在门脉高压大鼠舌下异常络脉的表达，认为门静脉压力变化可能是异常舌下络脉形成的一个重要因素，舌下血管内皮上 VEGF、VEGFR2 及 P53 的高表达可能参与了这一过程；通过观察肝前型、肝内型和复合型三种门脉高压模型犬舌下血管内皮细胞生长因子及其相关指标的变化，从血管生成角度探讨其形成的可能分子机制，认为其门静脉压力升高可能是其舌下络脉异常改变形成的一个重要因素，VEGF 诱导的血管生成可能参与了这一过程。血液流变学研究发现：糖尿病血管病变患者舌下络脉变化的特征表现为：不同程度的粗张、延长、迂曲或囊泡、细络瘀血。舌下络脉以上种种变化与糖尿病血管病变程度呈正相关，甚至早于其他临床指征的显现，而且发现其血液流变性均有不同程度的改变，其中以全血黏度、血浆黏度、红细胞体积分数和红细胞聚集指数出现异常的人数最多。

舌下络脉诊法是中医独具特色的诊法之一，是辨证论治的重要依据。目前，已从解剖学、组织病理学、血管形态学、血管动力学、血液流变学、分子生物学等领域对异常舌下络脉形成的机理进行了研究，取得了一定成果。这为临床舌下络脉诊断标准化、规范化、客观化提供参考，也为临床治疗血瘀证的用药治疗提供依据。舌下络脉的研究是中西医结合的一个重要方面，具有广阔的发展前景。但仍存在着许多问题亟待解决，如很多研究对舌下络脉形成的机理较含糊，只是简单对一两个指标进行检测，然后推测其形成机理。随着科技的不断发展，对舌下络脉更深层次的机理有待进一步研究完善。

二、舌诊客观化识别技术

中医舌诊的客观化识别技术发展经历了许多技术革新的历程，随着计算机技术、生物医学工程、人工智能技术、遗传算法、人工神经网络技术等一些非线性技术的发展和成熟，中医药理论受到越来越多的学者关注，多学科、多技术的运用已成为中医药现代化研究的主流。自 20 世纪 80 年代初期以来，有许多中医和其他学科的研究人员致力于舌诊的研究，舌诊的客观化识别方法包括荧光法、光电转换法、光谱光度法、舌诊比色板及图像摄像识别法，这些研究注重对舌的颜色进行研究，由于识别技术原因，不能将舌体、舌苔两方面颜色严格区分，存在问题：第一，各种检测方法之间相互独立，缺乏系统性；第二，临床实用性相对较差；第三，忽视“整体观”。在舌色比色仪的研究应用过程中，仍然存在主观因素。以计算机技术为主要手段对舌象诊断进行客观化研究，是近年来随着计算机技术发展起来的一种新兴的舌诊客观化研究方法。

（一）图像分析技术

图像分析是中医舌诊客观化研究的重要技术，随着计算机技术、生物医学的不断进展，舌诊的研究也在不断进步与突破当中，尤其是对计算机舌象图像分析处理方法的研究，主要包括舌象标准化采集、色彩校正、舌图分割提取、舌象特征的提取，分类算法与图像分析等。这些舌象图像分析技术，使舌诊的客观化研究进入一个图像定量测量阶段，而且这些技术也逐渐与临床应用相结合。近年来基于图像分析技术的中医舌诊现代化研究已经取得了很大进展，实现了舌象信息的获取，如苔质分离、舌体的自动分割、胖瘦、色泽、形态，舌苔的颜色、厚度、腐腻、裂纹、润燥等舌象指标的自动分析。

计算机技术使舌图像实现自动分割，应用于舌体胖瘦的识别，具有较高准确率。基于视觉注意机制和支持向量机舌体自动分割方法在无需任何先验知识的条件下，具有较稳定的分割效果，可获得正常舌、裂纹舌、齿痕舌等多种舌象的分割，并具有一定的抗噪音干扰的优点。利用可克服小波卷积滤波因非零轴对称而导致边缘重叠现象的改进型小波算法，对舌象图像边缘进行检测，从而解决了传统边缘检测算法对去除噪声和获取精细边缘之间的矛盾，获得比较理想的边缘检测效果。此外，舌体图像轮廓的分割还可运用转换颜色空间和优化的 snake 模型的方法来实现。聚类法和阈值法是目前实现苔质分离的主要方法。新型的 FCM 聚类算法，可通过色度直方图自动获取聚类中心和聚类个数，加快运算速度，实现多苔和少苔舌图像的苔质分离。利用 Gabor 小波提取舌苔的纹理特性，通过样本训练分类器特征综合判断数字舌图中舌苔的腐腻程度类别。舌裂纹分割算法（MLBP-Otsu 算法）是一种基于改进的局部二值模式（local binary pattern，LBP）算子与 Otsu 阈值分割技术相结合的新型算法，该算法能较精确、完整地分割出舌裂纹。目前舌象颜色分类识别多采用聚类方法。数字化舌象颜色特征数据分析应用 CIEL* a* b* 颜色模型，实现舌色各分类器的分类过程中产生的最小误差。两层的层次聚类方法可对舌体、舌苔颜色进行分类识别。该方法是将图像中所有的像素量化为颜色矢量特征值，然后结合贝叶斯网络方法构建特征矢量与舌色类别模型，从而实现舌色识别。舌体歪斜主要是通过确定舌图对称中轴线的方法，并结合嘴角定位，实现自动定位分析。随着方法进一步的改进，设计出一种利用形态对称分析提取中轴的算法，该算法具有自动校正舌根部位边界的能力，提高中轴分析的准确程度，还可借助舌象的变异色调分量进行嘴角分析，提高效率及准确性。

舌诊数字图像分析技术在临床的应用已取得了一定的成果，主要集中在消化系统疾病、糖尿病、恶性肿瘤、冠心病、肾脏疾病上，并且其在疾病及相关指标、中医证候、疗效评价、健康与亚健康状态及体质客观化辨识、中医舌诊检索技术方面也有一定的实际应用，该技术克服了临床上因光线、自身经验不足等因素造成的证型诊断失误，但目前尚不够成熟。舌像的采集、分析等方面尚未形成统一的标准，难以在中医临床广泛推广应用。因此，需要我们结合临床应用进一步深入研究。

（二）神经网络技术

人工神经网络是模拟人脑工作机制的一种计算机模型，由于它有自适应性、并行处理能力和非线性处理的优点，所以近年来在中医舌诊客观化研究中得到了应用。中医舌诊智能诊断系统采用一种改进的基于免疫聚类的 RBF 神经网络算法，可以通过学习训练集样本中每个病例的舌象特征参数，从而得出相应的病证，也可以通过聚类训练舌象颜色特征，获取每个舌象的颜色分布，从而实现舌色的识别。考虑到神经网络优化程度受到训练样本种类和数量的限制，实验利用遗传算法寻优的特点对神经网络权值和结构等多方面进行优化，使中医舌诊神经网络能够在满足封闭性的同时也具有良好的开放性，提高其临床实用能力。临床应用人工神经网络技术对健康人和糖尿病患者舌诊光谱样本进行训练和预测，取得较好的分析结果，这对中医舌诊的客观化起到了一定的推动作用。

（三）数据挖掘技术

数据挖掘技术是指从大量的、不完全的、有噪声的、模糊的实际应用数据中，提取隐含在其中的、人们事先未知的但是有潜在应用价值的信息和知识的过程。数据挖掘是一门涉及面很广的交叉学科，包含机器学习、数理统计、神经网络数据库、模式识别、粗糙集、模糊数学等相关技术。近年来，数据挖掘技术在中医舌诊研究领域得到广泛应用。临床运用数据挖掘中关联分析、聚类分析的方法，对古代和现代的瘀血舌文献进行分析，以瘀血舌为切入点，建立瘀血舌诊的算法规则，通过数据挖掘方法，从病、证、方药等方面确立瘀血舌对血瘀证临床诊断的价值。该方法从舌色、舌下络脉、舌苔单纯的诊断到重视综合诊断，提高了舌象在临床的应用和地位。临床也应用数据挖掘技术对明清时期医家治疗胃脘痛的医案中舌脉资料、方药进行频数、关联及聚类分析，并结合中医理论知识和统计结果，总结了明清时期胃脘痛的舌、脉、证之间的关联，从而探寻明清时期医家胃脘痛辨证的内在规律，以更好实现中医的传承，提高现代医家治疗胃脘痛的诊疗水平，且进一步为舌、脉、证与方药的综合性研究提供指导。数据挖掘技术用于舌诊客观化研究，归纳出中医专家的辨证规律及推理过程，挖掘隐含在其中的知识与规律，丰富专家知识与中医理论，也是中医舌诊标准化和客观化的重要手段。

计算机舌诊图像识别、处理、分析等技术与医学专家知识的结合是临床应用的必经之路。中医舌诊客观化识别系统的建立和有效地使用取决于医学专家、工程技术专家、医务人员的紧密配合。中医舌诊客观化识别系统中的图像处理系统首先需要可靠的医学专家知识；而系统结构的设计与优化，所采用的处理方法与数据结构、人机对话的功能设计与实现等，则依赖于图像处理、人工智能专家的努力。特别是对于源知识的分析，只有通过医学专家与图像处理、人工智能专家通力合作才能有效地进行。因此，计算机识别技术、图像处理技术与医学专家知识的结合与互相渗透，特别是中医学知识领域的专家与工程师合作，是保证中医舌诊客观化识别系统进行的关键。综上所述，中医舌诊客观化识别技术的现代研究将以多种智能技术为基础，包括目前发展起来的遗传算法、模糊算法、粗糙集理论等非线性数学方法及人工神经网络技术、数据挖掘技术、人工智能技术综合起来，以并行处理方式、自学习能力、记忆功能、预测事件发展能力为目的。这些技术将为舌诊信息的收集、舌象图片的处理、疾病、证候的诊断和治疗等方面指导临床的辨证论治做出更大的贡献。

第四章 闻 诊 专 论

闻诊，是通过听声音和嗅气味来诊察疾病的方法。它是中医诊病方法的特色之一，有着丰富的传统医学理论基础，是历代中医医家临床经验的传承，在中医诊断学中占有重要地位，正如《难经·六十一难》所言："闻而知之谓之圣。"

第一节 概　　述

一、基本概念

（一）听声音

是医生运用自己的听觉，听患者在疾病过程中发出的语声、语言、呼吸、咳嗽、呃逆、嗳气、呕吐、叹息、呵欠、喷嚏、肠鸣、呻吟等各种声响，辨其高低、强弱、清浊、缓急等变化，以判断疾病病机的诊察方法。

（二）嗅气味

是医生运用自己的嗅觉，嗅取患者身体发出的异常气味以及分泌物、排泄物和病室的异常气味，辨其腥、臊、臭秽等变化，为辨证论治提供依据。

二、发展沿革

（一）听声音

是闻诊当中的主要内容，具有悠久的历史。据殷墟甲骨文记载，早在公元前十二世纪就已有"疾言"病名，即语言謇涩、错语、失语等。周代《周礼·天官》记载当时的"疾医"已能"以五气、五声、五色，视其死生。"《左传》亦云："天有六气……征为五声"，说明当时医家已经认识到"五声"这一听声音的重要概念并用之于诊察疾病、判断预后。如《史记·扁鹊仓公列传》言扁鹊能"切脉、望色、听声、写形，言病之所在。"表明东周时代的医家也已通过望、闻、问、切四诊进行疾病的诊断。长沙马王堆出土的医书亦有关于"五音"的记载。《黄帝内经》明确指出"五声"（歌、哭、呼、笑、呻）、"五音"（宫、商、角、徵、羽）应五脏，从而奠定了听声音的理论基础。《素问·阴阳应象大论》特别强调"善诊者，察色按脉，先别阴阳，审清浊而知部分；视喘息，听音声而知所苦；观权衡规矩，而知病所主；按尺寸，观浮沉滑涩而知病所生。以治无过，以诊则不失矣。"

指出听声音对于诊察疾病的重要性。《黄帝内经》同时论述了语言、呼吸、咳嗽等声音的异常变化和临床意义。《难经》继承和发扬了《黄帝内经》听声音诊法的理念，将听声音定义为“闻而知之者，闻其五声，以别其病。”并以望、闻、问、切为序，确立了闻诊在四诊中的重要位置，《难经·六十一难》曰：“望而知之谓之神，闻而知之谓之圣，问而知之谓之工，切脉知之谓之巧。”当时以闻诊为听声诊病的方法，对后世医家的影响极大，历代医家论闻诊多遵此说，从闻声立论。

汉代张仲景根据《黄帝内经》、《难经》关于闻诊的理论和方法，将患者的语声、语言、咳嗽、喘息、呕吐、呃逆、肠鸣、呻吟等作为闻诊的主要内容，并通过临床实践验证，予以充实、提高和拓展。如《金匮要略·脏腑经络先后病脉证》曰：“病人语声寂然喜惊呼者，骨节间病；语声喑喑然不彻者，心隔间病；语声啾啾然细而长者，头中病。”又曰：“吸而微数，其病在中焦，实也，当下之即愈，虚者不治。在上焦者，其吸促。在下焦者其吸远，此皆难治，呼吸动摇振振者，不治。”在此，仲景通过听声音判断病位、病性及预后，使听声音诊病的内容更加广泛和实用。西晋王叔和《脉经》虽以论脉为主，但其在《脉经·序》中即言“百病根源，各以类例相从；声色证候，靡不赅备。”故《脉经》亦载以听声音、语言、咳嗽、喘息、欠、哕、肠鸣等，参以脉证，诊察疾病的寒热虚实。

此后，隋代巢元方著《诸病源候论》，元代李杲著《东垣十书》，明代张三锡著《医学准绳六要》、虞抟著《医学正传》、张介宾著《景岳全书》，清代吴谦等著《医宗金鉴》、喻昌著《医门法律》、林之翰著《四诊抉微》、陈实功著《外科正宗》等均有关于闻诊的专门篇章，对声音产生的机理及声音变异与五脏六腑、寒热虚实的关系等，论述详实，内容丰富。这一时期，听声音在内、外、妇、儿及其他各科均被广泛运用，从理论到临床都得到了很大发展。

（二）嗅气味

嗅气味诊病的记载，古亦有之。《素问·金匮真言论》中将肝、心、脾、肺、肾五脏与臭、臊、焦、香、腥、腐五臭相应。《难经》则将这一理论推广应用于临床，如《难经·四十九难》曰：“何以知伤暑得之，然，当恶臭。”《脉经》载王叔和以嗅气味结合望诊诊察病情，其曰：“热病身面尽黄而肿，心热，口干，舌卷焦黄黑，身麻臭，伏毒伤肺中脾者死。”指出黄疸患者出现臭气，身热烦躁，舌焦黑而干，为热毒极盛，肺脾两脏气绝之死候。《诸病源候论》专篇论口臭，曰：“口臭由五脏六腑不调，气上胸膈，然脏腑气燥腐不同，蕴积胸膈之间，而生于热，冲发气口，故气臭也。”该书还对口酸、口臭、噫气醋臭及大便臭秽等多方面进行了详细的描述。晋代葛洪《肘后救卒方》，唐代孙思邈《备急千金要方》、《千金翼方》，王焘《外台秘要》等综合性医著中，论及辨嗅气味诊病的内容颇多，为后世嗅气味的发展与临床应用奠定了良好的基础。

明清温病学派的兴起和发展，创立了“辨气”新说，极大促进了闻诊的完善和发展。《瘟疫明辨》开篇便以“辨气”，提出以有无臭气来鉴别瘟疫与风寒外感等，实际上就是通过嗅气味来诊病。《重庆堂随笔》对此极为推崇，强调嗅气味具有普遍的临床意义，非疫证亦须辨气，并较为明确地论述了闻诊应包括听声音和嗅气味两部分，自此嗅气味得到了更多的重视和运用。到了民国年间，更多的医家则将嗅气味作为一种诊法归于闻诊，如梁翰芬在其《诊断学讲义》中，于“闻诊”一章列上“附嗅法”，并加按语道“此亦闻法之一，但一则以耳闻，一则以鼻闻，斯为异耳。”其所论内容涉及尸臭，口气、汗气、大小便气、矢气等病理性气味，成为中医诊察疾病不可缺少的方法之一。

第二节 闻诊的特色内容

一、基本原理

（一）听声音

历代医家将五声、五音配五脏诊病理论视为听声音诊病的机制。《黄帝内经》最早提出“五脏相音”理论，如《素问·五脏生成》曰：“五脏之象，可以类推；五脏相音，可以意识。”《灵枢·小针解》进一步阐明“五脏使五色循明，循明则声章。”《素问·阴阳应象大论》则详细说明五脏各有正声，以合五音。即：肝“在音为角，在声为呼”，心“在音为徵，在声为笑”，脾“在音为宫，在声为歌”，肺“在音为商，在声为哭”，肾“在音为羽，在声为呻”。将五脏与五音、五声以五行的对应关系相联系，说明五音、五声的内在基础是五脏精气，故声音相应则无病，音乱声变则五脏病矣，为临床听声音诊察疾病提供了理论依据，阐明了听声音诊病的机制。

（二）嗅气味

嗅气味诊病的机制与气味的产生关系密切。正如诸多食物，如牛肉、羊肉、芹菜、韭菜、芒果、榴莲等都有各自特殊的气味。当食物变质以后，气味也跟着变了。人的气息、分泌物、排泄物以及整个身体也有气味，在阴阳平衡，气血流畅，脏腑调和的情况下，这些气味不会发生大的变化。一旦阴阳失衡，气血阻滞，脏腑功能失调，邪毒入侵，这些正常的气味就会发生变异，还可能产生一些特殊气味的病理产物。嗅气味诊病正是利用人体的正常气味在得病后可能发生变化的特点，为辨证寻找更多的客观依据。

二、主要内容

（一）听声音

1. 正常声音　亦称为“正声”、“常声”。由于人的脏腑、形质、禀赋、性别等存在个体差异，故正常声音也有大小、高低、清浊等区别，但应具有发声自然，音调和谐，言语清楚，言与意符，应答自如等共同特点，是人体气血充盛，发音器官和脏腑功能正常的表现。

2. 病变声音　指疾病反映在语声、语言及人体其他声响方面的变化，除正常生理变化和个体差异外的声音，均属病变声音。

（1）语声：凡语声高亢，洪亮有力，声音连续者，多属阳证、热证；语声低微，细弱无力，声音断续者，多属阴证、寒证、虚证。

语声重浊：多为外感风寒或痰湿阻滞，肺气失宣，鼻窍不利所致。

音哑和失音：发声嘶哑者为音哑；欲语而无声者为失音，古称“喑”，失音为音哑之甚。新病音哑或失音，多属实证，即所谓“金实不鸣”。久病、音哑或失音，多属虚证，即所谓“金破不鸣”。妊娠后期出现音哑或失音称为“子喑”，多为胞胎阻碍脉气，肾精不能上荣咽喉所致，一般分娩后即愈。

鼻鼾：熟睡时鼾声大，多由慢性鼻病或睡姿不当引起。昏睡不醒，鼾声不绝者，多因神志昏迷，气冲息道所致，见于热入心包或中风入脏之危候。

呻吟：多为身有痛楚或胀满所致。呻吟之声高亢有力者为实证，声低无力者为虚证。临床常结合望姿态，判断病痛部位。

惊呼：多为剧痛或惊恐所致。小儿阵发惊呼，多为惊恐；成人惊呼，多因气机闭阻而剧痛，或精神失常。

（2）语言：言为心声，语言的异常，主要是心神的病变。

谵语：神识不清，语无伦次，声高有力。多属热扰心神之实证。

郑声：神识不清，语言重复，时断时续，声音低弱。多属心气大伤，精神散乱之虚证。

独语：自言自语，喃喃不休，见人则止，首尾不续。多因心气不足、神失所养，或气郁生痰、蒙蔽心窍所致。

错语：语言错乱，语后自知，不能自主。虚证多由心气不足，神失所养；实证多因痰浊、瘀血、气郁等阻遏心神所致。

狂言：狂躁妄言，语无伦次，精神错乱，骂詈不避亲疏。多因情志不遂，气郁化火，痰火互结，扰乱心神所致，属阳热实证。

语謇：神志清楚，思维正常，但语言不流利，或吐词不清晰。多因风痰阻络所致。

（3）呼吸：一般有病而呼吸正常，是形病气未病；呼吸异常，是形气俱病。疾出疾入者，多属实证；呼吸气微，徐出徐入者，多属虚证。

喘：指呼吸困难，短促急迫，甚则张口抬肩，鼻翼煽动，难以平卧。凡发作急骤，气粗声高，胸中胀闷，惟以呼出为快，仰首目突，形体壮实，脉实有力者为实喘，多属外邪袭肺、实热壅肺或痰饮停肺，肺失肃降，肺气上逆所致。凡发作徐缓，气怯声低，息短不续，动则喘甚，唯以长息为快，形体虚弱，脉虚无力者为虚喘，是肺肾亏损，摄纳无权，气虚上浮所致。

哮：指呼吸喘促而喉间有哮鸣音。常反复发作，缠绵难愈。多因内有痰饮宿疾，复感外邪引动而发。此外，久居寒湿之地，或过食酸咸生腥亦可诱发。喘不兼哮，但哮必兼喘。

短气：指呼吸气急短促，气短不足以息，数而不相接续，似喘而不抬肩，无喉间痰鸣音。气短息微，兼见体虚神疲、头晕乏力等，多由肺气不足，或元气大虚所致；气短息粗，兼见胸部窒闷、胸腹胀满等，多因痰饮、气滞、瘀血等阻于胸腹所致。

少气：指呼吸微弱而声低，气少不足以息，言语无力。主诸虚劳损，多因久病体虚或肺肾气虚所致。

（4）咳嗽：古人将有声无痰谓之咳，有痰无声谓之嗽，有痰有声谓之咳嗽。肺主咳，咳嗽多见于肺系疾病，然而咳嗽与其他脏腑也有密切关系，故《素问·咳论》曰：“五脏六腑皆令人咳，非独肺也。”咳嗽常伴咯痰，故临床上除听辨咳声外，必须结合痰的量、色、质，以及发病的时间、兼症等，以辨别其证。

咳声重浊，痰白清稀，鼻塞不通，多是风寒袭肺；咳声响亮，痰稠色黄，不易咳出，多属肺热；咳声沉闷，痰多易咳，多属寒痰湿浊停聚于肺；干咳无痰，或痰少而黏，不易咳出，多属燥邪犯肺或肺阴亏虚；咳声轻清，气短而喘，多属肺气不足。咳声连续不绝，咳止时常有鸡啼样回声，称为顿咳，因其病程较长，缠绵难愈，又称百日咳，多见于小儿，为风邪与痰热搏结，阻遏气道所致。咳声如犬吠，伴声音嘶哑，吸气困难，见于白喉，多因肺肾阴虚，火毒攻喉所致。

（5）呕吐：前人以有声有物为呕，有物无声为吐，有声无物为干呕，临床统称呕吐，皆为胃失和降，胃气上逆所致。引起呕吐的原因很多，一般情况下，可根据呕吐的声音、吐势、呕吐物的性状及气味来辨病证的寒热虚实。如呕声微弱，吐势徐缓，呕吐物清稀，多属虚证、寒证；呕声壮厉，吐势较猛，呕吐物黏稠黄水，或酸或苦，多属实证、热证。呕吐呈喷射状，多为热扰神明，或头颅外伤，或脑髓病变。

对于一些较为特殊的呕吐，须四诊合参，综合分析，才能正确诊断。如共同进餐者多人发生吐泻，可能为食物中毒；吐利、腹痛并作，多为霍乱或类霍乱；朝食暮吐或暮食朝吐，为胃反，多属脾胃阳虚；口干欲饮，饮入即呕，为水逆症，多属痰饮内停。总之，一般暴病多实，久病多虚。

（6）呃逆：唐代以前称“哕”，俗称“打呃”，为胃气上逆所致。凡新病呃逆，其声有力者，多属寒邪或热邪客胃；久病、重病呃逆不止，声低无力者，多属胃气衰败之危候。

（7）嗳气：古称“噫”，俗称“打饱嗝”，亦为胃气上逆所致。嗳气酸腐，兼脘腹胀满而厌食，多为宿食内停；嗳气频作响亮，嗳后脘腹胀减，并随情志变化而增减者，多为肝气犯胃；嗳气低沉断续，兼见纳呆食少，多为脾胃虚弱；嗳气频作连续，兼脘腹冷痛，多为寒邪客胃，或为胃阳虚。

（8）太息：又称叹息。为情志不遂，肝气郁结的表现。

（9）喷嚏：常人偶发喷嚏，不属病态。若喷嚏频作，兼恶寒发热，鼻流清涕者，多属外感风寒，鼻窍不利所致；若季节变化，反复出现喷嚏，鼻痒，流清涕，多属气虚、阳虚之体，受风邪袭扰所致。

（10）肠鸣：又称腹鸣。正常情况下，肠鸣音低弱而缓和，一般难以闻及。肠鸣发自胃脘，如囊裹水，振动有声，起立行走或以手按抚，其声则漉漉下行，为痰饮停聚于胃，阻滞中焦气机。肠鸣来自脘腹，如饥肠辘辘，得温得食则减，饥寒时加重，此属中气不足，胃肠虚寒。腹中肠鸣如雷，脘腹痞满，大便泄泻者，则属风寒湿邪客于胃肠；若寒甚者，兼见腹痛、肢厥、吐逆等症。肠鸣完全消失，且腹部胀满疼痛拒按者，属胃肠气滞不通之重证。

（二）嗅气味

1. 病体之气　病体散发的各种异常气味，临床上除医生直接闻及了解外，还可通过询问患者或陪诊者而获知。

（1）口气：口臭，多与口腔不洁、龋齿及消化不良有关。口气臭秽者，多属胃热；口气酸臭者，多属食积胃肠；口气腐臭，或兼咳吐脓血者，多属内有疮疡溃脓；口气臭秽难闻，牙龈腐烂者，多为牙疳病。

（2）汗气：汗气腥膻，是风湿热久蕴皮肤，津液蒸变所致；汗气臭秽，多属瘟疫病热毒内盛之征；腋下随汗散发阵阵膻臊气味者，称为“狐臭”，多因湿热郁蒸所致。

（3）痰涕之气：咳痰黄稠气腥，多属肺热壅盛；咳吐脓血腥臭痰者，多为肺痈，多为痰热壅肺，血腐化脓所致；咳痰清稀量多，无异常气味者，为寒饮停肺；鼻流清涕，无异常气味者，为外感风寒；久流浊涕腥秽如鱼脑者，为鼻渊，多属湿热上蒸所致。

(4) 呕吐物之气：呕吐物清稀无臭味者，多属胃寒；气味腐臭而秽浊者，多属胃热；气味酸腐者，多为食积；呕吐脓血而腥臭者，多为内有痈疡。

(5) 排泄物之气：大便臭秽难闻者，多属肠有郁热；溏泄而腥者，多属脾胃虚寒；泄泻臭如败卵，矢气酸臭者，为食积大肠。小便臊臭，黄赤混浊者，多属膀胱湿热；尿液散发烂苹果气味者，多属消渴病。妇女经血臭秽者，多属热证，经血气腥者，多属寒湿。带下臭秽而黄稠者，多属湿热；带下腥臭而清稀者，多属寒湿；带下奇臭而色杂者，应进一步检查，以判断是否为癌病所致。

2. 病室之气　气味从病体发展到充斥病室，说明病情危重。临床上通过嗅病室气味，可作为推断病情及诊断特殊疾病的参考。

病室臭气触人，多为瘟疫病；病室有尸臭味，多属脏腑败坏；病室有血腥味，多患失血证；病室散发腐臭味，多患溃腐疮疡；病室有尿臊味，多见于水肿病晚期；病室有烂苹果味，多见于消渴病晚期；病室有蒜臭味，多见于有机磷农药中毒。

第三节　闻诊的临床应用

一、听声音

声音的发出，是肺、喉、会厌、舌、齿、唇、鼻等器官和脏腑协调活动，共同发挥作用的结果。肺主气司呼吸，气动则有声，故肺为发声的动力。喉为气道，声由喉出，故喉为发声的主要器官。会厌的开合、舌的调节、唇齿鼻的辅助等共同作用，形成了各种不同的语声和语言。此外，肾主纳气，为气之根；肝主疏泄，调畅气机；脾主运化，为气血之源；心主神明，主宰语言等，均与发声有关。听声音，不仅可以诊察发音器官的病变，还能进一步诊察脏腑和整体的病理变化。

（一）判定病位

《难经·六十一难》明确指出："闻而知之者，闻其五音，以别其病。"五脏受病，五声亦随之改变。如肝气实，多呼声忿急；心气实，多笑声雄壮；脾气衰，则歌声怠缓；肺气伤，则哭声悲嘶；病深伤肾，则呻声低微。一般而言，轻浅病证，声音变化小，病及脏腑，声音变化大，久病苛疾，声变音乱，预后不良。现代临床研究表明，声音与脏腑器官确实存在某种特异性的关联，根据特征性的声音可以初步判断疾病的病位所在。如有医家在临床中观察到说话发声高亢，洪亮有力，多属心肝火旺；发声低怯，细弱无力，多为脾肾亏虚。呕吐声音高亢，声物同出，吐势较猛者可见于急性胃炎；吐如喷射状、声音尖利，多为脑部疾患。咳嗽音裂声短，痰少干结，为燥邪伤肺。有临床报道称，胃病胃酸反流有时会到达咽喉部位，刺激喉部导致声带肿胀，使声音变低哑。长期声重鼻塞，警惕慢性鼻窦炎。声音变得低沉，甚至像耳语，警惕甲状腺疾病。甲状腺病变会导致激素分泌失调，还可能对喉返神经造成压迫，导致声带瘫痪或麻痹。声音变得没有起伏，从说话声音变得很轻，并最终发展为单调、无起伏的声音，有可能是帕金森病的迹象。大约90%的帕金森病患者会出现这种变化。可见，声音的变化能反映脏腑的生理和病理变化。

（二）辨识病性

长期临床实践表明，患者说话发声高亢，洪亮有力，多属实证、热证，反映人体正气充足，或阳热亢盛，功能活动亢奋；发声低怯，细弱无力，多属虚证、寒证，反映人体正气虚衰，或阴寒凝滞，功能活动衰减。咳嗽患者声音重浊有力，多属实证；咳声低微无力，多属虚证。呃逆患者呃声高亢，短促有力，多属实热，呃声低沉，气弱无力，多属虚寒。呕吐患者吐势徐缓、声音微弱、吐物清稀的，多属虚寒；吐势较猛、声音高亢、声物同出的，多属实热。肠鸣高亢频急，大便溏泄者，为受风寒或寒湿入侵胃肠；肠鸣声连续不断，伴有腹痛腹泻，泻后痛减者，多属肝郁脾虚。通过听辨患者在疾病过程中的异常声音，可以明确辨识病性的寒热虚实。

（三）推测预后

听声音以推测预后，历代医家多有论述。如《素问·脉要精微论》曰："言而微，终日乃复言者，此夺气也。"夺气即意味着宗气大虚，病情危重，预后不良。《伤寒论·辨阳明病脉证并治》亦言："郑声者，重语也。直视谵语，喘满者死，下利者亦死。"《医宗金鉴·四诊心法要诀》指出："失音声重，内火外寒；疮痛而久，劳哑使然。哑风不语，虽治命难；讴歌失音，不治亦痊。"现代临床所见，咳嗽连声不断，咳停吸气带吼声，为顿咳；咳声嘶哑，呼吸困难，为喉风，均属危急证候。久病呃声低沉，气弱无力，呃逆不止，为胃气衰败；呕吐声音尖利，吐如喷射状，多为热扰神明，均属病情危重。故听声音辨轻重，测死生，在推测疾病的预后转归中有着重要的意义。

二、嗅气味

正常人气血流畅，脏腑气血得水谷精微充养而能进行正常的新陈代谢，故不产生异常气味。若脏腑为病邪所困，内生痼疾，久之与气血相并，邪气熏蒸，则会发生代谢紊乱，产生异常难闻的气味。因此，临床可以通过诊察患者散发出的各种气味来判断病证的寒热虚实。

（一）判定病位

嗅气味以判定病位。《难经·三十四难》言：肝"其臭臊"，心"其臭焦"，脾"其臭香"，肺"其臭腥"，肾"其臭腐"。《医学正传·齿病》曰："有开口则秽臭不可近者，肠胃中有积热也。"临床诊察亦如此，有患者张口时，口中发出臭秽之气，多见于口腔病变或胃肠病变。如肺为邪侵，热毒内阻，气血壅滞，郁而成脓，形成肺痈，其人口气腐臭，或兼咳吐脓血者，多属肺痈已溃脓。身体汗气臭秽，多属瘟疫病，汗气阵阵膻臊难闻，则为"狐臭"。患者尿液散发烂苹果气味者，多属消渴病，病位在肾。晚期水肿患者，其气息及身体均散发出一股尿臊味。

（二）辨识病性

嗅气味以辨识病性，在临床上应用较为广泛。如咳嗽患者痰黄稠气腥，多属肺热壅盛；咳痰清稀量多，无异常气味者，多为寒饮停肺。患者鼻塞流清涕，无异常气味，多为外感风寒；鼻流黄涕，无异常气味，则为外感风热；久流浊涕腥秽，多属湿热上蒸。呕吐物清稀无异味者，多属胃寒；气味腐臭而秽浊者，多属胃热；气味酸腐者，为食滞胃脘；无酸腐气味者，多属胃腑气滞。妇女经血臭秽者为热证，经血气腥者为寒证。带下臭秽而黄稠者多属湿热；带下腥臭而清稀者多属寒湿。

(三) 推测预后

嗅气味以推断病势。《脉经》已特别强调“病尸臭不可近者死。”《医碥·杂症·鼻》：“鼻气臭，非鼻痔，其人病重者，乃脏坏气臭，不治。”临床诊察患者口气臭秽难闻，牙龈腐烂者，多为牙疳病；呕吐脓血而腥臭者，多为内有痈疡溃脓，皆属病情危重。妇女带下奇臭而色杂者，应进一步检查，以判断是否为癌病。凡病室有血腥气时，患者多患大失血，急需救治。若病室内嗅及尿臊气，多见于水肿病重晚期；闻及烂苹果气味，多见于消渴病重晚期，患者多预后不良。

第四节　闻诊的现代研究

一、国内外对声诊的现代研究

(一) 研究方法

随着现代科学技术的发展，近些年来国内外学者借助于现代基础医学、临床医学、物理学、空气动力学、电子科学技术多学科的现代科技手段、技术和方法，对中医声诊进行了客观化、标准化研究，其主要方法有以下几种。

1. 声谱分析图诊断法　利用连续性声图仪将人的声音信号通过电处理，转换为描记图的形式显示出来的一种声音诊断方法。

2. 电子计算机分析法　利用计算机声诊系统对患者的嗓音参数进行检测，从而分析患者发音的各种个性特征。

3. 空气动力学诊断法　利用空气动力学检测仪，弄清空气压力与声门阻力两者相互作用而产生声音的实际过程，利用仪器可将所有记录的数值显示出来。

4. 喉动态镜诊断法　现代电子喉动态镜在声诊中的临床用途概括如下：①声音生理的研究；②诊断各种急、慢性语声障碍；③诊断急、慢性嗓音障碍；④特殊和非特殊性声带病变的鉴别诊断及喉、声带的良性和恶性肿瘤等。

5. X线片诊断法　用于观察声音的生理功能，方法是观察膈肌的位置和状况，喉及软腭的活动情况，及食管发音的病理及生理性活动，借病变所显示的暗影，可以说明有关的声音症状。

6. 肌电图诊断法　利用现代电子技术，记录肌肉的生物电活动，借以诊断声音系统器官肌肉所处的功能状态。一种是生理性肌肉活动，另一种是在发声时电极所致的机械性活动，即微音效应。

7. 计算机辅助自动听诊系统　这是一种基于Mel频率倒谱系统（Mel frequency cepstral coefficient，MFCC）的隐马尔可夫模型（hidden Markov model，HMM）系统，对采集的声音信号进行特征提取并进行识别分类，分类正确率较高，可以对肠鸣音、心音等多种人体声信号进行识别分类，具有较高的临床应用价值。

8. 二十五音分析仪　有学者对《黄帝内经》所述的阴阳二十五人相对的二十五种古代音阶进行整理、考证和分析，计算并确定二十五音中每一音之间的音差，并将其按音级大小序列排列，每一音反映机体相应脏腑和经络当下的功能状态，据此他们自制了二十五音分析仪，通过仪器采集声音信息，分析音频图谱，判断人体脏腑与经络健康状态。

（二）研究内容

1. 声诊的中医理论研究　近年来，诸多学者借鉴各种现代科学技术及方法，对声诊的中医理论进行研究。有学者根据《黄帝内经》的“五脏相音”理论，利用自制的二十五音分析仪，研究健康人群的二十五音规律，通过分析五音频率的范围，发现男性以羽音为主，且随年龄变化而趋多，证实《黄帝内经》所说肾为先天之本；女性以角音为主，且随年龄变化而趋多，具有统计学意义。证明叶天士所说，女性以肝为先天之本。其研究结论与两千多年前《黄帝内经》记载的“五脏相音”理论遥相呼应。

日本学者通过研究对声音的构型做了分析，并应用声纹图分析了心、肝、脾、肺、肾五声。通过一系列的图像解析系统处理、综合，进行多元回归分析，构成定量的评价指标作为认识声音心理属性依据，并与声学家和临床医师的诊断结果进行对照。结果在声纹图上可见肝之声高频成分量多，相当于声学上的高亢声；脾之声含高频成分比肝之声少；肺之声除高频成分少外尚含有噪音，属于听不清的声音；肾之声频率紊乱含高频成分少，相当于呻吟声。与临床诊断结果有很高的一致性。使传统的中医“五声”理论得到了客观表述。

有人采用计算机嗓音分析仪，分析正常成人嗓音得出嗓音数据，并结合中医理论的相关知识，以阐释随年龄的增加，气与嗓音变化之间的客观联系。研究结果表明嗓音随着年龄的增加呈现出一定的变化规律，并且和“气”的盛衰变化呈正相关性。进而提出利用嗓音的数据分析，能够更加客观地表现“气”随年龄的增加而产生的盛衰变化，加深对中医“气”的客观性认识及各年龄阶段嗓音特征与“气”的盛衰变化关系的认识，同时为中医认识不同年龄段嗓音病的虚实辨证提供客观依据。还有人运用电脑音频分析仪，分析哮喘病灸疗前后发音改变的规律，发现哮喘患者以商音为主，经灸疗后病情痊愈或好转，其相应的商音也发生变化，与疗效之间存在着联系，与《黄帝内经》“五脏相音”的理论相吻合。

2. 声诊的中医临床研究　有人利用二十五音分析仪，检测确诊为胆结石的老年患者。结果显示：胆石症的老年患者不论男女，发音均偏向于角音，发音之间的区别具有统计学意义，而性别之间无统计学差异。结论：角音对应于肝脏，胆与肝互为表里，健康老年男性以对应于肾脏的羽音增多，检测提示患胆石症后，这种发音的偏向转到了角音上，对应于肝与胆。另有人对确诊为尘肺 0、Ⅰ和Ⅱ期的老年男性尘肺患者进行了检测，结果尘肺 0 期患者与健康老年男性相比，无明显声音频率改变，而Ⅰ期和Ⅱ期的患者，均有发音偏向于商音为多的情况，具有统计学意义。证明了《黄帝内经》“五脏相音”理论与临床实际相符。

有人采集肝郁脾虚证、心脾两虚证、心肾不交证患者的语音信号，同时以正常人语音信号作为对照，应用“中医闻诊采集系统”软件进行分析。结果：肝郁脾虚证、心脾两虚证、心肾不交证患者与正常 4 组样本的能量比例、扩展能量比例、能量梯度、扩展能量梯度特征比较，较多频段有显著差异；各个证型样本之间的 4 组特征较多频段也存在着显著差异。有人运用计算机声学测试系统，对慢喉喑患者和正常人进行对照研究，患者的中医辨证分别属肺肾阴虚、肺脾气虚、气滞血瘀、痰浊凝滞证，研究结果表明：实验组与对照组声学参数 FO（基频）值与 NNE（标准化噪声能量）值有统计学意义，各证型之间的

NNE值比较均有显著性差异。为本病中医的四个证的分型提供了客观指标。

有学者应用国产连续式声图仪对被测试者的声样按频率、强度和时间的三维坐标，共制成声图1500m后，逐厘米进行分析。结果表明：①国产连续式声图仪用于研究嗓音具有可行性和应用价值；②用声学分析法能给主观听觉以客观的显示。有人应用声图仪对实证咳嗽、肺虚咳嗽及正常对照组的5个母音及咳嗽声的声频图进行了客观化的检测研究。结果显示：所有母音及咳嗽声各组的诊断特异性和诊断敏感性相加均在160%以上。有学者应用电子计算机对正常人及肺结核病、喉病的语声、音调扰动、嗓音参数等进行了研究，结果均表明：电子计算机检测系统用于声诊研究是可行的、先进的、客观的。

应用语音讯号对非虚、气虚、阴虚及心脏衰竭受测者进行定量化参数分析。如有学者对气虚与非虚进行声波波形研究，找出副波过零点平均次数AI、区域峰值的变异AZ、共振频率的变异A3三个参数，使用探查数据分析和判别分析进行统计分析。也有学者筛选了阴虚组与非虚者对照，借助语音分析技术研究闻诊辨证的客观变化。所有研究结果均表明语音讯号、语音波形、区域峰值、共振频率等声音参数能够作为声诊有关内容诊断的客观指标。

（三）研究展望

声诊是用听觉来作病证诊断的总称，是历代医家临床经验的结晶。自20世纪80年代以来，国内外不少学者采用现代科学技术方法，从实验和临床角度，对听声音做了不少有益的研究。声图仪和电子计算机用于声音的分析，它可把直流至16kHz范围内的各种声音信息动态频进行分析后，变换成用时间、频率和强度表示的三维声谱图。把它用之于临床，就能把声诊的内容（各种病理性声音）变换成声图，使听起来像流水一般的声音变为静止的、可见的图像固定下来，这样在识别时，不仅能用耳朵听，还能用眼睛看，使每个患者声音的谱图以及发音的各种个性特征都能被分辨出来。弥补了传统诊法的听觉差异，避免了由于人的听觉误差而造成临床上的漏诊或误诊。

声诊的现代研究，反映了中医诊断规范化研究的一个侧面，并取得了可喜的成果。但分析近些年的研究状况，这些研究无论深度、广度均有不足，主要表现在：①诊断标准不统一，各种病变声音的指标及意义，如何进行分级量化，对各病证的诊断贡献度及其判断阈值等，尚未找出公认的特异性定量指标；②研究病种及样本量较少，研究结果的可信度、认可度较低，离临床应用还有相当大的距离；③研究的方法、模式单一，对病变声音所涉及的各个系统及其功能之间的关系、客观规律以及听声音中寓有的心理学原理等，尚少有方法测定及分析；④近年来投入不足，少有新方法或新成果出现，现代研究呈迟滞状态。

临床上各种病变声音，如咳嗽、呕吐、太息等，它们都有不同的声学特性表现。所以扩大分析对象，建立新的客观指标，应用声图仪和电子计算机测定声音属性的各种物理量，从中寻找共同的和特有的声图表现及声学参数，是分析声音成分，揭示声音共性与个性的实验诊断学途径。它将不仅为声音生理、病理研究提供客观依据，而且对临床诊断、科研与教学均具有实用价值。

二、国内外对嗅诊的现代研究

（一）研究方法

1. 电子鼻技术　电子鼻主要由气味取样操作器、气体传感器阵列和信号处理系统三种功能器件组成。就是利用气体传感器阵列的响应图案来识别气味的电子系统，它可以在几小时、几天甚至数月的时间内连续地、实时地监测特定位置的气味状况。采用电子鼻技术直接检测分析患者呼出的气体，在不同病患呼出气之间进行识别，为临床提供简便快捷的诊断依据。

2. 红外光谱法　红外光谱已用于测定和鉴定呼吸气息成分。在此过程中，众多的混合物可在浓度相当低的情况下得以鉴定和定量，但碳氧化合物不能由红外光谱检出，这是由于它们的光谱极相似。一般而言，光谱法均有缺陷，这主要是对混合物中的众多成分不能进行分离和定量，特别是在这些成分有相似的光谱时。

3. 直接顶空分析　有外国学者用 Liawlly-Arnol 分子分离器记述了质谱过程。这种分离器有一种除水装置，采用直接注入塑料袋收集呼吸样品，通过气相色谱—质谱来分析甲烷、乙醇、异戊二烯、丙酮、甲醇。这种气相色谱—质谱联用的方法运用最广泛，且简便易行，对人体气味的分离提供了合适的方法。

4. 气相—液相色谱分析法　气相色谱技术分析气味，主要是利用混合物在流动相与固定相中有不同的吸附能力或其他亲和力的差异，当两相做相对运动时，混合物则分开来。由于这种方法在分析中不发生化学反应，能保持样品的原貌，因此给气味的分析带来极大的方便。

5. 便携式口气测量仪　主要是通过内置的传感器，检测口气中的硫化氢、甲硫醇、二硫化氢和其他的气体。同时也检测口气中的水分含量，因为缺水也会导致口臭。其原理是将受试者的口气以恒定的速率泵入仪器内，导致电位的变化，并以数值的形式显示在输出屏上。

（二）研究内容

1. 对人体气味分类的研究　有人运用气相色谱分析法将已测出正常人的 69 种气味分成三大类：①与人体代谢有关的物质，如丙酮、乙醛、乙烯酮、二甲基三氯甲烷等，此类物质有 43 种；②空气中存在的物质，包括空气中的污染物质，如苯、三氯二氟甲烷等，此类物质有 13 种；③成分不明物质，如甲苯环乙烷、邻甲苯等有 13 种物质。

2. 人体气味主要影响因素的研究　研究发现人体呼出气味的成分受多种因素的影响：①运动：运动会强烈地影响代谢率或清除率，特别是快速代谢的产物或血液中可溶解的产物；②性别：呼出气味的成分与性别有关，如三氯甲烷呼出率男性＞女性，而丙酮呼出量则女性＞男性；③饮食：饮食直接影响呼出气味成分，如吃油炸食品可使气味中丙酮量增加 1～3 倍；④微生物干扰：经测定挥发性脂肪酸主要是由于肠道细菌对糖、脂肪、氨基酸分解而产生；⑤体内脂肪：躯体肥胖的结果使甲烷呼出减少；⑥呼吸功能昼夜变：凌晨 4 时呼吸气体中挥发性成分含量最低，中午时含量最高，具有昼夜节律变化。

3. 常见疾病气味的实验研究

（1）糖尿病：运用最广泛的是对糖尿病患者气味中的丙酮含量测定。气味中丙酮含量可以作为检查糖尿病的一个附加量度。研究者发现胰岛素依赖型患者气味中丙酮浓度在早晨最高，与非胰岛素依赖型糖尿病相比较，丙酮浓度的变化更敏感，因为当血中葡萄糖浓度没有变化时，气味中丙酮含量已经增高。

（2）肥胖：有人通过测定口腔中丙酮的含量，来判断肥胖症患者的日常饮食与发胖的相关性。食用低糖食物的人，第 2 天口气中丙酮含量增加 1 倍，第 3 天或第 4 天则大约增加5倍。因此可根据口腔气味中丙酮含量增加程度来判断减肥效果，如果减肥者呼出气味中的丙酮含量达到500nmol/h，每周可减轻体重0.23kg。

（3）肝病：在肝硬化患者口腔气味中，发现二甲基硫醚、硫醇、硫酸二甲酯等成分浓度增加。肝硬化患者与正常人相比较，重症肝炎与轻微胃出血的患者相比，前者口腔气味中硫酸二甲酯显著增多，但慢性肝炎患者口腔气味中硫酸二甲酯没有明显增加。发于心血管系统疾病的肝硬化患者，气味中甲基硫醚和乙基硫醚增加。服蛋氨酸使正常人口腔气味中硫醇增加1倍，但肝硬化患者则没有增加。有人认为口腔中的二甲基硫醚浓度与肝硬化患者恶臭气味及肝昏迷有关。氨在正常人口腔气味中也可出现，但在肝炎患者口腔气味中增高，与血氨浓度成正比。

（4）肾病：在尿毒症患者口腔气味中，已发现有高浓度的乙烷和三甲胺，经肾透析后气味中和血清中的这些物质可恢复至正常水平。

（5）肺癌：有人运用气相色谱—质谱技术对肺癌患者呼出气体做了分析测定，在肺癌患者的气相色谱—质谱图上其挥发性成分与正常人图谱完全不同，在肺癌组中有Preti、n-popano、methylethyketionl、0-甲苯胺4个峰值出现，而正常人却没有。这些特定的挥发性有机成分可能作为肺癌早期诊断的一个指标。

4. 对口臭气味的研究

（1）先天性代谢障碍：先天代谢障碍的概念由英国医师A. E. 加罗德1902年提出，指由于控制某一代谢步骤的酶的活性降低或丧失所致的终生疾患。这些疾病由于酶缺乏或酶运转障碍所致，绝大多数是常染色体隐性遗传。临床表现复杂多样，有的在全身散发特殊气味。患者呼出的气体经测定，含大量的挥发性硫化物（volatile sulfur compounds，VSC）、硫化氢等。有的患者口腔气味浓到离几步远都能闻到，而经口腔及全身检查均无异常。研究者对患者尿的胱氨酸进行反复测试，发现其中有人尿中含大量的硫胱氨酸，另有人尿中含大量胱硫醚。提示了含硫氨基酸代谢障碍可能是导致胱氨酸尿症和半胱胺甲硫胺酸尿症的原因。所以含硫氨基酸多的成年人常出现持久的口臭。

（2）常见疾病的影响：呼吸道（支气管扩张，肺脓肿等）、消化道（幽门狭窄，胃癌等）、鼻喉（萎缩性鼻炎、副鼻窦癌等）部位厌氧菌致蛋白分解产生恶臭如臭鸡蛋味；咽喉部、支气管、肺部念珠菌感染可致甜味；肝癌体内甲硫醇积聚产生肝臭味；糖尿病高酮酸血症，体内丙酮积聚产生烂苹果味；有机磷中毒体内硒积聚产生蒜味；肾衰、肝衰致三甲胺尿症可使散发鱼腥味；肝硬化、肝细胞癌、代谢性肝病等可致氨积聚产生氨味；氰化物中毒可由氰化物分解产生苦杏仁味等。

（3）自发性口臭：这类患者经两个或两个以上医生或牙科专家诊断无任何临床原因，可确认其异常气味来源于口腔或鼻腔，这类患者呼气中出现的三甲胺也在尿、汗中存在。初步推测自发性口臭可能与肝脏解毒功能有关，因正常人体中的三甲胺主要在肝脏转化为无气味的代谢产物，通过粪、尿排出，当肝脏转化功能下降，则三甲胺不能转化成无气味的物质，直接从口腔中及汗、尿中排出，其次可能与腋下及生殖部产生的异味有关。但经解剖、生理检查却没发现任何联系，尚待进行深入的研究。

（4）中医对口臭的研究：中医著作中关于口臭的论述很多，从整体观上分析了口臭的形成，主要与胃热、食积、痰热、瘀血、阴虚、劳累等因素相关。有人运用气相色谱—质谱技术，对胃脘痛口臭患者及健康人呼出气味的成分进行了定性定量分析。测试结果表明，两组测试者共有成分为正丙醇、仲丁醇，胃脘痛口臭患者独有的成分为苯、吡啶、甲基吡啶、吲哚、3-甲基吲哚。其中，吡啶类和吲哚类物质是导致口臭的主要成分。并对不同病种进行了鉴别分析，各成分含量有显著性差异。

（三）研究展望

嗅气味是中医闻诊的诊病方法之一，中医对嗅气味有十分丰富的临床经验。现代研究表明，气味变化对很多疾病诊断是一个有价值的指标，而且这种诊察方式与一般诊察方式相比较有不少优点：①样本易得又非损伤性；②较准确及时地反映生物物质在动脉血中的浓度又避免采血样；③样本不需经过复杂的预处理；④可直接提供呼吸功能的资料；⑤可对直接暴露于挥发性毒性物质环境中的人员进行动态适时检查；⑥可用于一些疾病的快速诊断，如癌、微生物感染及中毒等。然而由于历史的原因，人们对嗅气味的研究还不够深入，存在着重视不够、投入不足、量化信息模糊、指标零散、缺乏特异性、研究方法单一、病种样本量小、有关研究指标大多针对西医的“病”，与中医诊断脱节等问题，还存在较大研究空间。因此，近期内应充分利用现代科学技术，进一步开发和完善采样—浓缩—分析鉴定系统，制定人体正常气味和异常气味的参照标准，建立各种疾病气味的数据库和人体气味学，为临床诊断提供了量化指标，减少了因个体差异带来的判断误差。

第五章 问诊专论

第一节 概 述

在中医临床诊断中，许多疾病信息只有通过问诊才能获得，如患者自觉症状、既往史等。问诊是建立正确诊断的第一步，对其他诊法具有指导意义，为临床诊病和辨证提供诊断依据，在中医诊法中占有重要地位。

一、基本概念

（一）问诊的基本概念

问诊是医生通过对患者或陪诊者进行有目的的询问，以了解病情的方法。问诊是中医诊察疾病的基本方法之一，最早记载于《黄帝内经》，备受历代医家的重视，并在长期的医疗实践中不断得到补充，逐渐完善。

（二）问诊的目的

问诊是医生了解病情，诊察疾病的重要方法。明代张景岳将其视为“诊病之要领，临症之首务”。问诊的目的在于充分收集其他三诊无法获取的病情资料，在四诊中占有重要的地位。

问诊是医生获取疾病诊断线索的重要途径。疾病的病情资料，如疾病的发生、发展、变化的过程及诊治经过，患者的自觉症状、既往病史、生活习惯、饮食嗜好等，只有通过问诊才能获得。在某些疾病的早期，患者仅有自觉症状而尚未呈现客观体征时，只有通过问诊，才能使医生抓住诊断的重要线索，为疾病的早期诊断和治疗提供依据。问诊还有助于健康教育和心理治疗。现代社会中，一些不良的生活方式、心理社会因素等，在疾病的发生、发展及康复过程中起重要作用。通过问诊，可以直接了解患者的发病原因或诱因及其他相关的情况，有利于对因精神心理因素所致疾病的正确诊断，并及时进行针对性的心理疏导与健康教育。

（三）问诊的方法

医生询问患者，了解病情，及时、准确、全面地获得有关疾病的临床资料，需要有一定的方法，同时应注意下列事项：

1. 安静适宜环境是问诊的前提　问诊应在较安静适宜的环境中进行，以免受到干扰。

由于对医疗环境的生疏和对疾病的恐惧等，患者就诊前常有紧张情绪。医生应主动创造一种宽松和谐的环境以解除患者的不安心情。尤其对某些病情不便当众表述者，应单独询问，以便使其能够无拘束地叙述病情。《素问·移精变气论》中说："闭户塞牖，系之病者，数问其情，以从其意。"就是直接向患者询问病情。若因病重、意识不清等原因而不能自述者，可向知情人或陪诊者询问。但当患者能陈述时，应及时加以核实或补充，以确保资料准确、可靠。

2. 严肃和蔼的态度是问诊的必要素质　医生对患者疾苦要关心体贴，视患者如亲人。在问诊时，切忌审讯式的询问。对患者的态度，既要严肃认真，又要和蔼可亲，细心询问，耐心听取患者的陈述，使患者感到温暖亲切，愿意主动陈述病情。如《医门法律·问病论》所说："问者不觉烦，病者不觉厌，庶可详求本末，而治无误也。"如遇病情较重，或较难治愈的患者，要鼓励患者树立战胜疾病的信心。医生切忌有悲观、惊讶的语言或表情，以免给患者带来不良的刺激，增加其思想负担，而使病情加重。

3. 用通俗易懂的话语展开询问　医生询问病情，切忌使用患者听不懂的医学术语。应使用通俗易懂的语言进行询问，以便使患者听懂，能够准确地叙述病情。

4. 掌握全面情况以避免资料片面失真　医生在问诊时，既要重视主症，又要注意了解一般情况，全面地收集有关临床资料，以避免遗漏病情。如发现患者叙述病情不够清楚，可对患者进行必要的、有目的的询问或做某些提示，但决不可凭个人主观臆测去暗示、套问患者，以避免所获临床资料片面或失真，影响诊断的正确性。

5. 重视主诉的询问以抓关键问题　医生在问诊时，应重视患者的主诉。因为主诉是患者最感痛苦的症状或体征，也往往是疾病的症结所在，所以要善于围绕主诉进行深入询问。对危急病人应扼要地询问，不必面面俱到，以便迅速抢救。待病情缓解后，再进行详细询问。

二、发展沿革

中医问诊的历史源远流长，经过数千年的发展，形成了独特的理论体系。对历代医家及各学术流派问诊文献进行系统整理，可以更好地指导中医临床、科研及教学等方面。

（一）问诊实践和理论体系的形成

中医问诊历史悠久，早在殷商时代，就已经产生了早期的问诊观念，主要体现在问疾病与季节或生活环境的关系等方面。如殷商时期的甲骨文中就记载有关于疾病的各种卜辞。《周礼·天官冢宰》曰"凡邦之有疾病者，疕疡者造焉，则使医分而治之"，说明当时已经通过问诊而进行分科诊治。如上所述，春秋以前，人们在与疾病艰苦卓绝的斗争过程中，逐渐积累了一定的实践经验认识，这就为战国至秦汉时期中医问诊理论的初步形成奠定了坚实的基础。

战国至秦汉时期成书的《黄帝内经》是现存最古老的中医典籍，书中关于问诊方面的论述十分丰富，作者高度重视问诊的作用，系统总结了问诊的意义、内容、方法及医生的态度等，为后世中医问诊理论的发展指明了方向。在问一般情况方面，《黄帝内经》较以前有了很大的发展，内容也更加丰富。如《素问·疏五过论》概括了问诊的内容，指出"从容人事，以明经道，贵贱贫富，各异品理，问年少长，勇怯之理，审于分部，知病本始"；在问现病史方面，《黄帝内经》很重视原发病与现在的症状。如《素问·三部九候论》指出“必审问其所始病，与今之所方病，而后各切循其脉，视其经络浮沉，以上下逆从循之。”《黄帝内经》关于问诊的这些论述，丰富了问诊的内容，为后世问诊的发展奠定了坚实的基础。

《难经》在《黄帝内经》的基础上明确指出：“问而知之谓之工。”指出问诊的目的在于了解患者的发病原因和病变所在部位。《史记·扁鹊仓公列传》辑录西汉名医淳于意首创“诊籍（医案）”，开始记录患者的姓名、居址、病状、方药、日期等，作为诊疗的原始资料，是后世通过问诊记录病史的先声。

东汉时期，张仲景所著的《伤寒杂病论》创造性地将《黄帝内经》、《难经》问诊理论与临床实践高度统一，建立了中医诊断的问诊体系。《伤寒论》问诊主要集中在通过问诊获得患者主观感觉的病情资料。如太阳病的头项强痛而恶寒，问诊所得的资料均占了一半以上。由此可知，中医问诊理论体系的初步形成，始于《黄帝内经》，成于《伤寒杂病论》。

（二）问诊实践和理论体系的发展和完善

历史发展到两晋以后，不少医家提出关于问诊理论的新见解。西晋皇甫谧在《针灸甲乙经·问情志以察病》中指出：“所问病者，问所思何也？所惧何也？所欲何也？所疑何也？问之要，察阴阳之虚实，辨脏腑之寒热。疾病所生，不离阴阳脏腑、寒热虚实，辨之分明，治无误矣。”交代了问诊的要点和目的，说明问诊在针灸治疗中占有重要的地位。

隋代巢元方等人编撰《诸病源候论》，从深度上看，不仅对许多疾病有详细的描写，而且对疾病的病因、病机、证候和鉴别诊断等方面也有新的见解。这就为每种疾病、每种证候的问诊增添了崭新的内容，有力地促进了中医问诊理论的发展。

唐代孙思邈在《备急千金要方·大医精诚·论治病略例》中指出“未诊先问，最为有准”，“问而知之，别病深浅，名曰巧医”，明确肯定了问诊的临床价值。这个阶段，中医问诊理论的广度、深度都得到了空前的发展，在今天仍有重要的现实意义。

中医问诊理论发展到宋代，已有了前期的良好基础，为进一步的发展提高创造了条件。宋代开始出现大量医学专科病案，如钱乙的《小儿药证直诀》，书中23个病例，记载十分详细，充分反映了钱氏对问诊的重视及其问诊水平。金元四大家对于中医问诊发展开创了新局面。李东垣在《东垣十书》中揭示了问诊的重点、方法以及注意事项，并且明确提出问诊与治疗的密切关系。该历史阶段的突出成就是问诊方法丰富多彩，理论水平更加完善。

至明清时，问诊的发展日趋成熟，系统阐述问诊的医家辈出，许多医家在总结前人经验的基础上，对问诊进行了系统总结和概括，问诊逐渐形成了较为系统、完善的理论。这一时期对问诊有突出贡献的首推明代张景岳的《十问歌》：“一问寒热二问汗，三问头身四问便，五问饮食六问胸，七聋八渴俱当辨，九因脉色察阴阳，十从气味章神见，见定虽然事不难，也须明哲毋招怨。”同时代李中梓所著《医宗必读·不失人情论》中指出，要通过问诊了解患者之情、旁人之情和医人之情。

继明代之后，清代林之翰《四诊抉微》亦列有问诊专论，征引张三锡、张景岳等人的问诊之论，并详加阐释，且特别指出问人品起居及嗜欲苦乐两项，对普及问诊知识有一定贡献。总之，明清时期，众多医家对问诊的认识更为系统全面，促使这一理论体系达到了“大成”境界。

（三）问诊实践和理论体系的现代发展

近代以来，随着中医诊断学专著的大量出版，如邓铁涛主编的五版教材《中医诊断学》、何建成主编的“十二五”规划教材《中医诊断学》，对问诊的意义及方法、内容、问现在症状做了规范化的描述，内容丰富，均代表了中医问诊新时期的发展水平。尤其是何氏主张根据临床需要，将问诊内容分为常规问诊、重点问诊和全面问诊三大类。这就便于临床医生抓住重点、全面询问，为中医问诊开辟了新的途径。

随着计算机技术的进步，中医问诊的现代发展力求客观、量化，研究焦点主要集中在问诊症状的规范化客观化研究、症状的量化研究、量表的引入、人机对话功能的训练软件的推广、人机交互功能的问诊系统的开发等方面，从某种程度上促进了中医问诊理论的快速革新。

第二节 问诊的特色内容

一、基本原理

问诊是了解病情、诊察疾病的重要方法，中医诊察疾病必须遵循中医诊察原则，突出中医特色，即中医学的整体观与辨证观。所谓整体观即察病中的整体审察原则，人是一个有机整体，人与自然环境亦是一个统一体，人体患病时，局部的病变可以影响到全身，情志刺激可导致气机甚至形体发生变化，脏腑病变亦可造成气血阴阳的失调及精神活动的异常等。因此在问诊时，必须从全局和整体出发，以确定症状的寒热虚实以及其与外界因素的关系，最终确定其证候本质。所谓辨证观，是指在问诊过程中，要以中医基础理论为指导，边问边辨，边辨边问，诊辨结合，充分运用和发挥中医辨证思维方法，在询问中辨证思考，又通过辨证思索而深化问诊内容，从而可在复杂的病情中把握疾病的本质。

二、问诊的主要内容

（一）一般情况

一般情况包括姓名、性别、年龄、婚否、民族、职业、籍贯、工作单位、现住址等。询问一般情况，一是为了便于与患者或家属进行联系和随访，对患者的诊治负责；二是可使医生获得与疾病有关的资料，为疾病的诊断提供一定的依据。如年龄、性别、职业、籍贯等不同，则有不同的多发病。水痘、麻疹、顿咳等病，多见于小儿；青壮年气血充盛，抗病力强，患病多实证；老年人气血已衰，抗病力弱，患病多虚证；癌病、胸痹、中风等病，多见于中老年人。妇女有月经、带下、妊娠、产育等方面的疾病；男子可有遗精、早泄、阳痿等病变。长期从事水中作业者，易患寒湿痹病；矽肺、汞中毒、铅中毒等病，常与所从事的职业有关。某些地区因水土关系而使人易患瘿瘤病，疟疾在岭南等地发病率较高，蛊虫病多见于长江中下游一带等。诚如清代喻嘉言所说：“识病时，辨高卑燥湿，五方忌宜。”

（二）主诉

主诉是患者就诊时最感痛苦的症状、体征及其持续时间。如“发热咳嗽 3 天，加重

1天。”

主诉往往是疾病的主要矛盾所在，一般只有一两个症状，即主症。通过主诉常可初步估计疾病的范畴和类别、病情的轻重缓急。因此，主诉具有重要的诊断价值，是了解、分析和认识疾病的重要线索。询问时，医生首先要善于抓住主诉。如患者叙述有眩晕、汗出、心悸、胸痛、神疲、乏力等。在这些症状中，其主要症状是心悸、胸痛。医生根据心悸、胸痛这两个主症，可初步考虑为心病。这样就抓住了病变所在的部位，然后围绕主症，进一步深入询问有关兼症和病史，再结合其他三诊全面诊察，才能做出正确诊断。

问诊时还要将主诉所述的症状或体征的部位、性质、程度、时间等情况询问清楚，不能笼统、含糊。就是说，医生要善于抓住主诉，问深问透、问准问清，这对于病证的诊断是极其有益的。在描述主诉时，不能用诊断术语，如“风寒表证”、“肺气虚证”等，而只能用具体症状、体征进行描述。

（三）现病史

现病史是指患者从起病到此次就诊时疾病的发生、发展及其诊治的经过。现病史应从以下四个方面进行询问。

1. 发病情况　主要包括发病的时间，是突然发作，还是缓慢发生；发病的原因或诱因；最初的症状及其性质、部位，当时曾作何处理等。一般凡起病急、时间短者，多属实证；凡患病已久，反复发作，经久不愈者，多属虚证，或为虚实夹杂证。如因情志不舒而致胁肋胀痛，急躁易怒者，多属肝气郁结；因暴饮暴食而致胃脘胀满疼痛者，多属食滞胃脘等。由此可见，医生通过询问患者的发病情况，对辨别疾病的病因、病位、病性有重要的作用。

尤其是小儿，难以叙述发病情况，因此应当主动了解是否有易使小儿致病的原因存在。小儿脏腑娇嫩，抵抗力弱，调节功能低下，易受气候及环境影响，感受外邪而发病，出现发热恶寒、咳嗽、咽痛等症；小儿脾胃较弱，消化力差，容易伤食，而出现呕吐、泄泻等症；婴幼儿脑神发育不完善，易受惊吓，而见哭闹、惊叫等症。所以着凉、伤食、受惊是小儿常见的致病原因，应当注意询问。

2. 病变过程　医生了解患者的病变过程，一般可按疾病发生的时间顺序进行询问。如某一阶段出现哪些症状，症状的性质、程度；何时病情好转或加重；何时出现新的病情，病情有无变化规律等。通过询问病变过程，可以了解疾病邪正斗争情况，以及疾病的发展趋势。

3. 诊治经过　有些患者，尤其是患病较久者，在就诊前已经在其他医院进行过诊断和治疗。所以对初诊者，有必要询问曾做过哪些检查，结果怎样；做过何种诊断，诊断的依据是什么；经过哪些治疗，治疗的效果及反应如何等。了解既往诊断和治疗的情况，可作为当前诊断与治疗的参考。

（四）既往史

既往史又称过去病史，主要包括患者平素身体健康状况，以及过去患病情况。

1. 既往健康状况　患者平素的健康状况，可能与其现患疾病有一定的关系，故对分析判断现发疾病的病情具有重要的参考价值。如素体健壮，现患疾病多为实证；素体虚弱，现患疾病多为虚证或虚实夹杂证；素体阴虚，易感温燥之邪，多为热证；素体阳虚，易感寒湿之邪，多为寒证，或寒湿病证。

2. 既往患病情况 患者过去曾患过何种疾病，如痢疾、疟疾、白喉、麻疹、肝病、痹病等，是否接受过预防接种，有无药物或其他物品的过敏史，做过何种手术治疗等，都应该加以询问。

患者既往所患某些疾病，可能与现患病证有着密切关系。如哮病、痫病、中风等病，经治疗之后，症状虽已消失，但尚未根除，某些诱因常可导致旧病复发。由此可见，问诊时不能忽视对既往史的询问。

小儿应当注意询问预防接种、传染病和传染病接触史。小儿6个月至5周岁之间，从母体获得的先天免疫力逐渐消失，而后天的免疫机能尚未形成，故易感染水痘、麻疹等急性传染病。预防接种可帮助小儿建立后天免疫机能，以避免感染发病。患过某些传染病，如麻疹、顿咳等，常可获得终身免疫力，一般不会再患此病，如正值麻疹流行之际，患儿出现类似将出麻疹之象，通过询问患儿既往是否患过麻疹，以及是否接受过麻疹预防接种，即可做出判断。

（五）个人生活

个人生活史，主要包括生活经历、精神情志、饮食起居、婚姻生育等。医生询问患者这些情况，在诊断疾病上也有着重要的意义。

1. 生活经历 询问患者的出生地、居住地及经历地，应注意某些地方病或传染病的流行区域，以便判断所患疾病是否与此相关。

2. 精神情志 人生活在社会之中，常常会受到外界因素的刺激，使精神情志产生变化，导致脏腑气血功能紊乱，从而引起疾病。同时，人的精神情志变化对某些疾病的发展与变化亦有一定影响。因此，了解患者的性格特征，当前精神情志状况及其与疾病的关系等，有助于对疾病的诊断，并可提示医生对因精神情志刺激所导致的疾病，在药物治疗的同时，辅以思想上的开导，将有助于治疗。

3. 饮食起居 饮食嗜好、生活起居不当，对身体健康影响很大，甚至引起疾病。如素嗜肥甘者，多病痰湿；偏食辛辣者，易患热证；贪食生冷者，易患寒证。好逸恶劳，脾失健运，易生痰湿；劳倦过度，耗伤精气，易患诸虚劳损；起居无常，饮食失节，易患胃病等。通过了解饮食嗜好，生活起居情况，对分析判断病情有一定的意义。

4. 婚姻生育 对成年男女患者，应注意询问其是否结婚，结婚年龄，配偶的健康状况，以及有无传染病或遗传性疾病。对育龄期女性应询问月经的初潮年龄，月经周期，行经天数，月经的色、质、量和带下的变化，以及绝经年龄和绝经前后的情况。已婚女性还应询问妊娠次数、生产胎数，以及有无流产、早产、难产等。

5. 小儿出生前后情况 新生儿（出生后至1个月）的疾病多与先天因素或分娩情况有关，故应着重询问妊娠期及产育期母亲的营养健康状况，有何疾病，曾服何药，分娩时是否难产、早产等，以了解小儿的先天情况。婴幼儿（1个月至3周岁）发育较快，需要充足的营养，但其脾胃功能较弱，如喂养不当，易患营养不良、腹泻以及“五软”、“五迟”等病。故应重点询问喂养方法以及坐、爬、立、走、出牙、学语的迟早等情况，从而了解小儿的营养状况和生长发育情况。

（六）家族史

家族史是询问患者的家庭成员，包括父母、兄弟姐妹、爱人、子女等人的健康和患病情况。必要时应注意询问直系亲属的死亡原因。

询问家族史，是由于遗传性疾病与血缘关系密切；有些传染性疾病，如肺痨等，与生活密切接触有关。因而询问家族病史，对诊断现患疾病有一定的意义。

第三节 问诊的临床应用

一、探求病因

通过问诊中的询问病史可找出病因，通过审症也可求得病因。许多病证的发病原因均可经过直接询问发病时的各种因素而获得，如湿痹多因久居湿地、淋雨涉水所致；泄泻多因饮食不洁、过食生冷所致；肝气郁结多因情志不畅等。但有些病因不可直接获得，需从对问诊病情资料的分析中探求，如感受外邪发病，病因是风寒或者风热，只有通过对现在症的分析才能准确找出病因。

二、判定病位

人体受致病因素影响而发病时，一般总有一定的部位，如脏腑、经络、五官九窍、四肢百骸以及气血津液等都可以成为病位。问诊中获得的病位不仅仅指脏腑等具体病位，还应结合其他问诊资料从生理病理变化中去探寻病位之所在。如结合脏器与病因方面的关系定位，风伤肝、火伤心、湿伤脾、燥伤肺、寒伤肾等；结合脏腑各自生理特点和临床病理表现定位，如肺主气，肺病证表现有咳嗽、气喘、吐痰或咯血等，因此见咳、痰、喘等可定位在肺。

三、辨别病性

分辨病性就是分清疾病的证候性质，一般在问诊的主要内容中可以提炼分析出来。病证的发生，根本在于邪正斗争引起的阴阳失调，故病性总体表现为阴阳的偏盛偏衰；但具体表现在寒热、虚实的属性上。如对于疾病寒热的定性，可从病因的寒热定性，感受寒邪多为寒证，感受热邪多为热证。但主要从临床表现特点定性，如寒证以冷、凉为特点，热证以温、热为特点。但应注意在某些情况下，病性与问诊中得出的病因不一致，如阳盛体质的人，感受寒邪可从阳化热而表现为热证。

四、阐释病机

通过将问诊所得的病因、病位、病性等内容有机地结合起来，揭示其内在的联系，阐明病证发生发展变化的机制就是阐释病机。病因、病位、病性等只侧重于病变过程中某一方面的认识，而证候的病机则能全面解释临床表现发生的机制。病机主要从临床症状的分析而确立，有的单一症状或体征即可反映病机，如盗汗为阴虚，舌红苔少亦可为阴虚；但临床上有的症状病机复杂，需结合多方面病情资料分析，如潮热有阳明腑实、湿温、阴虚等多种病机。

五、审度病势

从问诊的内容信息中能够把握病变发展演变的趋势，推测病证的转归与预后。详审病势要将病证特点、患者体质、病邪性质、感邪轻重、治疗作用等因素综合考虑。如外感时病病势急，内伤杂病病势缓；体质强者抗病能力亦强，病证亦趋好转，反之亦趋恶化；感受火热之邪病势多急，感受寒湿之邪病势多缓；感邪轻预后较好，感邪重预后较差；治疗正确，药中病机则病愈，否则失治误治，则病当传变。

第四节 问诊的现代研究

问诊在中医诊察疾病中素有“诊病之要领，临证之首务”之称，其在四诊中占有很重要的地位。随着中医诊断规范化、客观化的不断开展，问诊规范化的研究逐渐成为中医界研究的重点。中医问诊规范化研究内容主要包括中医症状名称的规范化研究、症状内涵的规范化研究、症状量化的规范化研究、症状采集方法的规范化研究。下面就中医问诊症状规范化研究的内容与方法，中医问诊信息采集途径的规范以及中医问诊软件的研究等方面内容进行阐述。

一、中医问诊症状规范化研究的内容与方法

（一）症状规范化的重要性和必要性

中医对症状的界定，具有名称多样性、内涵模糊性和量度相对性的特点。中医的问诊资料是根据医生的个人经验、诊断方法和思维水平获得的，故其主观性明显，可重复性低，实施标准缺乏统一性。问诊症状的不规范使中医问诊的应用与发展受到了很大的制约，不利于中西医理论与临床的相互沟通与交叉渗透。因此，首先对症状名词术语和内涵进行规范化研究是必要的，然后对症状进行量化，依照统一认识，统一操作，客观规范地对症状进行采集，从而减少中医症状评定的主观性和不确定性，提高可重复性和科学性。

（二）症状名称的规范化研究

历代中医古籍都把疾病症状描述作为医理阐述的重要内容。中国文字蕴意丰富，一词多义，一义多词，故中医学对问诊症状的表述存在一种症状用多个名词术语表达的现象。如“失眠”一症，就有“不得眠”、“不得卧”、“不寐”、“不眠”、“少睡”、“少寐”等多种表达名称。有学者根据已建立的历代名医医案数据库的初步统计，发现关于“腹泻”就有1864种不同的表达方式。所以问诊客观化研究首先应解决的问题是对症状的名称进行规范。

症状名称的规范化，可通过文献资料的回顾性研究和统计学分析，参考以下方法进行：①症状应使用符合现在语言习惯的、统一的名称，例如将“食少”、“纳呆”、“纳少”、“纳差”、“不欲食”等统一规范为“食欲不振”；②症状应是单一意蕴的词组。如将习惯的描述“食少乏力”规范为“食欲不振”、“体倦乏力”；③症状应与病理描述剥离。如去掉“阴虚潮热”中的病机因素“阴虚”。

（三）症状内涵的规范化研究

在症状名称规范的前提下，应对相应的内涵做出明确、严谨的界定。其界定方法可先采用文字、图片、视频、动画、声音等多媒体技术综合运用，正确体现出临床资料的特点，然后再由中医理论及临床专家、医古文专家、语言学专家和心理学专家组成的专家组

进行审核。实际上，经过规范化研究的症状内涵，需要容易掌握、表达严谨，并能依据其进行症状信息的准确采集。

（四）中医问诊症状的量化分级

同一个症状往往会因病情的轻重不同，而在一定程度上存在差异，这就引出了症状的量化问题。对症状在量化上的变化，古代文献中有一些记载，常以症状的有无（如口渴与口不渴等）、症状持续出现的时日（如热三日与热五日等）、症状涉及的机体范围（如腰以下肿与一身悉肿等）、类比的方法（如身重如带五千钱等）及在症状名称前后冠以“略”、“微”、“很”、“甚”、“大”等程度词（如口微渴、口大渴、微热、高热等）方式进行有关症状的量化表达。而国外对于症状严重程度多采用100mm刻度法，此项研究者告知患者症状严重程度由左至右逐渐加重，范围为100mm，患者可根据治疗前后的感受在适当的点上选择，单位为毫米（mm）。临床上必须根据症状的特殊性选择合适的方法。

为获得较准确的量化值，可从以下四个方面进行研究：一是查阅大量的医籍文献资料，从理论上进行总结概括；二是大量收集临床医师的实践经验；三是运用数学统计方法，对已知病例进行回归分析；四是对初定数据进行大批量的临床验证，进行调整和修改。如此通过把症状适当量化，不但可以把主观化的感受转化为客观的定量，而且可以更好地指导临床治疗和疗效的评价。

（五）症状采集方法的规范化研究

症状采集方法的规范化研究，需按照中医诊法的特点和临床实际，详细界定四诊信息的采集方法、采集步骤和注意事项，同时结合网络信息和多媒体技术，实现规范化、程序化。

基于网络信息和多媒体技术，可达到以下目的：①建立四诊信息的正名、异名和别名的关系，在实践中实现四诊信息表词的统一；②结合网络多媒体样例和操作规范，对四诊信息的内涵和采集方法进行全方位的明确界定；③总结四诊分类信息，建成四诊信息结构化的分类词表；④有利于克服临床医师主观因素的影响；⑤有助于发现有诊断意义的全新的临床信息。

二、量表在问诊研究中的运用

问诊量表的使用及中医问诊网络采集系统的设计与建设，为中医问诊信息采集的规范化、客观化、程序化研究提供了新的思路和方法，并取得了一定的进展。

量表是用来量化观察中所得印象的一种测量工具，主要评定被调查者的主观感受，与中医问诊的内容相似。日本学者利用GERD（gastro esophageal reflux disease），即胃食管反流疾病典型症状结构化问诊表进行临床验证，体现出的敏感性、特异性、吻合率均可满足临床诊断要求，进而说明了该问诊表的评分标准设计的合理性。这种问诊表在临床诊疗中的使用值得国内研究者借鉴。近年来，中医界引进了不少国外的标准化调查问卷及量表，如樊莉在评估传统针刺治疗抑郁性神经症效果的客观性研究中，就采用汉密顿抑郁量表24项版本收集症状，并对各项各指标进行疗效评价。有些中医机构也自行设计了一批问卷及量表，用于症状的系统性收集和症状、证候规范。

三、中医临床信息采集表的编写

随着中医科研工作的逐步规范，现代中医临床诊治及科研调查对问诊的要求不断提高。故设计编写中医临床信息采集表，在中医临床科研中起着重要作用，国内许多学者进行了这方面的尝试。如慢性肾功能不全、慢性乙型肝炎等病的症状信息采集表，该表设计的模式和内容已被众多相关研究者所引用。在进行调查表的临床设计时，除应遵循临床流行病学调查的一般原则，注意症状术语的规范表述等外，还应注意调查内容既要全面，又要突出重点；症状的量化表述应因症制宜；临床信息表的结构要规范合理。

总而言之，问诊作为临床信息采集的重要形式，其理论体系应随着科技的创新而逐渐发展。从传统模糊的症状积累阶段，过渡到临床信息的规范化、程序化采集尤为重要。通过不断丰富中医症状学的内容，逐步完善科研设计与操作，最终达到问诊内容和过程的规范化、标准化，为准确辨证提供可靠依据。

四、中医问诊软件的研究

问诊作为中医四诊之一，内容十分丰富，包括了寒热、汗出、疼痛、头身胸腹、饮食口味、二便、睡眠等现在症及个人生活史、既往史等诸多内容，面对如此繁琐的临床资料，为了减轻临床医师书写的麻烦，提高中医问诊的客观化、规范化，借助计算机软件技术实现中医问诊的规范化、程序化及数字化显得尤为重要。

有学者在中医心系问诊量表研制的基础上，根据计算机批量数据统计和处理功能，研制心系问诊采集系统。该系统可以完成患者基本信息、患者问诊信息、望切诊和临床诊断信息的数据录入工作和数据管理功能。采用人机问答形式的某些中医问诊系统，经临床研究证实，在结合中医理论和辨证思维的前提下可以在临床应用中体现出一定的准确性和稳定性。另外，还有学者提出的中医数字问诊系统的功能，除了能将病情量化使治疗更加有针对性外，如果配备方便的语音输入则完全可以让患者置身于朋友间聊天式的轻松环境中，再加上设计出的个性化操作界面，问诊系统可以大大消除部分患者在就医时的猜疑、焦虑和讳忌心理，此外医院还可以开展远程会诊。

第六章 脉诊专论

第一节 概 述

脉诊是中医切诊的重要内容，属于中医四诊范畴，是中医辨证过程中重要的诊查手段，也是诊断疾病和判断疾病转归、预后的重要依据，历来为医家所重视。

一、基本概念

脉诊又称切脉，是医生用手指对患者身体某些特定部位的动脉进行切按，体验脉动应指的形象，以了解身体状况、辨别病证的诊察方法，是中医特有的诊法之一。

二、发展沿革

脉诊历史可以追溯到两千五百年前的周代，据《周礼·医师章》记载："以五气、五声、五色视其生死，两之以九窍之变，参之以九脏之动"，涵盖了望闻问切四诊的内容，"参"即为切诊，其中包括了切脉。

公元前5世纪，著名医家扁鹊以诊脉驰名天下，是我国运用脉法诊断疾病的第一位代表人物。《史记》中详细介绍了扁鹊的师传、医说、诊法（切脉、望色、听声、写形）、典型病例等，并指出"至今天下言脉者，由扁鹊也"。《脉法》、《阴阳脉死候》、《足臂十一脉灸经》三部古医书，都是1973年长沙马王堆出土的著作，时间早于《黄帝内经》。其中《脉法》专论灸砭与经脉的关系，并有"以脉法明教下"的记载，说明此书用以教授学生脉法，可见当时诊脉已经是医者的必修科目了。

早期对脉诊的论述，散见于有关的古籍中。约成书于公元前3世纪的《黄帝内经》，对秦汉以前的脉诊进行了较为全面而系统的总结，保留了不同的学术观点和方法，为后世脉学的发展奠定了基础。《黄帝内经》规范了脉诊的基本要求，强调了诊脉当在清晨心神宁静之际进行，书中记载了十二经遍诊法、人迎寸口诊法以及三部九候诊法（遍诊法）三种诊脉方法，论述了30余种脉象及主病。《难经》丰富了《黄帝内经》的脉学理论，赋予了脉诊新的内容，为《脉经》的成书打下了良好的基础。书中首次明确提出"独取寸口"的理论，为后世医家简便而准确地进行脉诊起了决定性的作用。同时提出了有别于《黄帝内经》的"三部九候"诊法，该诊法虽然有别于现今临床常用的"三部九候"诊法，但是为后世“三部九候”理论的发展奠定了基础。

东汉时期张仲景所撰写的《伤寒杂病论》总结了东汉以前的医学成就，是我国第一部理、法、方、药完备的医学专著。此书虽非脉学专著，但在脉象及主病上已形成理论体系，并将脉诊系统运用于临床，作为辨证的依据，将其与病、症紧密结合进行辨证论治，是临床运用脉诊的典范，对后世脉学的发展具有很大的促进作用。张仲景诊脉以寸口诊法为主，也配合使用其他诊法，如脾胃病辅以趺阳脉法，妇女病辅以少阴脉法，使诊脉方法和内容更加丰富。

西晋王叔和所撰写的《脉经》是我国现存最早的一部脉学专著。它集汉以前脉学之大成，辑集载录了《黄帝内经》以来扁鹊、张仲景、华佗等历代诸家的脉法论述，通过其分析归纳、系统整理，对诊脉方法、脉学理论及脉诊临床意义做出了统一规范及明确阐释，为脉诊的发展做出了多方面的贡献，不仅对我国脉学影响巨大，也对朝鲜、日本、阿拉伯医学影响深远。《脉经》最突出的贡献：一是确立了24种脉象名称及其指感形态；二是进一步完善了独取寸口诊法，首次提出腕后高骨为“关”，关前为寸，关后为尺的寸口三部定位法；三是在前人基础上，初步确立了“寸口三部”与脏腑的对应关系，明确了左手寸关尺分主心肝肾，右手寸关尺分主肺脾肾（命门）等脉理；四是首开脉象鉴别之先河，对浮与芤、弦与紧、滑与数、革与实、沉与伏、微与涩、软与弱、缓与迟8对相类脉进行了对比鉴别。由此可见，《脉经》的出现是中医脉诊在古代的第一次完全意义上的规范化，成为脉学发展的一个里程碑。

隋唐宋时期，脉诊逐渐成熟，向通俗化、图解化、简约化的方向发展。如宋代崔紫虚所著《崔氏脉诀》，是一部以实用为宗旨的著作，以四言歌诀的体例，用通俗易懂的文字阐发脉理，用浮、沉、迟、数四者为纲加以概括，对后世影响较大。

金元时期，较有影响的如戴启宗的《脉诀刊误》、滑寿的《诊家枢要》等，对脉诊的发展具有重要的承前启后的作用。

明清时期，是脉诊发展的兴盛阶段，脉学研究著作甚多。明代李时珍所著《濒湖脉学》，是脉学由博返约，执简驭繁的代表作，其后的许多脉学著作，多师此书。书中撷取明代以前《素问》、《脉经》、《诸病源候论》等诸多前朝脉学精华，列举了27种脉象的指下形状与主病，每种脉象均追本溯源，编成“四言诀”和“七言诀”，依次编有体状诗、相类诗、主病诗，易于诵习，为后世所推崇，成为学习脉法登堂入室的阶梯。此外张介宾所著《景岳全书》中的《脉神章》、李延罡的《脉诀汇辨》、李士材的《诊家正眼》、张璐的《诊宗三昧》、沈金鳌的《脉象统类》、黄宫绣《脉理求真》、周学霆的《三指禅》、管玉衡的《诊脉三十二辨》、周学海的《重订诊家直诀》、林之翰的《四诊抉微》等脉学专著，都对脉诊的发展有所影响。

近代的脉诊研究，有了很大发展，无论在脉学理论还是临床应用方面，均上升到了新的高度。一是在传统脉诊研究的基础上更加深入，出现了大量专著，如1926年恽铁樵所著的《脉学发微》，以中西汇通的观点阐发了脉理。二是中医高等院校所用规划教材《中医诊断学》的编纂，使脉诊更具标准化、规范化和科学化。三是现代中医学者运用先进的科学技术和方法进行脉象仪的研制和脉搏动图的分析，为中医脉诊的研究及发展提供了新的广阔空间。

第二节 脉诊的特色内容

一、脉象形成的原理

脉象是用手指感觉到的脉搏跳动的形象，或称为脉动应指的形象。人体的血脉贯通全身，内连脏腑，外达肌表，运行气血，周流不休，所以脉象能够反映全身脏腑功能、气血、阴阳的综合信息。脉象的产生，与心脏的搏动、心气的盛衰、脉管的通利和气血的盈亏及各脏腑的协调作用直接相关。

（一）心是形成脉象的主要动力

脉象的形成主要依靠心脏的搏动、脉道的收缩以及心阴心阳的协调。一方面，在宗气以及心气的作用下，心脏通过搏动将血液排入脉道形成脉搏。另一方面，脉是气血运行的通道，脉道的一舒一缩功能，也是脉搏产生的重要因素。此外，心阴心阳的协调也是维持正常脉搏的基本条件。其中，心血和心阴是心脏生理功能活动的物质基础，心气和心阳是心脏的功能活动。心阴心阳协调，脉搏则从容和缓，均匀有力。

（二）气血是形成脉象的物质基础

气、血是构成人体组织和维持生命活动的基本物质。脉道依赖血液以充盈，因而血液的盈亏直接关系到脉象的大小。气属阳主动，气为血帅，血液的运行全赖于气的推动，脉的“壅遏营气”有赖于气的固摄，心搏的强弱和节律亦赖于气的调节。因此，气血是脉象形成的物质基础。

（三）其他脏腑与脉象形成的关系

肺主气，司呼吸。肺对脉的影响，主要体现在肺与心，以及气与血的功能联系上。由于气对血有运行、统率、调摄等作用，所以肺的呼吸运动是协助脉动的重要因素。肺脏通过“肺朝百脉”参与宗气的生成而调节全身气血的运行，具有助心行血的功能。脾为“后天之本”，人体的气血盛衰和水谷精微的多少表现为脉之“胃气”的多少。血液之所以能在脉道中正常运行而形成脉搏，还依赖脾气的统摄与裹护，使血液不溢于脉道之外而在脉道内运行，即“脾主统血”之谓。肝藏血，具有贮藏血液、调节血量的作用。肝主疏泄，可使气血调畅，经脉通利。肾藏精，是脏腑功能的动力源泉，亦是全身阴阳之根本，肾气充盈是脉“有根”的物质基础。

二、主要内容

（一）诊脉部位和方法

1. 诊脉部位　诊脉可按部位分为遍诊法、三部诊法和寸口诊法。目前临床常用的是寸口诊法。

遍诊法又称三部九候诊法，出自《素问·三部九候论》，是遍诊上、中、下三部有关的动脉，以判断病情的一种诊脉方法。上为头部、中为手部、下为足部。上、中、下三部又各分为天、地、人三候，三三合而为九，故称为三部九候诊法。

三部诊法首见于《伤寒杂病论》，即诊人迎、寸口、趺阳三脉。目前这种方法多在切两手寸口无脉或者观察危重患者时应用。

寸口诊法是指切按桡骨茎突内侧一段桡动脉的搏动，根据其脉动形象，推测人体生理、病理状态的一种诊察方法。通常以腕后高骨（桡骨茎突）为标记，其内侧的部位为关，关前（腕侧）为寸，关后（肘侧）为尺。

关于寸关尺分候脏腑，现在临床上一般是根据《黄帝内经》“上竟上”、“下竟下”的原则，即上（寸脉）以候上（身体上部），下（尺脉）以候下（身体下部），来划分寸口三部所分候的脏腑：左寸候心，右寸候肺，并统括胸以上及头部的疾病；左关候肝胆，右关候脾胃，统括膈以下至脐以上部位的疾病；两尺候肾，并包括脐以下至足部疾病。但是本部分还存在着一些理论和实践的不足，有待完善。

2. 诊脉方法 诊脉方法包括时间、体位、指法、平息和五十动。时间以清晨（平旦）未起床时为最佳；患者体位取正坐位或仰卧位，使前臂与心脏处在同一水平线上；指法要求为三指平齐，中指定关，食指定寸，无名指定尺，以指目按脉脊，运用举、按、寻、总按、单按的方法体察脉象；平息是指医生在诊脉时要保持呼吸调匀，清心宁神，以自己的呼吸计算患者的脉搏至数；五十动是指医生对患者诊脉时间不应少于50次脉跳的时间。

3. 诊脉的注意事项 诊脉时应环境安静，避免因环境嘈杂对医生和患者的干扰；医生要集中注意力认真体查脉象；患者必须平心静气，避免由于活动及情绪波动引起的脉象变化；保证患者的手与心脏在同一水平上。

（二）寸口诊脉的原理

1. 寸口部为“脉之大会”，脉动明显 寸口为手太阴肺经“经穴”（经渠）和“输穴”（太渊）所在之处，十二经脉气血皆汇聚于此，五脏六腑十二经气血运行皆起于肺而止于肺，故脏腑气血之病变皆可反映于寸口。

2. 可反映宗气的盛衰 脾肺同属太阴经，脉气相通，手太阴肺经起于中焦，而中焦为脾胃所居之处，脾将胃腐熟的水谷精微上输于肺，肺朝百脉而将营气与呼吸之气布散全身，脉气变化见于寸口，故寸口脉动与宗气一致。

3. 诊脉方便 寸口处相对于其他部位较为容易显露于外，伸手可取，操作方便。

（三）脉象要素

脉象，是脉搏跳动应指的形象，脉象的辨识主要依靠医生手指的感觉，体会脉搏的部位、至数、力度和形态等方面。历史上曾有过四要素、七要素、八要素等多种分法。目前临床应用最多的还属八要素法。脉象的各种因素，大致归纳为脉象的脉位、至数、脉长、脉宽、脉力、流利度、紧张度和均匀度8个方面。将复杂的脉象表现按八要素分析、辨别是一种执简驭繁的重要方法。

脉位：指脉动显现部位的浅深。脉位表浅为浮脉；脉位深沉为沉脉。

至数：指脉搏的频率。正常成人一息脉来四至为平脉，一息五六至为数脉，一息不足四至为迟脉。

脉长：指脉动应指的轴向范围长短，也即脉搏显现部位的长短。脉动范围超越寸、关、尺三部称为长脉，应指不及寸、尺两部，但见关部或寸部者均称为短脉。

脉宽：指脉动应指的径向范围大小，即手指感觉到脉道的粗细。脉宽与血管的粗细有一定的关系，但也并不等同于血管的粗细，还与皮下组织、血管的舒缩状态、充盈状况等因素有关。脉道宽大的为大脉，脉道狭小的为细脉。

脉力：指脉搏的强弱。脉搏应指有力为实脉，应指无力为虚脉。

流利度：指脉搏来势的流利通畅程度。脉来流利圆滑者为滑脉；来势艰难，不流利者为涩脉。

紧张度：指脉管的紧急或弛缓程度。脉管绷紧为弦脉；弛缓为缓脉。

均匀度：均匀度包括两个方面，一是脉动节律是否均匀：二是脉搏力度、大小是否一致。一致为均匀，不一致为参差不齐。一般而言，大多数脉象之脉律、脉力都均匀规则，只有少数脉如促脉、结脉、代脉等脉律不齐或兼有脉力大小不一。

（四）正常脉象

正常脉象也称为平脉，即为无病之脉，又称为常脉。常脉既是对正常脉象的描述，更是临床知常达变的依据。平脉的脉象是三部有脉，一息四到五至，相当于70～80次/分（成年人），不浮不沉，不大不小，从容和缓，柔和有力，节律一致，尺脉沉取有一定力量，并随生理活动和气候环境的不同而有相应正常的变化，可表现出与时令气候相应的春弦、夏洪、秋毛、冬石的四季脉象。

平脉的特点是有胃、有神、有根。

1. 有胃即脉有“胃气” 特征是脉象从容和缓、流利。

2. 有神即脉有“神气” 特征是应指柔和有力、节律整齐。

3. 有根即脉有“根基” 主要表现为尺脉有力、沉取不绝。

有胃、有神、有根，是从不同的侧面强调了正常脉象所必备的条件，三者相互补充而不能截然分开。不论是何种脉象，只要节律整齐，有力中不失柔和，和缓中不失有力，尺部沉取应指有力，就是有胃、有神、有根的表现，说明脾胃、心、肾等脏腑功能不衰，气血精神未绝，或虽患病，精气未败，生机犹存，预后良好。

（五）常见病脉

疾病反映于脉象的变化，叫病理脉象，简称“病脉”。因此，病脉的意义一定存在于相应疾病的前提之下，并且能够反映疾病的发展规律。常见的病理脉象分类甚多，但目前临床常用的有二十八部病脉。由于临床辨证以表里虚实寒热为纲，而脉象则有浮沉迟数虚实与之相应，为了提纲挈领，执简驭繁，对脉象的主病及特征易于掌握和记忆，所以临床多将28脉进行归类，以浮、沉、迟、数、虚、实六个纲脉论之。

1. 浮脉类

（1）浮脉

【脉象特征】 轻取即得，重按稍减而不空，举之有余，按之不足。

浮脉可理解为“浅脉”，形容为“浮如水漂木”、“浮如水上负轻舟”。切诊时用较轻的指力取脉（浮取），即可感到明显的脉搏跳动，而指力加重时（沉取），反觉脉搏跳动减弱。

【临床意义】 一般见于表证，可见于虚阳外越证。

但也应注意临床确有表证并不现浮脉者，这可能是由于表邪轻微，人体气血反应轻微，脉象尚未表现出来，或可能由于原来脉较沉细，表证时浮脉可不明显。若久病体虚，脉见浮而无力，散乱无根，可能为虚阳外越，病情危重之征象，不可误作外感论治。

（2）洪脉

【脉象特征】 脉体宽大而浮，充实有力，来去盛衰，状若波涛汹涌。

【临床意义】 多见于阳明气分热盛。亦主邪盛正衰。

若久病气虚，或虚劳、失血、久泄等病证而出现洪脉，必浮取盛大，而沉取无力无根，或见躁疾，此为阴精耗竭，孤阳将欲外越之兆，多属危候。

（3）濡脉

【脉象特征】 浮细无力而软。

濡脉的脉象特点是位浮、形细、势软。其脉管搏动的部位在浅表，形细势软而无力，如絮浮水，轻取即得，重按不显，故又称软脉。

【临床意义】 主诸虚或湿病。

崩中漏下、失精、泄泻、自汗喘息等病证所致精血阳气亏虚之人多见濡脉。湿困脾胃，脾气不振，阻遏阳气，脉气不振，也可见濡脉。

（4）散脉

【脉象特征】 浮散无根，稍按则无，至数不齐。

散脉的脉象特点是浮取散漫，中候似无，沉候不应，漂浮无根，并常伴有脉律不齐，或脉力不匀，故散脉为浮而无根之脉。

【临床意义】 多见于元气离散，脏腑精气衰败，尤其是心、肾之气将绝的危重病证。

（5）芤脉

【脉象特征】 浮大中空，如按葱管。

芤脉的脉象特点是应指浮大而软，脉搏浮取明显，但稍重按即无力，中取即两边略弹指而中空。如同手触葱管，中空而边实。

【临床意义】 见于失血或血不足、或剧烈吐泻伤阴的急证。

如小量出血或慢性出血，临床可能一时见不到芤脉，若时间较长，虽然是小量的出血亦可致血不足，而出现芤脉。

（6）革脉

【脉象特征】 浮而搏指，中空外坚，如按鼓皮。

革脉的脉象特点是浮取感觉脉管搏动的范围较大并且较硬，有搏指感，但重按则乏力，有豁然而空之感，因而恰似以指按压鼓皮上的外急内空之状。

【临床意义】 多见于亡血、失精、半产、漏下等病证。

2. 沉脉类

（1）沉脉

【脉象特征】 轻取不应，重按始得，举之不足，按之有余。

沉脉的脉象特点是脉管搏动的部位在皮肉之下靠近筋骨之处，因此用轻指力按触不能察觉，用中等指力按触搏动也不明显，只有用重指力按到筋骨间才能感觉到脉搏明显的跳动。这是因为沉脉脉气沉，脉搏显现部位深在所致，故可理解为“深脉”。

【临床意义】 主里证。有力为里实，无力为里虚，也可见于正常人。

沉脉的形成有虚实两方面因素。一为邪实内郁，正气尚盛，邪正相争于里，致气滞血阻，阳气被遏，不能鼓搏脉气于外，故脉沉而有力，可见于气滞、血瘀、食积、痰饮等病证；二为脏腑虚弱，气血不足，或阳虚气乏，升举鼓动无力，不能统运营血于外，故脉沉而无力，可见于各脏腑的虚证。这是沉脉的主要临床意义之所在。

但也应注意“沉脉主里”绝不能理解为凡是里证均见沉脉。临床上有相当数量的里证并不现沉脉，而常见洪、芤、革、濡、弦、散、滑、涩、促、结、代脉等。此外，沉脉亦可见于表证。如寒邪束表，阳气严重受遏时，也可出现沉脉。

（2）伏脉

【脉象特征】 脉位较深，重按推筋着骨始得，甚则伏而不显。

伏脉的脉象特点是脉管搏动的部位隐伏于筋下，附着于骨上。诊脉时浮取、中取均不见，需用重指力直接按至骨上，然后推动筋骨才能触到脉动，甚则伏而不见。

【临床意义】 常见于邪闭、厥证、痛极。

脉伏而有力，多见于暴病，如实邪内伏，气血阻滞所致气闭、热闭、寒闭、痛闭、痰闭等。脉伏而无力，为正虚真气欲亡之兆，多见于卒中、昏迷、虚脱等危重之证。

（3）弱脉

【脉象特征】 沉细无力而软。

弱脉的脉象特点是位沉、形细、势软。由于脉管细小不充盈，其搏动部位在皮肉之下靠近筋骨处，指下感到细而无力。

【临床意义】 多见于阳气虚衰、气血两虚证。

（4）牢脉

【脉象特征】 沉取实大弦长，坚牢不移。

牢脉的脉象特点是脉位沉，应指范围超过寸、关、尺，脉势实大而弦。牢脉轻取、中取均不应，沉取始得，但搏动有力，势大形长，为沉、弦、大、实、长五种脉象的复合脉。

【临床意义】 多见于阴寒内盛，疝气癥积之实证。若失血、阴虚等患者反见牢脉，当属危重征象。

3. 迟脉类

（1）迟脉

【脉象特征】 脉来迟缓，一息不足四至。

迟脉的脉象特点是脉动迟缓，至数一息不及四至。

【临床意义】 多见于寒证，亦可见于邪热结聚之里实热证。

（2）缓脉

【脉象特征】 一息四至，来去缓怠。

缓脉的含义有二：一是脉来和缓，一息四至（每分钟 60～70 次），应指均匀，是脉有胃气的一种表现，称为平缓，多见于正常人；二是脉来怠缓无力，弛纵不鼓的病脉。缓脉的脉象特点是脉搏的跳动不疾不徐，从容和缓稍慢于正常而快于迟脉。

【临床意义】 多见于湿证，脾胃虚弱证。亦可见于正常人。

（3）涩脉

【脉象特征】 形细而行迟，往来艰涩不畅，脉势不匀。

涩脉的脉象特点是脉形较细，其搏动往来迟滞艰涩，极不流利，脉律与脉力不匀，呈三五不调之状，可理解为不流利脉。

【临床意义】 多见于气滞、血瘀、痰食内停和精伤、血少。

（4）结脉

【脉象特征】 脉来缓慢，时有中止，止无定数。

结脉的脉象特点是脉来迟缓，脉律不齐，有不规则的歇止。

【临床意义】 多见于阴盛气结、寒痰血瘀，亦可见于气血虚衰等证。

4. 数脉类

（1）数脉

【脉象特征】 脉来急促，一息五六至。

数脉的脉象特点是脉率较正常为快，脉搏每分钟 90～120 次。

【临床意义】 多见于热证，亦见于里虚证。

实热内盛，或外感病邪热亢盛，正气不衰，邪正相争，气血受邪热鼓动而运行加速，则见数而有力，往往热势越高脉搏越快。病久阴虚，虚热内生也可使气血运行加快，且因阴虚不能充盈脉道而致脉体细小，故阴虚者可见脉细数无力。

数脉还可以见于气血不足的虚证，尤其是心气不足、心血不足的病证更为多见。心主血脉，主要依赖于心气的推动。若人体气血亏虚，为满足身体各脏腑、组织、器官生理功能的需要，心气勉其力而行之，则表现为心动变快而脉动加速、脉率增快，但必数而无力。若为阳虚阴盛，逼阳上浮，或为精血亏甚，无以敛阳，而致阳气外越，亦可见数而无力之脉。总之，数脉主病较广，表里寒热虚实皆可见之，不可概作热论。

（2）疾脉

【脉象特征】 脉来急疾，一息七八至。

疾脉的脉象特点是脉来急疾，脉率比数脉更快，相当于每分钟 120 次以上。

【临床意义】 多见于阳极阴竭，元气欲脱之病证。

（3）动脉

【脉象特征】 脉形如豆，滑数有力，厥厥动摇，关部尤显。

动脉的脉象特点是同时见有短、滑、数三种脉象的特点，其脉搏搏动部位在关部明显，应指如豆粒动摇。

【临床意义】 常见于惊恐、疼痛。

（4）促脉

【脉象特征】 脉来数而时有一止，止无定数。

促脉的脉象特点是脉率较快且有不规则的歇止。

【临床意义】 多见于阳盛实热、气血痰食停滞；亦见于脏气衰败。正常人有因情绪激动、过劳、酗酒、饮用浓茶等偶见促脉者。

5. 虚脉类

（1）虚脉

【脉象特征】 三部脉举之无力，按之空豁，应指松软。亦是无力脉象的总称。

虚脉的脉象特点是脉搏搏动力量软弱，寸、关、尺三部，浮、中、沉三候均无力。是脉管的紧张度减弱，脉中充盈度不足的状态。

【临床意义】 见于虚证，多为气血两虚。

（2）细脉

【脉象特征】 脉细如线，但应指明显。

细脉的脉象特点是脉道狭小，指下寻之往来如线，但按之不绝，应指起落明显。

【临床意义】 主气血两虚，诸虚劳损，湿病。

(3) 微脉

【脉象特征】 极细极软，按之欲绝，若有若无。

微脉的脉象特点是脉形极细小，脉势极软弱，以致轻取不见，重按起落不明显，似有似无。

【临床意义】 多见于气血大虚，阳气衰微。

(4) 代脉

【脉象特征】 脉来一止，止有定数，良久方还。

代脉的脉象特点是脉律不齐，表现为有规则的歇止，歇止的时间较长。

【临床意义】 见于脏气衰微，疼痛、惊恐、跌扑损伤等病证。

(5) 短脉

【脉象特征】 首尾俱短，常只显于关部，而在寸尺两部多不明显。

短脉的脉象特点是脉搏搏动的范围短小，脉体不如平脉之长，脉动不满本位，多在关部应指较明显，而寸部及尺部常不能触及。

【临床意义】 多见于气虚或气郁等证。

6. 实脉类

(1) 实脉

【脉象特征】 三部脉举按均充实有力，其势来去皆盛，应指愊愊。亦为有力脉象的总称。

实脉的脉象特点是脉搏搏动力量强，寸、关、尺三部，浮、中、沉三候均有力量，脉管宽大。

【临床意义】 见于实证，亦见于正常人。

(2) 滑脉

【脉象特征】 往来流利，应指圆滑，如盘走珠。

滑脉的脉象特点是脉搏形态应指圆滑如珠，其搏动极其流利，往来之间有一种由尺部向寸部回旋滚动的感觉，浮、中、沉取皆可感到，可以理解为流利脉。

【临床意义】 多见于痰湿、食积和实热等病证。

(3) 弦脉

【脉象特征】 端直以长，如按琴弦。

弦脉的脉象特点是脉形端直而似长，脉势较强、脉道较硬，切脉时有挺然指下、直起直落的感觉，故形容为“从中直过”、“挺然于指下”。其弦硬程度随病情轻重而不同，轻则如按琴弦，重则如按弓弦，甚至如循刀刃。

【临床意义】 多见于肝胆病、疼痛、痰饮等，或胃气衰败。

(4) 紧脉

【脉象特征】 脉来绷急弹指，状如牵绳转索。

紧脉的脉象特点是脉势紧张有力，坚搏抗指，且有旋转绞动或左右弹指的感觉，但脉体较弦脉柔软。

【临床意义】 多见于实寒证、疼痛、食积等。

(5) 长脉

【脉象特征】 首位端直，超过本位。

长脉的脉象特点是脉搏的搏动范围显示较长，超过寸、关、尺三部。

【临床意义】 常见于阳证、热证、实证。

（六）相类脉鉴别

实脉与洪脉：二者在脉势上都是充实有力。但实脉应指有力，举按皆然，来去俱盛；而洪脉状若波涛汹涌，盛大满指，来盛去衰。

滑脉、数脉、动脉：三者都有流利带数的共同特征。其不同点在于数脉频率快，一息五至以上；滑脉往来流利，如盘走珠，应指圆滑；动脉多见于关部，具有滑、数、短 3 种脉象的特征。

革脉与芤脉：二者按之均有豁然中空之感，脉位均浮。不同点在于革脉为浮弦而硬，如按鼓皮；芤脉为浮虚而软，如按葱管。

牢脉、沉脉、伏脉：三者脉位均在皮下深层，故轻取不应。不同的是沉脉重按乃得；伏脉较沉脉部位更深，须推筋着骨始得，甚则暂时伏而不见；牢脉沉取实大弦长，坚牢不移。

微脉、细脉、弱脉、濡脉：四者都表现为脉形细小且脉势软弱无力。细脉形小而应指明显，主要从脉搏的形态而言；微脉则极软极细，按之欲绝，若有若无，起落模糊，不仅从脉形言，而且主要指脉搏的力量弱；弱脉为沉细而无力；濡脉为浮细而无力，即脉位与弱脉相反，轻取即得，重按反不明显。

动脉与短脉：二者在脉搏搏动范围上都较小，仅关部明显。但短脉常兼迟涩；动脉其形如豆，常兼滑数有力之象。

紧脉、弦脉、革脉、牢脉：弦脉主要是脉管较硬，弹性差，端直以长，如按琴弦；紧脉主要是脉管绷急、弹性高，脉体不大而脉势有力，弹指如转索。革脉则浮取弦大，重按中空，如按鼓皮；牢脉浮取不应指，重按弦实而长，推之不移。

促脉、结脉、代脉：三者均属有歇止的脉象。促脉为脉数而中止，结脉为脉缓而中止，二者歇止均不规则；代脉是脉来一止，其脉率可快可慢，且歇止有规则，歇止时间较长。

（七）相兼脉与主病

凡两种或两种以上的单因素脉相兼出现，复合构成的脉象即称为“相兼脉”或“复合脉”。由于疾病是一个复杂的过程，在多种致病因素的影响下，患者的脉象经常是两种或两种以上相兼出现。

在二十八脉中，有的脉象属于单因素脉，如浮、沉、迟、数、长、短、大、细等脉便属此类；而有些脉本身就是由几种单因素脉合成的，如弱脉是由沉、细、软三种因素合成，濡脉是由浮、细、软三种因素合成；动脉由滑、数、短三者合成；牢脉由沉、实、大、弦、长 5 种合成。

临床所见脉象基本上都是复合脉。因为脉位、脉次、脉形、脉势等都只是从一个侧面论脉，而诊脉时则必须从多方面进行综合考察，论脉位不可能不涉及脉之次、形、势，其余亦然。如数脉，必究其是有力还是无力、是浮数还是沉数、是洪数还是细数等。

只要不是性质完全相反的脉，一般均可相兼出现。这些相兼脉象的主病，往往就是各种单因素脉象主病的综合。现将临床上常见的相兼脉及主病举例如下：

浮紧脉：多见于外感寒邪之表寒证，或风寒痹病疼痛。

浮缓脉：多见于风邪伤卫，营卫不和的太阳中风证。

浮数脉：多见于风热袭表的表热证。

浮滑脉：多见于表证夹痰，常见于素体多痰湿而又感受外邪者。

沉迟脉：多见于里寒证。

沉弦脉：多见于肝郁气滞，或水饮内停。

沉涩脉：多见于血瘀，尤常见于阳虚而寒凝血瘀者。

沉缓脉：多见于脾虚，水湿停留。

沉细数脉：多见于阴虚内热或血虚。

弦紧脉：多见于寒证、痛症，常见于寒滞肝脉，或肝郁气滞等所致疼痛等。

弦数脉：多见于肝郁化火或肝胆湿热、肝阳上亢。

弦滑数脉：多见于肝火夹痰，肝胆湿热或肝阳上扰，痰火内蕴等病证。

弦细脉：多见于肝肾阴虚或血虚肝郁，或肝郁脾虚等证。

滑数脉：多见于痰热［火］、湿热或食积内热。

洪数脉：多见于阳明经证、气分热盛，或外感热病。

综上所述，任何脉象都包含着位、次、形、势等方面的因素，当某一因素突出表现异常时，就以此单一因素而命名，如以脉位浮为单一的突出表现，而脉率适中，脉的形和势不大不小、和缓从容，即称为浮脉；如脉位浮而脉率速，其他因素无异常时，称为浮数脉。又如脉沉而脉形小，脉软无力时，可采用已经定义了的脉名——弱脉，亦可将几种特征并列而命名为沉细无力脉。总之辨脉时务必考察诸方面的因素，并将各种变化因素作为辨证诊断的依据。

第三节　脉诊的临床应用

脉诊是最具有中医特色的诊断方法，它能够反映中医理论体系的特点，千百年来人们把脉诊作为别阴阳、辨脏腑、论虚实、断病机与定治则的根据之一，在整个医疗实践中有着举足轻重的地位。疾病的病位、病性、病势是不断变化的，这其中，有量变，也有质变。如何把握疾病的变化呢?《黄帝内经》提出的原则是“谨守病机”，而确定病机的关键在脉象。脉诊的运用，是在望、闻、问的基础上，获得对该病的初步印象后，再进而诊脉，判断疾病的病因、病位、病性、以及邪正之间的关系。正如《脉学辑要》所说：“已有此证，当诊其脉，以察其阴阳表里、虚实寒热，而为之处措。”

一、辨别疾病的病位和病性

疾病的病位是指机体发生疾病时，病邪在表或在里，或侵犯机体的何脏何腑等。例如脉浮，多主病在表，若脉沉微细，则属里虚寒证。寸口部的寸、关、尺三部，分属不同的脏腑，若某部脉象发生特异性变化，则应考虑其相应脏腑发生病变的可能。如两寸独浮或右寸独浮（而关脉不沉）大多提示肺之表有风（或夹寒，或夹热，或夹湿），或上部（如头、项、肩、上焦、肺等）有邪气。再如两手尺部见微弱脉，多为肾气虚衰；右关部见弱脉，多为脾胃气虚；左寸部见洪脉，多为心火上炎或上焦实热；左尺沉微，左关脉弦大，为水不涵木，肝阳亢逆之证。古人亦非常重视切脉部位，如李时珍《濒湖脉学》载："紧脉主寒主痛，关紧心腹痛，尺中紧为阴冷，奔豚疝痛。""实脉为阳火炽盛、寸实头面热风，咽痛舌强、气郁胸满，主膈以上诸疾，关实中宫胀满，尺实腹痛肠痈，二便不通。"由此可以看出，同一脉象出现在不同部位，具有不同的临床意义。

如果依据寸、关、尺三部脉象的脏腑分部，再结合经络脏腑的症状来判断病位就可能会更加准确。例如寸部脉象有改变，又出现心经的症状，则可判断病位在心；若出现肺经的症状，则可判断病位在肺，余皆仿此类推。但有些患者，症状在上而病位在下，或症状在下而病位在上，这就更需依赖脉诊进行判断。如一人后头痛 4 日，别无他症，诊其脉尺浮，此为相火旺，淫于膀胱，沿经上灼而后头痛，服用知柏地黄丸而愈。（李士懋医案）

但因脏腑病变有时反映于寸、关、尺部位，有时又反映脏腑从属之脉，如肝脉弦，心脉洪，脾脉缓，肺脉浮，肾脉沉，因此又不可拘泥于部位。张锡纯在《医学衷中参西录》中云："弦为肝脉，至弦硬有力无论见于何部，皆系肝火过升之弊。"故在实际运用中，当以两者结合互参，才比较客观实用。清·王士雄《王氏医案》记载："姚树庭以古稀之年，而患久泻，群医杂治不效……孟英曰：'弦象独见于右关，按之极弱，乃土虚木贼也。'……前诸方皆主温补升阳，理原不备，义则未尽，如姜、附、肉蔻、骨脂之类，气热味辣，难能温脏，反助肝阳，肝愈强则脾愈受，且辛走气，而辛能泻，与"脱者收之"之义，大相刺谬……予异功散加山药、扁豆、莲子、乌梅、木瓜、芍药、不脂、余粮服之果效，恪守白石，竟得康强。"本案中，土虚木贼即为脾虚肝旺之证，脉象为弦表明肝脉为盛，右关脉主脾胃，加之按之极弱，则为土虚木贼，予扶土抑木的治疗方法而获愈。

疾病的性质是指病证属寒或属热，属虚或属实，以及痰饮瘀滞等。就一般规律而言，迟脉、紧脉等多见于寒证，有力为实寒，无力为虚寒；数脉、滑脉、洪脉等多见热证，虚脉、弱脉、细脉、微脉等虚脉类多主虚证，实脉、弦脉、长脉、大脉等实脉类多主实证。特别是对于一些危重、复杂的患者；或症状很少，缺少足够的辨证依据的患者；或症状较多，令人无从着手的患者，这时更要依据脉诊来判断病性。

早在《素问·脉要精微论》记载："长则气治，短则气病，数则烦心，大则病进，上盛则气高，下盛则气胀，代则气衰，细则气少，涩则心痛……"文中"上、下"是指脉动的部位，上指寸口脉的寸部或人迎脉；下为寸口脉的尺部或趺阳脉。"上盛"多见咳嗽、气喘、呃逆等气机上逆之证；"下盛"多见痞满、胀痛诸气滞证，说明病脉所显现部位与疾病部位有一定联系。脉数为热，邪热扰心故心烦；脉大为邪正剧争，气血壅涌，反映病势继续发展；涩脉为气血瘀滞，多见心脉痹阻，故发为心痛；代脉为脏气虚衰而脉气不能相续；细脉如线为气血两虚，脉道失充，说明不同的病脉对于辨别疾病的性质也有一定的意义。

如翟竹亭《腹痛门·案十二》记载："城西南门内王凤山，年近花甲，腊月羁旋外方，路受风寒，冷热腹痛，饮食锐减，小便艰涩。众医皆谓热传膀胱，用利水止痛之药，服六七帖俱与病左。邀余诊治，肾脉沉细无力，命脉极虚，此系老人肾虚受寒之故。肾与膀胱为表里，肾经受寒则膀胱之津液不能化气，以致小便艰难而腹亦疼。余用金匮肾气汤加川牛膝，巴戟天，破故纸，丁香，油桂，炮姜，附子，炙甘草。水煎服，三帖痊愈。"本案中众医因腹痛伴小便艰涩，乃不察其脉，俱认为属热而清利之，故尔偾事。翟竹亭细察其脉，乃知其准确病性，故而治愈。因此，临床辨证之时，不能只根据症状，因为一症可由多种原因导致，一定要结合脉象，这样才能更加准确地确定疾病性质。

二、分析疾病的病因和病机

不同的致病因素及发病过程与机体气血运行状态有着密切的联系，因此通过脉象可以推测疾病的病因病机，指导治疗。《伤寒论·辨脉法》："脉浮而紧，浮则为风，紧则为寒，风则伤卫，寒则伤荣，荣卫俱病，骨节烦痛。"此文以脉浮紧形成的原理，来解释"骨节烦痛"的病机由风邪袭表，寒邪入络，血脉收引，经气失宣所致。《伤寒论·辨阳明病脉证并治》："趺阳脉浮而涩，浮则胃气强，涩则小便数，浮涩相搏，大便则硬，其脾为约，麻子仁丸主之。"通过诊趺阳脉，可知病因病机为胃热津伤，脾不能为胃行其津液而出现脾约证。

脉象和症状的综合比较可以进一步阐述病机。《金匮要略·水气病脉证并治第十四》："风水，其脉自浮，外证骨节疼痛，恶风；皮水其脉亦浮，外证跗肿，按之没指，不恶风，其腹如鼓，不渴，当发其汗。正水其脉沉迟，外证自喘；石水，其脉自沉，外证腹满不喘……"以浮沉二脉及兼证，分析表水、里水两类的病机不同。前者为外邪袭表，肺卫失宣，水气不通而为水肿，病邪在表故脉浮；后者由阳虚里寒，水气不化，病在里故脉沉。同一疾病，脉象的变化可以测知不同的病机。陈修园将脉诊作为眩晕病病机诊断的重要依据，如《医学从众录》载："左手脉数，热多，脉涩，有死血，浮弦为肝风；右手滑实为痰积，脉大是久病，虚大是气虚。"眩晕之病证，病因病机异常复杂，且望、闻、问其他三诊对此疾病的诊断辅助有限，若将脉诊运用得当，四诊合参，确定眩晕的病机就准确多了。

《金匮要略·疮痈肠痈浸淫病脉证并治第十八》曰："肠痈者，少腹肿痞，按之即痛，如淋，小便自调，时时发热，自汗出，复恶寒。其脉迟紧者，脓未成，可下之，当有血。脉洪数者，脓已成，不可下也。大黄牡丹汤主之。"在肠痈的发病过程中，脉象可以反映病机的变化，进而指导治法和用药。

又如《伤寒论·辨太阳病脉证并治》中的"太阳之为病，脉浮，头项强痛而恶寒"和《伤寒论·辨少阴病脉证并治》中的"少阴病，始得之，反发热，脉沉者，麻黄细辛附子汤主之。"两条中头痛、发热、恶寒症状相同，而脉则一浮一沉迥异。前者是表证表脉，可以发汗而愈。而后者则是表证里脉，若仅从表治之，阳气随汗外泄，必至亡阳，若仅从里治之，恐使表邪郁内，必须温经发汗，表里双解。由此可见，脉诊是辨证论治所不可缺少的重要方面。特别是症状难以论定的时候，审查脉象有决定的意义。故徐春甫《古天医通》称"脉为医之关键"。

李延昰《脉诀汇辨》载："新安吴修予令侄，烦躁发热，肌体骨立，沉困着床，目不得瞑者三年矣。大江以南，迎医几遍，求一刻安卧，竟不可得也。余诊其肝脉沉而坚，此怒火久伏，木郁宜达也。以柴胡五钱，白芍药，丹皮，栀子各三钱，甘草，桂枝各五分。日晡方进剂，未抵暮而熟寐，至旦日午后未寤……至夜分方醒，喜不自禁。"本案中，患者数次寻医，仍未解决病痛，而李氏以"肝脉沉而坚"而断其病因病机为"怒火久伏"，并提出相应治疗原则"木郁宜达也"，继而用药以愈。

俞震《古今医案按》载："太史杨方壶夫人，忽然昏倒，医以中风之药治之。不效。迎李士材诊之，左关弦急，右关滑大而软。本因元气不足，又因怒后食停，乃进理气消食药，得解黑屎数枚。急改用六君子加姜汁，服四剂而后晕止，更以人参五钱，芪，术，半夏各三钱，茯苓，归身各二钱，加减调理，两月既愈。此名虚中，亦兼食中。”本案中，李氏凭脉而断其病因为“怒后食停”，给予理气消食药而愈。

李士懋《溯本求源平脉辨证》载：“胡某，男，50岁，连云港市。2004年4月19日初诊：10个月前突感胸痛、胸闷、短气、怵惕惊悸、无力、畏寒、下肢凉。心电图示：T波广泛低平，$V_{5\sim6}$倒。血压：170/105mmHg。脉沉而拘紧，按之有力，舌尚可。诊为寒痹心脉，以小青龙汤加五味子、茯苓、炮附子、红参，该方共服110剂，至8月9日来诊，症状消失。心电图正常，血压130/80mmHg。10月4日又来诊一次，一直无不适，劳作如常人。心电图正常，血压稳定于120/80mmHg。”本病例脉沉而拘紧。沉主气，邪实者，阻遏气机，气血不能畅达以充盈鼓荡血脉，脉可沉，然必沉而有力。阳虚者，无力鼓荡血脉，脉亦可沉，然必沉而无力。该人脉沉而有力，当属实证，且沉而拘紧，乃寒主收引凝泣，致拘紧；又胸痛闷且怵惕惊恐，乃神志之症，心主神、主血脉，故断为寒痹心脉。

由上可知，脉诊对判断疾病的病因病机具有重要意义，与治疗是密不可分的。临证中，只有诊断正确，用药施治才能准确，而凭脉是做出正确诊断的重要一环。疾病是不断变化的，所以治疗也应随之而变，无论变与不变，都要谨守病机，而把握病机的关键在于脉。脉变则证变，治亦变，脉不变则证不变，治亦不变。

三、判断疾病的进退和预后

脉者气血之先，脉象的变化往往发生在其他症状之前，通过诊脉能及时反馈疾病的信息，可以判断病情的轻重缓急，测知病变的发展趋势，推测病情预后的凶吉，观察疗效的好坏。

正与邪是相互争胜的，正盛则邪退，正衰则邪进，掌握正邪之消长，为判断疾病预后、转归之枢机。如《伤寒论·辨太阳病脉证并治》中说：“伤寒一日，太阳受之，脉若静者，为不传。颇欲吐，若躁烦，脉数急者，为传也。”脉若静指脉象和缓，不急不数，指表邪无入里化热之势。静非静止，指邪无入里趋势，这是通过脉搏的静与数急，以掌握邪气之盛衰，从而判定病证的传与未传。

脉象与疾病新久是否相适应，对疾病预后的推断也颇为重要。《伤寒论·辨脉法》中提出了凭脉辨别生死吉凶的总则：“凡阴病见阳脉者生，阳病见阴脉者死”。一般来说新病正气未衰，属实者为多，久病正气已衰，属虚者为多。久病不愈为正虚而余邪不盛，见弱脉为常情，故曰顺；反见实脉为余邪未清复感新邪，邪实正虚，正难胜邪之象故为逆，提示疾病凶险。如《金匮要略·痰饮咳嗽病脉证并治篇》曰：“久咳数岁，其脉弱者可治，实大数者，死。”就是指出久咳之症，正气已虚，宜见弱脉，若见实大且数的脉象为邪盛正虚，预后不良。

观察脉象推断疾病的进退和预后，必须结合症状，脉症合参；并要注意对脉象的动态观察。如外感病脉象由浮转沉，表示病邪由表入里。久病而脉象和缓，或脉力逐渐增强，是胃气渐复，病退向愈之兆；久病气虚或失血、泄泻而脉象虚大，则多属邪盛正衰，病情加重的征兆。热病脉象多滑数，若汗出热退而脉转缓和为病退；若大汗后热退身凉而脉反促急、烦躁者为病进，并有亡阳虚脱的可能。

人以水谷为本，脉以胃气为本，故脉象有无胃气，对判断病情吉凶是至关重要的。正如《景岳全书·脉神章·胃气解》所说："若欲察病之进退吉凶者，但当以胃气为主，察之之法，如今日尚和缓，明日更弦急，知邪气之愈进，邪愈进则病愈甚矣。今日甚弦急，明日稍和缓，知胃气之渐至，胃气至则病渐轻矣。即如顷刻之间，初急后缓者，胃气之来也；初缓后急者，胃气之去也。此察邪正进退之法也。"所以缺乏和缓从容之势的脉象，是预后凶险的征兆。

病脉和症状同样是机体病变过程中出现的征象，二者通常反映一致的病理属性。若脉与症不一致，或者相反，则表示病情比较复杂，治疗比较困难。预后较差。如大出血后脉象虚细或微弱，是气随血脱、气血两虚的征象，治以益气摄血之剂，有望血止复元。若脉反洪大，则提示血热气盛或元气外脱，血涌难堵，恐有暴脱之危。再如《金匮要略·痰饮咳嗽病篇脉证并治第十二》："脉弦数，有寒饮，冬夏难治。"寒饮脉应见弦迟，反见弦数，是脉证不相适应，用温药治饮，则不利于热，用寒药治热，又不利于饮，所以说难治。《素问·玉机真脏论》概括指出："病热脉静，泄而脉大，脱血脉实，病在中脉实坚，病在外脉不实坚者，皆难治。"

如清代喻嘉言《寓意草》载："徐国珍伤寒六七日，身热目赤，索水到前，置而不饮，异常大躁，将门窗洞启，身卧地上，辗转不快，要求入井，一医视为热，以大承气汤与服。余诊其脉，洪大无伦，重按无力。余曰：阳欲暴脱，外显假热，内有真寒，观其得水不欲咽，情已大露，岂水尚不能咽而反可咽大黄、芒硝乎？天气燠热，必有大雨，此证顷刻一身大汗，不可救矣。于是以附子、干姜各五钱，人参三钱，甘草二钱，煎成冷服。服后寒战嘎齿有声，以重棉和头覆之，缩手不肯与诊，阳微之状始著，再与前药一剂，微汗热退而安。"本案中，患者病情危急，喻氏"诊其脉，洪大无伦，重按无力"，而断其为真寒假热之证，并由此推断疾病预后，"此证顷刻一身大汗，不可救矣"。因此，在临证中，一定要脉症相参，综合考虑病情，才能判断出疾病的真正病机，进而推断出疾病的转归预后。

第四节 脉诊的现代研究

脉诊经过数千年历代医家理论探索和临床实践，至今已形成一套较为完整的理论体系和检测方法。脉象的客观检测和脉图分析是中医脉诊的发展方向，已引起了国内外学者的关注，现从脉象形成机理研究、脉象仪器的研制、脉图的分析方法、脉图的临床应用、脉诊研究展望等方面作概要介绍。

一、脉象形成的机理研究

脉象的产生与心脏的搏动、心气的盛衰、脉道的通利和气血的盈亏直接相关。现代研究表明，心室的周期性收缩与舒张所导致的主动脉的一张一缩将以波的形式自主动脉根部出发沿着动脉管传播，这种波就是脉搏波。中医脉诊中常用的寸口诊法即是这种脉搏波在桡动脉处显现的部位（深浅）、速度（快慢）、振幅（强度）、周期（节律性）和波形（形态）的综合反映。因此，要真正理解中医脉象的形成机制，须借助于血液动力学原理和方法进行深入分析。近三十年来，国内外学者提出了一些理论和模型，借以研究血液动力学参数，主要有弹性管道脉动流理论、弹性腔理论、线性弹性腔理论、非线性弹性腔理论、脉搏波的线化理论、体循环动力结构理论、心跳谐振波与器官共振的物理模式等。

近年来，有学者从血液动力学角度开展中医脉象的形成机制研究，研究包括脉位、脉律和脉率、脉形、脉势等方面。有学者对浮脉和沉脉的血流动力学的相关指标进行了研究，结果提示，浮脉者桡动脉最大血流速度、平均血流速度减小，心率加快，平均动脉压、脉压减小；沉脉者桡动脉最大血流速度、平均血流速度、收缩期、舒张期血流峰值均显著减小，阻力指数明显增大，平均动脉压、总外周阻力升高，脉压、每搏输出量减少，心指数下降。认为脉位的形成与心脏泵血量、血管张力及外周阻力、脉管系统的血流充盈、切脉局部血管的管径及横截面积、轴心位移幅度、管上组织厚度等因素有关。还有学者对脉率和脉律做了血液动力学研究，对结代脉血液动力学观察结果显示：结代脉患者心脏左室总泵力显著降低，射血分数、左室有效泵力、射流压力明显降低，外周阻力增加，提示心肌收缩力减弱，而心肌耗氧量、心脏功率反而增加，说明心肌耗能性代偿亢进，而能量的转换降低，心脏受损。

此外，神经功能动力学、体液代谢动力学也是研究脉象形成机理的方向，但最终的观测点还是体现在心脏、血管和血液循环方面。因此，从现代研究成果讲，脉象的本质是心脏、血管和血液循环的系统反应，病脉则是通过影响人体的血流动力学而在脉象上表现出来。还有很多脉象形成机理的动物实验研究，此类研究多用狗作为实验动物，把狗的肘动脉近似作为人的桡动脉进行观测，可供参考。

二、脉象客观仪器研究

中医脉象客观仪器的设计思路大同小异，典型的脉象客观仪器是一个复杂的计算机系统，主要由脉象传感器、传感器接口电路、信号预处理装置、A/D转换器、信号输出端组成。其中传感器是关键部分。目前应用的脉象传感器种类繁多，且性能各异，根据其工作的原理可分为四种：一是压力传感器，二是光电传感器，三是传声器，四是超声多普勒传感器。

1860年Vierordt创制了第一台弹簧杠杆式脉搏描记器，描绘了脉搏图，使脉象由示意图进入波示描记图阶段。我国从20世纪50年代开始，出现了一系列现代脉象检测方法，在此基础上，脉象描记仪器相继出现。1953年，有学者首先将杠杆式脉搏描记器用于中医脉象研究。1958年有学者用自制的压电式脉搏拾振器连接脑电图仪，在3种不同压力下，描记研究了若干高血压弦脉脉象的波形图。20世纪60年代，上海医疗器械工业公司中心实验室研制出“20型三线脉象仪”。20世纪70年代以后，随着现代科学技术的发展，各种脉象仪和脉象传感器相继问世。如1975年由中国医学科学分院研制、北京医疗器械总厂生产的BYS-14型脉象仪，采用半导体应变片式压力传感器，可同步描记心电、斜率、时差、脉象，并能指示浮、中、沉3种取法，并可同时插接示波器，基本上反映了脉象的频率、节律、幅度、幅度-压力变化率、心电脉搏时差等重要信息。80年代初有学者研制出MTY-A型脉图仪。1987年，学者借鉴以往经验研制出MX-5型多功能中医脉象仪。2000年上海中医药大学研制的ZM-Ⅲ型脉象仪，该仪器由单头测力式脉象换能器、脉象仪和微机、打印机等部分组成，主要用于寸口桡动脉的脉象检测，可以同步输出脉象图、脉象微分图、P-h 趋势图及取脉压力模拟量，自动分析判别脉图类型，做出一般的辨证诊断等。

2005 年有学者研制了基于虚拟仪器技术的中医指套传感器脉象仪，2012 年台湾成功研制双感应脉象仪，2015 年新型三探头自加压脉象仪研制成功，该新型脉象仪采用微型触力传感器对脉象信号进行实时采集，同时针对中医“三部九候”脉象采集的要求设计了自动加压模块以及三探头传感器调节结构。2015 年天津大学精仪学院中医工程实验室研发出智能中医综合诊断系统，为脉诊的现代化研究提供了新的设备。

经过几十年的发展，脉象客观仪器的研制，呈百花齐放之势，传感器探头由单探头到双探头，再到三探头及多探头；从弹簧杠杆式脉搏描记器、电子换能式脉象仪、多功能智能式脉象仪、影像式脉象仪到超声式脉象仪的问世，脉象客观仪器已经从最初的简单机械化发展到今天的智能化。通过与计算机处理和分析系统的结合，脉象仪可以对脉象信号进行自动采集、提取、分析、归类、判别，甚至可以自动打印出基本处方，更接近临床应用。

三、脉图分析方法研究

脉搏波图（简称脉图）是主要采用换能器或脉象仪在体表对动脉搏动所做的客观记录，是动脉血管内压力、管壁张力及其整体位移运动的综合力和时相变化的轨迹。通过分析脉图的形态变化，可以提供脉象位、数、形、势的参数，为脉诊的客观化和标准化研究提供客观依据。

（一）脉图的形成机理

脉图的形态可由于描记部位的差异而有所变化，但主要由升支和降支构成。升支和降支称为主波，在降支上有一切迹，将其称为降中峡。在主波和降中峡之间可以出现重搏前波，又被称为潮波。紧接降中峡而出现重搏波，又被称为降中波。波和峡是构成脉图的主要部分。

升支和降支形成脉搏图的主波幅值和形态，和心脏的射血功能及主动脉压力密切相关。重搏前波幅值、形态及出现时间与心脏功能、动脉血管壁张力和弹性及外周阻力等因素直接相关。降中峡的形态变化与外周阻力与主动脉瓣功能相关。

总而言之，脉图收缩期主峰波形受心肌收缩力及射血速率等因素影响，脉图收缩期的形态亦受外周阻力增加的影响。舒张期压力波下降速率由主动脉顺应性及外周阻力变量结合而共同决定，主动脉的顺应性亦可反映管壁软硬度对脉搏波在返折叠加途中传导速度的影响，从而导致重搏前波的变化。

通过对脉图与切脉指感及临床证候的相关性研究，发现脉图特征与传统中医脉象的相对应关系，进而明确脉图的参数范围，给予相对应脉象名称，对中医脉诊现代化研究具有重要意义。基于多年来的研究，目前已取得了一些与常见脉象相对应脉图，如平脉、弦脉、滑脉、浮脉、沉脉、迟脉、数脉、涩脉、濡脉、结脉、代脉、促脉等。

（二）脉图分析方法

1. 时域分析法　时域分析法主要分析脉波的波幅高度与脉动时相的关系，是直接在时间域内对压力脉图的动态过程进行研究的方法。从生物力学角度上看，传统中医诊脉是从时域角度研究脉搏信息的，而在现代研究中，亦多采用时域分析法对血管内流体参量与时间及空间的函数关系进行研究。利用该方法可了解脉动的频率、节律、脉力的强弱、脉势的虚实和脉象的形态特征，并可直接读出脉搏波图的波与峡的高度、射血期与舒张期等相应时值、脉搏波图面积等各项参数。上海中医药大学曾应用时域分析法，分析了ZM-Ⅲ型脉象仪所采集到的脉象信息，并根据脉象信息的位、数、形、势特征确定了几种中医脉象。有学者采用ZM-Ⅲ智能脉象仪，测定30例慢性胃炎湿证患者及30例正常对照者的左右手脉象信息，并利用时域分析方法对采集到的脉图进行分析。结果发现，两组脉图参数在h1、h3、h4、As、h3/h1、h5/h1等均存在显著性差异，提示脉图参数可以作为慢性胃炎湿证中医辨证的客观指标之一。该法是20世纪60年代以来应用最广泛的一种信息分析方法。

2. 频域分析法　频域分析法是近代物理学一种常用的对周期性波动信息进行数值分析的方法。其基本出发点是：一个随时间作周期变化性的量可以分解为它的简谐分量。研究脉搏图时，可以应用频域分析，将复杂的脉搏波分成不同强度的谐波，其较时域分析法更能清楚地反映并分析脉象的不同变化，进而更好地研究脉象变化。频域分析方法主要是观察振幅，相位随频率的变化。具体是通过离散快速傅里叶变换，将时域的脉搏波信号变换到频域，从脉搏波频中提取与人体生理病症相应的信息，近而实现脉象分类。有学者对采集到的平脉、弦脉及滑脉的脉图进行谐波分析，并结合血液动力学原理计算血流动力学参数，结果证实谐波分析结合计算波速与反射系数，可用于进行脉象的识别。该分析方法是一种灵敏度高、数据量少、误差小，并且能够全面反映脉象图形信息的方法。

3. 时频分析方法　时频分析法主要是描述信号在不同时间和不同频率的能量密度或强度，通过计算时间和频率的联合函数，对信号频率随时间变化的规律进行分析。其中小波变换的应用是目前发展较好的时频工具。有学者总结了小波变换提取脉搏波信号的几种方法，得出结论小波变换进行脉搏信号去噪和提取弱信号特征的特性都获得较好的效果，为脉象信号的分析提供了有效方法。小波分析在时域和频域上有其本身的特点即在高频部分，它具有较高的时间分辨率和较低的频率分辨率，在低频部分，则具有较高的频率分辨率和较低的时间分辨率。因此，小波变换具有更好的时频窗口特性，兼时域分析法和频域分析法的优点，是应用较多的一种信号分析方法。

此外，尚有简单聚类、短时傅里叶变换、希尔伯特—黄变换，多传感信息融合技术，多尺度估计理论、弹性腔理论、线化理论、神经网络分类器等方法，也应用于脉象的分析和处理中。

四、脉图临床应用研究

（一）疾病与脉象、脉图关系的研究

在各种疾病的脉象研究中，高血压和心脏病的实验资料较多。已有的研究显示中医脉象客观化参数对高血压、冠心病临床诊断和治疗有一定的参考价值。诸多研究者认为高血压的常见脉象为弦脉。有医家经临床体会，认为高血压的常见脉象中弦脉的出现频率可达85％～90％；其次是濡滑脉，其出现频率为30％左右；再次是寸盛尺弱脉，其出现频率为45％，此脉多见于中年人及老年人，为高血压上实下虚的具体表现。有学者对60例冠心病患者及20例正常人进行脉图测定，结果显示60例冠心病患者脉形以弦脉、结代脉、沉脉为最多见，脉图参数变化与正常组有显著差异，冠心病患者脉图资料与中医学中对胸痹

心痛脉象的认识相符合，冠状动脉狭窄程度与脉图参数呈正相关。因此，观察高血压、冠心病患者的脉象对病情轻重的估计及预后推测有一定意义。有学者采集101例肝炎肝硬化患者的脉象及脉图参数，建立数据库并对其分析得出肝炎肝硬化患者多见弦脉、缓脉，脉图参数以出现弦脉类脉图为特点；女性病例的弦脉出现率、主动脉内高压持续时间高于男性；男性病例的血管弹性、心室射血速率、心肌收缩功能好于女性。另外，脂肪肝患者以弦细脉和弦滑脉多见。

（二）证型与脉象、脉图关系的研究

病证与脉图相关性研究是四诊客观化研究的重要内容之一。近年来借助现代研究技术和方法，对疾病证型与脉象关系的研究取得了一定成果。有学者对194例不同证型的癫痫患者进行了脉图检测分析，发现癫痫病实证与虚证之间脉图存在显著性差异。风痰闭阻型脉象主要为紧脉、弦脉，波形表现为主波升高，重搏前波提前出现、抬高明显且与主波接近或超过主波高度，与主波融合成宽大波形，降中峡抬高，重搏波变平坦；痰火内盛型为弦脉、弦滑脉，重搏前波抬高延后，迭加于降中峡附近，主波抬高相对变宽。心肾亏虚型以弦细脉为主，脉图波形在弦脉的基础上主波降低明显，t值缩短。有学者检测慢性胃炎常见证型的舌脉象，发现脉象参数PSR1、PSR2、PSR3、PSR4、LMP2、LMP3等可以为慢性胃炎湿证诊断提供参考依据。哮喘是临床常见的肺系病证。还有学者检测108例哮喘患者舌脉象参数，分析各期哮喘及其证型之间的舌脉象关系，得出支气管哮喘常见脉象为弦脉，其次为滑脉、滑弦脉、沉滑脉，发现脉象参数RPSR3、RPSR4、RBF、PMLP3、RLMS2、RLMS3等可以作为判断各期支气管哮喘及不同证型的依据。肾气不足证是肾病中常见证型，通过对肾气不足证的患者双手六部脉进行脉象描记与分析，发现中老年患者肾气不足证，脉图表现为波幅矮小，尺脉相较寸关多显不规则，波形变化较大；青少年患者受到惊吓导致肾气不足证，脉象表现为沉滑，双尺脉明显大于寸脉，而出现寸小尺大的表现。有学者分析148例不同证型的原发性痛经患者的脉象及脉图参数，探讨原发性痛经不同辨证分型与脉图参数的相关性。结果显示肝肾亏损型和气血亏虚型与肝郁湿热型和寒湿凝滞型在h1、h3、h4之间有显著性差异。气血亏虚型与气血瘀滞型在h1、h3、h5之间有显著性差异。有学者对66例冠心病心血瘀阻证患者和76例健康人进行脉图检测分析，结果显示与健康对照组比较，冠心病心血瘀阻证组主波高度（Hb）、潮波高度（Hd）、降中峡深度（He）无明显差异，而重搏波深度（Hf）明显降低，有显著性差异；血管弹性系数（Hd/Hb）、血管张力系数（Hf/Hb）明显低于正常组，外周阻力系数（He/Hb）明显高于正常组。有医家研究160例湿疹患者，由脉象采集仪自动完成脉象时域信号的采集，根据脉搏波波形图，进行时域参数提取和分析。结果脾虚湿蕴型与血虚风燥型有偏于弦脉的共性，但脉图上重搏波和降支下降速度存在差别。

可见，同一疾病或证型可以出现多种脉象，同一脉象也可以出现在不同的疾病或证型中，所以脉象对于疾病和证型并无专属性，不能完全用特定的脉象诊断某一疾病或证型。

五、脉诊研究展望

半个多世纪以来对于脉诊的现代化研究，无论在理论方面、临床和实验研究方面，还是仪器的研制方面，都取得了一些成绩。但由于对传统中医脉象形成机理研究尚不够系统，多是采用现代科技和套用现代医学理论，用解剖学、生理学等代替了传统中医学中的

藏象理论，用疾病代替了证候，未能充分把握传统脉诊方法的真谛。传感器在仿生学方面还不能很客观、全面地模仿人体触觉及中医脉诊技术，虽然采用压力传感器检测寸口压力脉波的方法得到了较为普遍的认可，并且得到了广泛、有效的应用。但由于手感诊脉时所感受到的脉象信息既包含了压力量，又含有位移量，因此单纯采用压力检测或单纯采用振动位移检测的方法都只是从一个片面的角度去考察脉象，尚不能全面反映脉象的丰富信息。现有脉诊仪所测的脉图参数标准尚待统一，各地区、各单位的仪器规格、性能不同，选用的参数参量及测度方法也不尽相同，在脉图的表现形式和参数标准上也有区别，所以目前尚未研制出具有中医特色的、从多方面反映脉象信息的、灵敏实用的脉诊仪。诸如此类问题，造成此类研究尚处于实验探索阶段，距离揭示脉诊原理，甚至发展中医脉学理论，促进中医诊断技术客观化和现代化的目标还有一定距离。中医脉学研究涉及的学科较广，不但与医学基础理论、临床医学、生理学有关，而且与数学，物理学、心理学、流变力学、电子工程、计算机技术、系统工程等学科有着密切关系，因此必须建立有组织、有计划地多学科协作攻关，在现有研究的基础上，继承传统的切脉经验，充分理解传统脉诊方法的真谛，按照中医学的辨证思维模式从病因病机、局部与整体、人体和环境等多方面进行设计与研究，研制出具有中医特色的、从多方面反映脉象信息的、灵敏实用的脉诊仪，并建立具有中医特色的脉图分析方法和定量标准，充分体现出中医脉诊的精髓，使中医脉诊现代化研究这一宏大的系统工程走上科学化、规范化的轨道。随着高水平脉象研究队伍的组建，多学科学者的参与，中医脉象的研究将会走出困境，取得新的成果。

第七章 特色诊法专论

人体是一个有机的整体，在整体与各部分之间，不仅有组成关系，而且有信息互映关系。中医在漫长的发展过程中“见微知著”，逐渐总结经验，形成了一些特色诊法，如耳诊、手诊、足诊、甲诊、第二掌骨侧诊、五轮诊、山根诊、人中诊、鱼际络脉诊、腹诊、脐诊、背腧穴诊等，兹择其要介绍如下。

第一节 耳 诊

一、概论

（一）基本概念

耳诊是通过观察耳郭的色泽、形态、血管及其他阳性反应物（如丘疹、脱屑等）变化；或用手指触摸其形态改变；或用探头、探棒等按压耳郭穴位以检查阳性压痛点；或用耳部信息诊断仪测量信息的变化等来诊察病证、判断预后的诊断方法。

（二）发展沿革

早在两千多年前，《灵枢·师传》中已有“视耳好恶，以知其性”等记载，马王堆汉墓帛书《阴阳十一脉灸经》中也有对上肢、眼、咽、喉联系耳脉原理的论述，后世医书中又有阳维、珠顶、耳垂、耳郭后、郁中等耳穴及功能的记载，由此可以看出耳是诊病很重要的器官。

二、耳诊的特色内容

（一）基本原理

耳与全身脏腑经络的关系相当密切。《灵枢·邪气脏腑病形》曰：“十二经脉，三百六十五络，其血气皆上于面而走空窍……其别气走于耳而为听。”说明经络与耳的关系十分密切。故《灵枢·口问》曰：“耳者，宗脉之所聚也。”五脏之中，耳与肾、心的关系最为密切。耳为肾所主，肾开窍于耳。如《中藏经》曰：“肾者，精神之舍，性命之根，外通于耳。”《素问·金匮真言论》曰：“南方赤色，入通于心，开窍于耳，藏精于心。”杨上善《黄帝内经太素》解释为“肾者水也，心者火也，水火相济，心气通耳，故以窍言之，即心以耳为窍。”此外，肝藏血，耳受血始能听。心主血，肺主气，心肺合司宗气，肺朝百脉，宗气上贯于耳，耳方能闻。脾主升清，清阳之气上达贯耳，耳方能聪。故耳具有反映全身脏器生理、病理的全息作用，察耳可较早测知内脏疾患。

（二）诊察方法

目前，耳诊已由以往的单一耳穴望诊法，发展为包括耳穴望诊法、耳穴触诊法、耳穴压痕法、耳穴电测定法、耳穴染色法、耳穴知热感度测定法、耳温测定法、耳穴压痛法、耳心反射法等多种方法在内的综合耳诊，并在临床得到了广泛应用。目前临床常用的方法如下。

1. 望诊法　通过肉眼观察耳郭的色泽、形态、血管变化及丘疹、脱屑等阳性反应物的出现，并依据其所在耳穴位置对病证做出诊断。望诊以充足的自然光线为佳，医者的双眼应与患者的耳郭处在同一水平位置，保持平视，避免折射或反光干扰。望诊前忌揉擦、洗浴耳郭，排除耳郭上痣、疣、脓疱、冻疮、瘢痕等假象，还应注意耳郭上阳性反应物与气候、出汗程度的关系等。

2. 触诊法　包括触摸法和压痛法。

（1）触摸法：医者一手轻扶耳郭，用拇指指腹放在被测耳穴上，食指衬于耳背相对部位，两指腹互相配合进行触摸；或利用作压痛测定的探棒或耳穴测定仪的探头在探测耳穴时稍用压力，并在划动中感知耳穴的形态变化。触摸法主要应注意有无隆起、凹陷、压痕及其深浅和色泽改变。一般先上后下、先内后外、先右后左，按耳郭解剖部位进行。在系统触摸耳郭各部位基础上，右耳以触摸肝、胆、胃、十二指肠、阑尾穴为主；左耳以触摸胰、心、脾、小肠、大肠穴为主。

（2）压痛法：医者一手轻扶患者耳背，另一手持探棒、探头等以 50～100g 的均匀压力按压耳郭各穴，观察患者的疼痛反应，寻找出压痛最敏感的耳穴。用压痛法普查耳郭或在耳轮脚周围、肿瘤特异区、三角窝探查痛点。还可采用划痕法，即用上述压力，均匀地在被测部位滑动，以观察患者的疼痛反应，并根据划痕颜色的红白和凹陷恢复的快慢来推测病证的虚实。

3. 电测定法　采用耳部信息诊断仪或耳穴探测仪探查耳穴生物电的改变，以电阻降低（阳性信号）的部位作为躯体、内脏病证诊断的参考，故又称为良导法，所探查到的穴点也叫良导点。

上述各项耳穴诊断法在临床应用时可互相参照，并可根据一看（望诊法）、二摸（触摸法）、三压（压痛法）、四电（电测定法）进行系列诊察。只有对出现的各种阳性反应全面分析，方能排除假阳性点，得出比较正确的结论。

（三）正常表现

一般来说，耳朵应坚硬高耸，色泽粉红鲜润，或白而明泽，耳的上部高于眼睛，耳门宽大，耳垂厚圆，轮廓分明，左右对称。

小儿皮肤细嫩，耳上的血管脉络明显。妇女在月经期前或月经期后，耳朵和子宫区域的颜色也会有变化，经前较红润，经后较淡白。另外，耳朵的色泽也会因不同季节、气候的影响而略有不同。这些都属于正常的生理现象。

三、耳诊的临床应用

（一）色泽异常

全耳色白，多见于外感风寒，或寒邪直中，亦见于血虚。

全耳色青而黑，多见于剧痛。

（二）形态异常

耳轮焦黑、干枯，多为肾精亏极。耳部红肿，为少阳相火上攻，或肝胆湿热上蒸，亦可见于疖肿、冻疮等。耳背见红色脉络，伴耳根发凉，多为麻疹先兆。

耳垂经常潮红，多属多血体质。耳垂肉厚而宽，色红，形体肥胖者易患中风。

（三）耳穴分析

人体发生疾病时，常会在耳郭的相应部位出现“阳性反应”点，如压痛、变形、变色、水疱、结节、丘疹、凹陷、脱屑、电阻降低等，这些反应点就是耳穴，也可作为耳针防治疾病的刺激点。

为了便于掌握耳穴定位，必须熟悉耳郭解剖名称。

耳轮：耳郭最外缘的卷曲部分。其深入至耳腔内的横行突起部分为“耳轮脚”；耳轮后上方稍突起处为“耳轮结节”；耳轮与耳垂的交界处为“耳轮尾”。

对耳轮：在耳轮的内侧，与耳轮相对的隆起部，又称对耳轮体。其上方有两分叉，向上分叉的一支为“对耳轮上脚”，向下分叉的一支为“对耳轮下脚”。

三角窝：对耳轮上脚和下脚之间的三角形凹窝。

耳舟：耳轮与对耳轮之间的沟，又称舟状窝。

耳屏：耳郭前面瓣状突起部，又称耳珠。

屏上切迹：耳屏上缘与耳轮脚之间的凹陷部位。

对耳屏：对耳轮下方与耳屏相对的隆起部位。

屏间切迹：耳屏与对耳屏之间的凹陷部位。

屏轮切迹：对耳屏与对耳轮之间的稍凹陷部位。

耳垂：耳郭最下部，无软骨的皮垂。

耳甲艇：耳轮脚以上的耳腔部分。

耳甲腔：耳轮脚以下的耳腔部分。

外耳道开口：在耳甲腔内的孔窍。

耳穴在耳郭的分布有一定规律，一般来说耳郭好像一个倒置的胎儿，头部朝下，臀部朝上。与头面部相应的穴位在耳垂邻近；与上肢相应的穴位在耳舟；与躯干和下肢相应的穴位在对耳轮和对耳轮上、下脚；与内脏相应的穴位多集中在耳甲艇和耳甲腔；消化道在耳轮脚周围环形排列（图 7-1）。

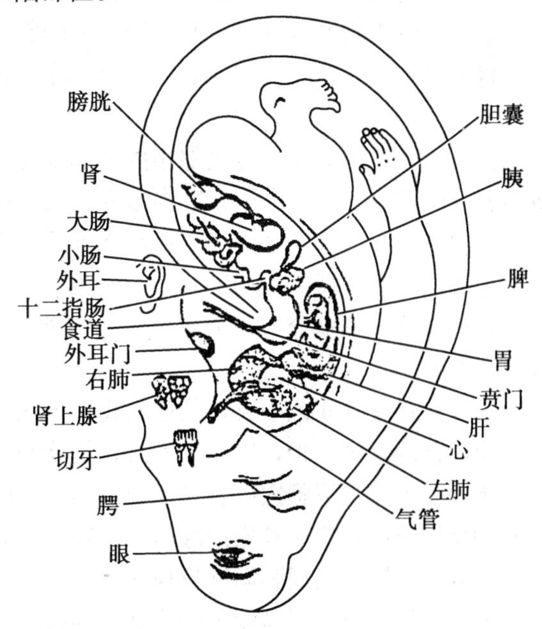

图 7-1 耳穴分布规律图

常用耳穴具体定位如下。

心脏：位于耳甲腔中心最凹陷处，约平外耳道口中央，是诊断心脏疾病的参考穴。

肺脏：在心脏的上、下周围，是诊断肺部疾病、皮肤病的参考穴。

脾脏：位于耳甲腔的外上方，胃的外下方，是诊断消化系统疾病的参考穴。

肝脏：位于耳甲艇外下方边缘，胃的外上方，是诊断肝胆、神经系统、心脑血管系统、肌肉运动系统疾病的参考穴。

肾脏：位于耳甲艇上缘，对耳轮下脚下方，盆腔的直下部位，是诊断肾脏疾病、性功能障碍、神经衰弱、骨骼疾病的参考穴。

胰胆：位于耳甲艇的边缘，肝、肾两者之间，是诊断胰、胆疾病的参考穴，若右耳出现阳性反应，胆病的可能性大；左耳出现阳性反应，胰腺疾病的可能性大。

口：位于耳轮脚下缘，外耳道口外上方，是诊断口腔疾病的参考穴。

胃：位于耳轮脚消失处。若耳轮脚延伸至对耳轮时，则取外耳道口上方之耳轮脚部位至对耳轮内缘所作连线的外 2/3 处，是诊断胃、脾疾病的参考穴。

食道：位于耳轮脚下缘，口与胃之间内 1/3 处，是诊断食道及消化系统疾病的参考穴。

大肠：位于耳轮脚上缘内 1/3 处，与口相对，是诊断大肠疾病和肺部疾病的参考穴。若大肠穴阳性、阑尾穴强阳性则考虑阑尾炎；若大肠穴与荨麻疹区同时出现阳性，应考虑过敏性肠炎。

小肠：位于耳轮脚上缘中 1/3 处，与食道相对，是诊断小肠与心脏疾病的参考穴。若心、小肠出现阳性反应可能是风湿性心脏病。

十二指肠：位于耳轮脚下缘外 1/3 处，与贲门穴相对，是诊断消化性溃疡的参考穴。

阑尾：在大、小肠之间，是诊断阑尾炎的主要穴位。

膀胱：位于耳甲艇上缘，对耳轮下脚下方，大肠的直上方，是诊断泌尿系感染的参考穴。

子宫（精宫）：位于三角窝的最凹陷处，是诊断妇科疾病和性功能障碍的参考穴。

脑干：位于轮屏切迹正中凹陷处，是诊断脑部疾病的参考穴。

肾上腺：位于耳屏下缘（如耳屏为双峰状，则在下面隆起）的稍内侧，是诊断癌症的参考穴。

内分泌：位于屏间切迹底部稍内约 0.2cm 处，是诊断生殖系统疾病，以及内分泌紊乱所引起的疾病（如月经不调）的参考穴。

扁桃体：在耳垂 8 区中央（一般将耳垂前面划分为九个区：在屏间切迹软骨边缘处画一水平线，由此至耳垂下端等分，画两条平行线，再将第一条线分三等分，垂直画两条垂直线，这样就将耳垂分为九个区。由内向外、由上向下分别为 1、2……9 区），是诊断咽喉疾病的参考穴。

内耳：在耳垂 6 区中央，是诊断梅尼埃病及内耳疾病的参考穴。

眼：在耳垂之中央，即 5 区中心，是诊断眼疾的参考穴。

舌：在上腭与下腭穴中点稍上处，即 2 区中心，为诊断舌疾的参考穴。

肿瘤特异区：位于耳轮边缘的中上段，是诊断癌瘤的主要参考穴。若与肾上腺、皮质下、内分泌穴同时出现强阳性反应时，再查有关脏器穴位，有利于病变的定位诊断。

外生殖器：位于对耳轮下脚交感穴同水平的耳轮上，是诊断外生殖器疾病的主要参考穴。

颈椎：位于对耳轮下端的隆起处，是诊断颈椎病变的参考穴。

胸椎：位于对耳轮正面隆起部，相当于胃穴的外下方至外上方这一段。由下而上依次相当于胸1至胸12，是诊断胸椎病变的参考穴。

腰椎：位于胃至肾上方之间的对耳轮正面隆起部，是诊断腰椎病变及腰痛的参考穴。

骶椎：在对耳轮上下脚起始部至腰椎上界的对耳轮隆起部，是诊断骶椎病变、腰痛的参考穴。

腹：在腰椎与骶椎之间偏耳甲侧，约与对耳轮下脚下缘相平，是诊断腹腔疾患的参考穴。

甲状腺：在颈椎穴之外上方，与颈穴平，是诊断甲状腺疾患的参考穴。

乳腺：在对耳轮隆起两侧，胸椎穴上方，与胸椎穴呈等边三角形，是诊断乳腺疾患的参考穴。

四、耳诊的现代研究

耳穴分析理论的兴起是在20世纪50年代，法国的外科医生诺吉尔（P. Nogier）博士受一位民间医生的启发，经过6年的系统研究，于1957年《德国针术杂志》3～8号发表“形如胚胎倒影式的耳穴分布图谱”，从此耳针全息疗法在德国推广，并流传世界各地。1958年12月《上海中医杂志》刊发了耳全息穴位分布图谱。

目前对耳诊的研究较为侧重其与心血管疾病的关联性。有学者通过肉眼直接观察心脏病患者耳轮充盈情况，发现不仅耳轮形态的充盈与心脏疾病有一定的相关性，其部位和形态（缺陷、狭窄、皮肤皱褶等）的不同与心脏病变的性质和程度亦有一定的相关性。国内外研究报道，耳折征（耳垂皱褶，从耳屏间切迹外伸到耳垂边缘的一条斜线皱痕）对冠心病的诊断有一定的价值。另有研究显示，耳折征的角度亦有重要价值。男性如有约45°角的耳折横跨耳垂，则心脏病致死率较高。

第二节 足　　诊

一、概论

（一）基本概念

足诊主要是通过观察足掌的皮肤色泽、形态变化，按摩足掌各部位有无压痛或丘疹、结节、条索等来诊察病证、判断预后的诊断方法。

（二）发展沿革

我国是足部诊疗起源最早的国家。《史记·扁鹊仓公列传》记载：“上古之时，医有俞跗，治病不以汤液、醴酒、镵石、挢引、按扤、毒熨，一拨见病之气。”俞跗只要找到脚上的特效穴，点拨之间就治好了病。后世医家临床不断实践，充实完善了足部诊疗理论。

二、足诊的特色内容

（一）基本原理

内脏与体表官窍的联系以经络为其通道。足掌与人体经脉有密切的联系，如足太阴脾经、足少阴肾经、足厥阴肝经、阴维脉和阴跷脉都起源于足底部；而足太阳膀胱经、足阳明胃经、足少阳胆经、阳维脉和阳跷脉均终止于足底部，冲脉有分支到足部。足之三阴三阳经与手之三阴三阳经相互联系，经气循环周身。故人体某一脏腑器官发生病变，即可通过经脉反映于足掌部。中医学认为，人之有足，犹如树之有根，人体元阳精气的盛衰最易体现于足部，因此通过诊足可以了解脏腑精气的盛衰。

近年来国内外的研究结果发现，脚可以看做人体的全息胚，人体各个脏腑器官在足掌部几乎都有各自的投影反射区，各反射区压痛的出现，即代表其相应的组织器官发生了病理变化。故足掌和耳、目一样，也是人体的缩影。诊察足掌的信息，就可诊断全身各组织器官的病变。

（二）诊察方法

让患者取坐位或平卧位，两足自然放好，全身放松，以舒适为度，依次从足背至足趾，从足趾至足掌、从足掌至足跟，细心观察患者的双足有无畸形，是否有丘疹、小的硬块、扁平足、踇趾外翻及趾和趾甲的变形，鸡眼、趾间足癣、胼胝、皮肤颜色的变化等。

在健康的情况下，对足部进行触诊不会引起疼痛，但当体内组织器官出现病理性变化时，足部的对应反射区就会出现压痛或出现小丘疹、结节、条索状等。触诊一般分为有痛触诊和无痛触诊两种。

1. 有痛触诊　用力按压足部反射区，通过患者感觉异常痛感来检查疾病。以肾上腺、腹腔神经丛和肾三个反射区的按压疼痛的敏感性为依据，从轻手法按压后没有疼痛感觉的力度开始，逐次加力，直到该区有反应，再找出按压后感到胀痛舒适的力度。用类似的手法摸索腹腔神经丛和肾反射区的敏感性，取该三区的平均力度值，作为该患者有痛触诊的平均力度。触诊应当按顺序进行，一般先检查左足再检查右足，按照从足底反射区→足内侧反射区→足外侧反射区→足背反射区的顺序进行触诊，对疼痛敏感的反射区进行综合分析及判断，进一步了解各脏腑组织器官的病理变化情况。在有痛触诊时，判定某反射区的疼痛程度时要以患者的自然动作和表情为依据。

2. 无痛触诊　一般常用双手的拇指和食指的指腹来检查。检查者指腹在反射区反复触摸，必要时用指尖部。摸诊时手指的力由轻到重，仔细体会指腹下的感觉，是否有组织的条索样、结节样、空洞样、细砂样、板块样改变。这些改变表明反射区所对应的器官或组织出现了病变。

触诊可在足部反射区检查出人体疾病，而且还能发现早期用其他检查方法不能及时发现的一些病理变化，这确实是足部反射区诊疗的特点，但仅用足部的望诊和触诊来诊断，又容易出现漏诊或误诊。因此，以科学的态度，利用各种手段全面掌握患者情况，综合分析，可使诊断更为准确。

（三）正常表现

足部宽大厚实，足趾长大，足皮厚实且润泽者为正常。男女的脚结构有别，女性脚较短而窄，有较重的重力落在脚跟处。

三、足诊的临床应用

（一）色泽异常

在某反射区内发现颜色变化或出现白色或蓝色的点状物，说明对应的脏器可能有问题；若大脑及额窦反射区呈紫黯色，提示脑血管有病患，是中风的先兆。

（二）形态异常

扁平足可引起脊柱生理弯曲度改变，易患肩背痛、腰痛等，同时右扁平足对肝脏和胆囊有影响，左扁平足对心脏有影响。

踇趾外翻能影响颈椎和甲状腺的反射区，可引起颈椎病，以及甲状腺功能的改变。

踇趾和其他足趾变形，头部和牙齿将受到影响，可引起头痛、失眠、牙痛等。

足部内外踝的损伤及充血与盆腔和骨关节异常有关。足踝部周围的皮肤出现水肿与肾脏及循环系统疾病有关。

从侧面看，如果第二、三趾的关节弓起，可能会有胃肠疾病，如胃溃疡、十二指肠球部溃疡、慢性胃炎、胃下垂。

踇趾腹侧皮肤有网状粗纹，且有针孔状损害者，男性为性功能减退、阳痿、早泄、精子发育不全，出现脂肪肥厚、臀大、腹大、皮肤细腻，向女性化发展；女性则出现内分泌紊乱、月经不调、不孕等症。

踇趾腹侧若有不自然的凹凸现象，多属于药物使用种类过多，用量过大，时间过长等累积中毒的表现。

（三）定位分析

人体各器官和部位在足部有着相对应的区域，可以反映相应脏腑器官的生理病理信息，这就是所谓的“足部反射区”（图7-2）。足部反射区不同于呈点状的穴位，面积大而呈片状，其排列与人体各器官的解剖位置基本一致，踇趾部是头部；足跟部是臀部；接近

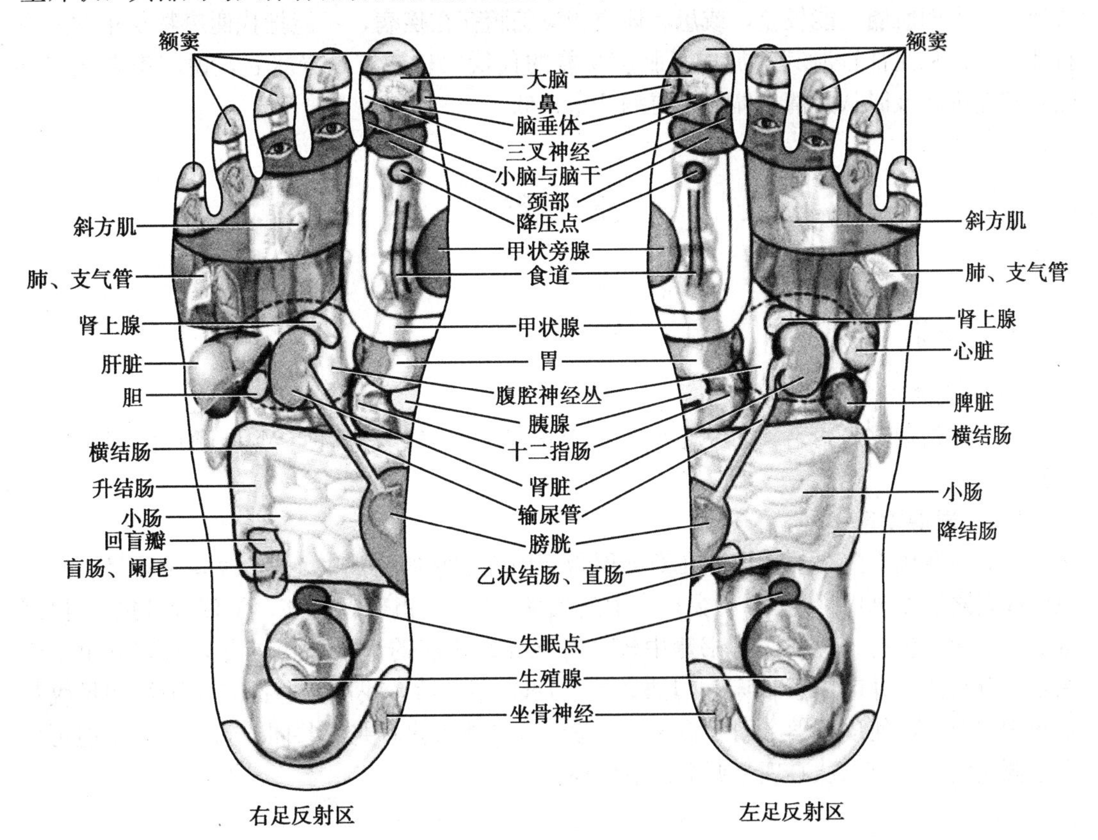

图7-2 足部反射区图

正中线的器官的反射区在足内侧，如脊柱、子宫、前列腺等；远离正中线的器官和部位的反射区在足外侧，如肩部、卵巢、睾丸等。

足部某一反射区有明显皮肤状态改变，如丘疹、硬结、鸡眼等，提示相应的器官、组织或内脏发生了病变。

足部某一反射区明显凹陷，提示相对应的脏器“缺如”或已摘除。

足部某一反射区出现明显肿胀、隆起，可提示相对应的脏器患慢性器质性病变，如在患者双足的膀胱反射区见到明显的局部肿胀，提示可能患有前列腺肥大症、慢性膀胱炎症。

四、足诊的现代研究

19世纪30年代，美国印古哈姆《足的故事》专门介绍了“足部按摩疗法”。1975年，瑞士玛鲁卡多《足反射疗法》，从学术上总结了人类关于足部反射区的自然疗法。1985年，英国现代医学协会正式将足部按摩方法定为“现代医学健康法”，明确了更高的医学地位。1989年“足反射疗法大会”在美国加州召开，足部健康反射诊疗法在国际上崭露头角。

有学者提出可结合闻诊诊足，若足有辛臭味者，多为肺病；足有恶臭者，多为消化系统疾病；足有酸臭味者，多为肝胆疾病；足有咸臭味者，多为泌尿系统或妇科疾病；若足有谷气味，为脾胃旺盛，谷气外溢布达四末的表现。足部有异味说明体内的废物正在向外排泄，也说明脏腑功能较差，或患者体内相应脏腑存在疾病，不能把代谢废物从正常通道排泄，所以从足部排泄其实促成了脏腑功能的代偿。长期有足异味者，说明患者代谢补偿，代谢废物及时从足清出体内，得病几率较低。

附　手诊

一、概论

（一）基本概念

手诊是指通过观察手掌的纹路形态、变化规律等来诊察病证、判断预后的辅助诊断方法。

（二）发展沿革

手诊在我国有悠久的历史。在商朝甲骨文中就有掌纹辨病的记载。《黄帝内经》有诊鱼际纹路之法及爪甲诊病法，《灵枢·卫气失常》曰：“粗理者身寒，细理者身热。”民间素有手相学的流行，但在医学书籍中较少有观皮纹诊病的记录。1956年，我国制定了十指指纹分析法，并应用于临床和司法系统。1966年之后，我国一些医院用手纹和足纹特征来识别婴儿，使皮纹学应用于临床。手诊经过中外历代研究者共同探索实践，不但可用以预测疾病，还可以从心理上调节诊治疾病。

二、手诊的特色内容

（一）基本原理

人体以五脏为中心，通过六腑、经络沟通表里，运行气血而构成一个有机整体。双手上有十二条正经脉的86个经穴和224个奇穴，手部集中了与体内所有器官均有关系的穴位。手掌联结着人体的前部、手背联结着人体的后部各种器官，因此身体内部有无异常都可由经、穴传递给手的各部位。疾病的信号更会通过神经、血管和经络反映到指掌的不同部位上来，而指掌的某种部位的形态改变，其中特异性和规律性的改变，就是望手诊病的依据。

现代解剖学证实，手神经直接连着大脑，当脏器有病变时，就由自律神经传到大脑，再通过脑脊髓神经把变化情形显示到双手上，手掌皮肤比其他处皮肤有更为丰富的神经纤维网及各种神经末梢，所以，一个人的身心健康及遗传等其他信息，也自然会在手掌上反映出来。如无名指麻木，向中指移动，或食指发麻，为中风前预兆；脑出血后半身不遂，两手掌冰凉浮肿，呈紫红色，双手掌纹路也很快变浅。医家曾有“面诊不如体诊，体诊不如骨诊，骨诊不如手诊”之说。

（二）诊察方法

主要看男左女右，另一只手作参考。手上反应的记号不是绝对的，只是一种信息的表现。要仔细观察周围的情况，尽量找出3个支持点。如看到手指上的头痛还不够，还要看看太阳穴上是否有青筋。观掌五不看：酒后不看、色欲过多不看、暴怒后不看、人多不看、自己有事不看。手诊只是望诊中的一种，须结合四诊，综合辨证。

（三）正常表现

正常手掌厚而有肉有力，富有弹性，手感温暖润泽，主五脏调和，精力充沛，体质强壮，适应力强。

多吃橘子、胡萝卜、豆腐皮者，掌色易黄；多吃赤小豆、苹果酱者，掌色较正常人红。这些因饮食所致的掌色变异属正常变异。

三、手诊的临床应用

（一）色泽异常

1. 手掌白而无血色，提示营养不良，贫血或病在肺脏；失血过多、术后体虚、产后体虚的手掌多呈白色无华。

2. 手掌晦黯无华，提示肾脏疾病。手掌发青的人，生性冷淡内向。

3. 手掌呈绛红色，提示心火旺盛。如果手掌突然变成红茶色，可能是脑溢血即将发生的征兆。

4. 手掌皮肤红润且如绸缎样柔软者容易患湿热和痛风。

5. 指端皮肤紫绀，说明体内缺氧，可见于肺功能不全、肺心病、动脉痉挛等。

6. 手掌出现红色网状毛细血管揭示维生素C缺乏。

7. 手掌大、小鱼际处红、白交错呈现花岗石样红色斑状，不高出皮肤、界限清楚者，俗称朱砂掌（肝掌），多提示曾患过肝炎。红斑若呈黯紫色，说明病情已迁延或肝细胞大部分受损害。体内雌性激素增多，也是引起朱砂掌的原因之一，故妇女妊娠期也可见到朱砂掌。另外体内维生素缺乏、肺结核、风湿性心脏病、类风湿关节炎、糖尿病、真性红细胞增多、砷中毒等亦可出现朱砂掌。

（二）形态异常

1. 手掌软厚而无力，弹性差，多为精力欠佳，疲劳乏力。

2. 手掌软细薄而无力，多精力衰退，体弱多病。手软的人多为脑力劳动者。

3. 手掌肌肉硬直、缺乏弹性，多属血气瘀滞，经脉不畅。

4. 手掌硬直而瘦者，多为心、脾系统功能问题。

（三）手感异常

1. 手感凉　手感比正常人寒者，可见于甲状腺功能低下，微循环障碍，经脉运行不畅，容易疲劳，消化吸收能力差，容易感冒，心慌心跳，月经不调等，主脾肾阳虚。

2. 手感热　如越握越觉得热，多为实热，常有炎症。再握时反觉不是很热，多为肝肾阴虚，虚火外炎，可见于甲状腺功能亢进等。

3. 手感湿　主心脾两虚。容易疲倦乏力。手掌多汗者，多为脾胃积热，心火亢盛。

4. 手感干　主肺脾两亏，易感外邪。

5. 手感黏　主内分泌失调，糖尿病患者多见。

6. 手汗多　多为脾胃热，心火旺，精神紧张。

（四）掌纹分析

1. 生命线　又叫肾线，起源于食指与拇指之间，呈现抛物线形，一直延伸至手腕线。主要提示人精力的旺衰和体质的强弱。

生命线长、粗、深一般视为身体健康，精力充沛，不易患病，为健康长寿的征兆；生命线纤细短浅意味着体质柔弱，缺少活力。

生命线起点靠近食指，标志着健康状况良好，身体抵抗力强；起点偏向拇指，预示着体弱多病，易患感冒等病。

如果生命线上有岛纹、斑点和障碍线，说明生命过程中会有很多病痛；生命线下方出现的支线，称为鱼尾纹，分支越多，鱼尾纹越多，则说明精力损耗过多。

生命线长，说明寿命比较长。生命线突然间截断，要注意身体的健康问题。生命线起端代表头部，末端代表腰腿下肢，以此类推可以预测疾病发生的部位。起端有链状纹，说明幼时营养不良，生活比较艰苦，体弱多病。中段有阻力纹干扰，提示中年多有疾病意外和压力干扰。末端鱼尾纹提示晚年精力衰弱，体弱多病。

2. 头脑线　又叫智慧线，起源与生命线一起，抛物线形状走向小鱼际方向，终点基本上到无名指垂直的下方。健康的头脑线深而长，红润明晰不断，表明智慧较高，心态比较乐观。

头脑线长属于思维能力强，过长过弯则忧思多虑。头脑线短直属于反应能力强，越短则反应越快。

头脑线如出现岛形，说明气血容易停滞。如头脑线和生命线的起点地方有连接的岛形纹或链状纹，说明幼年时候出现过消化不良、营养不良，多呼吸系统疾病。中段有干扰纹，表示中年用脑过度，易头晕头痛。末端分叉，又有鱼尾纹，易神经衰弱、失眠多梦。头脑线中间如有黑点，说明易患头脑疾病，如脑瘤等。

3. 感情线　又叫心线，起点在小指侧，往上走，呈抛物线状到食指和中指的交界下方。一般头比较粗壮，尾部比较细小。反映心血管状态和情绪控制能力。

一般感情线直的人性格比较直，纹弯的人性格比较随和。如感情线上端有链条纹，说明幼时营养不良；中段如果有障碍线，反映出呼吸系统的问题；末端多分支，反映泌尿生殖系统病变。

4. 手掌异常纹　后天比较容易出现，多见下列表现：

(1)“十”状纹：又叫“阻力纹”、“干扰纹”。在哪个区域出现，就表明哪个脏器功能失调。

(2)“△、人”状纹：表示肝胆的问题。肝火盛的人比较容易出现。

(3)“米、田”状纹：表明某脏器存在气滞血瘀现象，病情较重，如胆区的胆囊炎。

(4)“井”状纹：提示与慢性炎症有关，多为消耗性慢性疾病。

(5) 岛形纹：提示肿瘤或炎性肿块的存在，岛纹越小越有意义。过大的岛纹只提示所在区域脏虚弱。

(6) 鱼尾状纹：鱼尾纹是纹的分叉，与身体虚弱、精力下降有关。感情线分叉，说明是肺的问题；生命线分叉，多为泌尿系统病变。

(7) 阻力纹：所有横切各主线的不正常短线都称为阻力纹、干扰纹或障碍纹。阻力纹细、短、浅时多表示慢性和消耗性疾病，深长粗短超过 1 公分时往往提示急性疾病或意外。

5. 断掌纹、川字纹和鸡爪纹

(1) 断掌纹：头脑线和感情线相交，从手掌的一端至另一端，成一直线横越。一般肝火旺盛，性情急躁，口干口苦。易发生脂肪肝、胆结石等肝胆疾病。

(2) 川字纹：生命线与头脑线不连在一起，形成一个开口。一般肝火旺盛，中年后会顿觉气力衰退，力不从心。川字纹如出现交叉横纹，易产生抑郁症。

(3) 鸡爪纹：一源三歧，生命线、头脑线和感情线都在一个起源。往往先天身体素质欠佳，体弱多病，总是疲劳乏力，力不从心。

四、手诊的现代研究

现代研究多通过对掌纹浮沉、消长的观察，以了解人体体质和病证状况。有学者观察到如果患者手型干瘦，沿生命线青色隆起，多是肝郁气滞，心情不舒，属肝郁型乳腺增生症。如果手指冰凉，必然全身怕冷，属妇人阳常不足。如有肾区颜色晦黯，纹理凌乱，必有腰痛腿软，倦怠乏力，性冷尿频等表现，属典型的肾阳虚证。

附　甲诊

一、概论

(一) 基本概念

甲诊是通过观察指（趾）甲的色泽、形状、质地等变化，以诊察病证、判断预后的方法。

（二）发展沿革

甲诊历史悠久，早在《黄帝内经》中就有辨甲诊病的记载。如《灵枢·本脏》曰："肝应爪，爪厚色黄者胆厚；爪薄色红者胆薄；爪坚色青者胆急；爪濡色赤者胆缓；爪直色白无约者胆直；爪恶色黑多纹者胆结也。"《灵枢·论疾诊尺》指出："身痛面色微黄，齿垢黄，爪甲上黄，黄疸也。"《素问·痿论》说："骨痿者生于火热，何以别之？曰：肝热者，色苍而爪枯。"可见疾病在内，甲象可显现于外，故从诊甲入手，可达辨病的目的。历代医家对诊甲辨证亦取得十分可贵的经验。如《中藏经》中说："手足甲肉黑色者死"，"筋绝魂惊虚恐，手足甲青，呼骂不休，八九日死。"清·陈士铎《石室秘录》指出："指甲尽行脱落，此乃肾经火虚。"此外，在《四诊抉微》、《形色外诊简摩》中，均亦有论述。

二、甲诊的特色内容

（一）基本原理

指甲为脏腑气血的外荣，与人体的脏腑经络有直接联系，《灵枢·九针十二原》说："五脏五腧，五五二十五腧，六腑六腧，六六三十六腧，经脉十二，络脉十五，凡二十七气，以上下，所出为井，所溜为荥，所注为腧，所行为经，所入为合，二十七气所行，皆在五腧也。节之交，三百六十五会。知其要者，一言而终，不知其要，流散无穷。"十二经脉井穴，均出入于爪甲根端，阳经自此出表，阴经自此入里，互为表里的经脉以甲皱襞、甲床丰富的孙络为沟通渠道，使爪甲成为经络输转的枢纽，故人体生理病理能反映于指甲，形成具有特异性的甲象。此外，四肢爪甲靠气血荣润。《灵枢·邪客》说："营气者，泌其津液，注之于脉，化以为血，以荣四末。"《素问·六节脏象论》说："肝者……其华在爪，其充在筋，以生气血。"这些均说明四肢爪甲与气血的关系非常密切，气血变化可以在指甲上有所表现。

（二）诊察方法

在自然光下，患者伸出手掌，各指自然伸直，医者于相距一尺处以目直接观察（亦可借助放大镜观察）。诊察时宜逐一检查各指甲床、甲体、甲半月，分辨其颜色、光泽、形状、质地等，必要时还可按压甲体，观察甲床的色泽改变。一般诊视两手指甲互相对比，必要时可以诊察两足趾甲。

（三）正常表现

健康指甲占手指末节约3/5，呈长方形拱起，顶端横径稍大于基部横径，对称不偏斜，无凹陷或末端向上翘起的现象。甲质坚韧，有一定弹性，厚薄适中，光滑润泽，淡红含蓄，甲面无纵横沟纹，甲上无干扰斑，甲下无斑纹瘀点，甲缘整齐无缺损，甲周软组织皮肤完整而柔软，无角化、撕裂、倒刺等。轻压甲面，松后红润复原。指甲基部的白色如半月形部分称指甲半月，俗称甲白，色呈乳白，占指甲面积的1/5左右，左右对称。成年人一般7个月指甲更新。

三、甲诊的临床应用

（一）色泽异常

1. 白甲　甲床苍白，提示气血虚衰。白而润病轻，白而枯槁无华且粗糙者，病重。全甲苍白见于贫血、营养不良、肝硬化、无脉症等。甲面有白斑，提示肠道寄生虫。若呈浊白色或黑灰色，为灰指甲病。

2. 红甲　甲床红赤，提示热证。红赤而润者病轻浅，红赤枯槁者病重深。甲床出血，也属红甲，若甲游离缘出现梭形成纵行线状出血，可见于凝血功能障碍等。心气衰竭、心血瘀阻也可致甲床紫红。

3. 黄甲　甲床色黄，提示湿热熏蒸。可见于肝胆疾病、溶血等。黄而鲜明者病轻，病程短。黯黄者病重，病程长。

4. 青甲　甲床发青，提示寒证、瘀血、痛证、惊厥。见于心血管疾病、急腹症等。久病甲青而枯槁，提示肝气将绝，预后不良。孕妇十指甲全为青色，多为胎死腹中之兆。

5. 黑甲　甲床发黑，主寒证、瘀血、痛证。久病出现黑甲而枯槁无泽，提示肾气将绝，其病凶险。

（二）形态异常

1. 窄甲　甲面左右横径小，两侧肉际较宽。左右径约为甲长的 1/3，甲色不均匀，并出现轻微的横向条纹，提示易患颈、腰椎病、骨质增生及心脏病。

2. 阔甲　甲面左右横径大，顶端更显，甲根部凹下，半月相应扁长，甲面对光可见轻微纵横沟纹，提示易患甲状腺功能变异性疾患、生殖功能低下等。

3. 梯甲　上端横径小于根部，甲面长度适中，整个甲面呈梯形，提示易患呼吸系统疾病，如肺炎、支气管炎等。

4. 嵌甲　也叫“倒甲”，甲左右两端深陷于左右肉际之中，形成镶嵌状。如甲倒刺入肉际中，须排除因外伤及压挤所致。提示易患神经系统疾病，如自主神经功能紊乱及循环系统障碍。

5. 纵沟甲　甲面上有纵形沟条，甲面凹凸不平，多提示肝肾不足，肝阳上亢或气血亏虚，易患营养不良症、过敏症、呼吸系统疾患。40 岁以上之人十指甲出现数条均匀的凸起纵纹线，属正常，这是较早出现的一种老年信号。

6. 横沟甲　甲面上出现凹下横沟而凹凸不平，甲面透明度不良，多提示肺功能异常或肝气郁结，易患脱毛症，且情志抑郁。如甲下有一条瘀血带，多因受伤所致，根据其横沟至根部距离可推断受伤时间。

7. 凸甲　甲面中央明显凸起高于四周，甲端部下垂，像贝壳或倒覆的汤匙，对光观察甲面上有稍微的凹点，甲色、甲下色偏白，半月色偏粉，提示易患结核病，如根部紫色更应注意。

8. 凹甲　甲面中央凹下低于四周，甲面上有凹点和纵行细微的条沟，甲下色不均匀，多提示肝肾功能不佳，易于疲劳，精力不充沛，也易患不育症。

9. 软薄甲　甲面软薄缺少韧性，失去保护功能，甲下色淡，半月不整，甲皱亦不规整，提示易患出血症，也见于久病之人。

10. 剥甲　甲面与甲床逐渐分离，如剥笋状，初起指甲游离端处发白变空，向甲根部逐渐蔓延，甲变为灰白色，无光泽，并变软薄，提示消化道出血或有其他出血症及营养不良而致贫血等。

11. 花斑甲　甲面不光洁，甲色不明润，有黯黄斑块，提示有消化系统疾病，或长期神经衰弱，易于疲乏倦怠。

12. 筒状甲　指甲内卷如筒，也叫“葱管甲”，多见于久病体虚之人，或安逸少劳者。

压之苍白，松之亦白，多属气血两虚，提示机体抵抗力很弱，易患绝症。

13. 纵裂甲　甲板不坚，失去韧性，从中央裂成两片，提示易患循环系统疾病或痴呆症，也见于外伤或甲癣。

14. 代甲　即指甲自行脱落，多因患疽疔疠毒所致。如已排除外科疾患，则为“筋绝”危候，若不再复生，提示命门火衰，难以康复。

（三）定位分析

临床可根据甲诊病理信息出现部位推测机体病变部位，一般拇指指甲主要反映头颈部疾病及全身疾病；食指指甲主要反映头以下，膈肌以上的胸部疾病；中指指甲主要反映膈肌以下至脐以上病变；无名指指甲主要反映脐下至二阴以上病变；小指指甲主要反映生殖系统、腰膝以下病变。

（四）半月异常

甲半月淡白色多为气血两虚；青色多为气血瘀滞；黯红多为心血管疾患。

甲半月过大，易患肝阳上亢、中风；过小多为气血两虚，可见于贫血或神经衰弱。

甲半月偏斜不正，甲下色粉或粉中有苍白黯区，提示体力消耗大或营养吸收不良，机体抵抗力下降。

甲半月缺失，甲下色淡黯，提示饮食失常，消化吸收功能欠佳，情绪紧张，身体疲乏，机体抵抗力减弱。

四、甲诊的现代研究

近年来有学者在前人诊甲经验的基础上，进行了深入研究，对临床诊断疾病具有一定的指导意义。

维生素是构成指甲必不可少的一部分。缺乏维生素E指甲易发黄，维生素B_{12}的缺乏则指甲易出现黑甲、薄甲等多种异常甲，缺乏维生素A及钙造成干燥及易裂，缺乏维生素B使指甲脆弱，并出现纵向及横向的突脊。缺乏维生素D_{12}会导致过度干燥、指甲末端极其圆弧、指甲变界。缺乏蛋白质、叶酸、维生素C会造成倒刺，缺乏蛋白质还使指甲出现白条纹，缺乏盐酸促成指甲分岔，汤匙指甲和纵向突脊可能暗示缺铁。如果体内的良性菌（乳酸杆菌）不足，真菌易在指甲附近形成甲癣。

中外研究观察到老年痴呆、精神分裂症患者指甲钾、钠含量明显偏高，镁、铁、锌、锰、钴含量明显偏低。狂躁症和抑郁症患者指甲钴含量也显著低下。阿尔茨海默病（AD）患者指甲汞、溴、钾、锌含量处于不平衡状态，且指甲汞含量随患者年龄、病程及病情严重程度增加而降低，而钾和锌则随这些因素而增高。

有学者研究发现指甲有条纹的患者多有轻重不一的肝病症状或肝病病史，且随着肝病的好转，指甲褐纹会逐渐消退，掌握这一规律对于慢性肝炎的早期发现及防治有一定意义。

恶性肿瘤患者其甲象主要有甲板色素沉着，甲板形质的营养不良性，月痕的消失与缩小的改变。有医家通过恶性肿瘤患者和健康人指甲的分析和观察发现，肿瘤患者指甲硒、锌含量显著降低，而铜含量及铜/锌比值显著升高。甲床有紫晕的患者差异更加明显。

附　第二掌骨侧诊

一、概论

（一）基本概念

第二掌骨侧诊法是运用第二掌骨侧全息穴位群诊断和治疗疾病的方法，属于生物全息诊法的一种。

（二）发展沿革

山东大学张颖清教授于1973年发现人体手部第二掌骨侧全息穴位群，在此基础上创建了第二掌骨侧速诊法。

二、掌骨侧诊的特色内容

（一）基本原理

中医学认为，人体体表的每一个穴位均是体内脏腑、经络之气输注于体表之所在。根据穴位与脏腑对应的原则，凡是机体某一组织或器官有病，就必然会在特定的穴位上有所反映。因而通过按压这些穴位的感觉，就能诊断内在脏腑的病变。第二掌骨侧穴位群分布形式与它们所对应的部位或器官在整体上的分布形式相同（图7-3）。

第二掌骨节肢的近心端为足穴，远心端为头穴。将头穴与足穴连线分为三等份，从头穴端算起，中间两点依次为颈穴、上肢穴。肺穴与胃穴连线的中点为肝穴。胃穴与足穴的连线分为6等份。从胃穴端算起，五个点依次是十二指肠穴、肾穴、腰穴、下腹穴、腿穴。第二掌骨节肢系统包含着整个人体各个部位的生理、病理的信息，故此群穴位被称为第二掌骨侧全息穴位群。这些穴位所对应的不仅是穴名所指出的整体上的部位和器官，而且还包括整体上与穴名所指出的部位或器官处于同一横截面及邻近的其他部位或器官。如：

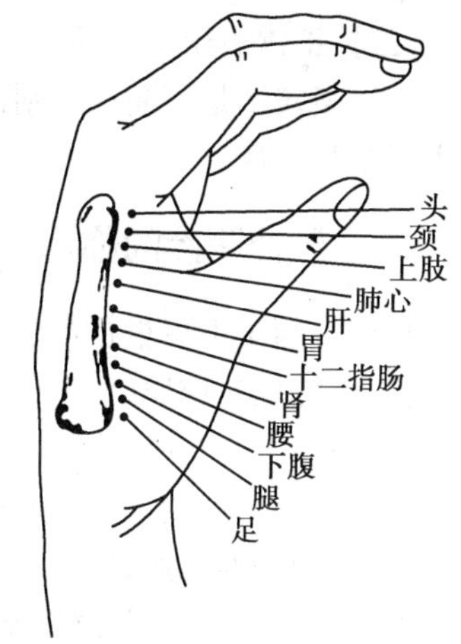

图7-3　第二掌骨侧全息穴位群

头穴：对应头、眼、耳、鼻、口、牙；

颈穴：对应颈、甲状腺、咽、气管上段、食道上段；

上肢穴：对应肩、上肢、肘、手、腕、气管中段、食道中段；

肺心穴：对应肺、心、胸、乳腺、气管下段、支气管、食道下段、背；

肝穴：对应肝、胆；

胃穴：对应胃、脾、胰；

十二指肠穴：对应十二指肠、结肠右曲；

肾穴：对应肾、大肠、小肠；

腰穴：对应腰、脐周、大肠、小肠；

下腹穴：对应下腹、子宫、膀胱、直肠、阑尾、卵巢、睾丸、阴道、尿道、肛门、骶；

腿穴：对应腿、膝；

足穴：对应足、踝。

因此，临床通过按压第二掌骨侧上述穴位的病理反应，就可诊断其相对应的组织和器官的病变。

（二）诊察方法

临床运用第二掌骨侧诊法时，以测患者右手第二掌骨侧为例，医者与患者相对，用右手托起患者右手，患者右手如松握鸡卵状，肌肉自然放松，虎口向上，食指尖与拇指尖相距约 3cm。测试者用左手拇指尖在患者右手第二掌骨的拇指侧与第二掌骨平行处，紧贴第二掌骨且顺着第二掌骨长轴方向轻轻来回按压，可觉有一处凹长槽，第二掌骨侧的新穴即分布在此浅凹长槽内。测试者以左手拇指尖逐个按压穴位，指尖垂直于浅凹长槽的方向施力，并略带以第二掌骨长轴为轴的顺时针方向旋转 30°的揉压动作，从而使指尖的着力点抵达相应内脏的位置。按照第二掌骨侧全息穴位群的分布图，在第二掌骨侧从头穴至足穴用拇指尖以大小适中且相等的压力顺序揉压一次（如果一次测试结果不明显，可再重复揉压 1～2 次）。在揉压时观察到患者有明显的麻、胀、重、酸、痛的感觉时，可在此穴稍用力揉压或按压，这时，如果患者反应强烈，则称此为压痛点。如果测试患者左手，则以左手托患者左手，用右手拇指尖以第二掌骨长轴为轴作逆时钟揉动。手法和步骤与测试患者右手相同。

（三）正常表现

如果某穴不是压痛点，则此穴对应的人体上的相应部位无病。第二掌骨侧没有压痛点则表现全身无病。

三、掌骨侧诊的临床应用

临床上测试者可根据第二掌骨侧穴位压痛点的有无及位置得出相应结论。

（一）部位对应原则

如果某一穴位是压痛点，则指示此穴所对应的人体上的同名部位或器官，或这一部位所处的横截面上以及邻近的其他部位或器官有病。

（二）同侧对应原则

左手第二掌骨侧穴位压痛反应较右手的同名穴位强，表明人体左侧病重或病在左侧；右手第二掌骨侧相应穴位压痛反应较左手的同名穴位强，表明人体右侧病重或病在右侧。

（三）脏腑所主原则

与压痛点所在的穴位对应脏腑密切相关的部位有病。如肺穴压痛除说明肺有病外，还可以推断相关的皮毛有病；肝穴压痛除说明肝有病外，还可以推测眼有病；肾穴压痛除说明肾病外，还可以推断耳病等。总之，其病变部位遵循着由中医学所揭示的脏腑所主部位或器官的规律。

凡疾病部位在身体上的位置比较明确的病，此法诊断准确率较高。如全身疾病定位不明确，则压痛穴位亦不确定，准确率就偏低。此方法只能确定有无疾病及病之部位，但不能明确指示为何种疾病。

中医特色诊法尚有五轮诊、山根诊、人中诊、鱼际络脉诊、腹诊、脐诊、背腧穴诊等，其他民族医药也形成了诸多特色诊法，如藏医耳诊、傣医甲诊、壮医目诊等，可参考相关文章、书籍。

第八章　诊法合参专论

第一节　概　　述

临床疾病表现变化多端，病情错综复杂，为了获取准确的诊断，必须对患者进行整体的考察，通过诊法合参的诊断过程把握疾病的本质。

一、基本概念

“诊法合参”，是指四诊并重，诸法参用，综合收集分析病情资料，以做出准确的诊断。望、闻、问、切四诊是获取病情资料的基本途径和方法，各自使用不同的感官从不同的角度诊查病情、收集临床资料，各有其独特的方法与意义以及一定的局限性，不能互相取代。而疾病是一个复杂的过程，其临床表现可体现于多个方面，需诊法合参，才能全面、系统地获取诊断所需的临床资料。

二、发展沿革

中医学在长期的医疗实践中认识到，四诊获取的信息必须相互补充、配合，综合分析才能准确把握疾病。《素问·脉要精微论》中言：“切脉动静而视精明，察五色，观五脏有余不足，六腑强弱，形之盛衰，以此参伍决死生之分。”《素问·五脏生成》言：“能合色脉，可以万全。”均指明切诊和望诊在诊断过程中要相互参伍。《灵枢·邪气脏腑病形》亦言：“见其色，知其病，命曰明；按其脉，知其病，命曰神；问其病，知其处，命曰工……见而知之，按而得之，问而极之……能参合而行之者，可以为上工。”指出使用见、按、问等方法虽可以了解病情，但只有“能参合而行之者，可以为上工”，要成为高明的医生必须四诊合参，才能诊断准确。《医门法律》所说：“望闻问切，医之不可缺一。”《四诊抉微》也说：“然诊有四，在昔神圣相传，莫不并重。”《医门棒喝·四诊合参与脉症从舍论》所说：“望，闻、问、切，名曰四诊，医家之规矩准绳也。四诊互证，方能知其病源，犹匠之不能舍规矩而成器皿也……自古医圣，莫不以脉症互印，是四诊之不可偏废，岂不彰彰乎哉？然则自谓切脉即能知病，而无藉于四诊者，其技果能超出轩岐、扁鹊、仲景乎？抑亦自欺。而又欲欺人乎？明者察诸，慎勿自误，而追悔莫及也。”

在临床病情表现中，有些病机相对单纯，四诊信息相一致，脉症相符、症舌相应；但也有病机复杂四诊信息不相一致者，脉症不符、症舌矛盾，此时若医生偏执某诊，而不是全面收集病情，则易出现误诊。故徐大椿《医学源流论·症脉轻重论》言："脉各有不同，有现症极明，而脉中不见者，有脉中甚明，而症中不见者。其中有宜从症者，有宜从脉者，必有一定之故。审之既真，则病情不能逃，否则不为症所误，必为脉所误矣。"因此，那种所谓"一望而知"或仅凭切脉来诊断疾病的做法，是不符合四诊合参的原则的。往往会因调查资料不全而做出错误的诊断，以致贻误病情，甚至造成不可挽回的严重后果。

第二节　诊法合参的特色内容

一、基本原理

诊法合参的基本原理，可以概括为"四诊并用，四诊并重，诸法合参，综合分析"。四诊资料是临床辨证、辨病的依据，准确、完整的资料是正确诊断的前提。这就要求医生在诊病时，一是要四诊并用，全面、详尽地收集各方面的资料，保证四诊资料的完整性和准确性，为辨证提供充足的、可靠的依据；二是要四诊合参，全面归纳、整理、分析四诊所获取的临床资料，去粗取精，去伪存真，抓住主要矛盾。不要片面地夸大某种诊法或某些脉症的作用，抓住一点而不及其余，否则，必然会导致辨证及论治的偏离和失误。四诊中，任何一种诊法在获取病情资料时都有其局限性，这也是单独感官获取外部信息所必然存在的局限性，必须全面、多角度认识疾病。而且，每个患者的病情资料都是一个有机的整体，不是各个症状机械的组合或简单的叠加，病情的整体特征和本质是各症状在孤立状态下难以体现出来的，必须系统、整体地把握病情，通过诊法的相互参照，综合分析来进行判断。

二、诊法合参的意义

（一）整体观念的体现

中医学以"元气论"、"天人合一"、"五脏一体"、"形神合一"等为理论基础，体现了中医学"整体观念"的理论特点。整体就是统一性和完整性，整体观认为人体是一个内外协调统一、不可分割的整体，构成人体的各个组成部分之间在结构上不可分割，在功能上相互协调，在病理上则相互影响。同时，人体与自然界、社会也是密不可分的，自然界及社会的变化随时影响着机体生命活动。中医在诊查局部病变的同时，还要注意全身状况，以及自然、社会等因素可能对人体产生的影响。因此，使用中医诊法收集患者的临床资料时，必须从整体上全面考虑，不仅要对局部的主要症状进行详细的诊查，而且要四诊并重，问病因病史、寒热、睡眠、饮食、二便等；望神色形态、舌象等；闻声息、气味等；切按脉象、脘腹等，以了解全身的情况。只有四诊并重，才能广泛而详细地收集临床资料。而且，每一个症状都隶属于整个病情，如果将这个症状从病情整体中分离出来，将失去其特定的意义。因此，只有通过"合参"才能从整体上把握病情，这也正是整体观念在诊断过程中的具体体现。

（二）准确诊断的前提

望、闻、问、切四诊是中医用不同的感官获取病情资料的基本诊断方法，是中医判断病种、辨别证候的依据。做出正确的诊断，其前提是四诊信息的完整和对所得病情资料的综合分析，即李时珍在《濒湖脉学》自序中提到的“上士欲会其全，非备四诊不可”。望、闻、问、切四种方法从不同侧面对患者的病情进行了解和诊察，各有其优点及一定的局限性。所以四诊在临床上不能相互替代，夸大任何一诊的作用而忽视其他诊法的做法都是片面的。只有全面的运用四诊，系统的收集临床诊断所需要的信息，为辨证提供完整的依据，才有可能做出准确的诊断。比如，有些症状是患者主观的感受，如头痛、恶心、胸闷、麻木等，只能通过问诊获得；有些症状是患者的客观表现，医生检查可得，如神色、舌象等，只能通过望诊获得；而疾病过程中患者所发出的某些病理声音如咳声的强弱、高低、清浊，只能用听觉即闻诊判断。因此，为了提高诊断的准确性，最大限度地减少误诊，四诊合参是必要的前提。

在疾病过程中有时会出现症状矛盾、脉症不符、寒热难辨、真假并见的情况，此时，四诊合参就显得更为重要。例如，鼻涕清稀却鼻腔灼热；咽喉肿痛灼热，痰却是白色；肝失疏泄，气机郁滞可引发胀满，气虚无力推动导致郁滞亦可胀满等。寒热、虚实，或错杂、或真假，病情复杂，真假难辨。这时只有具备熟练运用四诊合参的能力，才能深入、准确地了解病情，并进行细致的分析，才能去伪存真、抓住其本质，从而指导正确的治疗。

（三）治病求本的需要

每种疾病的发生、发展都有其自身的规律，把握这些规律才能深入地认识疾病。因此，要探究疾病的本质及其规律，就必须对其发生、发展的全过程有一定了解，需要把握的既是一个过程，又是一个面，而不是单纯的一个时空点。中医学临床诊疗强调“治病必求于本”。这里的“本”，一是指疾病发生的根本原因，包括起因、诱因或早期的病理反应，从中发现与本次疾病发生存在因果关系的因素；二是指疾病的病机。病机即疾病发生、发展与变化的机理，是对疾病多种病理变化的概括，诸如邪正盛衰、阴阳失调、气血紊乱、脏腑失调等。其中的关键是致病邪气与机体正气相互斗争及其盛衰变化的情况。

在诊断过程中既要掌握各种病证的基本规律，又要详细了解疾病全过程的发展变化，从源头上、根本上寻找病变的症结所在，这也就是通常所说的“追本溯源”。要想实现这个目的，就要求病情资料的全面和系统，自然离不开四诊的合参，应充分利用中医各诊法以及现代医学的各种检查手段，去探求疾病的“本”。

三、诊法合参的注意事项

（一）体现人文关怀

人文关怀是医疗工作的基本要求，在整个医疗过程中除了为患者诊治疾病外，还要提供精神的、文化的、情感的服务，以满足患者康复的需求，其本质是体现“以人为本，以患者为中心”的医学理念。四诊的使用应根据患者的性格特点及病情的需要灵活运用，应尊敬、关爱、理解患者，对患者宽容，保证患者的尊严，并掌握一些人文关怀的技巧，如简单的寒暄、安慰的语言、耐心的解释与倾听、鼓励的眼神和动作等，每个医生都应秉承“大医精诚”之心，全心全意为患者服务。

（二）紧密围绕主症

四诊的实际运用过程中，应突出重点、详略得当。这个重点就是主症，四诊的实施必须紧密围绕主症展开，并针对主症进行思考和分析，并依据中医学辨证理论运用四诊收集相关信息，不断发现新的线索，使诊断思路不断明确，由此四诊边运用，边合参，减少诊法使用中的盲目性，使病情资料重点突出、主次分明，从而层层深入，直到诊断的明确。

（三）四诊有机结合

在临床诊疗工作中，四诊的运用难以截然分开，经常望问结合、按望结合，或两诊、或三诊，或同时、或穿插。有时是望色在先，有时问病在先，有时是闻声在先，都没有固定的顺序。因此，应根据实际情况，按照主症诊断思路，四诊相互参照、有机融合，注重诊断思路与四诊的结合，对主症相关的每一个线索和疑点都结合四诊的信息来分析，并推断下一步的诊查内容。

（四）缜密总结判断

四诊并用，还要重视“合参”，即对照、归纳、总结、分析，进行必要的鉴别诊断，确定诊断的过程是否严谨，是否存在遗漏需要补充，每一步“合参”都推动着诊断的深入，只有经过不断谨慎周密的“合参”，才能确保最后对病情做出准确的判断。

第三节　诊法合参的临床应用

一、四诊信息的系统获取

诊法获取的信息是诊病、辨证的依据，病情资料的完整、准确，症状、体征的主次清楚，是诊断准确与否的前提。

（一）诊法合参的基本运用

1. 确定主症　主症是患者表现的一个或几个具有代表性的主要的症状和体征。应在中医基础理论的指导下，以问诊引入，望、闻、切诊协同，结合临床经验以及细致认真的态度，按照症状的自然状态去识别和把握，尊重客观事实，不可主观臆断。并由此找出患者健康方面存在的主要问题，抓住主要矛盾，进行下一步的思考，明确主攻方向。

对已确定的主症，必须通过认真诊察，明确症状的真实含义，以利于鉴别诊断。如患者吐出血液，应明确是“呕血”还是“咯血’，若血中兼有食物残渣，血色黯红或鲜红，是为呕血，血来自消化道，病位一般在胃；若血随咳嗽而出，夹杂有泡沫和痰，是为咯血，来自于呼吸道，病位多在肺，还可结合病因病史分析判定。

2. 询查伴症　主症确定以后，还须详细了解与主症在病理上密切相关的症状，也就是主症的伴随症状。结合伴随症状，往往可以进一步分析主症的病因病机。如发热为主要表现者，须询问有无恶寒、汗出、口渴等情况；不寐为主症者，须了解有无多梦、心烦、记忆力降低、神疲等表现；泄泻为主症者，须了解有无腹痛、腹胀、呕吐等症状；腹痛为主症者，须了解脘腹部感觉、食欲食量、大便等情况。比如腹痛暴作，伴呕泄剧烈，不能进食者，多为类霍乱或暴泻等病；腹痛，且有里急后重、下痢脓血者，多为痢疾。

3. 四诊并用　确定主症及伴随症之后，还应对全身其他症状、体征等进行诊察，即全面、系统地了解患者相关情况。而且，应根据临床诊断的需要，合理的运用四诊，全面地收集与本病有关的资料。对初到临床者，可参考“十问歌”及一般望、闻、切诊的顺序，有机结合，相互参照，灵活运用。在必要时亦当辅以适当的现代医学检查。

4. 全面分析　诊法收集的资料需要“合参”，即全面分析、归纳四诊所获取的临床资料，去粗取精，去伪存真，抓住主要矛盾。并通过前后联系、综合分析，逐步做出准确的结论。不要顾此失彼，片面夸大某种诊法或个别脉症的意义，防止出现辨证的偏差和错误。

（二）四诊信息的完整性和系统性

患者的临床症状、体征，表现多样，多少不一，收集病情资料应力求完整而系统，病情资料越充分，诊断的证据就越充足，诊断结论也越明确。

病情资料的完整性，就是四诊并用，对患者进行全面而系统的诊查，获取的资料符合诊断思路各环节的需要。在诊查过程中，忽视病情资料的完整性，若有遗漏或过于简单，易出现漏诊、误诊。所以，在收集临床资料时，应在整体观念的指导下，四诊并用、诸法合参，不能过于依赖一种诊法，不能只凭一个症状、体征便仓促做出诊断，不应片面强调或夸大某种诊法的诊断作用。医者应将诸种诊法综合运用，对患者进行全面而系统的调查，既诊察局部，也诊察全身，不仅要有症状和体征，还要收集其他与当前疾病有关因素，如询问了解社会、心理、气候、地理、环境等因素，达到形神兼顾、人体与环境统一的中医诊断要求。某些病、证，除运用一般的中医四诊方法外，还需结合现代医学的检查手段，如实验室检查、影像学检查等，才能得出明确的诊断。

病情资料的系统性，是指将患者零散的症状、体征进行有序的整理、编排，使之条理化而形成一个整体。一般患者的陈述、病情的演变、症状的轻重缓急、体征的有无等，往往都是零乱无序，没有重点，缺乏连贯性和关联性的，所以对病情资料需要有一个归纳整理，使之条理清晰、主次分明的综合处理过程，这也是理清诊断思路的一个过程。忽视病情资料的系统性，易使病情资料杂乱无章、主次不清，很难得出准确的诊断结论。

（三）四诊信息的准确性和客观性

病情资料的准确性和客观性是准确诊断的基本要求。患者的临床表现，往往错综复杂，如果有些病情资料的准确性和客观性不足，便会影响诊断的准确性。决定病情资料准确、客观的因素，包括主观因素和客观因素两个方面。

主观因素来源于医患双方。医生方面，要以德载术，患者没有高低贵贱，防止主观性和片面性，避免先入为主、主观臆测及暗示、诱导的方法，如问诊易犯“问其所需”或“录其所需”的错误，严重影响了病情资料的完整性及客观性。患者方面，是否如实、准确地反映了病情。患者受年龄、文化、职业、环境、表达能力、心理因素及神志状况等因素的影响，陈述病情的准确程度有很大差异，当有表达不准、不全、不清，甚至隐讳、夸大或遗漏等情况时，医生应能及时发现，询问引导加以弥补，以保证病情资料的准确、可靠。

客观因素多指疾病本身。患者的临床表现，有些明显却难以把握准确，有些隐藏于内难以用四诊获取，有些病情纷繁复杂，有的病情为假象层出。所以，一方面医生要提高基本功，能够准确运用每一种诊法，善于抓住症状的主次及特征，透过现象看本质，而不被假象所迷惑。另一方面应合理运用科学的检查手段，以保证病情资料的可靠性。

二、四诊信息的综合处理

（一）四诊信息中一致性资料

在多数情况下，四诊获取的各种病情资料所提示的病理意义，即所主的病证一般是一致的，可用统一的病机进行解释，多称为“脉症相应”、“舌脉相符”、“症舌相符”等。如患者畏寒肢冷、大便稀、小便清长、舌体淡胖、舌苔白润、脉沉迟无力等，均主阳虚证；又如患者发热、面赤、口渴、小便短赤、大便秘结、舌质红、舌苔黄、脉数等，其所提示的均是热证。这种病情资料较为单纯，临床意义明显，此类疾病的病机多不复杂，诊断较易。对于医生而言，要认识其本质也是比较容易的。

（二）四诊信息中的非一致性资料

有些病情的四诊资料临床意义各不相同，甚至存在似乎病机相反的情况，即所谓“脉症不相应”、“舌脉不符”、“症舌相反”等。如在八纲辨证中提到的寒热真假、虚实真假，所谓热深厥深、虚阳浮越、至虚有盛候、大实有羸状等，其症状表现多具有不一致性。这类疾病的发病过程较为特殊，体现了疾病病机的复杂性。

病情资料不一致可有多种原因。一是病因病机复杂。所患疾病有多种病因、病机同时存在，寒热错杂、虚实相兼等，不同的病情资料反映着不同的病理本质，其根本病机较难把握。如患者本有脾胃阳虚，又有湿热下注，则可出现脘腹冷痛，呕吐清稀，纳少腹胀等胃寒证候，又有尿频、尿急、尿痛，小便短赤，脉滑数等膀胱湿热的表现。二是病情发展特殊。症状变化快慢不一、整体病情与各局部症状发展不同，有些症状变化明显，有些症状却尚未改变。如主观不适症状已变，而舌脉未变。三是治疗措施影响。不同阶段的药物或其他措施的干预，导致症状出现不一致的变化。如高热患者由于大量输液而小便并不短黄，长期使用肾上腺皮质激素可致舌红而胖大，消化系统癌症脾胃虚寒患者经过放疗后会出现饥不欲食、口干等胃阴虚表现，需要经过全面、仔细的诊察分析，才能可发现其根本病机。

对于四诊收集的病情资料所示病机的不一致性，前人有“舍症从脉”、“舍脉从症”，“舍舌从脉”、“舍脉从舌”，“舍症从舌”、“舍舌从症”等提法，但四诊资料各有其诊断意义和价值，切不可随便舍弃。任何病情资料都反映着一定的病机，都是“真”而并不是“假”，即使提示病机不一致，甚至矛盾的资料，都有其内在的病机，关键在于是否深刻理解、善于应用中医学理论，是否具备临床四诊资料的获取和整理、归纳、分析能力。“舍”掉的往往是那些不确切或不理解的症状，可能是医者未能对该症状准确采集或不完全清楚其临床意义。如只知面赤主热，却不具体分清满面通红、颧红还是泛红如妆，其中也有寒证；只知数脉主热，而不知心气、心阳亏虚者亦常见数脉；只知胀痛者气滞，而不知胀痛时减而喜按者多为气虚；只知阳虚者小便清长、自汗，而不知阳虚不能气化、蒸腾津液时可见尿少、无汗；只知舌有齿痕主脾虚或水湿内盛，而不知亦有先天生理之齿痕舌。因此，四诊运用必须规范，症状获取必须准确、具体，合参必须理论扎实、思路清晰，方可从纷纭复杂的病情中把握病证的本质。

（三）四诊信息的属性分类

对于四诊获取的病情资料，可根据其在辨病、辨证中的意义和特性而分类。一般可划分为必要性资料、特征性资料、偶见性资料、一般性资料和否定性资料。

1. 必要性资料　指这种资料对某些疾病或证候的诊断是必然要见到的资料，缺少了就不能诊断为这种病或证。必要性资料，一般是病、证中的主要表现，要诊断为某证或病，必有此症，但并不等于有此症就一定是此病或证。如咳嗽是风寒犯肺证的主症，为风寒犯肺证诊断的必要性资料，但是不能见到咳嗽就诊断为风寒犯肺证，因为咳嗽还可见于风热犯肺证、燥邪犯肺证等肺系证候之中。因此，必要性资料并不是排他性资料，即某症是某病或证的诊断必有表现，但不等于此症只见于此病或此证。

2. 特征性资料　指对病或证的确诊具有特征性意义的资料，往往是证候辨识的关键资料。这种病情资料仅见于某一种病或证，而不见于其他的病或证。因此，一般只要出现这种资料，即可诊断为该种病或证，但该种病或证却不一定都有这种症状。

如舌赤生疮只见于心火亢盛证，而不见于其他证，故只要见到舌赤生疮，便可诊断为心火亢盛证，但是没有舌赤生疮也不能排除心火亢盛的可能。又如只要见盗汗，一般就是阴虚证，但没有盗汗也不能说就不是阴虚证，因为还可能依据两颧潮红、五心烦热、舌红少苔等而诊断为阴虚证。

特征性资料，还包括一些非特异性资料的组合或症状群，从而对某病或证的诊断具有特异性。如大热、大汗出、大渴、脉洪大的“四大症”就是诊断阳明经证特征性的症状组合，但其中单个症状并无诊断的特异性，只是在组合之后，则成为阳明经证诊断的特征性资料。

3. 偶见性资料　指在该病或该证中出现频率较少，或可出现，或可不出现的资料。偶见性资料的出现随个体差异而定，一般认为其对诊断的价值不大。如《伤寒论》第96条载：“伤寒五六日，中风，往来寒热，胸胁苦满，嘿嘿不欲饮食，心烦喜呕。或胸中烦而不呕，或渴，或腹中痛，或胁下痞硬，或心下悸、小便不利，或不渴、身有微热，或咳者，小柴胡汤主之。”可见诊断少阳病小柴胡汤证的主要病情资料为“往来寒热、胸胁苦满、嘿嘿不欲饮食、心烦喜呕”，而自“或胸中烦而不呕”以下，皆为或然见症，即为偶见性资料。

但是，偶然性中可能隐藏着必然性，有些偶见性资料可以提示病证的转化等，因而亦不可忽视。如一般胃脘痛、腹痛的患者，可偶见大便色黑，若经常出现，而且消瘦、乏力明显者，应疑及胃或肠癌的可能。

4. 一般性资料　指某一症状对任何病或证的诊断既非必要性、又非特异性，只是有一般的诊断意义的资料。临床所见的症状，许多属于一般性资料，如头痛、头晕，不欲食，无汗，口不渴，舌色淡红，苔薄白，脉沉等，可以出现在很多的病、证中，甚至有些患者只有其中一两个，这些表现单独出现时，对任何病或证的诊断都意义不大，缺乏特异性。但是，患者不只表现一个症状或体征，必须通过四诊合参，寻找与之有关的其他阳性或阴性资料，而将一般性资料与其他资料组合在一起的时候，便可显示出其临床诊断价值。如头痛可见于多种病或证，当和面红、急躁易怒组合在一起时，则提示肝火上炎或肝阳上亢。

5. 否定性资料　指某些症状或某些阴性资料，对于某些病或证的诊断具有否定性意义，即某一病或证在任何情况下都不可能出现的资料。否定性资料的掌握对相类病证的鉴别意义重大。如不恶寒、无汗、口不渴、不发热、二便调、舌淡红等，似为阴性资料，但在某种情况下可起到鉴别、否定诊断的作用。如发热患者不恶寒，提示不是表证的发热；

风寒表证而无汗，提示并非太阳中风。又如肝风内动证患者无发热、舌红、脉数等症状，提示不属于热极生风。

三、诊法合参中的思维规律

中医诊断思维的线索，一般可以从主症开始，并且要全面分析各种病情资料，而特征症常是诊断的关键。

（一）以主症为中心

在四诊的临床运用中，以主症为中心进行临床资料的收集，有利于诊法思路的条理清楚，病情资料的主次分明。对于病证的判断，亦应以主症为中心进行思考，通过对主症的辨析，可以确定病变的主要位置和性质，把握疾病的主要矛盾，有利于明确诊断的方向。

如咳嗽为主者，病位多在肺；夜尿频繁者，病位多在肾；心悸为主者，病位多在心；呕吐为主者，病位在胃等。又如患者新起咳嗽、痰稀色白、恶寒发热、头身疼痛、无汗、苔薄白、脉浮紧等，若主症是恶寒发热、头身疼痛时，应是风寒表证，主症若是咳嗽、吐痰时，则辨为风寒犯肺证。

（二）以特征性症状为关键点

某些症状对病或证的诊断具有特殊的价值，是疾病诊断的特征性指标。如恶寒、寒战、高热、头身痛的患者，若定时发作，则为疟疾的典型表现；小儿阵发呛咳不止，咳后有鸡鸣样回声者，为百日咳的特征；口中有烂苹果味者，为重症消渴病的表现；饥不欲食者，为胃阴虚证的特征；大便时干时稀者，为肝郁脾虚证的特征。四诊运用时，应注重特征性症的获取，这类症状往往是病证辨识的关键。

（三）以四诊的全面分析为保障

抓准主症，可以确定疾病的主要矛盾。而对病情的综合分析，则可以全面把握疾病的状况。全面分析的过程中，应尽可能地深入思考每一个（组）症状所反映的病因病机，掌握症状的内涵，并前后联系、判别因果，逐步推进，使诊断层层深入。在此过程中，每一步的结论都必须建立在确定的、可靠的基础上，不能有无根据的猜测或想象。四诊资料中的每一个症状对于病或证的诊断来说，都是有益的，即使是某些阴性症状，如口不渴、大便正常、手足温、脉缓等，也常能起到鉴别诊断的作用，尤其是病性的寒、热、痰、湿、瘀、滞、气虚、阴虚等的辨别，都不是凭借一两个症状便可确定的，而是要收集全部资料进行综合判断。如患者以泄泻为主症，辨证则有寒湿、湿热、食积、脾虚、肾阳虚等证型，只有泄泻表现不可能得出结论，必须综合四诊信息才能做出诊断。如果新起暴泻，泻下清稀，肠鸣腹痛者，多为寒湿泄泻；腹痛，泻下黄褐臭秽黏滞，肛门灼热者，多为湿热泄泻；脘腹胀闷，泻下酸臭或有不消化食物者，多为食积；纳少腹胀，腹部隐痛喜按，面黄肌瘦者，多为脾虚；腰腹冷痛，黎明前腹痛作泄者，多为脾肾阳虚；每因急躁恼怒或紧张而腹痛作泄，泄后痛减者，多为肝郁脾虚。

第四节 诊法合参的现代发展

一、中西医结合的诊法合参

（一）中西医诊法及诊断模式的比较分析

现代医学基于还原论为思想，采用分析、实验、实证的还原方法认识人体。现代医学之所以形成还原论思维，主要源于其历史的发展。从古希腊医学的元素论和原子论开始，由水、火、土、气4种元素发展到的“四体液”（血液、黏液、黄胆汁、黑胆汁），认为人的身体由这4种体液组成，这4种体液组合得是否和谐决定着人体是否健康。这种“四元素—四体液”理论是现代医学思想的源头。医学还原论的思想贯穿着“组合”观，即把人理解为“组合物”，认为人的整体是由部分组合而成的，整体的基础和本质在基层。还有一个是“分解”观。按“组合—分解”原理，把整个人体分解为各部分，再把各部分分解为更加细小的部分。强调疾病的本质在微观，只有认清了各个部分和微观细节，才能说明整体性病变。认为许多疾病具有可还原性，疾病存在于某个特定的组织器官内，是可以被定位的。人体的生理功能状态可以用数量来衡量，用指标法进行表示，医生可以将具体测出的指标值与正常应保持的平均值相比较，得出对疾病的诊断。因此，任何疾病都可以在患者身上找出特定部位的解剖学变化，或微观机制的生理、病理变化；可以用仪器等物化认识手段显示人体生理和病理变化，可以用可测定的衡量指标进行定量研究，明确划分病与非病的界限。

中医学强调整体观，是从整体、宏观层次上把握人体生命活动的规律。中医学的哲学基础源于“元气论”，认为世界是一个有机的移体，整体包含部分，各部分之间有密切的联系，想了解部分，必须认识整体。这也是《黄帝内经》理论体系的学术特征之一。整体观是中医理论的特色，认为人体是一个有机的整体，以五脏为中心，通过经络系统，把六腑、五体、五官、九窍等联系在一起，尽管各个部分各不相同，但每一部分的功能活动都与其他部分息息相关。整个人体又受到社会环境和自然环境的影响。当人体脏腑、气血、阴阳和谐协调，能适应社会、自然环境的变化时，便是身心健康的表现，否则内外环境不能维持在一定范围内的和谐统一，便可能发生疾病。因此，人体一旦患了疾病，局部的病变可以影响全身；精神的刺激可以导致气机甚至形体的变化，脏腑的病变可以造成气血阴阳的失常和精神活动的改变等，任何疾病都是整体功能状态失调在全身或局部的反应。中医四诊合参的诊断思维模式，正是基于这种整体观的认识。四诊合参是从每个人的实际情况出发，具体分析每个人的体质特点及气血、脏腑的功能状况，推断每个患者的病机特点以及疾病某一阶段的病位、病性、病势，从而对疾病个体实施有效的治疗。

（二）中西医诊法合参的思路与问题

中医诊断疾病，主要依靠医生感官收集的临床资料，也就是医生的目视、口问、耳闻、鼻嗅、手切。虽然每位医生在感觉器官的运用上都经过了长期的训练，但终究存在一定的局限性。随着现代医学的快速发展，借助现代科技成果发展起来的诊断方法、技术层出不穷，从早期的三大常规、X线片、心电图到现代内窥镜、B超、CT、MRI、PET等，都已成为现代医学诊断的重要手段和依据。现代医学检查手段延伸了传统的视觉、听觉、嗅觉、触觉的范围，获取到以往许多难以感知的重要信息。但是，由于中、西医对疾病的认识不同，现代先进的诊查技术在中医诊断中的应用很少。若能在中医理念下，合理地运用这些诊查技术，延伸医生的感官，扩大四诊的范畴，使医生获取病情资料的范围更大、层次更深，必定能提高对疾病本质的认识，为病证的诊断、鉴别和再分类提供有效的手段。在使用中医传统诊法的过程中，有时会遇到“无症可辨”的情况。所谓“无症可辨”是指某些疾病的早期或某些特定的类型，患者往往没有自觉症状，望、闻、切也没有发现异常，仅仅是在体检或检查其他疾病时被发现，在老年人身上尤其明显，多见于一些隐匿性疾病。如一些癌症的早期，特别是肺癌、乳腺癌等疾病，初发时多数患者并无主观异常的感觉，运用四诊也未能发现有诊断价值的资料，但当发展到症状明显时，却失去了最佳的治疗时机。其他常见病还有隐性高血压、隐性糖尿病、隐匿型肾炎、动脉硬化、脑供血不足等，这些疾病如果没有相应的现代医学检查，则易被漏诊，反映出中医四诊的不足。因此，现代医学检查技术为中医四诊的发展带来了机遇。

现代中医学不断借鉴现代医学的理论和方法，使中医在疾病诊断上日趋规范，现行的国家标准中，中医疾病的诊断的标准在原来单纯的四诊资料的基础上扩充了现代的理化指标的内容，现代医学的检查已成为中医疾病诊断的重要依据之一。如肺痨主要病因病机为痨虫袭肺，阴虚燥热，相当于现代医学的肺结核，传统的中医诊断主要依据病史和临床表现，而现在完全可以借助于痰液培养、X 线片检查、结核菌素试验等检查协助诊断。还有一些早期症状不典型、病情较轻的疾病，比如尿血、便血的诊断，借鉴尿常规、大便潜血试验更易早期发现。还有一些中西医结合的诊法运用，比如运用内镜观察胃肠黏膜色质的改变，可以说是望诊的延伸，在五色主病理论的指导下可以用来辅助辨证，类似的还有腹腔镜、宫腔镜、膀胱镜、关节镜、喉镜等。

二、多学科渗透的诊法合参

（一）逻辑学

正确的诊断、有效的治疗有赖于深厚的理论修养、丰富的临床经验和正确的思维方法。其中掌握正确的思维方法对于提高临床诊断水平具有重要意义。因而需要对辨证论治中的思维规律进行认识。逻辑思维方法是根据事实材料、遵循逻辑规律来形成概念，做出判断，进行推理的思维方法，主要有类比和比较、归纳和演绎、分析和综合等形式。在临床运用四诊收集病情资料时，需要有严谨的逻辑思维方法。在临床上，许多医家由于临床经验极为丰富，诊疗技术极为娴熟，因而其四诊运用快捷、简洁，治疗方法灵活多变。从表面上看，其思维活动并不似逻辑思维方法中的那样按部就班，条理规范。但如果对其诊疗过程进行深入细致的分析，就可以发现，类比和比较、归纳和演绎、分析和综合等逻辑思维的方法，贯穿于其诊疗活动的始终。尽管有些医家对这些思维方法的运用并不是自觉的，但是不容否认，正确的思维方法是运用四诊准确判断治疗的前提，直接影响着理论知识的积累和临床经验的运用，对提高临床诊疗水平有重要作用。因此，应当深入认识到逻辑思维运用的重要价值，重视在临床四诊运用中培养科学的思维方法，才能不断提高中医的诊断水平。

（二）人文学

随着医学的快速发展，人文学在医学中的作用越来越受到重视，既然医学研究的是人的健康和疾病，就必然以人的本质属性为核心出发点，医学的人性化决定了医学的人文属性。如果说科学医学指导“什么是正确有效的诊疗”，那么人文医学指导“什么是好的诊疗”。世界医学教育会议通过的著名的《爱丁堡宣言》就指出：“应指望把医生培养成为一个专心的倾听者、仔细的观察者、敏锐的交谈者和有效的临床医生，而不再满足于仅仅治疗某些疾病。”中医学历来重视人文学在中的作用，从“医乃仁术”到“大医精诚”，让医学与哲学相辅相成，中医药学逐渐成为了中国传统文化的重要组成部分。因此，中医四诊在运用，离不开医生的人文素养，不仅要求四诊运用的合理、准确，还要让患者愿意接受、乐于接受。要想掌握中医四诊技艺的精华，必须具备较高的人文素养，必须学习、掌握丰厚的人文知识，尤其在飞速发展的年代，更需要医生自觉地用哲学思维把握医学发展的方向。人文素养是医生理解患者、能和患者有效沟通的基础，只有具备较高人文素养的医生才能得到患者的信赖。正确的四诊合参，得到准确的诊断，其前提是必须具有医德高尚、不唯名利、谦虚谨慎、尽职尽责的医德医风。

（三）社会学

社会学“应该被看做一门诠释性地理解社会行为，从而对社会行为的过程和结果做出因果解释的科学”（韦伯《社会科学方法论》）。中医四诊的运用过程中容易受到复杂社会因素影响，如社会科学文化、医学发展水平，医院的基础条件、政策法规、规章制度及当前社会的人际关系、医患关系等，能否获得准确的四诊信息还与患者的主观因素、就医心理、医疗动机和目的有关。因此要从社会学的角度，应用社会心理学等方法来分析、解释出现四诊偏差的原因，从中找出四诊运用与社会学的结合点。

中篇　辨证专论

第九章　中医辨证方法专论

第一节　概　　述

辨证方法就是指在辨识证候的过程中所应用的具体方法。历代医家在诊疗的过程中，从疾病的病因病性、空间位置、时间次序、方证对应等不同的角度创立了一系列的辨证方法，构建了较为完备的辨证方法体系，为中医学辨证论治原则的形成打下了良好基础。

一、中医辨证方法的理论基础

辨证是中医学理论体系的重要组成部分，是联系中医理论与临床的桥梁，辨证方法的形成有着深厚的理论基础，辨证必须在中医基础理论指导下才能正确运用。

（一）阴阳五行学说

1. 阴阳学说　是阐释宇宙间万事万物发生、发展和变化的一种古代哲学理论，也是中医学用来阐释人体生命活动、疾病的发生发展，指导临床疾病诊断和治疗的特有的思维方法。辨证方法的形成离不开阴阳学说的指导，阴阳学说中对立与制约、互根互用、消长转化等思想在中医辨证中广泛应用。如八纲辨证中阴证与阳证、表证与里证、寒证与热证、虚证与实证，表里出入、热证向寒证的转化、虚证与实证的夹杂等。

2. 五行学说　主要用来阐释人体脏腑、组织、经络、官窍等相互间的联系以及人体与外界环境的关系。五行学说的相生相克、相乘相侮、母子相及、制化胜复等在脏腑辨证中的应用尤为重要，对于分析脏腑间相互关系、证候机制的形成、演变过程以及证候性质均具有指导意义。

（二）藏象学说

“藏象”首载《素问·六节藏象论》“心者，生之本，神之变（处）也，其华在面，其充在血脉，为阳中之太阳，通于夏气……”可见，藏指藏于体内的内脏，象指表现于外的生理、病理现象。藏象包括各个内脏实体及其生理活动和病理变化表现于外的各种征象。张介宾《类经·藏象类》注云：“象，形象也。藏居于内，形见于外，故曰藏象。”藏象学说是研究人体各个脏腑的生理功能、病理变化及其相互关系的学说，是中医学理论体系的核心内容，也是辨证方法形成的理论核心。对于确定证候脏腑定位、分析不同临床症状和体征之间的内在联系、提供不同脏腑证候间相互影响的生理病理依据具有重要意义。

（三）气机与气化理论

气机是指气的升降出入运动，是人体活动的基本形式。《素问·六微旨大论》所谓："出入废则神机化灭，升降息则气立孤危。故非出入，则无以生长壮老已；非升降，则无以生长化收藏。是以升降出入，无器不有。"气化则是气的运动而产生的各种变化，是机体物质转化和能量转化的过程，包括体内的精气血津液的生成代谢及相互转化。人体气机与气化功能对临床证候形成及证候间相互转化具有重要影响。

（四）病因学说

病因学说是研究机体内外各种致病因素对人体病证发生发展产生影响的理论。六淫、七情、饮食、劳逸等不同的病因有着特定的性质和致病特点，可形成不同的临床证候表现。临床上通过对患者临床症状和体征的诊查，以推求疾病发生的原因称之为"审证求因"或"辨证求因"。某些特定辨证方法也是针对相应病因而确立的，如"六淫辨证"、"情志辨证"等。

（五）经络学说

经络学说是专门研究人体经络系统的组成、循行分布及其生理功能、病理变化，并指导临床实践的中医学理论。《灵枢·经别》："十二经脉者，人之所以生，病之所以成，人之所以治，病之所以起，学之所以始，工之所止也。"经络辨证就是以经络学说为理论依据，对患者所反映的临床症状、体征进行综合分析，以判断病属何经络脏腑，并确定相关证候的一种辨证方法。

二、中医辨证方法体系及其相互关系

（一）中医辨证方法体系的构成

中医辨证方法内容丰富，主要有八纲辨证、病因辨证（六淫、疫疠、情志等）、气血津液辨证、脏腑辨证、六经辨证、卫气营血辨证、三焦辨证、经络辨证、方证辨证等。

八纲辨证：八纲，指阴、阳、表、里、寒、热、虚、实八个纲领。根据病情资料，运用八纲进行分析综合，从而辨别疾病现阶段病变部位的浅深、病情性质的寒热、邪正斗争的盛衰和病证类别的阴阳，以作为辨证纲领的方法，称为八纲辨证。

病因辨证：病因辨证是指分析病证由何种原因引起的辨证方法，包括外感六淫（风、寒、暑、湿、燥、火）辨证、疫疠辨证、情志（喜、怒、忧、思、悲、恐、惊）辨证、饮食劳逸辨证、虫兽外伤辨证等。

气血津液辨证：气血津液是根据气、血、津液的生理功能和病理特点，对四诊收集的病情资料进行分析、判断，辨别疾病中有无气血津液病证的辨证方法。包括气病辨证、气血辨证、津液辨证等。

脏腑辨证：脏腑辨证是根据脏腑的生理功能及病理特点，在综合分析病情资料的基础上，推断疾病所在脏腑及其病理性质的辨证方法。包括脏病辨证、腑病辨证以及脏腑兼病辨证。

六经辨证：六经辨证是东汉医学家张仲景在其《伤寒论》中创立的用以阐明外感病发生、发展、传变规律的一种辨证方法。六经辨证将外感病演变过程中所表现的各种证候，归纳为三阳病（太阳病、阳明病、少阳病），三阴病（太阴病、少阴病、厥阴病）六类，

分别从邪正盛衰，病变部位，病势进退及其相互传变等方面阐述外感病各阶段的病变特点。

卫气营血辨证：卫气营血辨证是清代医家叶天士在《外感温热论》中根据外感温热病发生发展的一般规律，总结出的一种辨证方法。卫气营血辨证将外感温热病发展过程中的临床表现分为卫分证、气分证、营分证、血分证四类，用以阐明病变发展中病位深浅、病情轻重和传变规律。

三焦辨证：三焦辨证是清代医家吴鞠通根据温病发生、发展的一般规律及症状变化的特点，以上焦、中焦、下焦为纲，对温病过程中的各种临床表现进行综合分析和概括，以区分病程阶段、明确病变部位、归纳证候类型、识别病情传变、分析病机特点、确立治疗原则并推测预后转归的辨证方法。

经络辨证：经络辨证是以经络学说为理论依据，对患者的临床症状、体征进行分析综合，以判断病属何经、何脏、何腑，从而进一步确定发病原因、病变性质及其病理机转的一种辨证方法。

方证辨证：方证辨证可追溯到《伤寒论》的“汤证”。汤证，即方证，是证候的一种特殊形式，是某方剂所针对治疗的证候，是用方的指征和证据，以方名证，故名方证。通过辨析方剂主治之方证而进行的辨证方法即方证辨证。

（二）各种辨证方法的相互关系

1. 辨证方法间的相互联系　八纲辨证是辨证的基本纲领，阴阳、表里、寒热、虚实是从总体上反映证候的部位和性质；脏腑辨证、经络辨证、六经辨证、卫气营血辨证、三焦辨证是八纲辨证中病位的具体深化，是以辨别疾病现阶段病位层次为纲，以辨病因病性为具体内容。其中脏腑辨证、经络辨证重点是从“空间”位置上辨识病变所在的脏腑经络，主要适用于“内伤杂病”的辨证；六经辨证、卫气营血辨证、三焦辨证主要是从“时间”次序上分辨病变的阶段层次，主要适用于“外感时病”的辨证。病因病性辨证包括六淫、疫疠、情志、饮食劳逸、虫兽外伤、气血津液等辨证，其中六淫、疫疠等邪气的侵袭停聚与六经辨证、卫气营血辨证、三焦辨证等关系密切；情志、饮食劳逸、气血津液等涉及脏腑气机及气、血、津液运行失常等变化，与脏腑辨证关系尤为密切。

2. 辨证方法间存在的差异　中医辨证方法是历代医家经过长期的临床实践归纳总结而成，是中医临床辨识疾病本质的主要手段和方法，在一定程度上反映了疾病的内在联系，但上述辨证方法形成的时代不同，理论依据和学术背景各异，各自所归纳的辨证内容、理论特点、使用范围都有很大的差异。它们之间既相互交叉重叠，又未能形成统一的辨证体系；在具体内容上，还存在着名同实异，甚至相互抵触等现象。对此既要认识到不同的辨证方法各具自身特点、不能互相取代，又要注意到它们之间的相互联系，不可孤立地去理解和应用。

3. 统一辨证体系的探索　鉴于不同的辨证方法各有其学术特征和应用范围，也各有其局限性和失当之处，影响了中医学的临床、教学与科研，不少医家致力于探索统一的辨证体系。如清末俞根初、吴坤安、杨栗山等力倡“寒温一统”，在辨证体系上主张以伤寒六经辨证为主体，参合卫气营血辨证和三焦辨证来认识和概括外感病的发生发展和传变的规律，从而形成融寒温于一体的统一辨证体系，对近现代外感病的认识影响很大。严世芸等以中医藏象学说和历来的辨证方法为基础，主张将各种辨证方法统一起来，取长补短，有机融合，充实升华，构建一个完整统一的辨证体系，提出藏象辨证论治新概念，构建藏象辨证新体系。朱文锋教授创立的证素辨证学是迄今影响最大的统一辨证方法的辨证体系，也是当前辨证方法学研究的热点，详见第十章“证素辨证专论”。

第二节 辨证方法与内容

一、八纲辨证

（一）八纲辨证的基本内容

八纲是指阴与阳、表与里、寒与热、虚与实四对纲领，其中阴阳是所有证候的总纲，所谓“善诊者，察色按脉，先别阴阳”，表里是用以辨别病位深浅的基本纲领，寒热虚实是判断疾病性质的基本纲领。

（二）八纲辨证的特点及其阐发

1. 八纲辨证的特点 八纲是从各种具体证候的个性中抽象出来的带有普遍规律的共性，对于任何一种证候，从大体病位来说，总离不开表或里；从基本性质来说，一般可区分为寒与热；从邪正斗争的关系来说，主要反映为实与虚；从病证类别来说，都可归属于阴或阳。因此，八纲辨证是中医辨证的纲领，是用于分析各种疾病共性的辨证方法，在诊断过程中能起到执简驭繁、提纲挈领的作用。

八纲辨证突出地反映了中医学辨证思维的特点。八纲之间既相互区别，又相互转化、相互联系、相互错杂。因此，对于八纲辨证，既要掌握八纲的基本证候，又要熟悉八纲之间相互组合形成的各种复合证候类型。

八纲辨证还有以下几个特征：第一，六纲可分属于阴阳，八纲应以阴阳为总纲，如阳证可概括表证、热证、实证，多见于正气旺，抗病力强或疾病初期；阴证可概括里证、寒证、虚证，多见于正气衰，抗病力低或疾病的后期。第二，八纲病证可互相兼见，如表寒里热，表实里虚，正虚邪实等。第三，八纲病证可在一定条件下，向对立面转化。一般有阴证转阳，阳证转阴，由里出表，由表入里，由虚转实，由实转虚，热证变寒，寒证变热。

2. 八纲辨证的阐发 “八纲辨证”运用阴、阳、表、里、寒、热、虚、实八个对立、矛盾的特定类型，组成四个对子，对纷繁复杂的疾病变化进行判断、推理的过程，是一种朴素的辨证逻辑思维过程。如程钟龄在《医学心悟》中指出，“看证之法，先辨内伤、外感，次辨表、里……”这种第一步分外感、内伤，第二步分表、里，第三步分寒、热，第四步分虚、实的连续、渐进的二分法，理论上只须四步分析，就可以在错综复杂的病情之中，将证候的“八纲”属性辨清。“八纲辨证说”形成的时间比其他辨证方法要晚，也是在其他辨证方法的基础上凝炼、总结而成。“八纲辨证说”也可以说是中医诊断辨证思维逻辑体系逐步形成和完善的标志。

八纲辨证的逻辑思维方法，是中医理论的精华所在。八纲所揭示的辨证逻辑思维具体可表现在以下四个方面：①认识作用：医者可以借助其逻辑分析方法，做到举一反三。如：阴、阳、表、里、寒、热、虚、实都有各自的内涵，借助八纲的内涵，可以认识错综复杂的各种病理状况。②论证作用：可以借助其提供的有效证明形式，为各种后续辨证方法的应用做出逻辑证明。如：任何辨证方法都必须借助八纲表明病位、病性、邪正力量对比、疾病的大类别属性。③表达作用：可以借助“八纲”提供的逻辑表达方法，对各种辨证方法的结果做出精确表达，使概念更加明确。如：诊断为“里虚寒证”，就表明病位在里，病性属寒，病理的主要矛盾是虚。④系统建构作用：可以将其提供的形式公理系统作为辨证理论系统化的模式，建构各种辨证方法的实质性公理系统，也有助于中医学理论体系科学化。

二、病因辨证

（一）辨六淫证候

1. 六淫辨证的基本内容　六淫是风、寒、暑、湿、燥、火六种病邪的统称。辨六淫证候，是根据患者所表现的症状、体征等资料，对照六淫病邪的致病特点，分析辨别疾病当前病理本质中是否存在着六淫证候。

其中风淫证主要是因风邪侵袭人体肤表、经络，卫外功能失常，表现出符合“风”性特征的证候；寒淫证是因寒邪侵袭机体，阳气被遏，以恶寒甚、无汗、头身或胸腹疼痛、苔白、脉弦紧等为主要表现的实寒证候；暑淫证是因感受暑热之邪，耗气伤津，以发热口渴、神疲气短、心烦头晕、汗出、小便短黄、舌红苔黄干等为主要表现的证候；湿淫证是指感受外界湿邪，或体内水液运化失常而形成湿浊，阻遏气机与清阳，以身体困重、肢体酸痛、腹胀腹泻、纳呆、苔滑、脉濡等为主要表现的证候；燥淫证是因外界气候干燥，耗伤津液，以皮肤、口鼻、咽喉干燥等为主要表现的证候，根据兼夹风寒或风热有凉燥、温燥的不同；火淫证是因外感火热邪毒，阳热内盛，以发热、口渴、胸腹灼热、面红、便秘尿黄、红苔黄而干、脉数或洪等为主要表现的证候。

2. 六淫辨证的特点及其阐发

（1）六淫辨证的特点：六淫证候除了具有发病急、病程短，有明显的季节性和地域性等共性特点外，风淫证、寒淫证、暑淫证、湿淫证、燥淫证、火淫证还各自具有自身的证候特点。

1）风为阳邪，其性开泄，易袭阳位，善行而数变，常兼夹其他邪气为患。故风淫证具有发病迅速，变化快，游走不定的特点。

2）寒为阴邪，具有凝滞、收引、易伤阳气的特性。

3）暑与火热的性质同类，但暑邪致病有严格的季节性，其病机与证候也与一般火热证有一定的差别。暑为阳邪，具有暑性炎热升散，耗气伤津，易夹湿邪等致病特点。

4）湿为阴邪，具有阻遏气机，损伤阳气，黏滞缠绵，重浊趋下等致病特点。

5）燥淫证的发生有明显的季节性，是秋天的常见证候，发于初秋气温者为温燥，发于深秋气凉者为凉燥。

6）火为阳邪，具有炎上、耗气伤津、生风动血、易致肿疡等特性。

（2）六淫辨证的阐发

1）《黄帝内经》燥、湿之论对后世医家的影响：燥为六淫之一，《黄帝内经》虽多处论及“岁金太过，燥气流行”、“岁木不及，燥乃大行”，“金燥受邪，肺病生焉”，“燥盛则干”、“燥者濡之”。但《素问·至真要大论》病机十九条中唯独缺少燥气致病的条文，与

《黄帝内经》燥淫致病的思想大不协调，留下了千古之疑。金·刘完素依据《素问·六元正纪大论》“燥胜则干”的论述及王冰“干于外则皮肤皴折，干于内则精血枯涸，干于气及津液则肉干而皮著于骨”的注解，在其所著的《素问玄机原病式》中，改订补充“诸涩枯涸、干劲皴揭、皆属于燥”一条，从症状学的角度，阐发了燥气病机的特点。

湿邪为病较广，《素问·至真要大论》云：“天雨时行，湿气乃用……其象长夏。”《素问·生气通天论》又曰“秋伤于湿，上逆而咳，发为痿厥。”《素问·阴阳应象大论》也曰：“夏伤于暑，秋必痎疟；秋伤于湿，冬生咳嗽。”但后两段经文皆言“秋伤于湿”。元·王安道《医经溯洄集·四气所伤论》提出：“湿乃长夏之令，何于秋言之?”的疑问，但又做了“秋虽亦有三月，然长夏之湿令，每侵过秋而行，故曰秋伤于湿”的解释。

清·喻昌著《医门法律·秋燥论》开始对《素问》“秋伤于燥”提出疑义。其曰：“燥之与湿，有霄壤之殊。燥者，天之气也，湿者，地之气也……故春分以后之湿，秋分以后之燥，各司其政。今指秋月之燥为湿，是必指夏日之热为寒然后可，奈何《黄帝内经》病机十九条，独遗燥气。他凡秋伤于燥，皆谓秋伤于湿。历代诸贤，撰文作解，抒发其论。昌特正之。大意谓春伤于风，夏伤于暑，长夏伤于湿，秋伤于燥，冬伤于寒。觉六气配四时之旨，与五运不相背戾，而千古之疑始一决也。”喻昌以四时六气顺序为依据，指出《素问》中“秋伤于湿”应为“秋伤于燥”，径直改动了《素问》原意。

但燥、湿二气的认识并未就此而定，亦有持不同意见者。如清·雍正年间新安医家许预和《怡堂散记·秋伤于湿辨》称：“伤于湿者秋之始也，伤于燥者秋之终也。”“喻昌改动经文为‘秋伤于燥’，是偏执之聪明。”《散集续篇·再论秋伤于湿》又说：“伤于湿，伤于燥，要统气运而言，秋伤于湿，是六步之湿，潦岁多有之，秋伤于燥是岁气之燥，旱岁多有之。”清·莫枚士《研经言·秋伤于湿解》亦说：“喻嘉言欲改湿字为燥，非是。不观《灵枢·九宫八风》又以湿配东乎，喻又将何以改之?”而雷少逸《时病论·秋伤于湿大意》则模棱两可的折中指出：“土寄于四季之末，四时皆有湿气……喻嘉言先生又谓秋伤于燥，发出秋燥之论，其说未尝有谬。”

2）对燥、湿寒热属性的不同认识：关于燥、湿寒热属性的认识还存在不同差异。《易经·乾》曰“水流湿，火就燥”，如吴昆《医方考》曰：“湿为阴邪”，叶天士《外感温热篇》曰：“湿胜则阳微也”，喻昌《医门法律》曰：“燥者火类，所以火就燥也”、“燥终属热”。认为湿从水，水火相对属阴属寒，故湿的本质为阴；火热甚则干，燥亦干，故燥的本质属阳。但王孟英认为燥气属阴，其《温热经纬·叶香岩温热外感篇》曰“以暑统风火，阳也；以寒统燥湿，阴也。”沈目南《医征·秋燥》亦认为：“燥病属凉，谓之次寒，病与感寒同类……前人谓热，非也。”

余国佩认为水火为燥湿所变，燥湿因寒暑而化。倡言“六气独重燥湿、燥湿二气可寒可热”，如《婺源余先生医案·燥症》说：“外感认得燥湿二气，其或兼寒兼热。治法燥邪治以润，湿邪治以燥，兼寒者温之，兼热者清之，治外感之证已无余意矣。”因此，在辨证时不能认为湿就是寒证，燥就是热证，实际上湿有寒湿、湿热之分，燥有凉燥、温燥之别。临床在辨明燥湿的前提下，量其虚实，根据药性的润燥，按其偏寒、偏热、偏虚、偏实，确定温凉补泻，选用对证方药。

（二）辨七情证候

1. 七情辨证的基本内容　情志活动，主要有喜、怒、忧、思、悲、恐、惊七种，又称“七情”。情志证候，是指由于精神刺激过于强烈或过于持久，人体不能调节适应，导致情志失常，脏腑、气血功能紊乱所表现出的证候。

2. 七情辨证的特点及其阐发

（1）七情辨证的特点：情志为病，具有先伤神、后伤脏，先伤气、后伤形的特点，即情志为病应有精神情志方面异常的症状，如抑郁、烦躁、多怒、失眠等，同时可有脏腑气机失常的症状，如胸闷、腹胀、气短、心悸等。不同的情志变化，对内脏有不同的影响，会产生不同形式的气机逆乱，如《素问·阴阳应象大论》曰：“喜伤心”、“怒伤肝”、“忧伤肺”、“思伤脾”、“恐伤肾”；“怒则气上、喜则气缓、悲则气消、恐则气下、惊则气乱、思则气结”等。

（2）七情辨证的阐发

1）不同性质的情志刺激，常常作用于相关脏腑，可引起不同病证。如《素问·生气通天论》：“大怒则形气绝，而血菀于上，使人薄厥。”《灵枢·本神》：“喜乐者，神惮散而不藏”、“悲哀动中者，竭绝而失生”、“恐惧而不解者伤精”、“愁忧者，气闭塞而不行”。《素问·举痛论》：“惊则心无所倚，神无所归，虑无所定”、“思则气结”。《诸病源候论·气病诸候》：“结气病者，忧思所生也。心有所存，神有所止，气留而不行，故结于内。”值得注意的是：一是七情致病的特异性对临床辨证用药具有指导意义，值得进一步探讨研究。二是临床“情志辨证”不能以某一独立情感变化而责之于某一绝对脏腑。三是由于心主神明，与情志关系密切，故损伤各脏的同时多累及心，导致神不守舍。

2）体质因素的强弱与人体是否易感疾病有关，七情是否致病，首先取决于机体耐受力的大小，而机体的耐受力又与体质状态有关。因此，正气在情志病变中占有主导地位，是病变的内在根据。精神刺激致病与否主要取决于个体对外界精神刺激的应激抗御能力和自我调节能力。但是，情志异常可导致体内气机升降失调，脏腑功能紊乱，阴阳平衡破坏，以致正气虚弱，邪气入侵而致病。

三、气血津液辨证

（一）气血津液辨证的基本内容

气血津液辨证是指在中医理论指导下，运用气血津液理论，去辨别、分析、判断、综合患者的病情资料，从而确定其气、血、津液的具体病机、证型的思维过程和辨证方法。气血津液作为人体的精微物质，在生命功能活动中无处不在，因此，各种疾病无不存在气血津液的异常。如“百病生于气也。”“气血不和，百病乃变化而生。”

1. 气血辨证　辨气血证候，是根据患者所表现的症状、体征等，对照气血的生理、病理特点，分析、判断疾病中有无气血亏损或运行障碍的证候存在。

气血证候的分类：虚证主要包括气虚证、血虚证、气脱证、血脱证、气陷证、气不固证；实证主要有气滞证、血瘀证、气逆证、气闭证、血热证、血寒证。

气与血密切相关，临床常见的气血同病证候有气血两虚证、气滞血瘀证、气不摄血证、气随血脱证、气虚血瘀证等。

2. 津液辨证　辨津液证候，是根据患者所表现的症状、体征等，对照津液的生理、病理特点，通过分析，辨别疾病当前病理本质中是否有津液亏虚或运化障碍的证候存在。津液证候主要有津液亏虚和水液停聚而形成的痰证、饮证、水停证及湿证。

（二）气血津液辨证的特点及阐发

1. 气血津液辨证的特点　气血津液辨证，是运用脏腑学说中气血津液的理论，分析气、血、津液所反映的各科病证的一种辨证诊病方法。由于气血津液都是脏腑功能活动的物质基础，而它们的生成及运行又有赖于脏腑的功能活动。因此，在病理上，脏腑发生病变，可以影响到气血津液的变化；而气血津液的病变，也必然要影响到脏腑的功能。

气血津液的生成、来源和输布均不能脱离脏腑。如气来源于脾肾，出入升降治节于肺，升发疏泄于肝，帅血贯脉而周行于心，血生化于脾，总统于心，藏受于肝，宣发于肺，施泄于肾，灌溉一身无处不及，津液来源于水谷，转输于脾，宣降通调于肺，气化于肾，借三焦之道通达周身。所以脏腑一旦受病，就会直接或间接地反映出气血津液的病理变化，而气血津液的病变，也必然要影响到某些脏腑。因此气血津液的病变，是不能离开脏腑而单独存在的。气血津液辨证应与脏腑辨证互相参照。

2. 气血津液辨证的阐发　气血津液辨证到底是属于辨病因、辨病位还是辨病性问题，一直是一个疑点。如作为病因辨证内容，气滞、瘀血、痰饮等作为继发性病因未尝不可；如作为病位辨证内容，不仅外感病有气分、营分、血分病位，内伤病中也有癥积病在血分，瘕聚病在气分之说；如作为病性辨证内容，第 6 版、第 7 版《中医诊断学》认为“病性，即病理改变的性质”，而气逆、血虚、津液亏虚等均属于病性内容。也有研究者认为，其既不属于病因内容，也不属于病位内容和病性内容，而只能作为生命物质单列，气虚、血虚、痰饮、瘀血等均属生命物质不足或病理产物。可见，气血津液辨证已经到了必须科学定位的时候了。

有人认为，气血津液的某种失调、障碍或损害，基本上属于功能、代谢或形态的改变而自身又难以恢复的病理变化，实际上是一门典型的“气血津液病理学”。气不化精而化水，精不化气而成痰，血腐可以成脓，津熬可以结石，血瘀成块，痰凝成核，虚损亡脱，逆陷阻闭，无不是功能、代谢或形态的变化，与现代医学病理学中的血液循环障碍、水液代谢障碍、机体损伤、变性和修复、免疫等密切相关。结合不同的病位（如不同的脏腑系统）则形成不同的病变，可以探求其病因，可以辨识其病性，可以阐释其病机。

四、病位辨证

（一）脏腑辨证

1. 脏腑辨证的基本内容　脏腑辨证，是在认识脏腑生理功能、病变特点的基础上，将四诊所收集的症状、体征及有关病情资料，进行综合分析，从而判断疾病所在的脏腑部位病因、病性等，为临床治疗提供依据的辨证归类方法。简言之，即以脏腑病位为纲，对疾病进行辨证。

脏腑辨证的内容，主要包括脏病辨证、腑病辨证，以及脏腑兼病辨证。其中以五脏病证为辨证的重点，六腑病证通常归纳在脏病之中，脏腑兼病则仍以脏与脏病相兼为主。

（1）脏病辨证

1）心病证候：虚证包括心血虚、心阴虚、心气虚、心阳虚、心阳虚脱等证；实证则有心火亢盛、心脉痹阻、痰蒙心神、痰火扰神及瘀阻脑络等证。

2）肺病证候：虚证多见肺气虚和肺阴虚；实证有风寒犯肺、风热犯肺、燥邪犯肺、肺热炽盛、痰热壅肺、寒痰阻肺、饮停胸胁、风水相搏等证。

3）脾病证候：虚证有脾气虚、脾虚气陷、脾阳虚、脾不统血等证；实证多由湿邪所致，有湿热蕴脾、寒湿困脾等证。

4）肝病证候：虚证多见肝血虚和肝阴虚；实证可有肝郁气滞、肝火炽盛、肝阳上亢、肝阳化风、热极生风、寒凝肝脉等证。

5）肾病证候：肾病多虚，常见肾阳虚、肾虚水泛、肾阴虚、肾精不足、肾气不固等证。

（2）腑病辨证：腑病虚证常见胃气虚、胃阳虚、胃阴虚、肠燥津亏等证；腑病多实证，包括胃热炽盛、寒滞胃肠、饮留胃肠、食滞胃肠、胃肠气滞、肠热腑实、肠道湿热、虫积肠道、胆郁痰扰、膀胱湿热等证。

（3）脏腑兼病辨证：凡两个或两个以上脏腑的病证并见者，称为脏腑兼病。脏腑兼病以虚证较为常见，主要有心肾不交、心肾阳虚、心肺气虚、心脾气血虚、心肝血虚、脾肺气虚、肺肾气虚、肺肾阴虚、肝郁脾虚、肝肾阴虚、脾肾阳虚等证；脏腑兼病的实证则包括肝火犯肺、肝胃不和以及肝胆湿热等证。

2. 脏腑辨证的特点

（1）脏腑辨证是中医辨证的核心内容：中医学的辨证方法虽然多种多样，各有特点，但最后大都落实在脏腑的病变上，即脏腑的定位是辨证内容组成的基本要素之一。由于脏腑辨证的体系比较完整，每一个脏腑有独特的生理功能、病理表现和证候特征，有利于对病位的判断，并能与病性有机结合，从而形成完整的证候诊断。所以，脏腑辨证是中医辨证体系中的重要内容，是临床辨证的基本方法，是各科辨证的基础，具有广泛的适用性，尤其适用于对内、妇、儿等科疾病的辨证。

（2）脏腑辨证是确立治法的重要依据：辨证论治是中医学重要特色，证的形成包括病性和病位两个基本的要素，具有相同病性而脏腑病位不同，确立的治法治则和方药的运用具有很大的差异性。如同样的实热证候有肺热炽盛证、心火亢盛证、肝火炽盛证的不同，应针对肺、心、肝不同的脏腑生理功能及其病理变化机制确立治疗法则，选用药物也要根据脏腑归经而有所侧重。因此，临床上根据患者的症状、体征，确立脏腑病位，再结合具体病理性质才能辨识病机，得出正确的诊断，为治疗立法提供确切依据。

（3）五脏定位的基本症状、体征

1）心：心悸，怔忡，心痛，心烦，失眠，多梦，健忘，神志异常，舌疮舌痛，脉结、代、促等。

2）肺：咳嗽，气喘，咯痰，胸痛，咽痛、咽干，鼻塞、鼻干、鼻翼煽动，喷嚏，流涕，声音异常，水肿，皮毛病变等。

3）脾：腹胀，腹痛，纳少，便溏或泄泻，水肿，内脏下垂，出血，肢重或软，肌肉病变，呵欠，口角流涎，口中甜腻等。

4）肝：情志异常，胸、胁、少腹胀满疼痛，目与视力异常，筋与爪甲异常，月经不调，阴囊、睾丸肿痛，动风症等。

5）肾：腰膝酸软或痛，耳鸣、耳聋，发脱，齿摇，骨、脊病变，生殖系症状，水肿，尿频、尿闭、五更泄泻等二便异常，呼多吸少等。

（4）六腑定位的基本症状、体征

1）小肠：小便赤涩、灼痛，混浊等。

2）大肠：（大便异常）便秘，泄泻，下痢脓血，腹胀、痛，肠鸣等。

3）胃：纳少、多食易饥，恶心，呕吐，嗳气，呃逆，胃脘胀痛不适等。

4）胆：口苦，黄疸，惊悸，胆怯，消化异常等。

5）膀胱：尿频，尿急，尿痛，尿闭等。

3. 脏腑辨证的阐发

（1）唐以前脏腑辨证的源流与发展　早在《黄帝内经》中对脏腑辨证已从理论上进行了阐述，《黄帝内经》云“治病务求于本，本于五脏阴阳”，其“邪气脏腑病形”、“经脉”、“本脏”等诸篇为藏象学说和经络学说之本源。

东汉·张仲景所著《金匮要略》将脏腑病机理论运用于临床，在“脏腑经络先后病脉证第一”、“肺痿肺痈咳嗽上气病脉证治第七”、“胸痹心痛短气病脉证治第九”、“腹满寒疝宿食病脉证治第十”、“五脏风寒积聚病脉证并治第十一”等篇目均有论及，奠定了脏腑辨证的基础。

华佗《中藏经》有专论五脏六腑虚实寒热生死顺逆脉证等篇，首创脏腑辨证之八纲，即“虚实寒热生死顺逆”，在其《中藏经》中提出“脏腑辨证，首论阴阳”的总规律，使脏腑辨证初具系统性。

晋·皇甫谧《针灸甲乙经》对《素问》、《灵枢》和《明堂孔穴针灸治要》三部文献进行了分类整理，有关脏腑辨证部分集中在“精神五脏论第一”、“五脏变腧第二”、“五脏六腑阴阳表里第三”、“五脏六腑官第四”、“五脏大小六腑应候第五”、“津液五别第十三”、“五色第十五”数篇中，从篇名可以看出，《针灸甲乙经》对前期文献脏腑辨证是以五脏和六腑为整体进行系统整理的，说明当时的脏腑辨证内容具有以脏腑为单位的系统性与完整性。

孙思邈《备急千金要方》对脏腑辨证理论体系做了系统整理，主要表现在脏证腑证各自成体系、脏腑证以虚实为纲（分为虚实两大类证，实与热，虚与寒有严格的对应关系）、各脏腑证均列有对治方剂、注重凭脉辨证（脉象的特异性是判断脏腑证病位与病性的根本依据）。

（2）宋金元时期对脏腑辨证的贡献：刘完素的脏腑六气病机学说运用运气学说的理论将脏腑病变的病因与六气联系起来，以虚实寒热为脏腑病变的基本病机，提出了脏腑本气虚实的学术观点。张元素对脏腑辨证进行了又一次系统整理，从脏腑的生理、脉象、证候特点、预后、治则治法、用方用药（包括药物归经与引经报使）等方面做了全面阐述。从李东垣开始，脏腑辨证的研究真正转向专题研究，其著名的“内伤脾胃，百病由生”的学术观点成为脾胃学说的理论核心。丹溪兼通刘、张、李三家，提出了著名的相火论。相火寄于肝肾二部，其性内阴而外阳，相火妄动则煎熬真阴，阴虚则病，阴绝则死。可以认为此相火论启迪了明代温补学派，将其进一步深化为肾命学说。

（二）六经辨证

1. 六经辨证的基本内容　六经辨证，就是以六经所系的经络、脏腑的生理病理为基础，将外感病在发展过程中所出现的证候综合归纳为太阳病证、阳明病证、少阳病证、太阴病证、少阴病证和厥阴病证等六类证候。同时根据证候属性，以阴阳为总纲，从病变的部位、病性、病势、邪正斗争、体质因素等多个方面，阐释疾病的发生、发展与变化，是疾病演变过程中不同阶段的病变特点、病变本质和发病规律的概括，并用来指导临床的诊断与治疗。

2. 六经辨证的特点及其阐发

（1）六经辨证特点：六经辨证中，贯穿着八纲辨证的精神。它将外感病的演变情况，根据证候的属性，以阴阳为总纲分为两大类证，即太阳病证、阳明病证和少阳病证，合称为三阳病证；太阴病证、少阴病证和厥阴病证，合称为三阴病证。凡正盛邪实，抗病力强，病势亢奋，表现为热、实的，多属三阳病证；凡正气虚衰，病邪未除，抗病力衰减，病势虚衰，表现为寒、为虚的，多属三阴病证。

伤寒病的发生，是人体感受风寒等外邪，始在皮毛、肌腠，渐循经络，由表入里，进而传至脏腑。因此，当其病邪浅在肤表经络，则表现为表证；若寒邪入里化热，则转为里实热证；在正虚阳衰的情况下，寒邪多易入里寒化，甚则直犯三阴经，出现一系列阳虚里寒的病理变化。

六经病证的临床表现，均以经络、脏腑病变为其病理基础，其中三阳病证以六腑的病变为基础，三阴病证以五脏的病变为基础。所以六经辨证的应用，不限于外感时病，也可用于内伤杂病。但由于其重点在于分析外感风寒所引起的病理变化及其传变规律，因而其对内伤杂病的辨证不具有广泛性，不能等同于脏腑辨证。

（2）六经辨证阐发：一般来说，《伤寒论》六经辨证，是在《素问·热论》所谓“伤寒一日，巨阳受之……二日阳明受之……三日少阳受之……四日太阴受之……五日少阴受之……六日厥阴受之……”的认识基础上，结合外感病的证候特点及传变规律而总结出来的辨证纲领。有人认为，六经辨证始于《素问·热论》，其根据是：①《热论》为论述热病专篇，其主要论述就是热病定义和六经分证；②《热论》首倡六经分证说，为其源头。

但也有研究认为《伤寒论》六经辨证与《黄帝内经》三阴三阳有本质不同，《热论》是指经脉，《伤寒论》则言六病；《热论》只言热证，《伤寒论》不仅言实热，而且讲虚寒；《热论》以三阳为表，为经络病，不涉脏腑，而《伤寒论》三阳、三阴病皆连及脏腑。程郊倩说：“《素问》之六经，是一病只见之六经；仲景之六经，是异病分布之六经。《素问》之六经，是因热病而源及六经；仲景之六经，是设六经以赅尽众病。”柯韵伯说得更为概括明了：“仲景六经，是‘经界’之经，而非‘经络’之经。”又说：“《热论》之六经，专主经络为病，但有表里之实热，并无表里之虚寒，但有可汗可泄之法，并无可温可补之例。仲景之六经，是六区地面，所赅者广，凡风寒湿热，内伤外感，自表及里，有寒有热，或虚或实，无所不包。”正如章次公先生所说：“我们必须认识到《伤寒论》的六经与《黄帝内经》绝对不同。仲景的六经，是旧名词赋予新定义，含义各别，与仲景的六经混合解释，以致造成极大错误。我们一定要跳出前人窠臼，才能发现《伤寒论》的真正价值，已往的疑窦，就涣然冰释了。”

可以看出，《伤寒论》六经辨证与《黄帝内经》三阴三阳在学术渊源上存在着一定的关联，但在具体内涵上也存在不同之处。

（三）卫气营血辨证方法

1. 卫气营血辨证的基本内容　卫气营血辨证，是清代叶天士在《外感温热篇》中所创立的一种适用于外感温热病的辨证方法。即将外感温热病发展过程中，不同病理阶段所反映的证候，分为卫分证、气分证、营分证、血分证四类，用以说明病位的浅深、病情的轻重和传变的规律，并指导临床治疗。

2. 卫气营血辨证的特点及其阐发

（1）卫气营血辨证的特点："卫气营血"亦称之为"荣卫气血"，在生理上主要是指维持人体生命活动的基本物质和人体的功能活动。

在温病过程中的卫气营血之病机变化则是指人体在温邪作用下所导致的卫气营血某一部分的功能失调或实质损害，它体现了温病过程中不同证候的内在本质，是温病过程中卫气营血不同证候类型产生的基础。

卫气分之病机变化以功能失调为主，患者往往表现为功能的代谢改变；营血分之病机变化以实质损害为主，主要脏器的结构损害较为严重，功能紊乱亦较危急；然卫气之间和营血之间又有本质的不同。故叶天士《温热论》云"大凡看法，卫之后方言气，营之后方言血"，指明了卫气营血病机的浅深层次。

（2）卫气营血辨证阐发：叶天士创立的"卫气营血"辨证理论，就是在运用《黄帝内经》"营卫气血"理论的基础上，结合自己的临床实践经验而创造性地提出来的。

《黄帝内经》有关"营卫气血"的理论认为营卫气血是人体生理结构不可缺少的一个组成部分，是维持人体正常生命活动的基本物质。如《灵枢·卫气》云："其浮气之不循经者，为卫气；其精气之行于经者，为营气。阴阳相随，外内相贯，如环之无端。"营卫气血是一个有机联系的整体，但其活动范围和具体作用则有所不同，在层次上有浅深之分。从营卫气血的阴阳属性来讲，卫、气是无形之气机，营、血是有形之物质。分而论之，卫主表而气主里，营卫虽同源而生成有先后，即营为血中之气，合而论之，气以统卫，血以统营。

《黄帝内经》在病理方面的论述如"虚邪之中人也……搏结于内，与卫气相搏"，又说"玄府不通，卫气不得泄越，故发热。"均简要阐明了人体卫气与入侵外邪抗争所产生的病理变化。对气的病变，书中提出了"百病生于气"的论点，强调气之为病非常广泛。对营的病变，书中多营卫并论，提出了"营卫不可复收"、"营卫留止"等病机概念。对血的病变，除论述了多种出血证外，还提出了"血闭"、"留血"等有关瘀血的病机概念。这些论述虽然简朴，但对后世以卫气营血阐述病机进而作为辨证论治的依据有着深远的影响。

叶天士根据温邪的致病特点及《黄帝内经》所论营卫气血生成功能及分布层次的不同，提出了"卫之后方言气，营之后方言血"以及"在卫汗之可也，到气才可清气，入营犹可透热转气……入血就恐耗血动血"的四层次辨证论治纲领，用以指导温病的治疗，既作为辨证的纲领，又作为施治的大法。

（四）三焦辨证

1. 三焦辨证的基本内容　三焦辨证，清代吴鞠通依据《黄帝内经》三焦理论，在《伤寒论》六经辨证及叶天士卫气营血辨证的基础上，将外感温热病的证候归纳为上焦病证、中焦病证、下焦病证，用以阐明三焦所属脏腑在温热病发展过程中不同阶段的病理变化、证候表现及其传变规律的一种辨证方法。

上焦病证主要包括手太阴肺和手厥阴心包的病变，其中手太阴肺的证候多为温病的初起阶段；中焦病证主要包括手阳明大肠、足阳明胃和足太阴脾的病变，脾胃同属中焦，阳明主燥，太阴主湿，邪入阳明而从燥化，则多呈现里热燥实证，邪入太阴从湿化，多为湿温病证；下焦病证主要包括足少阴肾和足厥阴肝的病变，多为肝肾阴虚之候，属温病的末期。

2. 三焦辨证的特点及其阐发

(1) 三焦辨证的特点

1) 细化温病病位划分：三焦辨证是吴鞠通依据《黄帝内经》"上焦如雾，中焦如沤，下焦如渎"三焦理论从另一个侧面对外感温热病发生发展的病理变化及传变规律做出总结，先以三焦为纲，分上下之浅深，继以六经分脏腑经络之不同，再以卫气营血分表里之次第，形成纵横交错的立体辨证体系，使温病病位的划分更加精细入微。

2) 阐述温邪传变规律：三焦辨证，不仅详细论述了温邪的横向传变方式，而且明确提出了温邪具有纵向传变的特点。如吴鞠通所述"温病由口鼻而入，鼻气通于肺，口气通于胃，肺病逆传，则为心包"，即为温邪横向传变方式之一。

3) 指导临床辨证用药：三焦辨证，进一步提出了上、中、下三焦不同部位病变的组方用药原则和注意事项。他说："治上焦如羽，非轻不举；治中焦如衡，非平不安；治下焦如权，非重不沉。"并告诫人们不可"治上犯中，治中犯下"。

(2) 三焦辨证阐发：三焦辨证和卫气营血辨证皆是温病的辨证纲领，两种辨证纲领虽然在理论阐述和归纳方法上不尽一致，但其主要反映的内容和证候大部分相同，在归纳外感热病的证候，阐明病机，辨别病位，明确传变，分清轻重，拟定治则等方面，都有着共同的重要意义。两者的不同点主要表现在以下 2 个方面。

论证方法不同：卫气营血辨证是从四个层次来辨别其发展规律和证候表现，三焦辨证则是从所病脏腑部位来划分病期及分析病理传变。二者对温病病理变化及其相互传变的阐述，有一"纵"一"横"之别。

辨证结构不同：上中下三焦和卫气营血之间不能相互等同，如上焦手太阴肺卫的病变，相当于邪在卫分；热壅于肺而又无表证者，则属气分范围；逆传心包的病变却又属于营分范围。中焦足阳明胃和足太阴脾的病变，虽都属气分范畴，但邪在气分就不能仅限于脾胃之中焦病变。下焦肝肾的病变和邪在血分，其证候表现截然不同，前者是热伤肝肾之阴，其证属虚，后者为耗血迫血，其证属实中有虚。吴氏三焦辨证的下焦证，实是补充了卫气营血辨证之不足。

第三节　辨证方法的临床应用

一、临床运用的步骤与原则

（一）辨证的步骤

临床辨证的目的是寻找疾病发生发展某一阶段的病因、病性、病位等，并确定证名。所以辨证就要探求病因、分清病性、落实病位等，并最终确定证名。其具体内容有如下 7 个方面。

1. 探求病因　探求病因是指根据中医学理论，结合患者的病史、临床症状及体征，审证求因。辨病因就是探求病证发生的根本原因，是辨证的主要内容。辨证过程中病因的辨别，包括探求原发病因与辨析病证当前的病因，但重点在后者。一般可通过问诊，直接询问发病时的各种因素，但有些病因不能直接获得，故对病因的探求更重要的是通过审证求因，所谓“受本难知，因发知受，发则可辨”。

2. 落实病位　落实病位即“定位”，就是在辨证过程中根据中医学脏腑经络学说等有关内容，结合患者各方面的特点，辨别并确定病变究竟是在哪一部位、脏腑、经络等。病位不仅要落实在脏腑等具体部位上，而且应该结合生理病理变化去探求病位之所在。此外，病证传变的层次也可视做病位，如表与里是病位，卫、气、营、血是病位等。辨病位在辨证中具有重要意义，因为病位不同，症状有异。常用定病位的方法有表里定位、上下定位、气血定位、脏腑定位等四种方法。

3. 分辨病性　分辨病性即所谓“定性”，就是通过对患者临床表现以及各方面情况的综合分析、归纳，确定病证的性质。任何病证都有其特定的病性，它是构成证的基本病理要素，是确定基本治则的依据，因此在中医辨证论治过程中，辨别病性是辨证的关键。病性明确，有利于深入辨析病因病机，明确诊断，确立治则治法，具有纲领性的指导意义。辨别病性可以根据病性的基本类别，从寒、热、虚、实着手，同时注意他们之间的错杂与真假。

4. 阐释病机　阐释病机是指根据中医学理论，将病因、病位、病性等内容有机地结合起来，综合分析，揭示其内在的联系，阐明病证发生发展变化的机制。也就是得出对病证发生发展变化的整体，动态的全面认识。病机主要从临床症状的分析而确立，有的单一症状或体征即可反映病机，如盗汗为阴虚，舌红苔少亦为阴虚；但有的症状病机复杂，需结合多方面病情资料分析，如潮热有阳明腑实、湿温、阴虚等多种病机。

5. 判断病情　判断病情是指辨别病情的轻重、标本、缓急以及滞、积、闭、扰、虚、衰、亡、脱等。辨病情就是辨别疾病浅深、轻重的程度。早在《素问·玉版论要》即有：“揆度者，度病之浅深也”之说，一般而言表证病较轻浅，里证病较深重；在腑之病证较轻浅，在脏之病证较深重。

6. 审度病势　审度病势是指把握病变发生、发展及演变的趋势，推测病证的转归与预后。目的在于从机体整体动态的变化中，推测病证的预后和转归。辨病势要将病证特点、体质强弱、病邪性质、感邪轻重、治疗作用等因素综合考虑。一般外感时邪，发病较急、病情较重、转变较快；内伤杂病发病一般较缓，病势演变较慢。若老幼体弱，邪盛正衰，则病情危急，预后不良；若年轻体壮，感邪较轻，则病情较轻，预后良好。如治疗得当，则病当向愈；如失治误治，则易生变证。

7. 确定证名　确定证名是指通过对病因、病机、病性、病位、病势等的高度概括，提出完整而规范的证名诊断。辨证名就是确定辨证的最后结论。证名要求用规范性术语高度概括疾病所处阶段的病理变化本质。对证名的确定，必须以辨病因、辨病性、辨病位、辨病机、辨病势、辨病情等为依据，其中以病因、病性、病位、病机为基本。

（二）辨证方法的综合运用原则

1. 诸种辨证方法的基本属性　八纲辨证是辨证的基本纲领，阴阳、表里、寒热、虚实、可以从总体上分别反映证候的部位、性质和类别。脏腑辨证、经络辨证、六经辨证、卫气营血辨证、三焦辨证，是八纲中辨表里病位的具体深化；辨病性则是八纲中寒热虚实辨证的具体深化。

2. 诸种辨证方法的综合运用　在熟悉了各种辨证方法的基本属性与相互关系基础上，临床便可根据病情的具体实际而灵活选择恰当的辨证方法进行辨证。

一般可首先分析是属于外感时病还是内伤杂病，再用八纲进行分析，以初步明确基本病性与病位。如果是内伤杂病，一般以脏腑辨证为主，结合气血津液阴阳等具体内容进行辨证。如果是外感时病，一般选用卫气营血辨证、三焦辨证及六经辨证，并注意结合六淫、疫毒等内容进行辨证。经络辨证主要是针灸、推拿诊疗时运用较多，经络循行部位的证候表现明显时，亦应根据经络理论进行辨证。

二、辨证方法的临床运用研究

（一）八纲辨证的临床运用研究

1. 阴证、阳证　阴和阳是八纲的总纲。阴证说明人体各脏腑、系统和新陈代谢机能处于抑制、衰减的情况；阳证表明上述机能正处于异常亢进状态。阴证主要表现为机体器官或系统热量不足或机能减退（特别是中枢神经和消化系统机能的减退）的一种状态；阳证主要表现为机体器官或系统热量过剩或机能亢进的一种状态。

2. 表证、里证　表和里用以概括病证表现部位的深浅和病势的轻重。表证病情较轻，多表现为皮肤、皮下组织、肌肉及这些组织神经血管等症状，除体表小动脉收缩，皮肤表现为一时性苍白缺血外，还包括一部分呼吸道及眼、耳、鼻、咽喉黏膜的炎症反应，肌肉的水肿或轻度炎症，中枢神经系统的充血或缺血等；里证病情较重，多表现为内脏器官和中枢神经系统等症状，常见各系统、各脏器具有明显的病理改变。

3. 寒证、热证　寒和热是指疾病的性质。寒证大多是人体的生理机能衰退或对有害动因的适应性反应能力低下的表现，在病理形态上可见于慢性炎症，表现为贫血、缺血、瘀血及水肿的全身或局部血液循环障碍等病变；热证大多是对有害动因的适应性反应能力旺盛的表现，实热可见于急性炎症，表现为动脉充血与出血的血液循环障碍病变；虚热则可能与自主神经功能紊乱所引起的一时性动脉充血或内分泌腺（尤以甲状腺机能紊乱）等有关。

4. 虚证、实证　虚和实是人体与致病因子相互斗争状态的反映。虚证表现为正气（指一般物理机能和防御机能）不足，是全身机能或某种重要脏器功能衰弱表现，在病理状态上可见于内分泌腺变性或萎缩、各器官组织的细胞萎缩或变性、慢性炎症（较寒证的程度严重些），网状内皮系统吞噬功能低下与神经系统的退行性变化等病变。

实证是邪气有余，病症多表现急剧、显著，为机体与有害动因剧烈斗争的反应，如“肠热腑实证”，邪热与肠中糟粕相搏，常表现为腹满硬痛、大便秘结、日晡潮热、神昏谵语等。

（二）脏腑辨证的临床运用研究

1. 脏腑辨证的诊断标准研究　脏腑辨证作为辨证体系的核心内容，在临床应用中具有重要价值，但也存在着诊断标准不统一等问题，不利于临床与科研工作的开展。近年来脏腑辨证诊断标准规范研究取得了显著成效。

如在肺气虚证诊断标准研究方面，1979 年 11 月在广州召开的慢性支气管炎中西医结合诊断分型会议，重新修订了慢性支气管炎的中西医结合诊断分型防治方案，提出了肺气虚的诊断标准后。之后多达 7 次对其诊断标准进行了修订与研究，其中 1979 年，1981 年，2002 年会议标准主要从肺气虚证的主症、次症、体征以及其他辅助检查等几个方面进行总结归纳；1982 年，1986 年标准则从肺虚证和气虚证两方面进行归纳总结；1984 年从主症和次症两方面总结，比较简洁；1993 年有学者首次提出了肺气虚证的分度诊断标准，从基本病机及临床症状两方面考虑，将肺气虚证分为轻、中、重三度。

脏腑病辨证在以统一诊断标准为主要目标的证候规范化过程中，散在于各种诊断标准，如《中华人民共和国中医药行业标准·中国病证诊断疗效标准》、《中华人民共和国国家标准·中国病证分类与代码》、《中华人民共和国国家标准·中医临床诊疗术语·证候部分》、《中华人民共和国国家标准·中医临床诊疗术语·疾病部分》，说明脏腑病的证候标准还存在着一定的问题：①证名的不规范；②证的诊断标准没有考虑到病的影响，即构成同一证的基本元素（主症、次症、兼症、舌脉）在不同的病中其主次地位是可变的；③构成证的基本元素模糊不清；④证的诊断不应是简单的叠加，证的诊断标准稍有放松．就会出现“证中有证”；⑤证的诊断标准的制定是依据中医理论、文献及专家咨询，由此初步认定为某证后再进行临床流行病学调查，然后根据多元统计回归得出诊断方程。但这样所得出的客观标准实际上仍带有主观因素，只有将这些标准付之临床实践，依据临床疗效，才能判定标准是否符合客观并指导临床。

2. 脏腑证候的病理生理研究　近年来，诸多学者在宏观和微观水平上采用定量或定性的方法，对脏腑证候的病理生理进行了研究，主要涉及病理形态学、功能测定、代谢水平、微循环改变、血液流变学、免疫组化、激素测定、生物信号转导、基因表达、蛋白质组学等方面。这些研究有的涉及脏腑证候的实质研究，有的侧重于脏腑证候的现代生物学机制探讨，尽管取得了一定进展，但由于中医学藏象理论的特殊属性，对脏腑证候的病理生理的研究仍处于探索阶段。

（三）气血津液辨证的临床运用研究

1. 诊断标准研究　气血津液辨证的诊断标准研究目前主要集中在气虚证、血瘀证研究方面。

如对气虚证诊断标准的研究，1982 年 11 月全国中西医结合虚证研究与老年病防治学会议上拟订了《中医虚证辨证参考标准》，经过几年的试用后，于 1986 年对其进行修订，修改后的气虚证辨证参考标准为：①神疲乏力；②少气或懒言；③自汗；④舌胖或有齿印；⑤脉虚无力（弱、软、濡等），具备其中 3 项即诊断成立。

血瘀证诊断标准的研究，1986 年 11 月在广州召开了全国第二届活血化瘀研究学术会议，对《血瘀证诊断试行标准》进行了修改，拟定了《血瘀证诊断标准》，为血瘀证诊断的客观化、规范化提供了科学根据；1986 年有日本学者新提出了《国际瘀血诊断标准试行方案》；1988 年王阶等提出了血瘀证诊断的记分标准，10 月在北京召开了血瘀证研究国际会议，并重新修改了《血瘀证诊断参考标准》；随着对血瘀证诊断标准研究的深入，翁维良等提出了血瘀证的诊断特征：舌质紫黯、少腹部抵抗压痛、皮下瘀血斑、脉涩、病理性肿块、黑便等症状，及血液流变学检查中全血黏度、体外血栓形成、血小板聚集、血栓弹力等有重要意义。

2. 病理生理研究　有关气血津液证候的病理生理研究多从病证结合的角度对其生物学机制进行探讨，以观察证候改变的实验室指标为主，如在冠心病不稳定性心绞痛气虚血瘀证方面，有人利用磁共振对血浆中内源性小分子及大分子代谢产物进行鉴定，其中特征性代谢产物包括缬氨酸和丙酮；也有人发现肌动蛋白仅在患者血浆中表达，而纤维连接蛋白、载脂蛋白 H、膜联蛋白仅在冠心病不稳定性心绞痛气虚血瘀证患者中高表达；也有人认为细胞自噬产生的病理生理机制与中医气虚、痰瘀病机具有相关性，认为气虚痰瘀是细胞自噬功能减弱的表现，从细胞自噬机制的阐明对揭示中医气虚痰瘀的微观病理生理机制等，如何从这些纷繁的指标中找出其中可能的规律性，应从中医理论出发，立足于临床实际，将整体论与分析论、微观与宏观紧密结合，重视多指标相互合参，从多方位、多层次、多系统的变化，并结合临床辨证来阐发气血津液证候的病理生理研究。

（四）其他辨证的临床运用研究

1. 六经辨证的临床运用研究 《伤寒论》六经辨证的创立，标志着中医学辨证论治思想的确立，一直受到后世医家高度重视。尤其是新中国成立以来，诸多学者对六经辨证的理论及临床应用进行了广泛而深入的研究。主要表现在以下几个方面。

（1）六经辨证的内涵探讨：在内涵上进一步探讨了六经辨证的学术思想、结构体系、内在本质、思维规律等，为临床应用提供了理论支撑。在学术思想上，大部分学者认为六经辨证源于《黄帝内经》，是以整体观念为基础，以阴阳对立统一观为指导，用来说明人体阴阳经气的运行规律，具有整体观、常变观、恒动观及涵盖性、联系性、系统性等特点。近年来，诸多学者从系统论、控制论、恒动观、全息论、运气学说等不同角度进一步阐释了六经辨证的学术内涵；在六经辨证结构体系上，有学者认为六经辨证是三阴三阳理论、藏象经络学说与外感临床实践相结合的产物，主要反映了人体三阴三阳层次在适应外界六气的过程中的病理改变；在六经辨证思维规律提出“阴阳量差”和“病理层次”是形成六经辨证的两大依据，总结了六经辨证“由阳及阴，由表及里，由此及彼，由实及虚，由量及质”的思维规律，为六经辨证临床应用提供了理论指导。

（2）六经辨证的外延梳理：在外延上进一步理清六经辨证学术源流及其与其他辨证方法的关系，扩大了六经辨证临床应用范围。张仲景创立的六经辨证理论继承了《素问·热论》六经分证理论，以三阴三阳经作为辨证施治的纲领，用开、阖、枢理论和气机的升降来说明外感热病的发生、发展、转化的规律。不少学者认为《伤寒论》六经辨证与《素问·热论》所论热证，有相同和不同之处，相同处是都以外感病为基础，其不同处是在相同的外感病基础上进行了不同的发展。其对后世温病的学派的形成亦具有重要意义。有学者认为六经辨证方法应包括诸如八纲辨证、病因辨证、气血津液辨证、卫气营血辨证、三焦辨证、经络辨证、脏腑辨证等其他各种辨证方法，各种辨证方法都以对病因、病性、病位、病时、病势等因素的分析为内涵，是自三阴三阳六经概念衍生而来。《伤寒论》虽以六经辨证为法，但六经辨证必须靠其他诸辨证方法的综合进行才能完成和体现出来；其他各种辨证方法的形成和发展，皆以《伤寒论》所用方法为渊薮。因此说，《伤寒论》六经辨证体系是既可以运用于外感病、又可以运用于杂病的辨证体系。

（3）六经辨证应用于内伤杂病的证治研究：柯琴提出：“仲景药法，能令百病兼赅于六经，而不能逃于之外。”六经辨证广泛用于临床内、外、妇、儿、耳鼻喉、骨伤、男科、针灸等科疾病的辨证施治。

如经方大家刘渡舟认为：六经的实质是脏腑、经络、气化的统一体，《伤寒论》是一部主论风寒兼论杂病的专著，六经辨证可以统摄伤寒与杂病，故而伤寒与杂病必须共论。刘老临床善抓主症，喜用经方，擅于运用柴胡剂、泻心剂、苓桂剂等治疗肝胆病、脾胃病、水气病，并创制了柴胡解毒汤、柴胡鳖甲汤、柴胡活络汤、苓桂杏苡汤、苓桂茜红汤等有效方剂治疗肝脏病、冠心病等。

有人基于六经辨证理论基础，用针灸治疗头痛，特别是日久顽固性头痛，能获得较好疗效。另有人从六经辨证思维体系出发，创立内眼结构与六经相属学说，使眼科六经辨证思维体系成为一套科学的、系统的、完善的思维体系。

2. 卫气营血辨证的临床运用研究　卫气营血辨证可应用于临床各科疾病的证候辨别，是表明病情进展的时刻表。

（1）外感热病的证治研究：卫气营血辨证广泛应用于现代外感热病证治研究。如在流行性乙脑诊治中有人采用卫气营血辨证分期辨证分型，分初期（邪在卫气）、极期（气血两燔、热陷营血）、恢复期（正虚邪恋、痰瘀阻络）三期，并给予预见性治疗措施诊治本病，取得很好疗效，提示分期辨证分型之法及预见性截断病原逆传，对提高本病治愈率、降低死亡率、减少后遗症确有明显效果。有医家报道，运用卫气营血辨证治疗严重急性呼吸道综合征（SARS），早期急症急攻，后期益气健脾，活血化瘀，结果全部患者均治愈出院。

（2）其他病证证治研究：卫气营血辨证与脏腑辨证结合应用于其他病证的辨治研究，也取得一定疗效。如有人从中医角度对慢性乙肝的发生发展规律、临床表现、组织病理学变化等各方面进行理论探讨，结果发现肝组织病理学分级分期与中医的卫气营血辨证相关，认为以肝组织病理学为依据的卫气营血微观辨证，是辨证治疗慢性乙肝的一种新思路。另有人认为，眼底出血存营、在血，且逗留于营血间，热邪入营，灼伤营阴，治宜取清营养阴之法，用清营汤灵活化裁治疗眼底出血56例，疗效较好。卫气营血辨证与脏腑辨证结合治疗眼底出血是一条可继续探索之路。也有人认为皮肤黏膜淋巴结综合征（川崎病）发病机制与时邪疫毒、正虚、气滞、血瘀有关，治以解毒化瘀、清气凉营为主，应用地黄汤治疗，有效率达到91.7%。

3. 三焦辨证的临床运用研究

（1）外感热病证治研究：如有人报道，对103例确诊SARS患者采用中西医结合的治疗方案，中医采用三焦辨证，按病情分为早期、中期、极期（高峰期）、恢复期4期；西医主要采取营养支持、吸氧、呼吸机辅助通气、抗感染、免疫增强、激光抗炎及对症处理等措施。结果103例中，治愈96例（占93.2%），死亡7例（占6.8%）；退热时间为6.72±3.95天；肺部病灶完全消失94例（占91.3%），胸部X线片显示病灶吸收时间为18.13±8.99天；2例呈纤维索条状改变。可见采用中西医结合治疗在干预病程、减轻中毒症状、缩短发热时间和住院时间、减少后遗症、减轻并发症和西药副作用方面有一定优势。

（2）内伤杂病证治研究：如有人根据多年来治疗涎腺结石、胆结石、泌尿系结石的经验，认为受病必有因，受病之处各有部位，虽均是结石疾病，但由于它们存在的部位有着上、中、下之别，而在治疗上结合上、中、下三焦的生理功能不同，分别予以不同的治疗原则。在“上”之结石，着重痰字，予以化痰方法，使津液得以敷布，结石得排；在“中”之结石给予疏与通的法则，使水谷运行通畅，结石随谷道而下；在“下”之结石，运用滑利小便的方法，使结石随水道而出。

第十章　证素辨证专论

第一节　概　　述

八纲辨证、脏腑辨证、病因辨证、六经辨证、卫气营血辨证等多种辨证方法，其实质、核心和共同之处都在于辨别病变的位置和性质。继承各种辨证方法的精华，把握辨证的关键——病位、病性等证素，可以形成新的证素辨证方法。证素辨证的思维过程是依据临床证候，辨别出病位、病性证素，然后由证素组合成证名。辨证的过程也是辨证的规律——“根据证候，辨别证素，组成证名”，即证候的全面、规范是辨证的基础，证素的准确辨别是辨证的关键，证名诊断是辨证的结果。以症为据、从症辨证，遵循中医学理论，从整体上认识病变本质，这都是中医辨证的原则。

一、证素的特征及内容

“证素”为证的要素，指辨证所要辨别的位置和性质，证素是通过对证候的辨识而确定的病理本质，是构成证名的基本要素。中医学认为，任何病变都可以进行证素的辨别，收集各种病理信息均是为了辨别证素，每个规范的证名都是由证素组合而成，治法方药主要是针对证素而定。因此，证素是辨证论治的核心和关键。

（一）证素的基本特征

中医辨证中所称的“证素”，具有如下基本特征：

1. 证素为具体诊断单元　“证”是对疾病某阶段机体整体反应状态所做的病理概括。这种“整体反应状态”就是“证素”。

辨证体系所确定的病位与病性证素，如肾、脾，血虚、阳虚等，是辨证诊断中不能再分解的基本诊断单元，因此，可称为基础证。里、虚、实、阴、阳等，虽然也可冠以“证”字，但它们是类证的纲领，是较为笼统的辨证范畴。心、肺、脾、肝等的证候都可归属于里证；虚证有气虚、血虚、津液虚等的不同；痰、饮、血瘀、火热、食积等，都属实证的范畴；阴证有阴虚、亡阴之别；阳证有阳虚、阳亢、阳浮、亡阳之分，所以它们不是具体的基础证。而证素辨证体系所提出的证素内容，都应该是具体的基础证。纲领证只对证进行分类归纳，具体的证素是构成证名的基本要素。

临床上常见且规范的证名，一般是由病位证素与病性证素相互组合而构成的。如肝胆湿热证的病位证素是肝、胆，病性证素是湿、热；肝肾阴虚阳亢证的病位证素是肝、肾，病性证素是阴虚、阳亢；痰热壅肺证的病性证素是痰、热，病位证素是肺。证素是辨证的具体、基本诊断单元。辨证所确定的证素相同者，证名原则上相同，辨证所确定的证素若有不同，其证名应有差异。

2. 证素不等于证候　“证候”，指证所表现的征候，即症状、舌象、脉象等证候。证候是现象，证素是本质。气短、乏力、神疲、脉虚、头晕、面白、舌淡、脉细等是证候，是病变的现象，而根据这些病变现象所判别的脾虚、肾虚、气虚、血虚等证素，则是病变的本质。因此，证素不是指症状、体征等临床表现——证候。但是，每一证素都必有相应的特征证候，证素的确定，必须以恶寒、发热、咳嗽、头晕、苔黄、脉数等证候作为依据，即以症为据，从症辨证。

3. 证素包含正邪相争的本质　“证”是对致病因素与机体反应两方面情况的综合，辨证所判断的寒、热、气滞、血瘀等，并不是单纯由邪气所决定，而是与体质等机体的正气密切相关。“证”体现了体质与病因的相互作用，邪、正决定着证的形成和发展。中医辨证是“审症求因”，即根据证候而“辨”其性、“审”其“因”，所以辨证所确定的病因，如痰、湿、血虚等，实际上就是病性，辨证所确定的病性，就是病变当前的原因，病性的概念中包含了病因。所以，辨证所说的辨别证素，既不宜单独称体质辨证，也不宜单独称病因辨证。

4. 证素不宜称病机　证素是构成证名的要素。“病机”是对病证产生、出现和变化的理论阐述和预测，重在研究疾病发生、发展和变化的机理并揭示其规律。“证素”则是对当前证候进行分析而做出的病理本质判断，是诊断结论。病机是机制分析，不是对当前病理本质所做的直接判断。

5. 证素据中医学理论而确定　辨证所辨别的证素，都必须与整个中医学的理论体系以及治法方药相对应。如中医藏象学说有五脏六腑之分，五官九窍等与脏腑密切相关，因而病位证素亦有脏腑之别，官窍组织的病变亦常归属于一定的脏腑。气、血、津、精等为生命活动的物质基础，因而当其亏虚时，便有气虚、血虚、津液亏虚、精亏等病性的变化。现代某些生理病理概念，当其与中医学理论不相应者，如交感神经、内皮细胞、凋亡、休克等，在中医理论中尚没有这些概念，所以不能作为证素的内容。

6. 证素有一定的组合规则　每项证素，都是具体的基础证，因而证素间必然要联系组合，方能构成完整的证名。如《素问·至真要大论》曰：“诸风掉眩，皆属于肝；诸寒收引，皆属于肾；诸气膹郁，皆属于肺；诸湿肿满，皆属于脾。”病性气陷的病位总是责之于脾，病性阳亢的病位总是归属于肝。这些就是病位证素与病性证素之间的组合规则。湿的特性一般偏寒，但湿又可化热，因而湿可与寒、热相并而为寒湿、湿热。

但是某些证素间可有重叠涵盖关系。如证素痰、饮、水、湿之间，其证候本来有一定的差别，但由于四者均为水液运化失常所形成的病理产物，因为其症候表现可以兼容，所以证素判断可有“痰湿”、“水饮”、“水湿”、“痰饮”等通称的现象。又如“气陷”是指气虚升举无力，清阳之气不升而反下陷，内脏位置不能稳固而下垂所表现的虚弱证候，可知气陷一般具有气虚的基础证候，因而二者之间可有重叠，辨证属于气陷时则可涵盖气虚。

（二）通用证素的选定

各种辨证方法的核心，是辨识和确定证候的本质，即证的要素，古今医家提出了各种具体的证素概念，共计有120项左右。

对古今所提到的证素概念，我们应根据证素的基本特征，遵循约定俗成等原则，对其进行分析辨别。证素的基本特征是：病变的位置和性质等本质是具体诊断单元，是构成证名的基本要素；是临床辨别的实际需要，对临床诊疗有独立的直接指导意义；证素要精，不宜过细。

里［内］、脏、腑、上、中、下、六经、卫气营血、三焦、虚、实、阴、阳、气、血、气实等，不是具体诊断单元而属于“类”概念，不宜作为独立的证素。对膜原、血室、冲任、阴部、阳部、阴分、情志、燥屎、结石、清阳不升、浊阴不降、津不上承、气郁、气结、血热、血寒、毒、动［内］风、动血、气逆等，应进行具体辨析处理。

通过逐项分析筛选，可初步提取出规范的通用证素53项。即：

病位证素20项：心神［脑］、心、肺、脾、肝、肾、胃、胆、小肠、大肠、膀胱、胞宫、精室、胸膈［上焦］、少腹［下焦］、表、半表半里、经络、肌肤、筋骨［关节］。

病性证素33项：（外）风、寒、暑、湿、燥、热［火］、痰、饮、水停、虫积、食积、脓、气滞、（气）闭、血瘀、血热、血寒、气虚、气陷、气不固、（气）脱、血虚、阴虚、亡阴、阳虚、亡阳、精亏、津亏、阳浮、阳亢、动风、动血、毒。

五官专科病位9项：目——肉轮、血轮、气轮、风轮、水轮，耳，鼻，咽［喉］，齿［龈］。

尚待研究明确者10项：气逆、喜、怒、忧、思、悲、惊、恐、燥屎、结石。

（三）证素与证候要素的关系

证素学说的创立者是湖南中医药大学朱文锋教授团队，而证候要素学说的创立者是中国中医科学院王永炎院士团队。从两个概念提出至今，都已有10余载，许多学者做了大量的工作。二者的提出都是为了建立能够揭示辨证普遍规律、操作性强的中医辨证理论体系和方法，都是为了更好地辨证而提高临床疗效，是关系中医学自身发展的重大科学问题。两者的共性、区别和联系主要如下。

1. 二者源流一致　无论证素还是证候要素，都认为其源头来自于《黄帝内经》。《素问·至真要大论》将各种证候分别归属于心、肝、脾、肺、肾、上、下、风、寒、湿、火、热，而为“病机十九条”，已经显现出证素或证候要素基本的雏形。

1997年朱文锋教授牵头、王永炎教授等专家参与起草了《中医临床诊疗术语国家标准》，该标准的出台是证素和证素研究的基础。首先国家标准《中医临床诊疗术语·证候部分》中明确了证的概念，即证是对疾病过程中所处一定阶段的病位、病性等所做的病理性概括。明确提出了辨证过程中辨病位和辨病性的概念，并将其中的基本辨证元素划分为三类总计77项；其次，术语的标准化是证素和证候要素研究的前提，之后涉及二者的研究均是参照该标准进行量表的制定、数据的录入和统计分析，二者都源于同一标准。

2. 二者研究的三大分歧

（1）定义的分歧：研究早期，朱文锋教授曾称“证素”为“辨证要素”，其定义与“证素”基本一致，只是叫法不同。后朱教授经过古今文献和逻辑学定义规则再三斟酌，在承接“973计划”项目时确定了“证素”的名称。“证素”即证的要素，由于任何复杂的证，都是由病位、病性等证素组合而成，因此准确判断证素，便抓住了疾病当前的病理本质。其后，对古今所提出的约120项证素概念，通过分析筛选，初步提取了规范的共性证素50项。2008年《证素辨证学》问世，标志着证素辨证体系的真正确立。书中与“证”有关的概念均给予了明确的定义，术语规范，结构清晰。尤其根据《中医药常用名词术语辞典》和全国名词委颁布的《中医药学名词》明确了证候的概念，即证的外候，指特定证所表现的、具有内在联系的症状、体征等全部证据，是辨证的依据（本文中除证候要素和证候因素外，“证候”一词特指此义）。在此，结束了“证候”与“证”互用的混乱情况。其实“证候”基本可以理解为某证的临床表现或诊断标准。

证候要素早期也另有别名，称为证候因素。当时共规定了29个证候因素，认为可对疾病出现的证候进行简化分解，使用时再实行组合，所有因素均为病性属性，并无位置属性。后来，“证候因素”修改为了“证候要素”，又提出了“证候靶点”的概念（着眼于病位，即证候要素作用的靶点）。证候要素被认为是与生理病理相关联、以病机学说为基础、并能由可测量和观察到的症状体征等信息集合直接表达的病机单元，同时它又是诊断学的概念。在辨证中引入证候要素这一概念的目的是降低证候的维度，便于分析探讨其病机，实现辨证的目的。但其含义实质与“证素”并无太大差别。

（2）病证结合的分歧：证素辨证提出中医辨证量表应以临床准确辨证为目标，提供客观、量化的测量工具，应具有广适应、多用途的特点。在纳入了约5800个病例资料后，通过“双层频权剪叉”算法明确证素、常见证的特征证候，明确各症状的诊断贡献度，建立起证候与证素、证型间的非线性映射函数，使隐性变量转化成显性参数，将模糊信息变成清晰数据，从而使之成为统一的“千症（证）一表”，用以“通诊百病”。证候→证素→证名的三阶网络平台，实现了辨证的正向思维，而不是按照某病证的诊断标准去套用。许多学者根据该原理，前瞻性地进行了一系列疾病的证素辨证规律研究。然而，由于数据挖掘时纳入病例数过少，且未明确五官、骨伤等专科疾病的证素、症状，许多疾病不宜运用证素辨证进行前瞻性的研究，存在一定的局限性，再加上部分权值准确性有待商榷，目前还不能称为全病域的辨证体系，更不可能“通诊百病”。

证候要素无论是早期研究还是后期研究，均以病证结合方式进行，且多为西医辨病+中医辨证的模式。早期课题“中风病证候学与临床诊断的研究”建立了中风病“风、火、痰、瘀、气虚、阴虚阳亢”等6个中医证候因素，奠定了该研究模式的基础。该研究模式有如下特点：只针对某一疾病，因此证型、证候要素相对简单，先进行传统辨证，再将证拆分成“要素”加以分析。具体说来：首先针对某病进行文献研究和专家调研，事先确定好该病有关的症状和体征、证候要素或证的诊断标准，然后进行前瞻性或回顾性研究；亦可针对已发表的文献，根据证候要素的定义，将文献中涉及的病例按照病位和病性的属性分解成证候要素，再进行统计分析。此研究模式体现了“专”的特点，只纳入专病的病例、文献，只进行专病的数据挖掘，只得到专病的诊断模型和辨证权值，不能与他病互通移植，与证素研究的全病域的辨证体系相比，具有更高的准确性。

二、证素辨证体系

（一）证素辨证的思维规律

1. 坚持从症辨证的原则　以症为据，从症辨证，临床表现出什么症，方可辨别出什么证，这是辨证时不能变更的原则，这种思维过程不能颠倒。

现在已经有了一些常见证的诊断标准，这些标准一般是在诊断为某病的基础上，提出该病的若干个常见证型，然后提出某证型的6～10个症状，患者若有其中4～6项，则该证的诊断成立，即首先诊病，再确定证型，然后再看有没有其中的某些证候。这种方式不是"辨证"，而是辨病分型、以证套症，不能排除兼并证，难以对证型起到鉴别诊断的作用，所以，这种"辨证"的结果不一定全面、准确，即使证型的建立比较完整、准确，仍然无法应付千变万化的临床情况，刻舟求剑，必然难以"套"准。

2. 坚持整体辨证特色　中医的"辨证"，属于典型的非线性复杂系统。非线性复杂系统的特征之一是事物各组分之间是相互作用的，而不是相互独立的，总体不等于部分之和。

把患者表现在外的所有病理信息作为一个有机联系的整体进行分析，思维中体现出整体、联系、动态的特点，功能与物质、精神与形体、体内与体外（自然、社会）、局部与全身都是密切相关的，这就是中医辨证过程的整体性思维特色。以往所谓的"某某证诊断标准"，只采集与该证有关的证候，不可能全面收集病变的所有资料，忽略了整体综合评判，忽视了一个症状、体征对证素、证型的多向贡献，而是把一个症状对一个证型之间视做有无意义的简单关系。

中医学与西医学在诊断的依据上有很大不同。西医诊病专注疾病的特征性病理改变，依靠有特异性的精确资料作为判断的根据。而对反映机体整体状况的主观感觉、一般病情资料重视不够，未注意综合分析。中医采集的病理信息不够精确，不是（也缺乏）依靠个别精确的资料作为判断的根据，这是其不足。所以中医辨证强调对病情资料的全面收集和强调从整体上进行综合分析，从各个方面诊察疾病中机体现阶段的整体状态，用多个不够精细的模糊信息整合成总的病理状况。

（二）证素辨证的三阶双网结构

证素辨证的思维过程可概括为"根据证候，辨别证素，组成证名"。

证候→证素→证名，既是辨证的原理、辨证的规律，也是辨证思维过程中的三个层次、三个台阶、三个步骤，三者都要"辨"，辨证候是基础，辨证素是关键，辨证名是目的。

中医辨证具有多维复杂性，各证候与各证素之间有广泛联系，各证素可组合成无穷的证名。证候、证素、证名三者之间，形成辨证体系的"三阶双网"结构（图10-1）。

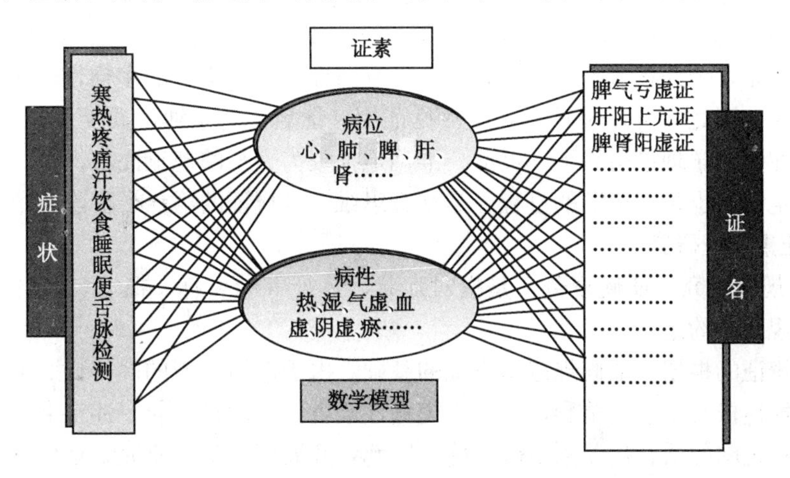

图10-1　证素辨证体系结构示意图

1. 辨识证候为基础　虽然发热、头痛、咳嗽、胸痛、便秘、脉滑、舌红、苔黄等证候，都只是病变的现象，并非病变的本质，但要认识病变的本质，就必须从现象入手，离开证候就辨证无据。证是疾病中机体的整体反应状态。所以，证候的全面、真实、客观、规范，是准确辨证的前提。

为了寻找、掌握辨证诊断的依据，中医学特别注意自觉症状的发现与辨别，如属于饮食的不良刺激因素，就可有嗜食肥甘、长期嗜酒、暴饮、嗜冰饮冷、辛辣、香燥、过饱等，提示有导致食积、痰湿、热、寒、气滞等的可能；自觉手足心发热提示阴虚内热；气下坠感、时常呵欠，是气虚清阳不升的指征；新起外感病的有汗或无汗是辨别表虚与表实的关键；耳暴鸣，按之尤甚者属实，经常耳鸣按之减轻者属虚；痰色的白、黄、绿等，对于辨别病性的寒热有重要意义。

患者所表现的各种具体病情，需要变成统一的医学术语，如谵语、往来寒热、盗汗、消谷善饥、里急后重、心悸、余尿不尽、面色苍白、脉弦……这些证候术语的辨证意义，已有明确的认识，如盗汗多属阴虚、苔腻主痰湿等。因此，对证候的正确认识，本身就是一种辨证。辨识证候是辨证的第一个步骤、第一个台阶。

2. 辨别证素是关键　证素不是一个孤立的实体，而是对疾病现阶段整体反应状态的概括。任何症状、体征等都是为了辨别证素。任何证型（名）都是由证素组合而成。中医辨证思维有很大的灵活性，根据临床具体证候而做具体分析，随证素的变化而做出不同的证名（型）诊断。证型是由证素相互组合而构成的，然而证型是固定的，证素则可自由组合。

患者的病情处于不断变化之中，不同阶段的证候表现不同，因而反映内在病理本质、整体反应状态的证素，也不是静止不变的，这可从证素的轻重、主次、出现或消退等之中体现，即从证素的分布、演变中反映疾病的发展趋势。

所以，证素是辨证的核心，辨证的关键是要确定病变当前的位置、性质。辨别证素是辨证的第二个层次、第二个台阶。

3. 辨定证名为目的　证素是构成证名的要素，一个完整的证名诊断，应该是病位与病性的结合。病位证素与病性证素之间有一定的联系规律及因果主次关系，如内风归属于肝、脾以湿困为标、肾多虚证等。证素间的联系规律，主要体现为证素的常见组合，即为各种常见证型。“型”者，模型，固定不变，患者的证候不一定典型，且处于变动的状态，一个患者一般是多个证素兼夹、复合，病情的复杂性、证素组合的多样性，绝不会局限于常见证型之内。因此，辨证时候不能受常见证型（证名）的束缚，要能够根据临床证候、所辨证素，在中医学理论指导下，灵活、准确地抽象为完整的规范证名。

因此，定证名也是“辨”的过程，是整合思维，是辨证的第三个阶段、第三个步骤。

（三）证素辨证研究

1. 证候规范研究　证候规范，是指对症状、体征等的名称、概念、具体表现及其程度等所做的规范、约定。

证候是辨证的根据，证候规范是辨证的基础。由于病情表现的多样性、复杂性；中医学对症状的描述极其生动、精彩，不少为模糊性语言；证候存在着一症多名，或多症一名的现象；症状之间的质、量差别不够明确。因此，开展证素辨证研究，证候辨证量表的统一制定，首先应对症状、体征等病理信息进行规范化处理。

证候规范的内容，包括以下 7 个方面：

（1）症名要求规范：将实际含义相同的症状，选定最恰当者作为正名，其余作为别名（同义词），尤其是可作为主症的症名，更应当使用规范症名，如选嗜睡为正名，则多寐、多眠等为同义词。同一症状，如口干、口渴、口燥、咽干、口咽干燥；四肢倦怠、不耐疲劳、倦怠、肢体疲倦等，不能有多个术语并列。

（2）症状各自独立：对似是而非的症状，应当加以区分，不得混同。如约定将经常怕冷称为畏冷［寒］，新起怕冷称为恶寒。呕恶、眩晕、身目发黄、胸腹胀闷、带下清冷、舌苔黄腻、脉象弦数、口苦咽干、小便短黄涩痛等，均是 2 种或 2 种以上表现，各自有一定意义。不能将其合称为 1 症，否则难以正确反映病情，如只有头晕而无眼花就不便处理。

（3）不使用诊断性术语：对有诊断性含义的症名应做出正确处理，如所谓阴虚潮热、绝汗、舌边瘀斑瘀点等，“阴虚”、“绝”、“瘀”均属诊断性术语，应改为描述性症名，称午后低热、冷汗淋漓、舌边斑点等。

（4）利于反映病情本质：从辨证或诊病的目的出发，对症名尚未能充分反映病情者，需进一步明确。如新病不欲食的临床意义不大，久不欲食则常提示脾胃虚弱；新病气喘与久病气喘其诊断意义有在肺、在肾、属实、属虚之别。寒证、热证、气闭等均可导致肢厥，而有寒厥、热厥、气厥等之辨，肢厥是诊断的主要依据，但与更能反映寒热本质的胸腹冷热结合才更具辨证意义，因此可将肢厥分为肢厥身灼、肢厥身凉、肢厥身温 3 种情况。

（5）正确诠释症状：统一规范症名时，应对每一症名做出明确的定义，诠释其内涵、外延。如不欲食是指不想进食，或食之无味，食量减少，又称食欲不振、纳谷不香；纳少是指实际进食量减少，常由不欲食所导致；纳呆是指无饥饿、无要求进食之感，可食可不食，甚至厌恶进食。

（6）症状轻重的区分：主症和次症在诊断上的价值不全相等，因此对症状的轻重程度应尽可能进行量化分级。少数症状已有程度描述，如微热、壮热，口微渴、口大渴、口渴引饮，脉迟、脉缓、脉数、脉疾等。多数症状则未做刻画，分级一般可按无、轻、中、重区分。量化方法包括症状出现的频率，以症状频繁出现、反复发作者为重，偶尔出现者为轻；症状持续时间，以持续时间长、不易缓解者为重，持续时间短、缓解快者为轻；症状的严重程度，如疼痛难忍者为重，隐痛且可忍耐者为轻；症状与外界刺激的关系，以未经感触而发者为重，接受较强刺激才发作者为轻。而症状的中度表现则介于轻重之间。如夜间不排小便为无夜尿，每夜小便 2 次为夜尿轻，每夜 3～4 次为夜尿中，每夜 5 次以上为夜尿重；声低，以语声稍低为轻，声低而不易听清为中，几乎无声音为重；新起水肿，以 <1 个月、踝部或眼睑微肿为轻，<1 个月、水肿明显为中，<1 个月、全身皆肿为重。

（7）客观指征的选择：作为辨证主要依据的症状，其主观因素较多，客观性较差，为了提高诊断的准确性，应注意客观体征及检测指标的采用。除注意舌象、脉象、面色等内容的全面诊察外，可以适当选择一些体格检查及理、化、影像、生物学检测指标，以补充四诊的不足，将某些对辨证有较确切意义的指标纳入中医辨证体系，为中医辨证服务。如血压升高、胸腔积液、血红蛋白低、粪检虫卵多等，对于判断阳亢、饮停、血虚、虫积等，有较大的意义。现在利用分子生物技术、基因诊断方法等，获取“证”的现代生物学信息，对证实质进行研究，并不是不可以，然而企图从中找到对辨证有特异性的“金指标”，目前的可能性恐怕不大，应该恰如其分地认识其在辨证中的意义。

2. 计量辨证研究　从定性描述到定量分析是科学发展的必由之路。以往，中医学对证候的辨识，对每一症状的辨证意义，主要是直接用文字进行定性描述，如盗汗为阴虚，白苔主表证、寒证等。这种模糊定性判断，固然简捷有效，但使得辨证带有较强的经验性和主观性，因此不一定全面、准确。

目前所制定的一些“证”的诊断标准，其中虽有主症、次症之分，但基本是采用模糊定性的方法，区分证候的无、有及其轻、中、重程度，而分别记以 0、1、2、3 分，这仍然只是量化的一种粗略形式。

实际上，每一证候对多种证素或证型具有不同的诊断价值，各证候所起的作用并不均等，症与证之间并不是一对一、有或无的简单关系。对于某证素或证型的诊断，往往需要根据多种临床表现才能明确。因此，辨证时不仅要认识证候与证素之间、证素与证名（型）之间的多维网络联系，并且应充分认识每个证候具有的不同诊断价值，不能机械、绝对平均地看待每一证候对证素、证型诊断的作用，要对这些关系的强度进行定量刻画，明确每一症状对有关证素、有关证型的诊断贡献度（或称权值、参考系数），这是辨证量化的主要、关键环节。

在遵循中医理论体系和辨证规律的前提下，通过流行病学调查、名老中医辨证经验总结、古今文献资料研究等，运用数据挖掘和信息处理等现代科学技术，进行整合量化而获得数字化的辨证参数，可综合制定出“证候辨证量表”。

辨证参数获取的方法，如图 10-2 所示。

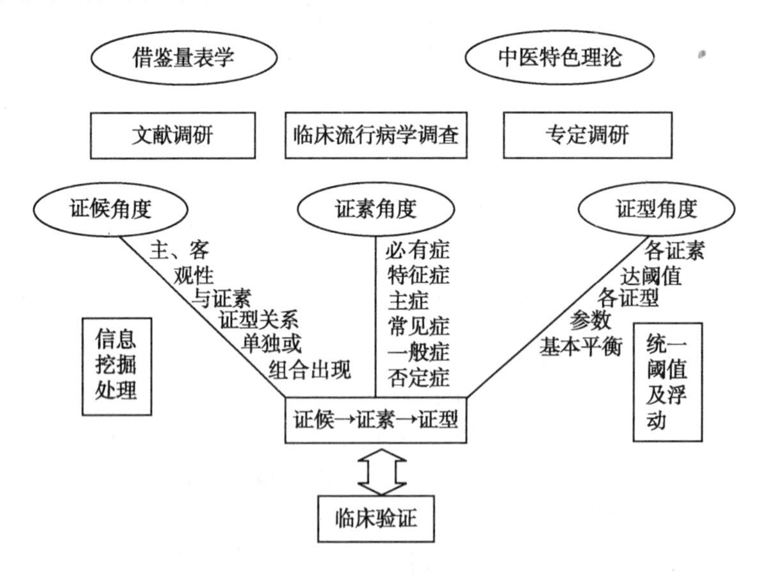

图 10-2　辨证参数获取示意图

在辨证参数的获取上，除采纳数理统计、信息挖掘所得数据外，我们应根据临床实际及辨证的具体要求，从证候、证素、证型等不同角度综合考虑，合理分配诊断权值。各证候在相关证素中所属性质的不同，可分为必有症、特征［异］症、主症、常见症、或［偶］见症、一般症、否定症等，其诊断价值自然各不相同。证候诊断贡献度的确定，还要考虑到症状的轻重程度、出现频率、单独出现或复合出现、证素或证型所见证候的多少等因素。并且要运用质量互变原理，设置诊断阈值，进行诊断判别。尤其要通过临床实际运用，不断对数据进行调整修正。

3. 辨证数据库建立 开展辨证的流行病学调查，建立辨证数据库的目的，是为实现计量辨证提供信息依据，直接体现为证候对证素、证型的诊断贡献度（权值）。

数据库的内容，除一般资料外，主要包括每例病案的主要病情，现在症的主次轻重，临床的证名诊断，证名中涉及的证素，可能的疾病诊断，还可为特定目的（如与吸烟饮酒的相关性）增加特定项目等。要注意全部病理信息的获取，不要因为出现频率低而将其舍弃。

高质量辨证数据库的建立，能为辨证参数的获取奠定坚实的基础。只有症状、体征等病理信息完整、规范，才能体现出“证”是疾病时机体的整体反应状况，临床才能准确辨证，才能从中挖掘出有意义的信息，才能制定出适用于全病域的辨证量表。为了建立能适用于全病域的通用证候辨证量表，而不只是制定单病种、某证型的诊断标准，辨证数据库要求流行病学调查的样本量大，病种全面，涉及证广，应包含内、外、妇、儿科诸病种的证候与证素，证候应当规范，辨证要求准确。

如果是研究某个系统或某单病种疾病的证候特征及证素、证型的分布、演变规律，也应通过流行病学调查，建立辨证数据库。只是涉及的证候、证素、证型相对较少，调查样本可适当缩小，但都必须遵循从症辨证的原则，而不能以证套症，故应将临床实际存在的证候、证素、常见证型都编（纳）入。如要建立五官、骨伤等专科的辨证数据库，则要增设眼、鼻、咽喉等证素，并增加专科相应的症状、体征。

资料（症状、证名、证素等）入库时要经过规范化处理，如病情资料不完整，没有舌象、脉象，未辨证或诊断不明确，非通常而是独具一格的诊断结论等方面的病例，均不能纳入，以保证原始资料的准确。调查员应熟悉中医诊法、辨证，从而能正确选择病例、正确录入证候与证素。

4. 信息挖掘处理方法

（1）研究契合辨证思维的信息处理方法：中医辨证是一个非线性复杂巨系统，用于复杂系统和复杂现象研究的系统科学理论为“证”的研究提供了新的思路。现在可考虑应用的数据统计处理、挖掘技术及人工智能信息处理技术主要有：通过聚类分析可归类证候、确定常见证型；通过主成分分析，可提取证素的证候特征、各证型的主要症状组成及变量系数；用多元逐步回归分析建立某病辨证分型的回归方程；用 Logistic 回归分析筛选症状；采用神经网络、贝叶斯网络运算，可对临床病例进行辨证预测。引进人工智能学科的最新研究成果，按照数据挖掘的工作理念，综合运用多种信息分析处理技术，通过对证素、证型进行柔性辨析与分类，建立科学定量的辨证模型，有可能提高辨证的准确性与规范性。

（2）确定证候诊断权值的双层频权剪叉算法：中医临床辨证的实践提示，证候辨证具有多维复杂性，每个症状对各证素判断的贡献度，并不是简单地以出现频数的多少为依据，有些证候临床出现的频率虽然很高，但其对证素的判断能力并不强，与之相反，某些证候临床发生的频率虽然不高，但其对证素的诊断具有很强的特异性。为了避免一些变量的频数范围过大，另一些变量的频数范围过小，从而造成局部优化、判别偏移的弊端，因此，应将频数转化成权值，即根据证素中所见证候的不同属性、证素与证候间的不同关系，拟定各证候的标准化权值、各证素的标准化权值。为使每个证候、每项证素纳入判断的机遇相等，我们应明确高频数变量的权值轻、低频数变量的权值重的原则，这就是“频权剪叉”。根据“频权剪叉”原理，本研究将证素所见证候的权值进行分配，将各症状对相关证素、证型的贡献度进行分配，从而形成证候标准化权值、证素标准化权值，故为“双层”。频权剪叉原理如图 10-3 所示。

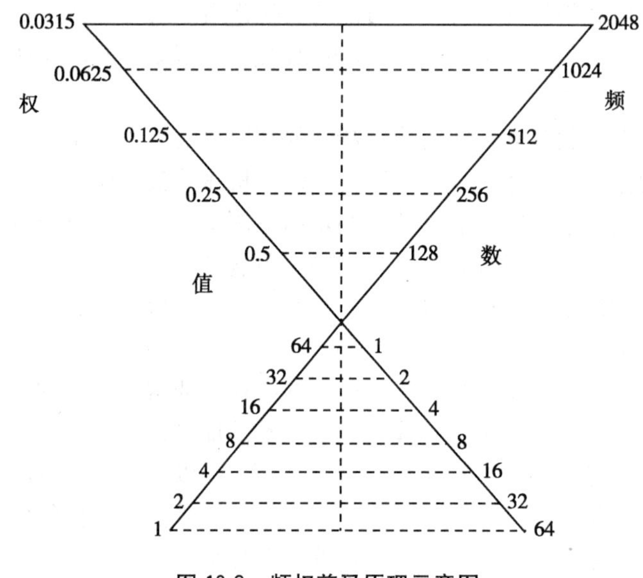

图 10-3 频权剪叉原理示意图

确定权值的方法是：①从“证素辨证数据库”资料中统计出证候、证素频数（证候总频数、证素总频数，各证候发生相关证素的频数、各证素出现相关证候的频数）；②按高频数变量权轻、低频数变量权重的原理，据各证候的总频数计算各自的权值，据各证素的总频数合理分配各自的权值；③将某证候在某证素中出现的频数乘以该证候的权值、乘以该证素的权值，即为该证候对该证素判别的实际权值。

基于临床辨证的实际，双层频权剪叉算法能从杂乱无章的数据中找出中医辨证的规律，合理度量变量间的相关性，能明确证素、常见证的特征证候，明确各症状的诊断贡献度，建立起证候与证素、证型间的非线性映射函数，使隐性变量转化成显性参数，将模糊信息变清晰数据。这对认识证候与证素、证型间复杂的非线性关系具有重要意义，为解决中医辨证研究中证候辨证权值的确定这个关键问题，找到了一种简便、准确的新算法。

（3）阈值判断：所谓“阈值”，是指各证素、证型达到诊断水平的基本定量值。

1）常规阈值与浮动阈值：由于“证候辨证量表”要适应全病域的辨证，因而有必要设置统一的判别阈值，各证候对各证素、证型贡献度之和达到或超过阈值时，该证素、证型即可确定，未达到阈值的证素或证型，其诊断不能成立。然而病情有轻与重、简单和复杂的不同，故诊断阈值应随之进行升降调节，即病情轻时可适当降低阈值（诊断阈值的70%，称基础阈值）而取高项作为诊断，病情重或复杂时则升高诊断阈值（使证素不超过8项）。

2）诊断权值的合理分配：围绕阈值的要求，合理分配各证候对相关证素、证型诊断的贡献度，是设置阈值的另一目的。权值的设定不仅要视证候对证素、证型的影响程度，明确了其对证素、证型的贡献度，并且根据每一证素、证型所包含证候的多少、各证候的重要性、症状的轻重程度、单独出现或合并出现的可能性，在常规阈值规定的范围内，统一、合理分配各证候的权重。

（4）加权求和浮动阈值运算：辨证时，将患者表现的各种证候，按其对有关证素、证型的贡献度，分别进行权值累加，然后对各证素、证型之累加值用阈值进行判别，达到及超过阈值的证素、证型成立，这就是"加权求和浮动阈值运算"。

"加权求和浮动阈值运算"的公式为：

$$\mathrm{Mk}=\sum_{i-1}^{n} AjiMi \geqslant S\ (\pm)$$

式中 Mi 表示证素、证型集；Aji 表示证候对证素、证型的权值；Mk 表示证素、证型集证 Mi 中任意证素、证型；S 代表阈值；（±）代表浮动。

加权求和浮动阈值运算，体现了中医辨证的思维认识过程，因此，可作为中医辨证的基本数学模型。

（5）证素辨证运算举例：通过流行病学调研而建立"辨证数据库"，通过"证素辨证研究平台"进行数据处理，找到了证素辨证的有效参数。

1）证候辨证素贡献度：证候辨证素贡献度的提取方法是：该证候的频数×该证候的权值×相关证素的权值＝该证候对相关证素的诊断贡献度。

兹举临床常见 5 个症状、体征的辨证贡献度见表 10-1。

表 10-1 证候辨证素贡献度表

排序	咳嗽		心悸		便溏		脉滑		舌有斑点	
	证素	贡献度	证素	贡献度	证素	贡献度	证素	贡献度	证素	贡献度
1	肺	48.80	心	40.41	脾	34.45	痰	24.28	血瘀	38.19
2	痰	21.88	血虚	18.69	阳虚	21.29	湿	21.96	气滞	10.63
3	表	17.15	阳虚	18.23	气虚	18.72	热	19.19	心	10.61
4	饮	14.29	气虚	16.13	湿	14.57	肺	15.46	肝	8.77
5	心	13.90	阴虚	15.73	胃	14.00	气滞	12.75	脾	7.96
6	外风	12.22	肺	13.70	气滞	12.18	肝	11.32	胞宫	7.28
7	热	12.06	痰	13.32	肾	11.97	胃	10.75	阴虚	7.16
8	阳虚	11.86	肾	12.73	肝	10.76	阴虚	10.34	气虚	6.54
9	阴虚	11.05	脾	11.15	血虚	10.65	心神	10.28	肺	6.27
10	寒	10.00	肝	10.89	血瘀	9.37	脾	9.60	痰	6.27
……										

2）证素特征证候的提取：证素特征证候提取的方法是：证候频数×证候权值×证素权值＝指定证素或证型的主要证候系数。

如证素"亡阳"的主要证候系数及排序见表 10-2。

表 10-2 亡阳证的特征证候及权值

证候		频权剪叉运算			
代码	症状名	证候频数	×证候权值	×证素权值	排序
1927	血压低	36	33.73	54.65	1
1604	气息微弱	24	33.12	53.65	2
0228	肢厥身凉	14	32.06	51.94	3
1910	脉微	35	29.75	48.20	4
0310	冷汗淋漓	28	28.56	46.27	5
0312	病重大汗	10	14.60	23.65	6
1612	心音微弱	7	13.79	22.34	7
0234	体温低	4	12.24	19.83	8
1427	面色苍白	36	12.24	19.83	9
1822	舌白如镜	1	9.00	14.58	10
0311	汗出如油	3	−8.40	−13.61	11
0113	大量持续出血	4	8.20	13.28	12
1208	阴道出血如崩	4	6.40	10.37	13
1402	神昏	12	6.36	10.30	14

（四）证素辨证的意义

证素辨证体系的创立是中医学术的重大发展，它揭示了辨证规律、实质与特点，更能指导临床。其科学性主要体现在：

1. 证素辨证是辨证方法的继承与创新　历史上所形成的诸种辨证方法，由于是在不同的时代、不同的条件下形成的，因而其各自归纳的内容、理论的特点、适用的范围都不全相同。有的抽象、笼统，有的具体、深刻，有的以病位为纲，有的以病因病性为纲。它们既有各自的特点，不能相互取代，而又各不全面，较难单独理解和应用；既互相交织重叠，而又未形成完整统一的体系。诸种辨证方法所归纳的具体内容，存在着某些名实异同、甚至相互矛盾的现象，相互交叉、相互包容，似可分而不可离，因此，有必要将其综合进行运用。“证素辨证”是在各家研究的基础上，归纳提炼出辨病位、病性的50余项辨证要素并提出的新概念，是在原有辨证理论基础上的升华。

2. 证素辨证是科学的认识观　证素辨证体系，是在总结辨证思维规律、分析辨证原理的基础上创立的。它揭示出了辨证思维的内在规律，即首先根据具体病情而辨别出病变的位置与性质，然后根据辨证要素中病位、病性的不同，按一定规则而组合形成证名。证素辨证体系可适用于各科诸种疾病的辨证，能灵活地辨别处理各种临床现象，发扬了中医学的优势和特色。

辨证的目标不是病变的独特性、精确性，似乎比较模糊、笼统、简单，然而它注重机体整体反应状态所反映出的基本病理——证素，由基本病理的多样性组合、演变，构成病变的复杂性、精确性。从不同的基本病位、病性组合中体现差异，既有辨证要素的纲领在握，以体现病变的共性，又有证素分布、演变的差异，能充分反映每个患者病变的个性。

临床上的证候、证名均极其灵活、复杂、多样，并处于动态、演变之中，中医的证候有近千种，中医的证名可能是数千个。然其本质则无非是病位、病性的不同，都可通过辨别证素来规范。证素虽然只有50余项，相对来说是有限的、固定的、静态的，但其相互组合则难以数计。证素越少，医师越容易掌握，可操作性越强；证素的组合越多，更能反映病情的复杂多样性和辨证的灵活性。任何症状、体征等都是为了辨别证素，任何证名都是由证素组合而成，以证素为核心进行辨证，用有限的证素统无限的证候与证名，能够执简驭繁地把握复杂、动态的"证"，既可使辨证规范、量化，又能保持思维的灵活性，以满足临床的实际需要，准确判断各种复杂的病情。

3. 证素辨证揭示了辨证的规律　证素辨证体系，对病、证、症等概念做了严格区分，并明确其相互间的关系，起到规范作用。将"证"区分为证候、证素、证名，从而避免概念的混淆与歧化。

证素辨证体系所确立的辨证思维模式，就是根据临床信息（证候）而识别证素，然后由证素组合而做出证名诊断。辨证思维的基本原则是以症为据，从症辨证。证候→证素→证名，三个认识台阶，思维层次分明，理论层次清楚，这种诊断模式符合辨证实际，学习时便于理解，临床时容易掌握，既有规律可循、纲领在握，又能体现中医辨证的圆机活法，能够提高辨证的准确性、规范性和可重复性。

证素是对"证"认识的具体化。辨证内容完整统一，证素名称规范通用，各证素的内涵外延明确，术语统一，表述严密，古代种种习惯证名的本质皆在其中。理解每一证素的概念，把握其证候特征，并了解证素间的一般组合关系，便抓住了辨证的实质。准确辨识当前病变的病位证素和病性证素，是临床辨证的根本目的。证素辨别准确，证名自然随之规范。

证素辨证可适用于各科诸种疾病的辨证，能灵活地辨别处理各种临床现象。通过望、闻、问、切等而获取的各种病理信息，都是为了辨别证素；临床上的任何病变，无论病的诊断是否明确，只要掌握了证素的特征和辨别方法，都可以进行证素的辨别。以往各种辨证方法涉及的实质内容，其核心思想都是辨别证素；现代对"证实质"研究的基本单元也是证素，如气虚、痰、血瘀、肾虚、脾本质的研究等，都是为了论证证素。任何规范的证名，都是由证素相互组合而形成；各种具体治疗方法及方药的主治功效，主要都是针对证素而言。

第二节　证素辨证的方法与内容

一、证候辨证素量表

症状、体征等临床病理信息，称为"证候"；辨证所确定的病理本质。称为"证素"；由证素可组成各种"证名（型）"。

临床上的证候（症状、体征等）很多，一个症状对多种证素有不同的诊断价值，每一证素的诊断往往需要根据多种临床表现才能明确。本量表对证候与证素之间的隶属关系进行计量刻画，明确了各证候对相关证素的诊断计量值（或称权值、隶属度、辨证参数）。

本量表涉及症状637个，辨别的证素53项，基本包含了内、外、妇、儿各科的常见病理信息，因而基本上可运用于全病域所见病症的辨证。量表中未明确五官、骨伤等专科的病位证素。相应的局部特征性症状亦纳入较少。因此，临床应用时，凡主诉症状或多个（≥3个）病理信息未能纳入者，一般不宜运用本量表进行辨证。

本量表下面所列内容的含义为：①4位数字××××＋症状术语＝证候代码．症状名；②2位数字××＋证素术语＝证素代码证素名；③＝［］××＝计量值，［］内为简化计量值，［］后为计算机计量值；④＝－［］××，为减（负）值。如：

“0103. 环境潮湿 16 表＝［3］16；20 筋骨＝［3］14；27 燥＝－［4］20；28 湿＝［8］40；32 气滞＝［2］8”。表示：

0103号证候为环境潮湿，其对16号证素“表”的诊断计量值为［3］16；对20号证素“筋骨”的诊断计量值为［3］14；对27号证素“燥”的诊断计量值为－［4］20；对28号证素“湿”的诊断计量值为［8］40；对32号证素“气滞”的诊断计量值为［2］8。

临床运用时，首先将患者的每一症状、体征等病情资料，按提示的证素分别进行加权求和（含减负值），以确定各证素的总计量值，从而对证素做出判断。然后取超过（或较高）阈值的证素进行有机组合，从而构成完整的证名诊断。

证素诊断的标准，一般以［20］100作为通用阈值，即各症状对各证素计量值之和达到或超过［20］100时，即可诊断为这些证素。

可根据计量值之和区分证素的轻重，即：①总计量值＜［14］70，该证素的诊断不成

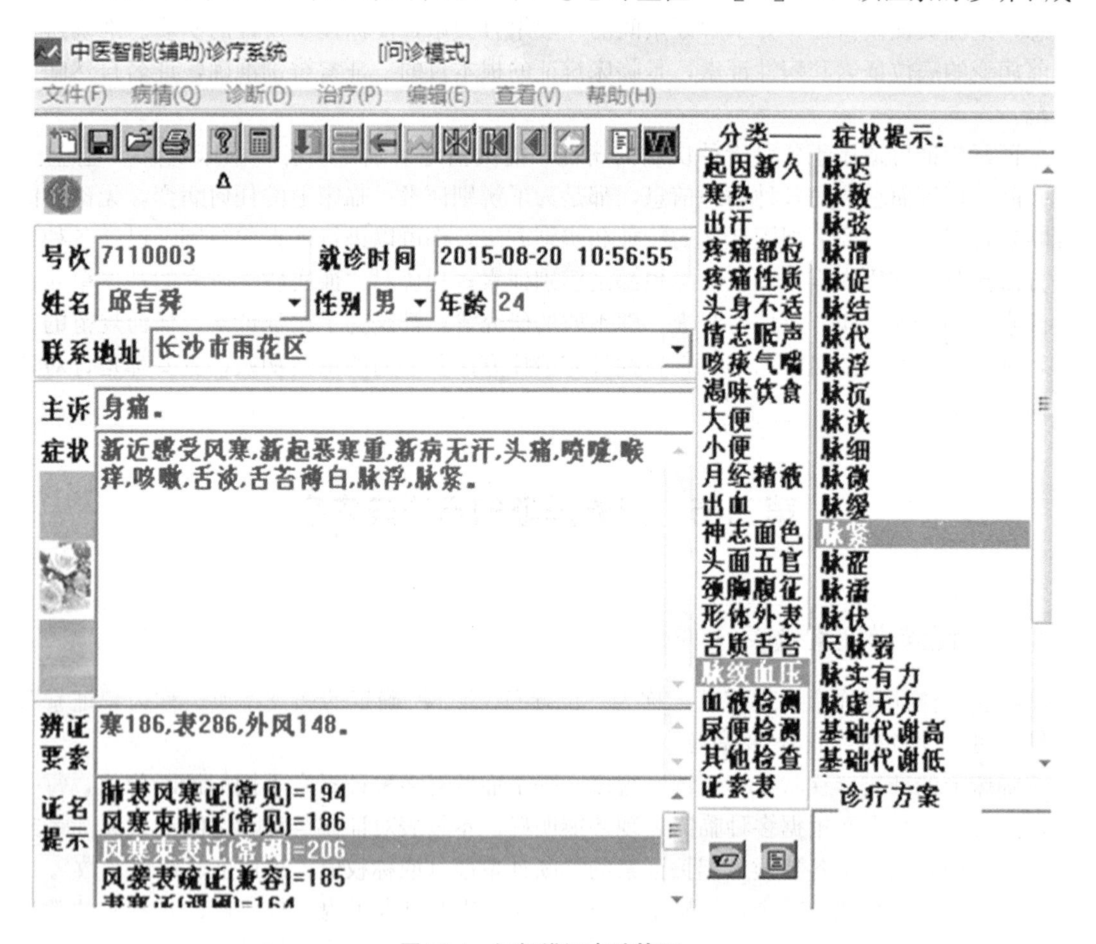

图10-4　证候辨证素计算图

立；②总计量值［14］70～［20］100，该证素属Ⅰ（一级，较轻）；③总计量值［21］101～［30］150，该证素属Ⅱ（二级，明显）；④总计量值＞［30］151，该证素属Ⅲ（三级，严重）。

计算机计算方法，如图 10-4 所示。

简化计量方法：首先按证候对有关证素的计量值逐一登记，然后合计各证素的计量值，并对证素诊断做出判别，见表 10-3。

表 10-3　证候辨证素计算表

证　候	证　素													
	肺	肝	表	经络	外风	寒	血寒	热	血热	痰	燥	阳亢	阳浮	阴虚
身痛（十）			9	4	6	6		4						
头痛		2	2		2	1		1		2		2		2
新感风寒			4		4	4								
恶寒重			10		6	10	4	－4	－4					－2
咳嗽（一）			7		2	4				1				
喷嚏	2		7		6	2								
喉痒	3		4		3	2		1		2	3			
新病无汗			5		2	4								
舌淡红														
舌苔薄白			3											
脉浮			8		4	4		4					2	
脉紧			2		－4	4		－4						
权值合计	5	2	61	4	31	41	4	2	－4	5	3	2	2	2
证素判别			Ⅲ		Ⅲ	Ⅲ								

注：（十）示主诉症或症重，（一）示症轻。主诉症或症重，按计量值×1.5 计量，症轻按计量值×0.7 计量，小数点后按四舍五入化为整数。

二、证候辨常见证量表

“常见证”，指临床常见，比较单纯、典型，证名规范、习用的证型。各种常见证型由病位证素与病性证素相互组合而成为完整、规范的证名。

每一症状对各证型的诊断意义，并不是一对一的简单关系，而是一个症状对多个证型具有不同的诊断价值，每一证型的诊断往往需要根据多种临床表现才能明确。因此，应当了解临床常见症状对各常见证型的诊断意义。

本“证候辨常见证量表”所辨别的常见证有 200 个，涉及症状 637 个，基本包含了内、外、妇、儿等科的常见病理信息，因而基本可运用于全病域所见病症的辨证。量表中未明确五官、骨伤等专科证型，相应的局部特征性症状亦收集较少。

本“证候辨常见证量表”下面所列内容的含义为：①4 位数字××××. 症状术语＝

证候代码．证候（症状）名；②3位数字×××证=证型代码证名；③=［×］××=计量值，［］内为简化计量值，［］后为计算机计量值。

如：0209．身热不扬　409湿热蕴脾证=［5］27；463脾胃湿热证=［5］27；920湿热证=［2］12。

表示：0209号证候为身热不扬，其对409号证型“湿热蕴脾证”的诊断计量值为［5］27；对463号证型“脾胃湿热证”的诊断计量值为［5］27；对920号证型“湿热证”的诊断计量值为［2］12。

临床运用时，首先将患者的每一症状、体征等病情资料按提示的证型分别进行加权求和（症状轻重的计量：主诉症或症状重，计量值×1.5；症状中等，计量值×1；症状轻，计量值×0.7）。然后对证型做出判断。证型判断一般以［20］100作为通用阈值。

对已确定诊断的证型，可据其总权计量值的大小，判断其轻重程度。即：①总计量值<［14］70，该证型的诊断不能成立；②总计量值［14］70～［20］100，该证型属Ⅰ级（一级），较轻；③总计量值面［21］101～［30］150，该证型属Ⅱ级（二级，明显）；④总计量值>［30］150，该证型属于Ⅲ级（三级，严重）。

计算机计量方法如图10-5所示。

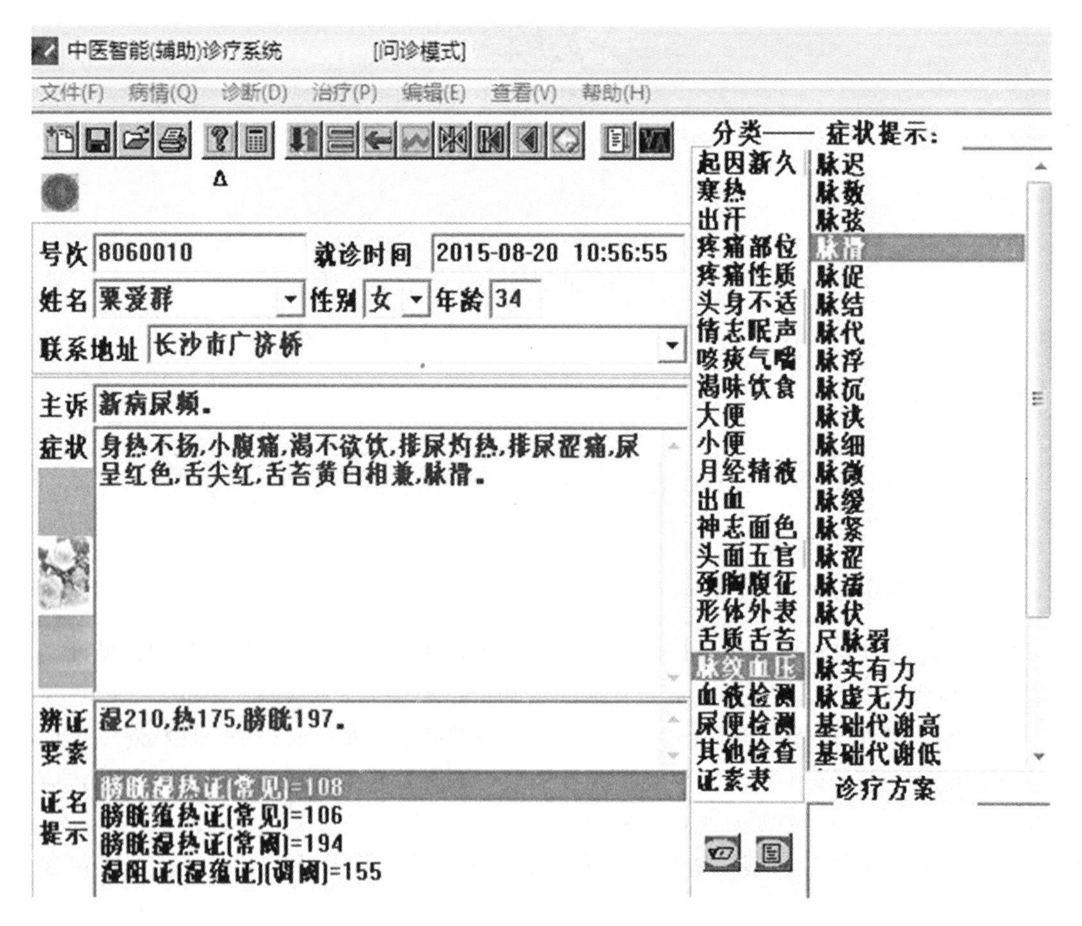

图10-5　证候辨常见证计算图

简化计量方法见表10-4所示：

表 10-4　证候辨常见证计算表

证　名	证候										
	尿频（+）	尿灼热	排尿涩痛	尿血（-）	小腹痛	身热不扬	渴不欲饮	舌尖红	舌苔黄白	脉滑	合计
膀胱蕴热证	6	6	4	3	2					1	22
膀胱湿热证	8	4	4	1	2					2	21
膀胱气闭证	6		4	2	6					2	20
湿热证	3	2	2			2	1				10
脾胃湿热证						5	2		2	1	10
湿热蕴脾证						4	1		2	1	8
心热阴虚证		2	2					3			7
胞宫湿热证			1		3					2	6
血热动血证				4							4
……											

注：（+）示主诉症或症重。（-）示症轻。主诉症或症重，按计量值×1.5计量，症轻按计量值×0.7计量，小数点后按四舍五入化为整数。

第三节　证素辨证的应用

证素辨证问世以来，受到国内学者的广泛关注，并且试图从不同的角度对证素辨证进行探讨。目前，“证素辨证”的应用研究主要涉及临床、文献与教学三个方面。

一、证素辨证学在临床研究中的应用

（一）病证的证素组合及演化规律

有医家收集股骨头坏死患者231例，运用WF文锋-Ⅲ中医（辅助）诊疗软件对其进行辨证，并采用聚类、频数分析等方法，得出股骨头坏死的病位证素以筋骨、肾、脾、肝为主，坏死早期以筋骨、脾为主，坏死中期以筋骨、脾、肾为主，坏死晚期以筋骨、肝、肾为主；股骨头坏死的病性证素以痰（湿）、血瘀（气滞）、寒、阳虚、阴虚、气虚为主。有学者运用Ridit分析对141例慢性肾功能不全（慢性肾脏病CKD2-CKD5期）患者进行研究，得出病位以肾、脾为主，涉及肝、肺表、心、经络、筋骨等；病性虚实相兼夹杂，以虚为主，同时病性病位间相互影响。有学者参考糖尿病病因学、发病特征，制定妊娠期糖尿病的病例调查表，对204例妊娠期糖尿病孕妇进行问卷调查，用频数分析、因子分析等统计学方法总结出妊娠期糖尿病的病位证素主要为肾，病性证素主要为气虚和阴虚；最主要的证型为肾气虚、气阴两虚和肾阴虚；气虚和阴虚是该病的关键病机。有学者通过四诊资料规范化采集，以乳腺癌的患者作为研究对象，采用证素辨证方法进行辨证，得到乳腺癌的病性、病位证素分布特点：病变部位主要在肝，病性主要为气滞、阴虚、气虚、血瘀、痰。有医家通过选取200例2型糖尿病早期肾损害患者，采用证素辨证方法分析2型糖尿病早期肾损害患者中医病位、病性证素分布规律特点。结果表明病位证素中肾的证素积分最高，其次为脾和经络；病性证素中实性证素主要为痰、血瘀、湿，虚性证素主要为阴虚、气虚和阳虚；证素分布为肾病中阴虚证素积分最高，脾病中气虚证素积分最高，经络证素中血瘀积分最高。有医家回顾性地研究了危重病非心源性心肌损伤患者56例，将朱文锋教授的《常见症状的计量辨证》与危重病患者的临床表现相结合，制定CRF表进行临床观察，初步得出了危重病非心源性心肌损伤的中医辨证要素及证候分布规律：危重病非心源性心肌损伤的病性要素是气虚、阳虚、痰饮、血虚、热盛、阴虚；病位证素是心、脾、肺、肾；证候分布为阳虚饮停证、心脾两虚证、心阳衰微证、热盛阴虚证、痰热壅肺证等。有医家收集北京地区3个年份284例甲型H1N1流感患者临床资料，利用相关软件、运用证素辨证方法，对收集的症状进行定位、定性及定量分析得出证素，并运用SPSS17.0软件对证素积分、分布进行统计，探讨得出甲型H1N1流感的中医辨证及病机特点：病位证素有表、肺，病性证素有外风、热、寒、湿或痰、气虚等；甲型H1N1流感中医辨证主要为风热犯表证（卫分证或卫气同病）、风寒束表证、湿热犯表证、表寒肺热证；病机特点为风热袭表，初始易夹时令寒邪，传变迅速，卫气同病，易夹痰湿。有学者采用流行病学现况调查的方法及WF-Ⅲ中医（辅助）诊疗系统进行证素分析，比较河南、新疆、广东、云南四地艾滋病病性证素分布差异，分析艾滋病病因病机中的病性证素特点，认为尽管地域不同，四省区艾滋病在病性证素上基本相似，并且各个证素随病情进展而积分增加，“艾毒伤元”假说可以概括艾滋病的中医病因病机特点。

（二）证素与临床指标之间的相关关系

有学者运用中医证素辨证方法判断早期乙型肝炎肝硬化的中医病理特征，同时运用酶联免疫吸附法（ELISA）测定血浆CTGF、PDGF的含量，并判断其相关性。结果表明早期乙型肝炎肝硬化患者的证素特征表现为病位证素以肝、脾为主，病性证素主要是湿、热、气滞、阴虚；CTGF与脾、胆、湿证素密切相关（OR值分别为1.598、1.567、2.797>1），PDGF与热证素密切相关（OR=1.134>1）。有医家采用前瞻性研究，从325例血脂异常患者的临床资料中筛选出24个症状、体征（包括舌象、脉象），首先运用因子分析方法寻找公因子，再对公因子进行证素辨证分析来确定其代表的证型，进而研究原发性血脂异常的中医症候规律，结果显示原发性血脂异常的辨证类型主要是脾、肾、肝脏和痰浊瘀血，痰瘀互结证、脾气虚证是血脂异常的重要病机，且患者体重指数与痰浊阻遏证呈正相关，即体重指数越大，痰浊阻遏症候越重。有医家对终末期糖尿病肾病的各证素与生化指标的相关性进行研究，结果显示：糖尿病肾病血液透析组及非糖尿病肾病组血肌酐在病位上与肾、脾显著相关，在病性上与气虚、血虚、阳虚、湿显著相关；血浆白蛋白在病位上与肾、脾显著相关，在病性上与气虚、血虚显著相关；血红蛋白在病位上与脾显著相关，在病性上与气虚、血虚显著相关；血浆纤维蛋白原在病位上与肝、脾显著相关，在病性上与气虚、血虚显著相关；BNP在病位上与心显著相关，在病性上与气虚、阳虚显著相关性；胆固醇与脾有显著相关性。有学者运用证素辨证方法对1018例临床病例和7680例当代名医医案中的淡白舌与病位证素的相关性进行分析，研究显示淡白舌病例中病位证素出现频率最高的是肾和脾，它们各自分别出现淡白舌的比率亦较高。有医家运用证素辨证的方法，对收集的233例代谢综合征患者检测腰围、血糖和胰岛素水平，并且计算胰岛素抵抗指数，以探讨代谢综合征的中医证素与腰围、胰岛素抵抗的关系。其推断出腰围可以作为痰证辨证的重要依据之一，同时可能说明HOMA-IR与中医证素痰在代谢综合征病理机制中存在着基本共性。

二、证素辨证学在文献研究中的应用

证素辨证的文献研究主要是在对庞杂的中医古籍、现代文献中所涉及疾病的基本病机、证型、症状进行回顾性分析的基础上，提取疾病的基本证素与证素判定标准。

有学者在涉及消化性溃疡症状描述的文献中进行遴选，统计其证候分布、症状以及拆解后的证候要素的频数，并运用聚类分析法研究症状以及证候要素及证候要素的作用靶位，得出临床上消化性溃疡最常见的三个证型分别是肝胃郁热证、脾胃虚寒证及气滞血瘀证。有学者检索了CNKI和维普数据库1970～2010年中有关冠心病中医证候的文献，对冠心病中医证型、证候要素分布及不同时期变化规律进行统计分析，从而探索冠心病的证候特征的变化规律：冠心病本虚以气虚、阴虚多见，标实以血瘀、痰浊、气滞为主，且近年来血瘀、痰浊等证素及相关证候类型所占比例在不断增加。有学者从《伤寒论》中涉及三阳三阴病证的381条原文中提炼出证素，其认为证素具有内涵外延明确、特征规范、层次清楚、术语统一等特点，克服了以往《伤寒论》研究古今诸法混用的情况。其中以太阴病证为例，用WF文锋-Ⅲ中医（辅助）诊疗软件对208例名老中医医案进行理论验证，证实其囊括若干证型的论断是正确的。有学者收集整理了近15年文献，运用频数描述的方法进行分析，以探讨咳嗽变异性哮喘中医证素分布及组合规律：咳嗽变异性哮喘的病位主要在肺，病性主要为风、寒、热和气虚，为进一步开展病机研究及证候规范的制定提供依据。有学者从CBM、CNKI和TCM等数据库中筛选出经连续3个月或3个月经周期治疗后以怀孕或正常排卵为主要疗效指标的临床试验及病例报告，采用相关统计软件分析得出：多囊卵巢综合征（PCOS）的病位主要为肾，病性以虚实夹杂为主，主要病理因素以阳虚和痰湿内盛等为主，且常相合为病。有学者以电子检索为主，手工检索为辅，收集了近10年的有关冠心病中医辨证的文献并对冠心病证素证型之间的相关性予以挖掘，以探讨冠心病的中医证素、证候分布特征，得出冠心病中医证型多达28种，其证素分布以气虚、血瘀、痰浊为主。有学者运用网络数据库结合统计分析法，检索近30年来中医药治疗慢性肾小球肾炎（CGN）蛋白尿的相关文献，对其病性、病位证素的分布及组合规律进行统计和分析。结果显示CGN蛋白尿病位以肾、脾为主，病性以亏虚（气虚、阳虚）为本，以瘀血、湿热、湿浊、痰浊等为标，临床较为常见的证型为气阴两虚证、肾阴虚证、脾肾气虚证、肝肾阴虚证。还有学者通过检索CNKI、VIP数据库，收集慢性浅表性胃炎的中医研究文献85篇，进行中医证候、证素分析，结果示慢性浅表性胃炎的常见的证候是肝胃不和、脾胃虚弱、脾胃湿热、肝郁脾虚等；主要病位证素为胃、脾、肝，主要病性证素为气滞、气虚、热、湿、阴虚等。

三、证素辨证学在教学中的应用

证素辨证研究内容作为中医教材的创新与亮点内容编入了由朱文锋教授主编的“十五”、“十一五”国家规划教材《中医诊断学》教材中，并在“十二五”国家规划教材《中医诊断学》、《中医学基础》中继续作为重要内容编入，得到了全国中医界的认可与应用，为中医教材建设事业做出了重大的贡献。

有学者将证素辨证思想用于中西医结合专业内科教学以及脏腑辨证教学中，通过对临床所收集的症候进行“定病位”、“定病性”、“定权重”、“定证名”四个环节进行教学。发现证素辨证的思维模式能使学生感到中医学的辨证透彻明朗、客观实际，可以提高学生兴趣和教学效果。有学者在教学过程中，开展了对“辨证要素”体系教学内容的分析，由知识传授转向注重辨证能力的培养，同样收到较好的教学效果。有学者以 WF 文锋-Ⅲ中医辅助诊疗软件中的 53 项证素为标准，提取《方剂学》教材中正方的主治证的证素，以探讨证素辨证中的病位证素与病性证素用词的可行性。结果显示全部 245 首方剂中，共涉及 18 项病位证素和 32 项病性证素，其中 53.47%的方剂有 1 到 3 项不等的病位证素，94.69%的方剂有 1 到 4 项不等的病性证素，不涉及具体证素的方剂仅有 10 首，只有病位证素或病性证素的方剂有 107 首，病位证素、病性证素两者兼备的方剂有 128 首，证实朱文锋教授提出的证素辨证当中的病位证素、病性证素的用词是确实可行的。

证素辨证也存在着尚待完善之处，例如：①其辨证计量权值的精确性有待提高，具体方法可通过加大样本量，以使辨证更加精确；②症状的主次与轻重定量有待完善，需要大量工作完善症状的量化分级以及中医计量诊断；③不同系统疾病计量权值判定应该有所区别，建立针对某一系统甚至是某一疾病证候的计量权值才能更精确，更贴近临床；④否定症内涵有待进一步丰富完善，《证素辨证学》中的否定症为对某证素的否定，是部分否定而非全盘否定，否则一些不相关的证素总是不能完全排除，病情复杂的患者证素、证型就会含混交杂，易出现误诊、漏诊；⑤证素组合成证型问题，《证素辨证学》中如何将证素组合成证名是一个盲点，需要用数据挖掘方法继续加以探索。

第十一章　微观辨证专论

第一节　概　　述

一、微观辨证的概念

微观辨证是在中医基础理论的指导下，通过运用现代实验室检查、医学影像学检查、内镜检查、病理组织检查、基因检测等先进技术，旨在从器官水平、血液生化水平、细胞水平、亚细胞水平、分子水平、基因水平等较深层次上认识和辨别证候，为临床诊断治疗提供一定客观依据的辨证方法。

微观辨证是中西医学结合研究的结果，萌芽于20世纪50年代末，随着中西医结合研究广泛而深入的开展，尤其是对中医“证”的病理生理的深入探索而产生。1986年，沈自尹首次在《微观辨证和辨证微观化》一文中明确提出“微观辨证”的概念，即微观辨证在临床收集辨证素材过程中，引进现代科学，特别是现代医学的先进技术，发挥它们长于在较深入的层次上，微观地认识机体的结构、代谢和功能特点，更完整、更准确、更本质地阐明证的物质基础，从而为辨证微观化奠定基础。简言之，是使用微观指标认识与辨别证。在此基础上，多位学者对此概念提出自己的见解，如危北海指出微观辨证主要是运用各种现代科学方法，对各类中医证型患者进行内在的生理、生化、病理和免疫微生物等各方面客观征象的检查分析，旨在深入阐明证候的内在机理，探讨其发生发展的物质基础和提供可作为辅助诊断的客观定量化指标。匡萃璋认为所谓微观辨证，实际上是企图用某种或某些生理生化指标作为描述证候的内在依据的一种方法。郭振球认为微观辨证是以中医经典辨证为向导，四诊“司外揣内”宏观辨证，结合应用现代新科技，深入到细胞化学、神经递质、激素、免疫乃至基因调节，以阐明病症传变规律的一种辨证方法。

二、微观辨证的基础

（一）中西医结合的成果

中西医的结合研究是微观辨证产生的基本条件。新中国成立以来，国家十分重视中医与西医结合工作，出台一系列方针、政策大力支持中西医结合，并广泛开办中西医结合研究基地，积极培养研究人员，为中西医结合事业提供了一个极为宽松、健康而有利的学术环境，中医、西医结合研究人员的团结协作，使中西医结合的基础与临床研究如火如荼地展开，由此不断产生医学新认识、新观点，不断创造新理论、新概念，微观辨证由此应运而生。

（二）现代科学技术的发展

微观辨证在收集临床辨证素材过程中引进了现代医学乃至现代科学的一些先进技术和方法，以发挥它们长于在较深入的层次上，微观地认识机体的结构、代谢和功能特点，更完整、更准确、更本质地阐明证候的物质基础，从而为辨证微观化奠定基础。由此可知，微观辨证是中医传统的辨证论治与现代科学相结合的结果，现代科学技术的发展是微观辨证发展的前提和基础，并将为微观辨证的发展提供强有力的技术支撑。

三、微观辨证的意义

微观辨证作为宏观辨证的必要补充，可在更深层次上认识证，对某些宏观辨证无法辨识的疾病做出明确的诊断，所以微观辨证现已逐渐融入现代中医的诊疗过程之中，成为临床上必要的诊疗手段。

微观辨证的意义主要表现为以下四个方面：

（一）阐明证的病理生理基础

微观辨证充分运用现代科学技术和方法，能从微观层次上认识机体的结构、功能和代谢特点，因而有利于探索证的生理、生化、病理基础，阐明证形成的微观机制。通过微观辨证和辨证微观化二者之间在临床上的相互结合、相互补充，可以逐步寻求各种证的微观辨证指标，建立辨证诊断标准。如通过对肾阳虚证的病理生理基础的研究，表明肾阳虚证与下丘脑—垂体—靶腺轴等内分泌功能紊乱有关，并与免疫功能、自由基、脂质代谢、能量代谢、机体水盐调节机能、微量元素等密切相关，这些研究结果从不同层次和水平（系统、器官、细胞、亚细胞、分子等）揭示了肾阳虚证部分内在的物质基础，为寻找肾阳虚证诊断的微观指标奠定了基础。

（二）提高中医临床诊疗水平

在“无证可辨”和证候不太明显，证候复杂的情况下，微观辨证将显示出优势。微观辨证有助于辨析在某些疾病的发展过程中有微观的变化而未能形之于外的所谓的“隐潜性证”。微观辨证可提高中医临床诊断的准确率，并正确地指导治疗。在诊断方面，现代医学中内窥镜、X线片、CT、超声波、MRI等检查手段，可分别对脏腑、组织、器官的形态、位置，生理功能状态和病理变化等情况进行直接或间接探查，其结果可弥补由外揣内之不足，为脏腑、气血病变提供客观的辅助辨证依据。在治疗方面，对某些病轻而无临床症状可辨的疾病，如糖尿病、高血压、脂肪肝、肾炎恢复期等，利用现代医学的一些检测手段，发现其潜在证候，通过微观辨证可弥补以往中医对这些疾病的无症状情况下诊治的不足。

（三）促进中医辨证规范化

微观辨证通过利用现代医学先进的检测手段和诊断方法，对“证”的微观物质基础进行了多方面的探索研究，寻求具有规律性的变化特征，以期建立“证”的定性、定量的诊断标准，从而促进中医辨证规范化、标准化。例如：脾虚证、血瘀证以及中风病证候的诊断标准的制定也都将微观指标纳入中医“证”的诊断标准，由此深化了中医“证”的诊断标准的层次，达到诊断标准的客观化和微观化。

（四）有利于临床疗效客观评价

中医的优势在于其临床疗效，主要体现在整体调节上，而其临床疗效评价体系主要是建立在医生临床经验的基础上，是以主观感觉性指标为主，存在临床病情资料的客观性、量化的科学性和先进性不够，缺乏科学可信的临床研究证据。因此，对中医临床疗效的评价不能仅仅满足于症状的改善，还应有被公认的、直观的、客观的“金指标”，以增强其说服力和可信度。微观辨证有助于中医证候的疗效评价体系的科学制定，以利于提高中医药疗效评价的客观性和科学性。

总之，微观辨证可在一定程度上弥补宏观辨证之不足，它将实验室和影像学检测的指标纳入中医辨证之中，实行宏观辨证和微观辨证相结合，有利于提高中医诊断水平。探讨中医证候的病理基础，有利于将现象与本质、功能与结构统一起来；揭示脏腑、气血的本质，探寻各种证候的微观指标，有利于中医诊断的客观化、规范化。

第二节　微观辨证的方法与内容

随着各项先进诊断技术运用和微观辨证研究的不断深入，许多过去依赖宏观辨证无法观察的体内细微变化将会越来越多地被揭示出来，许多过去无症可辨的深层次病理现象需要用中医病理学的观点重新认识，这对推动中医理论与临床研究，实现中医诊断的客观化、标准化将起到促进作用。中医利用现代化诊断技术进行微观辨证研究是中医诊断学发展的必然趋势，目前有关的研究已经取得一定进展，并显示出相应的发展前景。

一、微观辨证的研究方法

微观辨证的研究方法主要包括实验诊断、医学影像学检查、内镜检查、病理学检查、系统生物学等方面。

（一）实验诊断

实验诊断是根据临床检验所得的结果或数据，结合临床相关资料和其他辅助检查，进行逻辑的分析和科学的思维，进而为诊断疾病、科学研究、人群保健等提供客观依据。实验诊断涉及内容广泛，主要包括临床血液学检查、临床生物化学检查、临床免疫学检查、临床病原学检查、体液和排泄物检查、临床分子生物学检查等方面。实验诊断具有量化、客观、微观的特点，是中医微观辨证研究的重要手段，为中医微观辨证研究提供血液学、生物化学、免疫学、病原学、体液和排泄物、分子生物学等不同层次的实验诊断指标，是认识证发生发展的物质基础和提供可作为证候辅助诊断的客观、量化指标的主要途径。

（二）医学影像学检查

医学影像学是研究借助于某种介质（如X射线、电磁场、超声波等）与人体的相互作用，将人体内部组织、器官的结构、密度以影像形式表现出来，供临床医师根据影像提供的相关信息进行判断，从而对人体健康状况进行评价的一门学科。临床常用的影像学检查技术主要有X线片、CT、MRI、超声以及核医学成像（PET、SPET）等。医学影像检查是临床诊断疾病的重要辅助检查之一，影像设备的不断改进和检测技术的不断创新，使影像诊断已由单一进行形态诊断发展成为集形态、功能、代谢改变为一体的综合诊断体系，从而为临床诊断疾病提供直观的、多元的客观信息。医学影像检查也常用于中医微观辨证，它延伸和拓展了中医望诊的视野，为常见病的中医微观辨证研究提供微观的、量化的、多元的形态和功能变化指标，并有助于在分子水平上认识疾病的发生机制。

（三）内镜检查

内镜检查是指利用先进的光学设备对体腔内器官进行检查和疾病诊断治疗的一种方法。内镜诊断常用的方法包括形态观察、染色、摄像录像、病理活检、细胞刷涂片、穿刺细胞学诊断等，在微观辨证研究中运用较广泛的有胃镜、肠镜、支气管镜等。胃镜和肠镜检查是目前公认的诊断胃肠道病最常见、最准确的检查方法，广泛应用于临床。它不仅可观察胃肠道黏膜的形态学改变，尚可进行活体组织检查、细胞学检查、细菌学检查、黏膜染色以及摄像和录像，同时可以检测胃肠生理功能，为中医临床胃肠道疾病的定性、定量诊断提供客观依据。中医微观辨证借助电子胃镜和肠镜通过观察胃肠黏膜形态、色泽等，进行胃肠道内望诊，以探讨胃肠病中医辨证分型的病理学指标。支气管镜检查可直接观察气管、支气管的形态、色泽和分泌物形状的变化，为中医肺病的微观辨证提供技术支撑。中医微观辨证借助此技术探讨支气管镜像与中医证型的相关性，从气管或支气管的病理形态变化基础上探讨其证候诊断的客观指标。

（四）病理学检查

病理学是研究疾病的病因、发病机理及患病机体在疾病发生发展过程中的形态结构和功能改变，阐明其本质，为防治疾病提供必要理论基础的学科。病理学属于形态学科，研究方法主要有大体观察、组织学观察、细胞学观察、超微结构观察、组织化学和超微组织化学观察等方面。病理学检查可为中医微观辨证研究提供器官、组织和细胞的病理形态变化的客观依据，是中医认识证和阐明证候病理机制的重要基础。

（五）系统生物学

系统生物学是以系统理论为指导，研究一个生物系统中所有组成成分（基因、mRNA、蛋白质等）的构成，以及在特定条件下这些组分间相互关系的科学。研究的最终目的是解析生命过程的复杂性，利用整体性、系统性研究手段来发现和揭示生命活动的本质规律。研究技术包括基因组学、转录组学、蛋白组学、代谢组学等组学技术，这些组学技术分别从基因、蛋白质和代谢产物的不同水平和角度检测和鉴别各种分子并研究其功能，相互之间互补为用。系统生物学强调从整体层面研究基因、蛋白质等之间相互作用，体现了整合思想，与中医的整体观、辨证观等有许多相似之处，中医证候研究引入系统生物学，能更好地诠释证候的科学内涵，阐明证候的实质，使证候得以客观地、量化地描述。目前系统生物学的理论和技术已被广泛用于中医证候研究之中，通过高通量的系统生物学技术，众多学者对“证候基因组谱”、“证候蛋白质组谱”、“证候转录组谱”、“证候代谢组谱”的构建进行了一些有意义的探索，从而为中医证候的微观辨证研究搭建了新的技术平台。

二、微观辨证的主要内容

微观辨证的主要内容包括：舌诊微观辨证、常见证的微观辨证。

（一）舌诊微观辨证

应用现代科学技术对中医舌诊进行客观化研究，为辨证提供微观依据。察舌辨证中，淡白舌多为虚证，从舌尖微循环观察发现，其特点是：微血管丛减少，管袢口径变细，血色淡红，微血管周围渗出明显，舌乳头肿胀，微循环呈低灌状态等，反映了机体气血不足的病理状态。而青紫舌多为血瘀证，其舌尖微循环有明显障碍，具体表现为：异形微血管丛、瘀血微血管丛、扩张微血管丛增多，红细胞聚集明显，血液流速减慢，呈絮状或泥流状，血色黯红并伴有出血，提示机体气滞血瘀的病理状态。由此可见，舌尖微循环的这些变化是不同舌质形成的病理基础之一，可为舌诊微观辨证提供一定客观依据。

（二）常见证的微观辨证

证候是中医学临床与基础的核心内容，为了更好地指导临床，国内学者应用多学科、多指标，分别从器官、组织、细胞、分子以及基因水平等不同层次对证候的客观化、量化进行了广泛的研究，取得一定进展。现以八纲证候、气血津液证候、脏腑证候为例简介如下：

1. 八纲证候　针对阴、阳、表、里、寒、热、虚、实证的物质基础与传变规律已开展相关研究，而对阳虚证、阴虚证的研究较为广泛和深入，研究的结果提示：阳虚证和阴虚证与血液流变学、微循环、内分泌、血浆环核苷酸、物质能量代谢、免疫、神经功能等方面变化有关。阳虚证的微观变化主要有：能量代谢水平低下；内分泌功能低下，免疫功能低下或紊乱；自主神经功能紊乱，交感神经功能衰减（如儿茶酚氨、尿17-羟皮质类固醇排出量减少，前列腺素E2排出量降低，PGF2a排出增高，PGE2/PGF2a比值明显下降），微量元素代谢紊乱；环-磷酸腺苷（cAMP）降低，环-磷酸鸟苷（cGMP）增高，cAMP/cGMP比值低于正常；微循环形态改变，血流速度减慢；肾功能低下等。阴虚证的微观变化主要有：能量代谢水平增高；内分泌功能紊乱，免疫功能紊乱或低下；交感神经功能亢进（如儿茶酚氨排出量增多，PGF2排出量升高，PGE2/PGF2a比值明显增高），微量元素代谢紊乱，铜、铁增高，锌、铜/锌比值、铬降低；cAMP有升高趋势；微循环瘀血，血液黏度增高等。从研究结果来看，阳虚、阴虚在代谢水平、内分泌调节及神经功能等方面分别表现出抑制或亢进的不同方面，尤其是对肾上腺皮质轴功能的研究较为深入，研究中发现尿17-羟皮质类固醇降低与阳虚证诊断密切相关，具有一定的临床指导意义。

2. 气血津液证候　气、血、津液各证的微观指标探讨已涉及多方面，但目前研究最为深入的为血瘀证，其研究内容包括微循环、血液流变学、血液动力学、血小板功能、红细胞变性、cAMP、cGMP、N-乙酰胺神经氨酸、白细胞抗原等多方面。主要的微观变化有：①微循环障碍：微血管畸形，微血流缓慢、停滞、血色变黯，红细胞聚集，微血管周围的渗出、出血，微血管痉挛、缩窄。②血液流变性异常：全血黏度、血浆黏度、还原黏度、血清或血浆比黏度增高，血细胞比容增加，红细胞聚集性增强，红细胞膜微黏度增强，变形能力降低。红细胞及血小板在血浆中电泳速度减慢，血小板对ADP类诱导物质的聚集性增强，血流减慢，血液凝固性增加，纤维蛋白含量增加，纤溶活性降低，血浆复钙时间缩短。③血液生化检查异常：血液胆固醇、甘油三酯升高，高密度脂蛋白降低，低密度脂蛋白增高，球蛋白增高，血糖增高。

3. 脏腑证候　脏腑微观辨证的研究已涉及脏腑众多重要证型，通过病证结合的方式研究多种疾病（如冠心病、高血压、慢性支气管炎、支气管哮喘、肺心病、糖尿病、慢性胃炎、慢性肠炎、慢性肝炎、慢性肾炎、类风湿关节炎、再生障碍性贫血）同病异证实验指标的差异。在异病同证的研究中，以肺气虚证、脾气虚证、肾阳虚证的研究最为活跃，简介如下：

（1）肺气虚证：肺气虚证微观辨证主要涉及肺功能、免疫功能、肺部影像学、血液动力学、血液流变学、自主神经功能、血清干扰素、环核苷酸、能量代谢以及细胞因子等方面，结果显示：气虚证其肺功能低下，细胞和体液免疫功能低下，纹理增粗，肺泡壁增厚，炎细胞浸润，纤毛细胞数量减少，纤毛细胞的纤毛数量减少，纤毛与微绒毛比例失调，胞质中线粒体数目减少，肺血管弹性降低，肺动脉血流量减少，肺循环阻力增加，全血黏度比、血浆黏度比、全血还原黏度及血细胞比容皆升高，红细胞电泳时间延长，副交感神经功能亢进，血清干扰素水平低下，血浆环核苷酸低于正常，肺组织中可见一氧化氮合酶阳性反应颗粒等。

（2）脾气虚证：脾气虚证的微观辨证已围绕消化功能（如血清胃泌素、木糖排泄试验、唾液淀粉酶含量、胰腺淀粉酶分泌功能、胃肠道钡餐透视、空腹胃液分析等）、自主神经系统（胃电图、皮肤电、尿 VMA 等）、免疫功能、蛋白质代谢、内分泌（胃泌素、缩胆囊素等）、生物化学（如多巴胺β-羟化酶、乙酰胆碱酯酶、环磷酸腺苷等）、微循环等方面的检测指标进行研究，其中对脾主运化功能的研究最深入，发现唾液淀粉酶活性比值降低与尿 D-木糖排泄率下降对脾气虚证诊断具有一定价值，并已作为脾气虚诊断的客观参考依据。

（3）肾阳虚证：肾阳虚证微观辨证的研究多从内分泌、免疫、神经、能量代谢、血浆环核苷酸、内耳生物电、微循环、微量元素、血液流变学、血液动力学、自由基与脂质代谢、分子生物学等方面进行，其中对于肾阳虚证与下丘脑—垂体—靶腺轴系统的关系研究较深入，发现肾阳虚患者 24h 尿 17-羟皮质类固醇含量普遍低于正常值，且肾阳虚证存在下丘脑—垂体—肾上腺皮质、甲状腺、性腺三轴系统功能紊乱。研究结论将肾阳虚证的本质定位在下丘脑—垂体—靶腺轴系统功能紊乱，这将有助于推动中医肾本质及其病证实质的研究。

第三节　微观辨证的应用

微观辨证是中西医结合的结果，它自始至终都在向中医临床渗入，并在现代中医辨证论治体系中得到广泛应用，也推动了中医诊断与证候学的发展。

一、证候的诊断标准

以证候本质研究成果为依据，将现代医学检查的微观指标纳入一些中医证候的诊断标准之中，这种应用对于中医诊断的客观化和中医证候学的发展，促进中医证候研究的国际化均具有重要的意义。

（一）血瘀证诊断标准

1982 年中国中西医结合研究会在第一次全国活血化瘀学术会议上制定了《血瘀证诊断试行标准》，1986 年中国中西医结合研究会活血化瘀专业委员会对此做出修订，拟定《血瘀证诊断标准》。

1. 主要依据 ①舌质紫黯或舌体瘀斑、瘀点、舌下静脉曲张；②固定性疼痛，或绞痛，或腹痛拒按；③病理性肿块，包括内脏肿大、新生物、炎性或非炎性包块、组织增生；④血管异常，人体各部分的静脉曲张，毛细血管扩张，血管痉挛，唇及肢端紫绀，血栓形成，血管阻塞；⑤血不循经而停滞及出血后引起瘀血、黑粪、皮下瘀斑等，或血性腹水；⑥月经紊乱、经期腹痛、色黑有血块、少腹急结等；⑦面部、唇、齿龈及眼周紫黑；⑧脉涩，或结、代，或无脉。

2. 次要依据 ①肌肤甲错（皮肤粗糙、肥厚、鳞屑增多）；②肢体麻木或偏瘫；③精神狂躁；④腭黏膜征阳性（血管曲张、色调紫黯）。

3. 实验室依据 ①微循环障碍；②血液流变学异常；③血液凝固性增高或纤溶活性降低；④血小板聚集性增高或释放功能亢进；⑤血流动力学障碍；⑥病理切片示有瘀血表现等；⑦特异性新技术显示血管阻塞。

4. 判断标准 ①具有主要依据2项以上；②或具有主要依据1项加实验室依据2项或次要依据2项；③或具有次要依据2项以上加实验室依据1项。

（二）小儿肺虚证诊断标准

2005年4月江苏泰兴中国中西医结合学会儿科专业委员会工作会议修订：

1. 肺虚证 诊断依据：①咳喘声低；②痰液清稀；③反复呼吸道感染；④乏力多汗；⑤呼吸无力；⑥哭声低微；⑦胸闷不适；⑧久病多病；⑨素体虚弱（双胎、早产、低体重）；⑩体检有肺部啰音；⑪脉细弱或指纹淡（3岁以下）；⑫血气检查：PaO_2下降，$PaCO_2$升高。判断标准：以上12项中，至少具备3项即可诊断。

2. 肺气虚 诊断依据：①咳喘无力，语音低微；②自汗多汗，动则尤甚；③气短不续，动则气喘；④面色无华或苍白；⑤舌淡苔白，脉弱无力。判断标准：诊断肺虚证时，兼有以上5项中的2项，则可诊断肺气虚。

3. 肺阴虚 诊断依据：①干咳少痰；②痰液黏稠；③咳痰带血；④口燥咽干；⑤夜间盗汗；⑥形体消瘦；⑦手足心热；⑧面颊潮红；⑨舌红少津；⑩无苔少苔；⑪脉搏细数；⑫指纹淡紫（3岁以下）。判断标准：诊断肺虚证时，兼有以上12项中的2项以上，可诊断肺阴虚。

（三）小儿脾虚证诊断标准

2005年4月江苏泰兴中国中西医结合学会儿科专业委员会工作会议修订：

1. 主要指标 ①食欲不振；②大便失调（泄泻或大便不爽）；③面色无华或萎黄；④形体消瘦；⑤舌质淡、胖，或有齿痕，舌苔腻。

2. 次要指标 ①肢倦乏力；②脘腹不适；③轻度浮肿；④轻度贫血；⑤口流清涎；⑥睡时露睛；⑦自汗多汗；⑧眼周发黯；⑨指纹淡黯（3岁以下）；⑩脉弱无力。

3. 参考指标 ①木糖吸收率低于正常；②唾液淀粉酶酸负荷实验低下；③低蛋白血症；④甲状腺功能低下；⑤免疫功能低下；⑥血游离氨基酸含量降低；⑦血清胃泌素降低；⑧血清微量元素异常。

4. 诊断 ①主要指标3项；②主要指标2项加次要指标2项；③主要指标1项、次要指标2项、参考指标2项，可诊断脾虚证。

5. 脾阳虚 在脾虚证的基础上有畏寒，四肢不温，完谷不化时可诊断脾阳虚。

6. 脾胃阴虚 脾虚证伴有大便干结，舌质嫩红，喜冷饮者可诊断脾胃阴虚。

7. 脾气下陷 有脱肛、内脏下垂者可诊断。

（四）小儿血瘀证诊断标准

2005年4月江苏泰兴中国中西医结合学会儿科专业委员会工作会议修订：

1. 主要指标 ①舌质紫黯或有瘀点、斑；②面、口腔黏膜、牙龈紫黯或有瘀点、斑；③指（趾）甲紫黯；④皮肤、皮下、肌肉、鼻、牙出血，尿血、便血、内脏出血；⑤身体各部位的血管扩张、痉挛、曲张，血管阻塞，血栓形成；⑥身体各部位的病理肿大或肿块（肝、脾、淋巴结肿大，炎症包块及组织增生等）。

2. 次要指标 ①指纹紫黯（3岁以下）；②固定性疼痛，疼痛拒按；③面部及眼周发青；④肢体麻木或感觉异常；⑤皮肤异常（粗糙、水肿、硬肿、鳞屑增多、赘生物等）；⑥心律不齐，结、代脉，心电图异常；⑦肌张力异常（异常增强或降低），单瘫、偏瘫或截瘫；⑧重症感染。

3. 参考指标 ①血液高凝或低凝；②血液内有形成分异常：红细胞、白细胞、血小板明显升高或降低；③血小板聚集率升高；④血脂明显增高；⑤血涂片可见破碎和畸形红细胞。

4. 诊断 ①主要指标1项；②次要指标2项加1项参考指标者可诊断；③仅有参考指标而无临床表现应全面考虑。

二、微观辨证在中医临床诊疗中的应用

（一）微观辨证在中医辨证分型中的应用

在中医诊断疾病过程中，辨证论治是其最重要的特色，将辨证论治与微观指标结合起来，可为中医临床辨证分型提供科学依据。目前微观辨证已广泛运用于常见病、多发病的中医辨证分型中，增强了中医辨证分型的客观性、量化性。如有学者将电子支气管镜技术与中医宏观辨证相结合，对肺系疾病的中医证型与微观诊断指标之间的关系进行研究，结果提示气管黏膜形态和病理的变化与中医证型有相关性；李勇军将实验室指标用于类风湿关节炎中医辨证分型，发现C反应蛋白和血沉可作为判断类风湿关节炎中医证候寒热分型的有效实验室指标；有研究者通过胃镜相微观辨证证实了胃镜相黏膜变化与胃脘痛证候间转化存在相关性。

（二）微观辨证在有病无证诊疗中的应用

微观辨证在临床上常被应用于早期症状不明显、症状较轻或者是隐潜性的症状者，以此明确其内在病理，客观地认识疾病和机体的状况，从而提高临床早期诊断的准确率，正确地指导临床治疗。有病无证是指现代医学一些隐匿性疾病或疾病早期尚未出现临床症状、或亚临床型者，运用现代医学的理论、检查方法和诊断方法，可获取明确的病因、病理、病理生理以及影像学等病变认识和功能异常认识，并可明确西医疾病诊断。而运用传统中医宏观辨证方法却无证（没有症状和证候）可辨者。这种现象多常见于无症状的隐匿性疾病，如隐匿性肾炎、无症状性高血压、无症状性脂肪肝、无症状性高血脂、无症状性糖尿病、无症状性结石、早期恶性肿瘤等，以及某些经治疗后症状消失但实验室检查的指标仍异常的患者，如肾炎蛋白尿。对无症状的隐匿性疾病的早期诊断，微观辨证发挥了重要作用，可提供直接的客观依据；同时在治疗方面微观辨证也有指导作用，如临床上有些哮喘患者虽然肾阳虚表现不明显，但运用微观辨证却发现其存在类似肾阳虚证的隐潜性变

化即肾上腺皮质功能低下，应用温补肾阳药则可预防其季节性发作，并纠正其神经内分泌与免疫功能紊乱，临床上取得显著的效果。

第四节　微观辨证亟待完善的问题

（一）中医证候研究缺乏规范化

中医证候的规范化是中医证实质规范研究的前提，也就是微观辨证的前提。证候规范化内容包括“证”的名称规范化、构成证的症状的规范化、证分类的规范化和证诊断辨证的规范化等。若中医证候的这些相关概念尚未进行规范，就可能会导致证的相关性研究（包括基础和临床）出现差异，因此，证的规范化研究便成为证实质研究得以进行的先决条件。虽然证候的规范化研究工作从20世纪80年代开始进行，但仍未解决根本问题，目前证本质的研究仍然在缺乏统一标准的状态下进行，这无疑是微观辨证发展所面临的最为严峻的问题。

（二）微观指标单一性与证整体性的矛盾

中医证是对疾病发展过程中某一阶段的病理概括，包括病因、病位、病性、邪正盛衰等方面，有其明显的整体性，即每个证候的产生都涉及多个系统、多个器官的病理改变，这些改变具有多方面、多层次的物质基础；而通过各种现代医学检查所获得的某种微观指标却有其明显的专一性和客观性，只能阐释证本质的一个方面，而无法概括证的本质。如脾虚证就涉及现代医学消化功能、自主神经系统、免疫功能、蛋白质代谢、内分泌，生物化学、微循环神经内分泌、血液动力学、微量元素等多个系统、多个方面的病理改变，其中任何单独一项检查的结果都不可能全面揭示脾虚证的本质。因此，要使微观辨证能合理有效地运用于临床，就必须强调多指标合参。微观指标如何选择，从哪个层次上选择才能与中医某个证具有良好的对应关系，才能共同对证的诊断具有相关性，这是微观辨证发展的一大困惑。

（三）微观指标与证之间的非特异性

微观指标与证之间的对应是非线性的关系，到目前为止尚未找到能相对排他的某一或某些理化指标作为某一证的判断标准的特异性指标。如24h尿17-羟类固醇指标在肾阳虚证中有降低趋向，但在脾阳虚证、胃阳虚证、肺气虚证中其含量值也降低，说明该指标与肾阳虚证不具备特异性。

（四）证本质研究与临床治疗脱节

沈自尹将辨证微观化定义为：“辨证微观化，则是综合了多方面微观辨证的信息，结合中医传统的宏观标准，并通过临床方药治疗的反复验证，以期逐步建立辨证的微观标准，并用以进一步指导临床实践，简言之，是探索各种证的微观标准。”在这个概念中强调了微观辨证和辨证微观化的建立需要并通过临床方药治疗的反复验证。现在有许多研究只是对某种病或某几种病进行一次验证，然后再进行某项指标的检测，最后经过统计分析得出结论。这种没有经过治疗反馈的研究方法不切合临床实际，只有一组有序的症状或体征通过一组有序的药物治疗后取得疗效，这组症状或体征才能称之为某证。微观辨证需要经过不断的诊断、治疗实践的反馈以及修正过程才能逐渐发展和完善。

中医辨证体系的发展，是一个由简到繁、由宏观到微观的综合集成的发展过程，是对中医病、证本质认识逐渐加深的过程。微观辨证是中医辨证体系中的一个新兴学科，它将随着中医证的规范化研究不断深入和科学技术的大力发展而不断完善，进而全面地揭示证的本质，为临床诊治提供科学的、客观的依据。

第十二章 计量诊断与计算机辨证专论

第一节 计量诊断

一、概述

（一）计量诊断的概念

计量诊断（quantitative diagnosis）是以传统医学理论为基础，应用概率论及多种数学方法，将症状、体征及检验结果等临床资料量化，建立证候与疾病之间的某种数学模型，通过一定的运算程序做出诊断，用以判断病情发展、评价治疗效果、做出预后判断。

计量诊断不是依靠某位医师个人的专业知识和经验，而是综合分析以往各家的丰富经验和医院积累的根据统一诊断标准确诊的大量病例，建立数学模型，使诊断更加全面和客观。

（二）计量诊断的产生及基础

20 世纪 50 年代初，英国医生 Nash FA 制成一种装置，通过对比 82 个症状、体征的各种组合，能从 337 种可能发生的疾病中选出最似然的诊断。1961 年，Warner 等报道了 Bayes 定理，可用于先天性心脏病的诊断，从此计量诊断开始兴起。70 年代以来，又引入了各种多元分析方法和多种数据挖掘算法。

迄今为止，Bayes 公式法（条件概率模型）、最大似然度法、计量诊断表法、多元回归分析法、判别分析法、聚类分析法、隐变量分析法、决策树分析法的概率分支（线段分支）的计算与临床检验决策分析的截断点计算、临床模糊逻辑和模糊计算、遗传算法、人工神经网络等许多智能新算法，已经或正在探索性地应用于西医和中医的诊断研究之中。近年出现的大数据概念，在计量诊断的基础上，很快引入到中医研究的领域。中医学研究的总体趋势是客观化、标准化和数量化，其中数量化是非常重要的环节，也是计量诊断主要解决的问题。

二、计量诊断的方法与内容

（一）计量诊断的方法

计量诊断的方法包括半定量方法、多元分析方法、模糊数学方法、循证医学方法等。

1. 半定量方法　定量分析是相对于定性分析的概念，它把事物定义在由量而定，半定量分析准确性比定量分析稍差。常用于以下几种情况：①希望得知成分的大致含量，以便进一步选择合适的精确定量分析方法；②注重快速分析，不需要成分的准确含量；③试样较少，没有理想的定量方法可采用。

相对于定量分析方法，半定量分析简单、迅速，费用低。

2. 多元分析方法　多元分析方法是一类统计学方法的总称，适用于对多变量资料的分析。主要包括多元方差分析、直线回归与相关、多元线性回归与相关、主成分分析、因子分析、判别分析以及聚类分析等。该类方法引入医学领域后，成为数理统计学近 20 多年来迅速发展的一个分支，有力地推动了计量医学的发展。

由于影响疾病发展及预后的因素是多元的，很难直观或通过简单的推理从众多因素中排除混杂因素的影响，找出有显著影响的因素，而多元分析方法则较好地解决了这一问题。如人工神经网络（artificial neural network，ANN）是近年来迅速发展起来的一门集神经科学、计算机科学、信息科学、工程科学为一体的边缘交叉学科。ANN 是通过对多元 Logistic 回归模型、全参数回归模型、Cox 回归模型、生存树法等传统分析方法进行归纳，具有独特的信息存储方式、良好的容错性、大规模的并行处理方式以及强大的自组织、自学习和自适应能力。ANN 对信息处理的特点是不需要变量满足正态性和独立性等条件，并且可以处理变量间复杂的非线性关系，被用于信号处理、模式识别、预测等领域，具有广泛的应用前景。

多元分析方法探讨高维数据的内在规律，如研究多元变量间的相互关系、数据结构和数据简化等，能综合体现出人体生命活动的特点和规律。多元分析方法近年来在中医学中应用广泛。如有研究者通过对五百余例临床资料的客观分析，运用多元分析方法对柴胡类方证进行了研究，初步阐述了各方证的内在结构和相互异同，为深入认识柴胡类方证的病机特点和掌握其临床运用规律提供了依据。

3. 模糊数学方法　模糊数学是研究和处理模糊性现象的数学方法。1965 年美国加利福尼亚大学控制论专家 L. A. Zadeh 教授发表论文“模糊集合”，标志着模糊数学的诞生。在现实生活和科学技术中，模糊概念无处不在，例如，厚、薄、大、小、感冒、胃病、心脏病等，促使人们必须寻找一种研究和处理模糊概念（或现象）的数学方法。经典数学是以精确为特征的，然而与精确性相悖的模糊性并不完全是消极的、没有价值的，甚至可以说，有时模糊性比精确性还要好。疾病诊断本质上是一个分类的过程，但是由于疾病之间没有一个可以截然区别开来的界限，分类时所依据的数据指标也具有连续性，所以用模糊集方法解决此类问题更符合实际。

模糊数学方法在医学计量诊断中应用广泛。如研究者采用模糊数学对每个像素进行融合的方法在医学图像上很好地对抗配准偏差能力。亦有研究者应用改进了的 Fuzzy cmeans（FCM）分割算法来分割图像，并且提出自动模糊重分布的算法来确定隶属度，减少了人工干预因素。亦有研究者应用模糊 ISODATA 聚类方法，探讨模糊数学用于冠心病的临床诊断，准确率较高。

4. 循证医学方法　1996 年世界著名流行病学家 David Sackett 教授提出循证医学（EBM）的基本概念为“谨慎地（conscientious）、明确地（explicit）、明智地（judicious）应用当前最佳证据就如何对患者进行医疗做出决策”。美国循证医学工作组将循证医学定义为：循证医学是一种医学实践方法，这种方法要求临床医生清楚地了解支持临床实践的证据并能把握证据的强度，主要强调证据级别不同，有强弱之分，临床医生需要对证据强度有较好的把握。

作为计量诊断的一种方法，EBM 的广泛使用已成为临床医学领域势不可挡的发展潮流，将 EBM 应用于中医学的评价也是大势所趋。

根据国际公认的证据“金字塔”分级，即 1 级证据（最高级别的证据）为多个随机对照试验（randomized controlled trial，RCT）的系统评价或单个大样本 RCT，2 级证据为前瞻性观察性研究如队列研究，3 级证据为病例对照研究，4 级证据为无对照的病例系列、病例报告、传统综述。有研究者认为循证医学的核心包括可获得的最佳临床研究证据、专家的技能和经验、患者的价值和选择。循证医学接近中医整体观念、辨证论治的特点，通过循证医学的理念与方法，找出中医防治疾病的优势病种；对具有潜力的中医疗法进行疗效和安全性的评价，可为推广使用中医疗法提供证据基础。

（二）计量诊断的内容

计量诊断的内容包括舌象、脉象以及症状体征等的客观化与定量化。

1. 舌诊计量诊断　目前舌诊计量诊断的研究方向主要是从病理形态学、细胞学、微生物学、血液流变学等方面，通过微循环检查、舌活体检查及电镜检查等，利用舌象仪、舌色仪等，对舌色、舌质、舌苔进行综合研究。有日本学者提出舌苔计分法，分别给舌尖、舌中、舌根的舌苔厚度和颜色评分，计算舌苔厚度、颜色的总分，对舌苔的变化进行综合评价。舌苔厚度的评分方法为：镜面舌 0，少苔 1，正常舌 2，略厚 3，较厚 4，非常厚 5，总分 0 为镜面舌，2～3 为少苔，4～7 为正常，8～10 为轻度，11～13 为中度，14 以上为重度；颜色的评分方法为：无色 0，白色 1，略黄 2，较黄 3，非常黄 4，焦黄 5，总分 0～3 为正常，4～5 为轻度，6～8 为中度，9 以上为重度。

2. 脉诊计量诊断　脉诊的计量诊断是将难以描述的脉象触觉信息转化为直观清晰的视觉信息，通过提取脉形和脉势信号，对脉动信息进行图像重建，并应用统计方法等对脉搏波图谱进行分析判断。自 20 世纪 50 年代始，国内的专家学者开始对中医脉诊进行客观化研究，取得了诸多成绩，如脉诊仪及脉象采集器的发明；脉图特征的分析与识别等，在教学上和临床上也逐渐被采用。

有研究者探讨中医弦脉的计量诊断，采用脉象仪及心电图机等测得相关数据，输入计算机进行分析，建立原始数据参数及数字分析血液动力学参数的判别方程，经回代检验，原始数据参数与临床总符合率以及数学分析血液动力学参数的判别分析总符合率均较高。

有研究者应用Fisher线性判别分析，建立左右手浮、中、沉6个判别弦与弦细脉的公式，左右手两种脉象总符合率分别为83.9%和77.8%。亦有研究者运用Bayes意义下的数学模型，建立了滑脉与平脉、滑脉与弦脉的判别函数式。在脉图参数判别方面，平脉组与滑脉组总符合率很高，滑脉组与弦脉组总符合率为较高；血液动力学参数判别方面，滑脉与弦脉总符合率亦较高。

3. 症状计量诊断　目前中医症状的计量诊断，多是借鉴现代医学与心理学中较为成熟的对主观症状的量化分级方法，对症状进行分级量化，为病、证严重程度及疗效的判断提供客观依据。

症状的计量诊断主要包括对症状轻重程度的评价以及症状轻重主次的量化等。用轻、中、重等对症状进行量化，通过对临床症状分级赋分，并给予符合其严重程度的文字描述。如将症状分为不出现、轻度、中度、重度，或者轻度、中度、重度、严重四个等级，分别赋予0、1、2、3分或1、2、3、4分。此外，Likert等级法也是临床研究中常用的症状半定量评价方法，其方法是让回答者在等距离的一些程度语之间选择，分三点、五点、七点测量法，如疼痛的程度用五点法可分为：不痛、有点痛、一般痛、比较痛、剧痛。Likert等级法可操作性强，多应用于证候量表四诊条目的量化中。

相对于半定量评价方法，视觉模拟刻度法（100mm法）更为精确，其方法为：一条100mm线段两端分别代表回答的两个极端，如不痛和极痛，回答者根据自己对疼痛程度的感觉在线段上划出标记，然后用刻度尺就可以定量测出。此外还有数字分级法：用0～10代表不同程度的疼痛，0为无痛，10为剧痛，让患者选择一个最能代表自身疼痛程度的数字。这些方法可对症状进行相对精确的定量评价，多应用于临床疗效对比中。

临床症状在证候中所占的主次不一，表现的轻重程度亦不同，故有研究者认为症状的计量诊断，应该考虑轻重与主次联合量化的计量诊断法，将每个证型所包含症状体征总权重设定为10分，根据各症、征在证中的主次地位计算各自所占权重，并依据各症、征的有无与严重程度设定其分值（不出现为0分，轻度为6分，中度为8分，重度为10分），最后的累计计分等于各个症状权重分值乘以严重程度计分的总和。根据累计计分100、80、60作为证的轻重程度判别依据。

三、计量诊断的临床应用及展望

（一）计量诊断的临床应用

计量诊断具体应用时，是先将已知的一定数量确诊病例的症状和体征量化，通过统计运算归纳成为一定的数学公式，建立数学模型。当待诊患者就诊时，将其症状体征存在与否和（或）轻重程度，依照事先确定的量化标准转换成为变量，代入公式或模型中，即可得出以数量或概率大小表示的诊断结果。

计量诊断在临床上常用于疾病、证候、症状体征等方面的研究中。

1. 疾病的计量诊断研究　目前疾病的诊断存在检测费用昂贵，或难以被广泛接受，或诊断模糊等问题。为提高临床诊疗的可操作性以及操作的准确性，研究者们尝试用计量诊断的方法诊断一些疾病，不失为一种有意义的探索。

有研究者对血液生化指标与患脂肪肝与否的原始数据资料，在进行标准正态离差变换的基础上，选取与脂肪肝相关具有统计学意义的指标进行逐步回归筛选，再用筛选到的变量进行因子分析，建立因子回归方程，计算各对象对脂肪肝的因子得分值，令因子得分值$\geqslant 0$者为脂肪肝、<0者为非脂肪肝，并以临床诊断为标准进行因子计量诊断与筛检的真实性评价。还有研究者采用频率比法将CT表现肺内有结节或肿块的患者的临床症状及CT征象转化为分值，判断结节与肿块的良恶性质。

2. 证候的计量诊断研究　中医证候的计量诊断，是通过建立在群体调查基础上的临床流行病学方法，对患病人群中症状、体征及相关指标的频数分布等建立判别诊断数学模型。

有研究者运用秩和检验、Spearman等级相关分析、聚类分析、因子分析等多种方法，探讨与充血性心力衰竭病证相关性因素的规律，初步建立了充血性心力衰竭中医常见证候的计量诊断标准。有研究者收集了肺气虚证与非肺气虚证肺系疾病患者的四诊资料，并应用两类判别分析方法，建立肺气虚证的计量诊断表，并进一步简化成诊断计分表，为肺气虚证提供一种较为客观的诊断方法。

3. 症状体征的计量诊断研究　研究者们应用多种症状的计量诊断方法，开展了多学科的研究。如有研究者在老年高血压肾气虚诊断量表的研制过程中，对症状条目采用Likert五点评分法来进行量化。有研究者在充血性心力衰竭的中医证候研究中，运用logistic回归综合筛选出与各证候关联紧密的症状体征条目，确定主、次症，并应用条件概率换算法为相关条目赋值，进一步结合ROC曲线确定本病常见证候的临床诊断界值。有研究者在对小儿喉乳头状瘤病的中医病证研究中，应用症状加权积分法对各证型诊断标准临界值进行确定，将患儿的症状进行初步分析后，进行加权积分计算，若分值大于某证型的诊断临界值，则诊断为该证型。

临床上症状体征纷繁复杂，症状的量化、规范化又是证候、疾病诊断的关键所在。多种计量诊断方法的应用与验证，增强了症状计量化的可操作性，亦为中医计量诊断的完善与发展提供了可靠保障。

（二）计量诊断的应用展望

随着中医学的不断发展和完善，诊断规范化有着其必然性，计量诊断作为医学诊断的方法与诊断规范化密切相关。中医计量诊断可结合现代医学、计量医学，但又不能脱离中医学的发展历史与现实，必须寻找中医学自身的计量诊断之路。

现有的多数计量模型的共同特点在于探索证候与独立症状之间的关系，这对发挥中医学的“整体观念”有一定的局限性。随着大数据时代的来临，大数据处理方式方法的引入，中医运用计量诊断方法亦是大势所趋，中医在病证相关、方证相关方面的优势将得以充分发挥，因为大数据的特点也正在于此，不是因果关系而是相关关系探寻。

大数据技术在生物医学领域的应用给医学的发展带来了机遇，它可以将传统的医学所提供的“碎片化”的知识信息逐渐拼凑起来，从而以更全面的图景来完整真实地展现生命与疾病。量化是大数据的基础，利用现有的电子设备将人体的各种信息量化、数据化，利用大数据处理方法探索有关人体健康或疾病的信息，找出一些对人类的身心健康有益的相关关系，是大数据时代的思维模式。这种思维模式与传统中医学的整体观念、辨证论治思维模式相近。大数据可能是揭示中医证候本质的最新也是最令人信服的客观量化方式，但毋庸置疑，这种客观量化方式要建立在计量诊断的应用基础之上。

此外，计量诊断为疾病、证候、症状体征之间架起了桥梁，应用计量诊断的方法，结合中医的宏观与西医的微观，是目前中医临床及科研研究的主要模式，也是今后深入发展的方向之一，对提高临床诊疗的可操作性以及精准性将大有裨益。

第二节 计算机识别与辨证

一、概述

（一）计算机识别与辨证的概念

在计算机技术中，计算机识别技术是计算机通信技术的延展性技术，利用计算机的智能处理与远程的单片机信息搜集，进行结合式数据信息的分析。

随着科学技术的不断发展，以及数学、物理学、计算机等技术向中医领域的渗透，中医学的辨证体系与现代科技的结合越来越紧密。基于“与”、“或”、“非”等逻辑关系，应用 Microsoft Visual Basic 语言，可以自主开发关于中医病证的计算机辨证系统。

（二）计算机识别与辨证的产生及基础

现代技术已能将人体形态学、生物学、心理学等生物信号转变成为可识别和处理的数字和电子信号，这些信号经计算机采集、存储、处理、分析、整合，形成能够被计算机处理的数学模型等。

计算机在中医学中的应用，除了基本的文字层、信息层外，更重要的是应用计算机的信息获取、信息处理、图像处理、模式识别、数据库技术等，辅助并模拟复杂的中医诊疗过程，客观识别和分析中医四诊与辨证思维，帮助分析诊断疾病，在确定诊断、判断病情、治疗方案等方面给以提示。

中医诊断对症状的描述、辨证过程等，其信息具有模糊性、多样性、非线性、不确定性等特征，随着计算机技术的进步，尤其是人工智能、神经网络、仿真技术等的兴起和发展，使用计算机技术可以对中医学中的概念、现象、原理、机制、四诊、辨证等进行模拟。

近年来，计算机识别技术被广泛应用于中医四诊研究，且随着人工智能等新技术引入中医研究领域，计算机辨证系统亦应运而生，主要应用于专家系统、辨证系统的开发和研究之中。

二、计算机识别与辨证的方法与内容

计算机识别的方法应用于中医望、闻、问、切四诊之中，对于中医四诊的客观化与规

范化有较大的促进作用。计算机辨证主要应用于专家系统、辨证系统的开发建立，是传统辨证方法与现代科技的有机结合。随着科学技术的进步，其具体方法亦在不断发展完善之中。

（一）四诊计算机识别的方法与内容

1. 面诊信息计算机识别

（1）图像采集：要实现中医面诊的计算机识别，首先必须做到能对人脸进行完整的描述，即尽量将人脸图像真实地记录在计算机内，所以良好的图像采集环境和设备至关重要，是所有后续研究的基础。

对于采集图像的环境，应该要求最大限度地避免外界环境因素的影响，并且接近传统中医望诊时的环境要求，比如模拟自然光线，控制环境温度，呈现最真实的色彩等。

有研究者采用国际照明委员会（CIE）推荐使用的代表日光的标准光源 D65，色温设置为 6500K，显色指数 Ra=95，光路按照 CIE 推荐的 45/0（照明/观测）安排。还有研究者从颜色的形成原理和生物医学的角度，设计了一套面色信息采集设备。设备选择了高成像质量的工业级数码摄像机与当时世界上与日光的照射效果最为接近的欧司朗直管光源进行人脸图像的初步研究，并且提出了面部反光问题的有效解决方案。亦有研究者研制了以环形发光二极管光源（LED）为照明光源的面色诊采集暗箱，克服了标准光源 D50 或者 D65 的诸多缺点（如发热多、稳定性差、安全性差、有频闪等），较好地实现了面部影像的真实还原，还在此基础上研发了中医面诊规范化采集系统。有研究者根据 CIE 推荐的标准照明和观测条件以及国际标准化组织制定的人造标准光源需满足的条件，设计制造了主要由氙灯光源和积分球组成的中医色诊标准光源环境，通过一系列的光源稳定性、均匀性测试以及相机拍摄模式实验，认为标准光源环境照明条件下能够采集到一致性和可比性较好的图像。

（2）人脸分割：要对采集到的人脸图像加以分析，还要做到能将人脸从图像上提取出来，即人脸分割。虽然在人脸识别领域国内外学者都进行过十分深入的研究，但将其技术运用于中医面诊中尚处于起步阶段。目前有关面诊提出的人脸分割方法主要有肤色模型法、Adaboost 法、活动轮廓模型法等。

肤色模型方法根据皮肤在颜色空间表现出的分布特征，对其进行数学建模，再通过模型来判别像素是否为皮肤像素，以此分割出人脸区域。有研究者使用基于皮肤颜色特征的椭圆聚类分析算法，提出了几种不同的分割算法，并设计了面诊人脸分割平台，使其能够同时实现自动定位分割，半自动定位分割，手工分割等功能。有研究者着重研究了高斯肤色统计模型的人脸检测和基于 Adaboost 分类器的人脸检测方法，根据两次检测结果的位置关系分析并最终定位人脸。实验证实这两种方法的结合保证了最终人脸检测的高准确率。

活动轮廓模型是目前研究最多、应用最广的分割方法。有研究者提出了基于改进的 Level Set 方法的几何活动轮廓模型。有研究者研究了面部口唇分割方法，不仅有效地将唇部图像从原始人脸图像上提取出来，并且成功区分了四种唇色，为中医唇诊提供了有效的研究基础。亦有研究者设计了一种在复杂背景下的多姿人脸检测方法，解决了正面、平面旋转和侧转人脸的检测问题，并且提出一种称为 FC-ASM 的物体轮廓提取方法。在正面人脸图像上，其定位精度较主流的主动外观模型（AAM）高。

（3）区域定位：根据中医理论，人体面部的不同部位对应不同的脏腑，据此可以判断对应脏腑的病变情况，所以在实现人脸分割后，还需要对这些能够反映相应脏腑变化的面部区域实现定位。

有研究者利用积分投影、snake 算法及模板匹配确定了 4 条水平线和 3 条纵线，将人脸区域划分为 20 个小区域，粗略定位了各色部所在区域。有研究者利用 FCM 聚类和 C-V 模型提取人脸特征轮廓来获得面诊特征区域，为中医面色信息的自动提取提供了准确的位置参考。有研究者则根据眼睛的位置先对人脸进行矫正，通过改进的积分投影法，实现了对瞳孔中心、内外眦、鼻孔和面部反射区的粗略定位。亦有研究者建立了符合中医理论的面部二维坐标体系，成功将面部区域分为 30 个模块，并对每个模块进行编号，以此提出基于特征点提取的矩阵构建法，并且结合 200 例人脸照片验证了用该二维坐标体系确定特征区域的科学性。还有学者运用 Gabor 小波变换方法，即将一组不同频率和相位下得到的 Gabor 小波变换系数（Jet）作为特征进行人脸图像的表示与重建，再根据重建系数的相似性来进行人脸特征定位。

（4）特征提取

1）面色提取：《难经・十三难》曰："五脏有五色，皆见于面。"可见，要分析人的面部信息，很重要的一部分就是进行面色的提取。颜色信息是图像中十分重要的信息，选择合适的颜色空间来描述颜色信息必将使得图像的处理事半功倍。

有研究者提出将所有颜色空间都投影到一个标准空间，在比较了多项式回归，BP 神经网络和支持向量回归三个颜色校正算法后，确定了颜色评价准则，在该准则下确定了适合人脸图像的最优校正算法，从而较好地实现了将人脸颜色信息完整准确地保留下来。有研究者认为在五色上一致的皮肤块应具有相似的颜色分布，提出利用三维量化颜色直方图来表达每个皮肤块，并首次引入文本分析工具 sLDA 进行五色识别，构建成人脸肤色识别模型。有研究者以面色脏腑分属图上特征点的 LAB 颜色作为面色特征，通过 FCM 聚类区分面色和基色，从图像上自动提取面诊特征向量并利用支持向量机进行肤色自动归类识别，识别率较高。还有研究者在对图像进行基于皮肤基色的校正后，提取人脸图像各区域内各颜色模式下颜色值均值作为特征值，然后将基于支持向量机的分类方法应用于颜色分类中，也取得了阶段性的研究成果。

2）光泽提取：《脉经・察色观病生死候歌》曰："面无精光齿龈黑，面白目黑亦灾殃。肩息直视及唇焦，面肿苍黑也难逃。"记载了观察患者面色光泽判断生死的方法，"精光"、"反唇焦"、"苍黑"都是叙述光泽的词，说明面部光泽亦是面诊中的重要组成部分。

有研究者尝试将偏最小二乘法（PLS）和线性判别式分析（LDA）方法在 4 种不同色彩空间下进行实验，作为面部光泽信息提取的手段。结果证明这些特征抽取方法对于识别中医面诊光泽信息都具有积极作用，为研究面诊光泽的量化检测技术提供了方法和思路。

面部光泽的客观化研究至今尚处于起步阶段，对于光泽的定量研究也主要集中在对金属、塑料等物体表面的检测，但相信今后随着更多光学研究的成果被引入中医面诊中，面部光泽的客观化研究将有更大的收获。

3）眼神提取：从古至今，眼睛与人体的特殊关联一直受到医学工作者的重视。中医的相关文献可追溯到上千年，医生通过观察眼睛、眼神，可了解患者的脏腑功能情况。

目前面诊中眼神的识别研究才刚刚开展，现阶段主要集中在对眼睛的定位和分割上。有研究者研究在复杂背景下带一定角度姿势旋转的彩色人眼检测算法，解决了光照条件不均匀和人脸伸缩旋转在检测过程中对眼睛定位的干扰问题。还有研究者以鼻孔作为参考点，充分利用Cam-shift跟踪算法和Lucas-Kanade光流的实时性，快速地计算眼球运动速率和轨迹，建立了一个眼睛跟踪模型。亦有研究者提出了用红外图像实时跟踪和监测眼睛，实现了在一定范围内活动时跟踪眼睛和测量眼球状态的分析技术，为中医眼神分析奠定了基础。

4）其他特征提取：面诊的内容还包括其他方面，比如色素沉着和口唇颜色。中医认为“外有斑内有瘀”，说明斑也能提示人体内在的变化。

国外有研究者开发了一种数字图像分析系统，该系统可用来对面部色素沉着点进行量化分析，只要分析区域限于脸颊和眼眶周围，它就能自动检测出色素沉着点，并且正确测量其面积和平均皮肤色调，具有客观、省时、可靠的特点，并已满足临床所需。有研究者提出一种基于支持向量机（SVM）的唇色自动分类方法，选择不同的特征组合对唇色进行分类，发现均值特征是区别唇色的重要特征之一。

2. 舌诊信息计算机识别　舌诊是望诊的重要内容，也是中医诊法的特色之一。通过望舌，可以了解机体的生理功能和病理变化，为临床辨证论治的重要依据。传统的舌诊方法主要依靠医生目视观察进行判断分析，其诊断结果既受医生知识水平、诊断技能的限制，又受当时光线、温度等外部环境的影响，缺乏客观评价依据，成为舌诊应用、发展、交流的制约因素。近年来，随着计算机技术、图像分析技术、人工智能技术等的发展，利用现代科技手段对中医舌象进行客观识别和分析，成为研究的热点，并取得了一些可喜的成果。

（1）舌质舌苔自动分类方法的研究：舌象包括舌质和舌苔两部分。舌象研究中，必须将舌图像中舌质和舌苔区分开，才能对舌象进行正确的识别和分析。

早期的研究多以舌尖及舌边无苔质覆盖区域作为舌质区域，舌中舌苔覆盖区作为舌苔区域。这种分类方法较粗糙、不能客观反映舌象的特征。近年来部分学者对舌质、舌苔的计算机自动分类技术进行了研究。

有研究者认为在舌质舌苔判断上，满足H（色度）$\leqslant$10或I（亮度）$<$0.68条件者标记为舌质，否则标记为舌苔。有研究者提出了一种监督FCM聚类算法，并设计了多层去模糊处理，用于中医舌象自动分类。随后进一步提出了一种基于学习矢量量化（LVQ）神经网络的舌色、苔色自动分类方法。同时在LVQ神经网络分类器的设计中，提出了基于“2A”准则的样本筛选方法，并采用Fisher比率作为色度空间选择的依据，有效提高了分

类正确率。有研究者采用“分裂-合并算法”分离舌质和舌苔区域，同时引用麦克斯韦直角三角，将 HIS 三维色度空间量值转化到 r、g 二维坐标中，并以标准舌色分类库为判断依据建立舌色与苔色的分类量值范围。有研究者使用 HSL 模型区分舌质舌苔，对易混淆的区域采用高斯模型进行统计分析，有效地实现了舌质和舌苔的分离，并较为准确地确定了它们各自的颜色。亦有研究者提出了一种基于神经网络集成的舌苔自动分类方法。该方法把经单独训练的具有一定差异度的单个 BP 神经网络加以集成，构成舌苔分类器。

（2）舌象特征自动分析与识别方法的研究

1）舌象色彩的计算机识别研究：由于颜色是舌诊中最为重要的信息，而且舌色、苔色相对于舌象的其他信息如质地、纹理、动态等在技术上和方法上可操作性更强，更容易进行客观化和量化识别，因此近十几年来舌象的计算机分析与识别技术的研究以舌象色彩的自动识别研究开展最早，研究途径多样，技术也较成熟。

有研究者将舌诊自动识别定位于色彩模式识别，以 Munsell 颜色系统为色标，运用色度学、近代光学技术、数字图像处理技术等，建立了中医舌诊自动识别系统，并根据模糊数学理论，确定有关舌象的定义域，进行纹理分析。有研究者采用 $L^* a^* b^*$ 彩色模式研究舌苔的色度数据，提出以舌苔指数作为舌苔的特征参数。舌苔指数（T）=（舌体 a^* －舌苔 a^*）/舌体 a^*。同时利用模糊统计建立了舌苔的隶属函数，通过模式识别的方法解决了八类舌苔（薄白、薄黄、白腻、黄腻、厚黄、厚白、灰（黑）、水滑苔）的分类问题。上述研究多利用模糊数学的原理，通过聚类分析和神经网络等手段实现对舌色、苔色的定性及定量研究。

2）舌象其他特征识别的研究：近年来，随着舌象计算机识别技术研究的深入，在颜色自动识别研究的基础上，舌象的其他特征，如舌苔的厚薄、润燥、腐腻、舌形、舌态等研究也陆续开展。

有研究者基于中医“舌苔的厚薄以见底、不见底为依据”的知识和经验，在舌质与舌苔精确分割的基础上，定量化舌苔的见底程度，作为舌苔的厚度。同时根据腐腻苔的纹理特点，提出了一种舌苔腐腻的图像分析算法。首先将舌苔区分为固定大小的块，然后对各块进行分类，最后得到整幅图像的腐腻指数。舌苔块分类时，采用改进的子空间法分析纹理结构的疏密，并结合纹理粗糙度特征来表达颗粒的粗细。亦有研究者应用灰度差分统计方法，从对比度（CON）、角度方向二阶矩（ASM）、熵（ENT）、平均值（MEAN）四个参数，进行舌象纹理的量化和定义分类。有研究者一方面利用 2DGabor 小波系数能量（GWTE）来描述各个区域的厚度特征；另一方面，根据色彩效应鉴定舌苔厚度的特征量。同时分析了在不同相位时，有无舌纹情况下 GWTE 呈现出的不同特性，根据这一特点用不变矩描述了舌区域的 GWTE，从而对舌纹的多少做出定性的说明。国外有研究者利用结构识别方法，将舌象分成根部、中间、舌尖 3 个区域，应用 RGB 色度模型，通过比较颜色属性把各舌象归为某一已知类，然后再用传统的纹理算法（如空间灰度相关矩阵，Fourier 能量频谱）进行纹理分析以研究厚薄苔与腻苔的定量标准。

还有研究者采用图像处理技术进行舌苔润燥分析，提出一种基于二分光反射模型的有效方法，研究了亮斑的成因及 CCD 摄像机特性对彩色图像成像的影响，较好地解决了亮斑的检测和识别问题。其他研究者在此基础上进行了改进，提出了一种新的基于二分光反射模型的舌苔润燥分析算法。该算法根据模型中面反射、体反射理论，通过分析水分亮斑区与较亮本色区在彩色空间中的不同色簇分布情况，实现对水分亮斑区的识别，大大提高了识别准确率。还有研究者提出以对称性为原则确定中轴线，并给出了通过半径—角度图（r-i 图）对折比较的实现方法。结合嘴角定位，实现了舌体歪斜自动定量分析。同时根据舌前部曲线拟合系数，结合舌体的外接矩形的长宽比，求得舌体的胖瘦指数，将舌体胖瘦定量化，并给出符合中医诊疗习惯的描述。

3. 闻诊信息计算机识别　中医闻诊包括听声音和闻气味。与其他诊断方法比较而言，闻诊信息的计算机识别技术发展相对缓慢，研究较少。

有研究者应用便携式四诊合参辅助诊疗仪，依据中医体质理论采集受试者声音的信息进行数字化、量化识别。闻诊装置由数字声音采集麦克和声卡组成。而闻诊具体的标准化、规范化以及与计算机识别相关的技术难题仍有待进一步解决。

4. 问诊信息计算机识别　由于中医辨证论治思维的特点及中医辨证理论指导下临床资料采集方式的特殊性，同样是描述患者的主观感觉，中医问诊中的症状往往蕴含更为复杂的信息，如阴阳、寒热、表里、虚实、气血津液、经络等方面的信息。

中医问诊为历代医家所重视，张景岳指出问诊“乃诊治之要领，临证之首务也”，陈修园也指出“问诊是医家第一要事”。问诊资料的获取存在主观性较强、可重复性差、缺乏统一的实施标准等不足，极大制约着中医问诊的研究与发展。因此，借助计算机信息技术研制中医问诊系统，探求中医问诊信息的规范化与客观化，对于中医问诊的发展尤为重要。

随着计算机人工智能技术的迅猛发展，开发、研制出具有人机对话功能的训练软件、人机交互功能的中医问诊训练系统已成为可能。有研究者在中医理论指导下，将计算机技术、智能信息处理技术和中医理论相结合，尝试进行了计算机中医问诊系统的开发与研究工作。运用中医问诊系统，采取人机问答的形式，在各医院收集内、外、妇、儿各科病例，由测试人员与患者共同进行临床检测，并与专家判读进行对比，统计结果发现本系统临床判读符合率达 90%，同时该系统也具备了良好的稳定性。还有研究者由医学专家给出医学专业框架，联合计算机专家，研制开发出完整的诊断学虚拟问诊系统。系统采取一问一答的形式，通过人机对话，医学生可以对系统中的虚拟患者进行详细而全面的病史询问，由系统进行智能回答，语音输出。从方法和内容诸方面模拟临床问诊的全过程，用于培养和训练医学生及青年医师的问诊技巧和诊断思维方法。亦有研究者基于中医脾系问诊量表，结合中医临床诊疗习惯，研制中医脾系问诊信息采集系统。探讨计算机技术对中医问诊数据规范化管理的实用性与可行性。

5. 脉诊信息计算机识别　随着科学技术的不断发展，以及数学、物理学、计算机等技术向中医领域的渗透，脉诊客观化的研究日渐深入，尤以脉图的研究最为广泛，是脉诊客观化的基础。

目前脉图参数分析多采用时域分析法、频域分析法。近年来，有研究机构研制出一种新型计算机脉象仪，其产生的脉图与传统脉搏波形不同，是以高灵敏度触觉传感器与个人电脑相连，通过人体脉搏的跳动给传感表面一个正向或负向的压力，使系统记录到相应的微分波形，分别对应心脏的收缩期和舒张期，形成能反映心脏舒缩的反向负对称的一组脉搏波形。有研究者将光电血管容积技术应用于中医色脉相合理论之中，以变换为基础，将微电子技术、传感器技术、计算机技术结合在一起，研究能反映面色和脉象变化的硬件平台，并以小波理论和计算机图形技术为基础，研制光电血流容积计算机自动识别分析软件。经过临床检测、验证和完善，研制光电血流容积计算机中医诊断分析系统。

（二）计算机辨证的方法与内容

计算机技术的应用，使中医四诊规范化、程序化的采集成为可能。20 世纪 70 年代末，随着人工智能技术引入中医研究领域，中医专家系统应运而生。以关幼波老中医诊疗肝病专家系统为肇端，全国各地陆续开展了专家系统的研究。研究者多采用数学模型使传统中医四诊信息与病、证之间建立起量化关系，对各症、证的关系赋予了客观指标。计算机辨证研究主要体现在“老中医专家系统”、“中医辨证系统”以及中医计算机辅助诊疗系统等研究中。

1. 专家系统　中医专家系统是人工智能领域的重要组成部分，是某个领域具有专家水平解决问题能力的计算机程序。

所谓中医专家系统（traditional medicine expert system，TMES），是把名老中医的临床经验加以总结和归纳，制成软件，从而使计算机能模拟名老中医来诊治疾病。20 世纪 90 年代以后，专家学者对中医诊断专家系统开发技术进行了更加深入的研究，更多采用先进人工智能技术，如应用模糊判别模式、协同分布式、神经网络、基于数据挖掘技术和决策树以及基于信息熵的决策树算法进行中医诊断专家系统开发研究。

从本质上讲，专家系统是一种模拟人类专家解决领域问题的计算机程序，其内部含有大量的某个领域专家水平的知识与经验（即数据），能够利用人类专家的知识和解决问题的方法来处理该领域问题。一个专家系统的性能水平的高低取决于它所包含的知识库的大小和解决问题的能力的大小，其技术还处于不断发展的时期，因此专家系统还没有一个固定不变的模式。依据当前人们普遍的认识以及现有的发展状况，通常，以规则为基础，以问题求解为中心的专家系统主要包括以下 5 个部分：知识库（knowledge base）、推理机（inference engine）、数据库（data base）、人机交互界面（man-machine interface）、知识获取（knowledge acquisition）。

有研究者基于不确定推理模型的中医诊断专家系统的研制，以中医理论知识为基础，运用基于可信度的不确定推理方法对中医的疾病诊断问题进行了研究和开发，将中医诊断知识进行了形式化阐述，设计构造了诊断专家系统的整体框架，利用人机对话的补充诊断方式提高了诊断的正确度。有研究者根据中医诊断的特点，借鉴 20 多年来粗集理论研究成果，建立基于粗集理论的中医诊断专家系统模型，给医生提供辅助诊断工具。

2. 辨证系统　随着中医学辨证体系和现代科学技术的不断发展和完善，数学与计算机理论已经广泛应用于中医学的智能化辨证诊断，并产生了概率计量、模糊评判、数据挖掘等多种辨证模型和算法，较好地应用于计算机辨证系统的开发与建立。

有研究者将贝叶斯网络应用于中医辨证并将模糊数学应用于“证素”辨证理论，对证素进行定量加权求和、阈值判断，通过模式识别判定诊断证型，并提出运用“双层频权剪叉”法进行病位和病性的定量判断。许多研究者研制并提出多种辨证模型，如中医辨证模糊识别模型、中医辨证模糊评判模型、粗糙神经网络等，这些模型的共同特点是通过一定样本量的临床病案或专家经验，确定单个症状或体征与某种证型之间的关系及其关系强度，并利用这种关系及强度进行证型的判定。

有研究者从其他角度提出“辨证元”模型的概念，该模型将若干个症状或体征有机组合成为一个辨证单元，并以此作为最小的运算单元，确定辨证元与证型之间的关系，进行证型的判定。该模型将“整体观念”融合于证候辨证中，无须临床病案或专家经验确定辨证权值，能直接架构于标准辨证知识体系，体现了中医辨证论治的整体性思维。

总体而言，由于中医学理论以及中医证候的复杂性特征，计算机辨证诊断模型与算法均有待进一步发展与完善。

三、计算机识别与辨证的临床应用及展望

（一）计算机识别与辨证的临床应用

利用计算机的智能处理与远程的单片机信息搜集，进行结合式数据信息的分析，已经被广泛应用于中医学的智能化辨证诊断中。

有研究者先在肝病患者的面部照片上选定能够反映病理状况的面部肤色区域，再利用计算机比较若干种提取人脸肤色和色彩空间分类的方法，结果很好地证明了面诊是可以客观化、定量化的。还有研究者在完善了颜色校正策略、人脸病理区域分割及特征提取算法等步骤基础上实现了面诊分析系统，并将其运用于肝病的诊断。亦有研究人员探讨慢性肾衰患者的面诊特征信息与肾功能变化的关系，结果证明，慢性肾衰各证型的尿素氮、血肌酐、尿酸、肾小球率过滤、白蛋白等多项肾功能指标与面色参数相关。

（二）计算机识别与辨证的应用展望

基于计算机识别技术的中医辨证的临床应用工作取得了一些进展，但无论在理论和技术上，尚有不足，均需要进一步研究和探索。①中医辨证信息的采集环境、采集设备及其参数都缺乏统一的标准。这对于之后信息分析处理技术的开发十分不利，也不利于相关成果的学术交流和资源共享。②由于缺乏大量的样本，还未建成系统的数据库，故许多研究者往往基于小样本进行实验，得出的结论难以令人信服。③现有的技术还无法做到将中医四诊信息，如面部精确定位并且进行分割，特征点的定位速度及准确性也有待进一步的提升。④样本信息的完整性及准确性无法保证。首先，单一证型或者典型证型的病例在临床上不易寻找；其二，参与样本采集组中医师的个人临床水平参差不齐。⑤对于面诊的研究范围还不够广泛和深入，比如眼睛、鼻、唇、光泽等其他人脸特征的相关文献都较缺乏，而补充这些内容，才能使面诊理论更加完整。⑥由于理论和技术的不完善，对获取人脸信息后即时进行中医辨证的研究还未有重大突破。中医诊断讲究四诊合参，只有综合了几种

诊断方法得出的结果才经得起临床检验，但目前这样的综合研究还比较少。

以上存在的问题，亦应是今后研究中的努力方向。①尽快建立中医四诊采集环境的统一标准。通过加强各方合作，制定各项参数的国际标准，以便后续的信息处理技术的开发。②汇集各方优势，如加强与各大医院的联系，以建立四诊信息数据库；与拥有先进技术的理工科院校建立密切的合作关系，使四诊相关技术进一步提高。③加强规范化研究，力求获取到的每一份四诊资料信息完整和准确。保证参与四诊信息计算机识别技术研究的中医师，必须是熟练掌握中医诊断学知识并且具有临床实践经验者。④加快基于中医四诊相结合的智能诊断系统的研发，并积极将其运用到临床上进行检验，以符合临床实际需要。

第十三章　病证诊断专论

第一节　病证概述

一、辨病与辨证

（一）辨病

“辨病”又称“诊病”，是在中医学理论指导下，综合分析诊法收集的病情资料，对疾病的病种做出判断，得出病名诊断的思维过程。

“病”是对某种疾病全过程的特点与规律所做的概括与抽象。对于临床上的各种具体疾病，进行分析判断而做出的诊断，是为病名。因而病名是各种具体疾病的代名词，如疟疾、痢疾、肺痈等。

与证不同的是，病是对疾病的全过程而言，随着疾病的发展与变化会具有一定的演变规律，同时在疾病的全过程中某种疾病会表现出区别于其他疾病的种种特点。例如外感热病，一般而言在其全过程中都有邪正斗争而出现“发热”的特点，而且随着疾病的发展会表现出一定的演变规律，如由表入里、卫—气—营—血、上焦—中焦—下焦等传变规律，其间会包含有病位、病因、病性的变化等病理要素的演变轨迹。

（二）辨证

“证”是中医学特有的一个诊断概念。在中医学的历史上以及现代文献中，对于“证”的概念和使用不太统一，有以证为症状者，亦有称病为证者。

当代中医学对于“证”的约定：证是对疾病过程中所处一定（当前）阶段的病位、病因病性以及病势等所做的病理性概括。是指机体对致病因素做出的反应状态，是对疾病当前本质所做的结论，即现阶段的病位、病因病性以及病势等病理要素所做的结论。

“证”实际包括证名、证候、证型、证素等概念。将疾病当前阶段的病位、病性等本质，概括一个诊断名称，这就是“证名”。如痰热壅肺证、肝郁脾虚证等。临床上有时又将证称为“证候”，即证为证候的简称。但严格地说，证候应是指每个证所表现的、具有内在联系的症状及体征，即证候为证的外候。临床较为常见、典型、证名规范或约定俗成的证，可称为“证型”。证的要素称为证素，包括病位和病性，即任何复杂的证都是由病位、病性要素组成的。

“辨证”就是分析、辨别病证，是在中医学理论的指导下，对患者的各种临床资料进行分析、综合，从而对疾病当前的病位与病性等本质做出判断，并概括为完整证名的诊断思维过程。其目的就是辨明疾病当前的病理变化本质和当前的病理要素。

确切地讲，“病”与“证”是从不同层次、不同侧面反映疾病的本质，两者既有区别又有联系。

二、辨病与辨证相结合

辨病与辨证关系密切，两者相互影响、相互渗透，临床必须注意辨病与辨证相结合。目前较认同的病证结合形式有两种，一是中医辨证与中医辨病相结合，二是西医诊病与中医辨证相结合。

（一）中医辨病与中医辨证相结合

“病”是对疾病全过程的特点与规律所做的概括与抽象，“证”是对疾病过程中所处一定（当前）阶段的病位、病因病性以及病势等所做的病理性概括，病与证是对疾病不同侧重面的本质反映，两者互相联系，互相补充。辨证代替不了辨病，辨病也囊括不了辨证。当我们既要认识疾病全过程的基本矛盾，又需解决疾病当前主要矛盾时，就需要辨病与辨证相结合。所以中医强调“辨病”与“辨证”结合，是要既抓住疾病的基本矛盾，又重视当前的主要反应。在辨病基础上辨证有利于缩小辨证范围，先辨证后辨病则有助于对疾病全过程和本质的认识。

中医辨病与中医辨证相结合是按照中医传统思维模式诊治疾病，保持了中医学的特色。中医学对许多疾病的诊断思路往往是根据诊法收集的病情资料进行识症、诊病，再分析内在病变机理，在辨病的基础上进行辨证，推测疾病的特异性及其发展转归，为施治提供依据。

在辨病的基础上进行辨证，是中医学固有的独特内容。《素问·热论》中说：“夫热病者，皆伤寒之类也”，首先确定是由寒邪引起的热病，然后辨别三阴三阳经中何者受病。六经辨证、卫气营血辨证等，都是遵循《黄帝内经》精神，在先辨明疾病的基础上进行辨证的范例。

辨别病证的中心任务不是直接去寻找病原体或某器官的器质性病变，而是要根据患病时出现的各项异常变化来掌握疾病的本质。这个疾病的本质包括病因、病位、病性、病机、患者体质与周围环境等。简言之，辨别病证就是在整体观念的指导下，运用四诊方法与辨证理论，对人体在致病因素影响下所出现的一系列症状进行细致的观察与分析，从错综复杂的现象中找出矛盾所在，确定其所患疾病与所属证候。

（二）西医诊病与中医辨证相结合

随着医学的发展，中西医取长补短融合渗透渐趋紧密，病证结合随之又衍生了一种新的模式，即借助现代医学理论和科学技术，对西医已经确诊的某一疾病，按照中医辨证论治的方法，将其发展过程中各阶段所表现出的症情资料按中医理论加以分析判断，并以此为指导进行立法处方论治。此种模式的形成一方面是由于历代文献对病名的记载不多且缺乏统一，另一方面是现代医学借助先进的科学仪器对疾病做出了明确的诊断，弥补了中医在诊断、疗效评价等方面的缺陷。

西医诊病与中医辨证相结合将传统中医与现代医学有机地结合在一起，取长补短。在明确西医病名的基础上，从中医角度进行辨证，治疗中既针对西医的病又针对中医的证，同时客观指标的应用又提高了诊断和疗效判定的准确性。近年来有学者对西医疾病中医证候规范进行了大量的研究，在证的构成与分布、证候所属特征性的症状体征、证候的辨证量化、证的诊断标准、证候要素、微观指标辨证等方面均取得了丰硕的成果。

第二节　病证诊断的方法与内容

一、辨病的方法

1. 按发病特点辨病　患者的年龄、性别、发病特点等的不同，常可提示或缩小诊病范围。

如新生儿出现黄疸称胎黄，属血疸范畴，轻微者多属生理现象；青年人患黄疸，以肝热病、肝瘟为常见；中年人患黄疸，无发热等症者，女性以胆石为多，男性应考虑肝积、肝岩；中年以上患黄疸，常见于肝积、岩病，男性多为胰岩、肝岩，女性多为胆岩。

又如女子月经期或经期前后出现某一主要症状，并呈周期性者，属月经期疾病，如有经行乳房胀痛、经行发热、经行头痛、经行泄泻、经行吐衄、经行风疹块、经行眩晕、经行浮肿、经行情志异常等。

再如新起水肿，病势急，水肿快，从面睑头部开始水肿，常兼有表证或湿热等外邪为犯的证候者，为阳水；长期水肿或反复出现水肿，病程长，水肿势缓而较难消退，一般有内脏损害、阳气亏虚的证候表现者为阴水；水肿从下肢开始，受体位影响，以下垂部位水肿为主，伴心悸、气促、唇甲紫绀、颈脉怒张者，多为心衰、肺心病水肿；水肿以颜面眼睑为主，伴蛋白尿、血清蛋白降低、胆固醇增高者，为肾性水肿；以腹胀大为主，皮色苍黄，腹部脉络显露，腹水征阳性者，为肝病水肿。

麻疹、水痘、霍乱、时行感冒、白喉、痄腮、天行赤眼、肝热病、痢疾、黄水疮、疥疮、臊疣、痨病类疾病等，均具有传染性或流行性。因而熟悉这些疾病具有传染或流行的特点，及时发现其传染性、流行性，也是明确疾病诊断的主要线索。

2. 按病因病史辨病　若能确定导致疾病发生的特殊原因，对疾病诊断极为有益。如因食生蚕豆后出现腹痛、黄疸者，为蚕豆黄；近期有输血史，毒蛇咬伤史，或服用损害肝脏药物史，而出现黄疸者，多为血疸。因思虑劳神过度，失眠而头晕者，为神劳；因乘车船而发头晕，伴恶心呕吐者，为晕动病；新产之后头晕为主症者，为产后血晕；因头颅损伤而头晕、头痛者，为头部外伤。又如神昏者，不可能了解患者的自觉症状，但若有头部外伤、在暑热高温下劳作、暴遇寒冷、过饥过累、过量饮酒、服食毒物、食物或药物过敏、吸入煤气、自缢、淹溺、遭受雷电等病因或病史者，可分别诊断为头部损伤、暑厥、冷厥、饥厥、酒厥、食物或药物中毒、风厥、煤气中毒、自缢、溺水、电击伤等病。

了解既往患病情况，根据其病情演变趋势而推测当前疾病，也是临床诊病的思路之一。如内脏本有长期的严重疾患，在原有病情加重的情况下出现神昏者，常见于“脏厥”、中风等病；原有心脏病史，心悸，心痛，出现昏迷，面色苍白或青紫，肢厥，冷汗淋漓，脉结代或微者，多为心厥、厥（真）心痛；昏迷发生于肾水、癃闭、肾衰等病中，尿少、尿闭或多尿，呼气有尿味，见于肾厥；本有肝系疾病，如肝瘟、鼓胀等，出现昏迷，嗅及肝臭味者，为肝厥；本有严重肺系疾病，如肺胀、尘肺、哮病、肺癌等，咳嗽气喘，出现昏迷，多为肺厥；因颅脑损伤、中风、中毒等，出现昏迷、身体僵直、二便失禁，其状若尸者，为尸厥；原有风眩等病，头晕头痛，血压高，突然扑倒，神志昏迷者，为中风。

3. 按主症或特征症辨病　主症及特征症是许多疾病诊断的主要线索和根据。如百日咳（顿咳），必有阵发性呛咳的主要表现；痄腮以腮部肿胀、疼痛为主要表现；哮病必有喉间哮鸣有声、呼吸喘促的主症；突发口眼歪斜为主症者，一般为口僻；以反复发作、或左或右的剧烈头痛为主症者，多为偏头痛；以高热、身发斑疹为主要表现者，多为温毒发斑；以朝食暮吐、暮食朝吐为主症者，诊为胃反；经常大便干结、排便困难者，诊为脾约；尿出砂石，或X线片检查发现结石阴影者，可确诊为石淋；蛔虫、赤虫（姜片虫）、寸白虫、蛲虫、钩虫等寄生虫病，粪便检查有虫卵，可作为确诊的根据；全血细胞减少，是诊断髓劳的主要依据。

4. 按特发人群辨病　如妇女有经、带、胎、产、杂病，故育龄妇女就诊，应考虑此类疾病，若以月经异常作为主诉，则总不离月经的期、色、量、质异常，如月经提前、月经先后无定期等；男性有遗精、阳痿、早泄、不育等特发疾病。老人以久咳、肺胀、风眩、胸痹、消渴、脑萎、痴呆、精癃、癌病等较为常见；小儿有痘、疹、惊、疳、五迟、肥胖等特发病；生活于西北、沙漠等干燥地区者，易患干燥性疾病。

二、辨证的方法

1. 症的分析和把握　症，指患病时患者主观上发生的异常感觉及临床检查到的异常体征，即症状和体征的总称，是疾病过程中表现出的个别、孤立的现象。临床上对症的分析和把握是对某些突出症状进行分析辨治，进行单纯性治疗，以减轻患者病痛，以辅助“病”和“证”的治疗。辨症与辨病、辨证在中医诊治疾病过程中是相互关联、密不可分的，临床诊治过程中对症的分析和把握至关重要。

2. 单一证的辨析　证是疾病过程中某一阶段或某一类型的病理概括，一般由一组相对固定的、有内在联系的、能揭示疾病某一阶段或某一类型病变本质的症状和体征构成。证是中医学的特有概念，是中医学认识和治疗疾病的核心。仲景所著《伤寒论》即提出“方证相对”的思想，即一方对一证。单一证的证候比较单一，临床上，如气虚证、血虚证、阴虚证、阳虚证、肝郁证等证候单元，都可认为是单一证，单一证临床上辨析比较简单，可直接针对病因对证治疗，且疗效较好。

3. 复合与夹杂证的辨析　当一个患者同时具有两个或两个以上证时称为复合证。由于复合证的客观存在，并且复合证在某种程度上反映了疾病的复杂性；故在临床上，可以看到不少医生已自觉或不自觉地认识到复合证的实际价值。①广泛性：复合证广泛存在于男女老幼，分布于西医各个系统与中医各个病之中。②倾向性：随病程延长、年龄增加，复合证增多，且与性别有关。③相关性：按中医辨证，复合证证候之间具有一定的相关性。

复合证证候由四个要素构成，即病因（外邪、情志、内伤劳倦、饮食失调等）、病位（表里、气血、阴阳、脏腑经络、卫气营血、三焦、六经等），病性（寒热虚实）与病势（疾病发展变化之趋势），并有多种构成形式，基本上由两个或两个因素以上构成。提示我们对复合证证候之辨证，要重视辨病因、辨病位、辨病性与辨病势，才能从整体上把握复合证证候的特点。

复合证的证治原则，以整体观念为指导进行辨证论治，实施个体化治疗。复合证的提出，符合中医对证候整体观的认识，但因具体疾病，具体患者中复合证的表现各有不同，故应具体的辨证分析，实施个体化治疗，才能提高诊治水平。应注意：①确定是否复合证；②辨别原发证与继发证；③辨别主证与次证；④个体化的整体治疗。

4. 类证的鉴别　类证是指临床表现比较相似，或其病机方面具有某种同一性，相互之间既有联系又有区别的证候。类证的特点：①证状相似：此为相类似疾病主要而多见之特点。以风温初起、风热感冒、麻疹初起为例，说明这一特点。②部位相近：某些疾病发生的邻位相同或相近，加之某些证状相似，这便成为类证。不容置疑，头痛与腰痛不成为类证，无须鉴别，因为二者部位相距甚远，而胃脘痛与心痛、腹痛则是类证。③季节相同：某些疾病的发生，具有相同的季节性，其症状又有相同或相似之处，这便成为类证。

类证鉴别是指对临床表现比较相似，或其病机方面具有某种同一性，相互之间既有联系又有区别的证候，进行同中求异、异中求同的比较，以确定拟诊结果的过程。在面对若干类证或疑似证候时，首先要进行主症的比较分析，同中求异，抓住其特异性表现；其次，抓住比较双方的病机特点，分析主症和其他症状之间的内在联系属性，以了解临床症状出现的相关性变化规律，如由同一病机所联系的有关症状是否伴随出现；最后在上述比较的基础上进行综合分析，比较异同，以确定拟诊结果。

临床上进行类证鉴别意义重大，更有利于明确诊断，确定最佳治法，取得更好疗效。

三、病证结合诊断

病证结合的形式包括中医辨病与中医辨证相结合、西医诊病与中医辨证相结合两种形式，因此在进行病证结合诊断时同样从这两方面着手。

（一）病证结合诊断的方法

1. 中医辨病与中医辨证相结合　辨病有利于从疾病全过程、特征上认识疾病的本质，重视疾病的基本矛盾；辨证侧重在从疾病当前的表现中判断病变的部位与性质，抓住当前的主要矛盾。因此，“辨病”重在求其共性，因不同的疾病其病因、病机不同，治法也不相同。“辨证”则重在求其个性，因病在不同的阶段反映的病机不同，立法用药当灵活而变才可取效。

2. 传统中医与现代医学相结合　无“证”从病，无“病”从证临床常有用中医望、闻、问、切四诊还未能查出的“证”，或有些病还未能形成证，而病则较为明显，可以从这些病在大多数情况下曾经出现的证而推论，如肝炎活动期转氨酶升高，常有目红、胁痛、口苦、尿赤等肝胆火旺之证，用龙胆草为主的方剂治疗有一定降酶作用，于是对肝炎转氨酶升高而没有肝胆火旺或其他证可辨的患者也可考虑试用，这是无证从病的一种治法。无“病”从证是指目前一时未能诊断出来的病，如一些不明原因的腹泻，大便镜检与培养阴性，而从中医辨证上却明显是脾胃虚弱或脾肾阳虚，可分别采用参苓白术散或附子理中汤之类加减，常能振奋胃肠系统的功能而止泻。

3. 宏观辨证与微观辨证相结合　宏观辨证是中医传统的辨证方法，其方法论依据是“有诸内必形诸外”，是一种“知外揣内”认识疾病的方法。通常西医的辨病通过发现某一种或几种生理生化指标或形态学改变作为辨识疾病的依据，微观辨证则是参考西医辨病的思路，利用可检测或可量化的与疾病相关的某些实验指标作为证候判断的依据或诊断标准。

（二）病证结合诊断的优势

1. 指导临床实践　在临床实践中常会遇到一个证是由很多疾病引起的，很多疾病在其发展的过程中会出现相同的证，如果我们以证论治，是会收到一定效果的，但有些病则必须针对其病而施治，应用对病治疗的特效药物才能奏效。如肺痨的肺阴虚和虚劳的肺阴虚就必须分辨清楚病名，肺痨除滋补肺阴外，必须加用抗痨药物（包括中药和西药，主要是西药），而虚劳的肺阴虚主要是滋补肺阴。再如咳嗽有肺阴亏耗，肺痿的虚热型、肺痈恢复期也有肺阴亏耗，悬饮也有肺阴亏耗、阴虚内热。同是肺病，病名不同，治则治法也有差异，如果仅辨“证”治疗而不辨“病”治疗，难免会只看见树木，不看森林，重“证”而舍“病”，贻误某些特定病的本质治疗。如上述肺痨的抗痨治疗，肺痈的清热解毒及西药的抗生素治疗等。其实，临床各科疾病都是在辨病基础上的辨证治疗的。

2. 促进中医对病的认识　中医学在历史上由于受诸多因素（如解剖知识、技术手段等）的限制，对疾病的认识是逐渐完善的，对有些疾病，由于认识不清，或范围广泛，难以以病命名，故只好暂以症状命名。如《黄帝内经》、《伤寒杂病论》的病名命名，再如《中医内科学》（同前）所论述的49个病证，以病命名的有29个，以症状命名的仅有20个，这也说明了中医学仍是以辨病为主的。而以症状命名的，在此也只能作为“病”看待，再辨证论治。

如前所述，一个证可以由很多疾病引起，很多疾病在其发展过程中会出现相同的证，如果重证不重病，就会使广大中医工作者不重视辨病，不重视对病的研究，不利于对疾病本质的探讨。如果是在辨病基础上的辨证论治，那么他们就不会满足于对证的治疗，即使有些病一时难以做出病的诊断，也会促使他们去做病的诊断，或明确所治之证在现时不能做出病的诊断，仍需探求其属于什么病。可以说证是一个广泛的概念，模糊的概念，而病是一个确切的概念，范围相对较小的概念，而只有明确了病，再去辨证，才会使对疾病的认识更加具体，因为证只有明确是何病之证，才会使其具体，不然，将是广泛的、模糊的。辨病辨证论治的提出和应用，将对中医工作者的临床诊断提出一个明确的要求，使其不满足于证、停留于证，而深入研究探求其病，对病的认识将会产生一个飞跃。随着认识的发展，以病命名的病名将会更多，以症状命名的病名，属于广泛的、模糊的概念将会减少，就会朝着量化的方向发展。虽然以病命名还不是量化，但它比证要接近于量化一些。这里说的病，主要是以中医诊断命名的病，如不能用中医诊断命名者，也可以用西医的病名，再辨证分型治疗。

3. 有助于中西医结合　中西医学是由于地域、文化之不同而形成的具有差异的两种医学，两者有很多不同之处，但究其本质是相同的，都是研究人体解剖、生理、诊断、预防、治疗的医学。因而，中西医结合是历史发展的必然，促进中西医结合是医学工作者的历史使命，辨病辨证论治有助于中西医结合。比如说中医的感冒相当于西医的上呼吸道感染，肺痨相当于肺结核，悬饮相当于渗出性胸膜炎，癫狂相当于精神分裂症的狂躁型与抑郁型等，这些认识是一致的。还有一些认识不一致的病名，只有通过辨病，才会促使医学工作者对病实质的深入探讨，才会更好地研究中西医的合用，促进两者的结合。

所谓辨病论治，是指辨西医之病，并在中医理论指导下用中药进行治疗；或者结合现代医学对疾病的认识以及现代中药药理学的研究成果来用中药进行治疗。同辨证论治一样，辨病论治同样存在诸多不足，因此目前多数学者提倡辨证论治与辨病论治相结合。

4. 扩大中医药治病范畴　西医检查确实有病，而患者无症或仅有轻微症状，辨证论治颇感棘手。这时借助现代医学检测手段和中药药理研究成果，并参考中医基本理论进行诊治，可使许多缺乏临床主诉的亚临床型、隐匿性的疾病得到及时、准确的中医药治疗。这是继承和发扬中医学术的需要，亦是中医药学顺应历史变化，与时俱进，保持可持续发展的必要。

5. 有利于明确中医治病的适应证　有些疾病适合中医药治疗，有些疾病却未必适合。例如黄疸，通过辨明其性质和原因，可以明确哪些是可用中医内科治疗的，哪些是可以用西医外科治疗的，哪些是可以用中西医结合的方法去治疗的，哪些是可以不必治疗的，哪些是容易治疗的，哪些是难以治疗的等，做到心中有数，以避免出现治疗的盲目性。

6. 增强治疗的针对性　对于一些症状类似而致病机制不同的患者，通过辨病可加强治疗的针对性；同时，针对某个病理环节处方用药，有助于提高临床疗效。辨证论治有助于证候的改善，辨病论治有助于病理学指标的改善，辨证论治与辨病论治相结合，不仅可满足传统中医证的改善，而且可满足现代医学病的本质的改善，其疗效评估体系既包括了症状与体征，还包括了实验室检查、影像学检查、组织病理学检查等。如林刚以胃镜征象与辨证分型相结合治疗浅表性胃炎，这即是对中医传统四诊的延伸，提高了治疗的针对性和有效性。所以，同时追求“病”、“证”两种治疗效果显然优于只追求其中一种的治疗效果。

7. 指导中医临床研究　病证结合，以病统证，不仅使“诊断标准”、“纳入标准”、“剔除标准”变得可行，可以弥补中医证型缺乏标准化、规范化、客观化的不足，而且便于确定“安全性指标”、“疗效性指标”、“疗效机制性指标”，便于设立对照组，便于减少偏倚和重复，使研究尽可能地在可以控制的条件下进行。

8. 有利于发展辨证论治的学术思想　辨证论治学术思想的精髓就在于最大限度地追求疗效。但是在缺乏经验的情况下，辨证论治往往难以达到预期的疗效。结合采用辨病论治可以期待进一步提高疗效，从而完善与发展辨证论治。例如，在辨证论治的基础上，对部分慢性胃炎患者结合运用一些具有解毒活血作用的中药有助于消除炎症；对部分反流性食管炎患者结合运用具有和胃降逆作用的中药以促进胃动力，有提高疗效的作用。把现代中药药理的研究成果融合到辨证论治组方选药的过程中亦属此类。从学术上讲，这些将辨证论治与辨病论治熔于一炉的临床治疗思维已不同于传统的、经典的辨证论治学术思想，是现代中西医结合的产物，由于有助于提高临床疗效故而是有生命力的。

9. 有利于中医药现代化发展　辨证论治与辨病论治相结合，也就与现代生物医学相结合，有利于中医药学及时汲取现代医学的成果，有利于推动中医药学的现代化和科学化。事实上，在许多现代中医临床研究中，已经广泛地引用了现代医学的科研成果；而近半个世纪以来，大量的医疗实践为中医治疗学新体系的确立积累了可贵的经验，其中成绩显著、发展较快的亦是辨证论治与辨病论治相结合取得的令人满意的临床效果。相信辨证论治与辨病论治相结合可以互相补充、日臻完善，以弥补辨证论治方法的不足。这也是发展、创新中医治疗学最富生命力的举措。

第三节 病证诊断的临床应用

一、病证诊断的临床应用研究

病、证关系研究是当前中西医结合研究的热点和关键。目前多主张在继承经典、传承名家基础上开展辨病与辨证相结合的研究模式，包括：中医辨病与中医辨证相结合论治模式；西医诊病与中医辨证相结合论治模式；中西医双重诊病结合辨证论治模式。在当前的临床与科研工作中，第二种模式占主导地位。

根据病与证的不同侧重，病证结合又可分为以证为纲和以病为纲两种模式。以证为纲，即强调中医学中的“证”不同于现代医学辨病的异质性与重要性，临证注重证同则治同，证异则治异，治随证转。以病为纲，即强调现代医学的“病”不同于传统中医学辨证的异质性与重要性，临证注重病同则治同，病异则治异，治随病转。

目前常用临床应用研究方面主要表现在以下方面：

1. 辨证—辨病—辨证临床应用研究方式　中医学是通过历代医家不断完善而发展的。辨证既包括四诊检查所得，又包括内外致病因素及病位，全面而又具体地判断疾病在这阶段的特殊性质和主要矛盾。辨病是根据辨证所得，与多种相类似的疾病进行鉴别比较，做出某种疾病诊断。并对该病今后病机的演变已有一个梗概。每种病都有各自的变化规律，该病的规律又反过来指导辨证。辨证—辨病—辨证过程是一个诊断疾病不断深化的过程。

2. 从病、证着手，治疗重视区分标本　在临床诊治工作中，特别是危重症患者的抢救时，大多是中西药同用。当使用副作用表现很明显的西药，如阿托品、莨菪碱类药物时，临床表现可出现面赤、口干、心悸等一派火旺症状；应用镇静类药品后临床又可表现出倦怠、乏力、阳虚、湿困等症状；治疗时均应区分“标”、“本”。就症状新旧而论，原发症状是本，药物副作用所产生的症状是标。在“本”病用既定方法治疗的同时，为了对疾病能够连续治疗，达到更好的效果，中医药参与危重患者的抢救治疗时，有时可以根据辨证首先治“标”，也可以“标”、“本”同治。

3. 脉证取舍，去伪存真　疾病是复杂的，证候的表现有真象也有假象，有的假在脉上，有的假在证上，故有“舍脉从证”和“舍证从脉”之论。舍脉从证与舍证从脉是辨别疾病的重要手段与方法。四诊合参，取舍得宜，去伪存真，方能辨证准确。

4. 专病专方与辨病、辨证　《金匮要略》中将杂病类的诊治以病为纲，认识到每个疾病有不同病因病机，一病有一病特有的证候，治疗手段采用一证一方的治疗方药。明代吴又可在《瘟疫论》中提出“一病只有一药之到病已”。清代徐灵胎在《兰台轨范·序》中说“欲先治，必先识病之名，能识病名而后求其病之所由生，知其所由生又当辨其所生之因各不同，而病状所由异，然后考其治之之法，一病必有主方，一方必有主药。”上述我们可以看出先哲们一直努力发现针对一病之独有特殊疗效方药，如总结出治疗疟疾有特效的青蒿、常山。临床医师要清醒地认识到，中医辨病原则的辨病不能完全混同于现代医学的辨病。在临床工作中，辨病与辨证不可偏废。通过直观的望、闻、问、切作为诊断和辨证依据是科学的，但不完美。随着社会的发展，医疗实践的不断积累，中医工作者必然要在前人基础上不断总结、不断完善、不断发展，以适应客观医疗实践的需要。这也是符合传统中医学的基本思想。

二、关于《中医病证诊断疗效标准》

为了加强对医疗质量的管理以及中医医疗机构的内涵建设和中医医政工作的标准化、规范化管理，提高中医临床疗效和中医学术水平，加强中医、中西医结合、西医之间的团结合作，扩大中医药的对外交流，在国家技术监督局的帮助指导下，国家中医药管理局医政司组织有关专家、学者及医政管理人员200余人，经3年多的辛勤工作，在原有工作的基础上，编制了包括中医内、外、妇、儿、眼、耳鼻喉、肛肠、皮肤、骨伤等9科406个病证的《中医病证诊断疗效标准》。

国家中医药管理局医政司于1994年6月颁布了《中医病证诊断疗效标准》，并规定从1995年1月1日起在全国实施。可以说的上是我国中医药行业第一个行业标准，为中医临床医疗技术的标准化和规范化起着积极的指导作用。

（一）编制《中医病证诊断疗效标准》的方法

首先从国家中医药管理局全国中医医院医疗质量监测中心，提取近5年全国100所中医院住院患者病案首页中临床诊断相关数据，建立数据库；其二依托中华中医药学会各临床分会开展中医病证调查研究；其三搜集近年来国家中医药管理局、中华中医药学会等颁布发行的中医临床行业标准；其四开展中医临床规划教材中的中医病证诊断分析研究；其五将以上的研究结果进行整合分析研究；最后开展临床验证研究，抽取了10家具有一定规模的中医院，进行了中医病证诊断分布现状的验证研究。通过对病案、专家咨询、问卷调查、教材、相关行业标准等所获取的中医病证诊断资料进行整合分类和临床验证研究，编制《中医临床病证诊断标准基本目录（送审稿）》，经专家论证、审查验收，最终形成基本目录的报送稿。

（二）关于“标准”的掌握和应用

制定“标准”难，正确掌握使用“标准”亦难，现将使用中的几个认识问题介绍于下。

1. 在诊断上必须注意既保持其确定性和稳定性，又要注意反映其病情的变化特点　一是以动态的观点恰当处理“树木和森林”的辩证关系，尽可能用一个诊断概括疾病的不同临床表现和全过程。如感冒的临床表现，可能或以表证为主，或以咳嗽为主，或以头痛为主，不能因此而同时诊断为感冒、咳嗽、头痛，亦不能因此而误诊为咳嗽或头痛；由于病程不同，临床表现可发生较大变化，如感冒病，今天可能以表证为主，明天可能以咳嗽为主，后天可能以脘痞为主，也不能因此而改变感冒诊断。另一方面，若本病未已，病情巨变，而出现《伤寒论》中所谓的“并病”，出现《通俗伤寒论》中所谓的“伤寒兼证”、“伤寒夹证”、“伤寒坏证”、“伤寒复证”，对于这种情况的处理，可将本病和并发证并列诊断。如麻疹并发高热，呼吸喘促，张口抬肩，摇身撷肚，或并发大汗淋漓，四肢逆冷，脉微欲绝等，可诊断为：①麻疹；②并发肺炎咳嗽；③并发亡阳。这样既反映了本病诊断的确定性，又反映了病情巨变的特点，是相当明确而实用的。

2. 病证诊断的单一或复杂，应从实际出发，根据具体病情而定　将一个病证的若干症状诊断为多个病证，显然不妥。相反，若一个患者本身患有若干个病证，勉强用一个诊断加以统括，这也是不对的。如患者同时罹患眩晕、胸痹、胃脘痛、癃闭等，那么，在诊断时可将这些病证同时罗列，通过排列次序反映病情的主次关系。

3. 某些中医病诊断有其阶段性，具有定量定性的意义　病程不同，病情发生了由量变到质变的转化，那么原有诊断就失去了代表性，必须用新的诊断来揭示病情的本质。如仅是机体阴阳气血的不足，当然属于一般的虚证范畴。若由量的不足发展到形质的亏损，而且累及两个脏腑以上，这就不是一般的虚证，而是属于虚劳了。又如内伤咳嗽，迁延不愈，日久则胸部膨胀，喘咳上气，心慌心累，水肿等，一旦病已至此，患者虽仍有咳嗽症状，但咳嗽已不能反映病变实质，而应当下肺胀的诊断了。

（三）《中医病证诊断疗效标准》对中医临床的意义

1. 指导和确定病案的诊断质量　《中医病证诊断疗效标准》对中医诊断的标准化突出了中医特色，纳入了现代医学诊断标准，如对中医“胸痹、心病”病证，首先明确多见于现代医学冠状动脉硬化性心脏病，确定病证的现代医学范畴。诊断依据：包括：①典型临床症状；②并发症及重症患者临床证状；③发作诱因；④心电图及化验检查。这一标准突出了中医特色，不失与现代医学相接轨，深入分析，有理有据。明确的诊断标准和其质控的可行性，保证了中医病案质控中中医诊断的准确和一致性。

2. 指导和确定中医证候分型论治，突出中医特色　《中医病证诊断疗效标准》对中医病证证候分类明确而简洁，如“消渴”分为：①燥热伤肺；②胃燥津伤；③肾阴亏虚；④阴阳两虚；⑤阴虚阳浮。这几型概括了“消渴病”（即糖尿病）不同发病时期的主要病证特点。严格执行这一标准，对病案辨证论治优良率的提高有促进作用。

3. 增强中医病案的科学性，以利中医临床医学的发展　传统中医以个体坐堂行医形式从事医疗活动，病案格式不一，内容简要。1991年国家中医药管理局颁发《中医病案书写规范》，全国中医医院病案书写格式才有统一标准。《中医病证诊断疗效标准》补充并标准化了病案书写规范。中医疾病诊断，证候分类诊断，疗效评定，每一病候规范严谨，内容统一，言之有理，理必有据。同时中医病案在临床科研中的真实性，客观性，可靠性得到了提高。如风湿痹，要求有确定的病史、体征，化验检查要求为血沉增快、抗链球菌溶血素“O”大于500单位。执行这一严格的诊断标准，来书写风湿病病案，总结临床疗效，设计对照组，对提高中医临床医学科研水平有指导意义。

第十四章　中医鉴别诊断专论

第一节　概　　述

中医鉴别诊断学是在中医学理论指导下，研究如何审察辨别患者的症状或体征及其他病情资料，与相关或相似病证相比较，并排除其他病证可能的一门学科。由中医症状鉴别诊断学、中医证候鉴别诊断学及中医疾病鉴别诊断学三部分组成，是中医诊断学的一个重要分支。

一、中医鉴别诊断的历史沿革

中医鉴别诊断的历史源远流长。早在《周礼·天官》就有“以五气、五声、五色视其生死”的记载。说明当时的医生已能通过鉴别比较患者发出的声音或呈现出的色泽的不同来诊察疾病，判断预后。《黄帝内经》中多处记载和论述了中医诊断的原理、方法以及症状鉴别诊断的原则和意义。如《灵枢·本脏》曾认识到症状是体内病变的“外应”，因而指出“视其外应，以知其内脏，则知所病也”。《灵枢·外揣》载有“远者司外揣内，近者司内揣外”的重要论述，进一步阐明体内病变与症状之间的关系，从而由揣度诊断法的角度肯定了症状的诊断学意义。再如《素问·阴阳应象大论》曰：“善诊者，察色按脉，先别阴阳；审清浊，而知部分；视喘息，听声音，而知所苦；观权衡规矩，而知病所主；按尺寸，观浮沉滑涩，而知病所生。”又曰：“以我之比，以表知里，以观过于不及之理，见微得过，用之不殆。”《素问·疏五过论》曰：“善为脉者，必以比类奇恒，从容知之。”《素问·玉机真脏论》中所载“五色脉变，揆度奇恒”等，从望闻问切各个方面对“以常达变”的诊断原理进行了阐释，即通过观察比较，在认识正常的基础上，发现太过、不及的异常变化，从而认识事物的性质及变动的过程。《素问·至真要大论》阐释了中医诊断的基本原则是：“谨守病机，各司其属”等。可见，秦以前人们已经总结出中医诊断的基本方法就是从对比中找出差别，如疾病与健康，不同的面色或舌色，脉搏的虚、实、洪、弱等，都是相对的，只有通过比较，才能发现哪些是正常，哪些是异常，进而认识疾病的本质。

汉代张仲景《伤寒论序》中，首次提出“平脉辨证”，各篇均以“辨某某病脉证并治”为篇名，创立以六经辨伤寒，以脏腑辨杂病的辨证论治体系，其在疾病分类上亦具有很高的水平。其条文内容实为临床脉、证、病鉴别诊断的典型示范。

隋代巢元方《诸病源候论》载列证候1739条，分别论述了内、外、妇、儿、五官等各科疾病的病因病理和证候，是我国医学史上第一部系统总结疾病病因、病理、证候的专著，为中医证候诊断的代表作。

唐代孙思邈《备急千金要方·大医精诚》载："今病有内同而外异，亦有内异而外同，故五脏六腑之盈虚，血脉营卫之通塞，固非耳目之所察，必先诊候而审之。而寸口关尺，有浮沉弦紧之乱；俞穴流注，有高下浅深之差；肌肤筋骨，有厚薄刚柔之异。唯用心精微者，始可与言于兹矣。"说明临床病症之异同，需用心辨其精微始可明确诊断。

宋代医家朱肱高度重视病名诊断及识病与辨证之间的关系，如其在《南阳活人书》中说："因名识病，因病识证，如暗得明，胸中晓然，无复疑虑，而处病不差矣。"而许叔微的《伤寒百证歌》和成无己的《伤寒明理论》当属较早的、初具规模的中医症状鉴别诊疗学的代表作。

金元时期，朱丹溪继承了《黄帝内经》的有关思想，进一步指出"有诸内者，形诸外"，因而再次强调"欲知其内考，当观乎外；诊于外考，斯以知内"等重要的诊断学原理，对症状诊断的意义给予了恰如其分的评价。如《丹溪心法·审察病机无失气宜论》曰："故必别阴阳于疑似之间，辨标本于隐微之际。有无之殊者，求其有无之所以殊，虚实之异者，责其虚实之所以异。"总结了鉴别阴阳、标本、虚实的基本方法是比较症状表现的疑似、异同和有无。再如《丹溪手镜》在24种杂证中列举了80多个常见症状，主要依据《伤寒论》、《金匮要略》，明辨类证，即以"症"为纲，进行归类，不同程度地叙述了与其有关的一些病证的区别与治疗，相当于症状鉴别诊断学。

明代王肯堂的《伤寒证治准绳·察色要略》详尽描述了面赤症状的鉴别诊断，并列举了太阳病阳气怫郁在表、阳明病里热内蒸、少阳病热在半表半里、少阴病里寒外热、以及阴火等不同的证候和有关的病机。明代周之千的《慎斋遗书》最早使用"辨证论治"一词，该书卷二专列"辨证施治"一篇，简述了辨证施治的重要性和某些证候的辨析要点。周氏言道"见病医病，医家大忌。盖病有标本，多由本病不见而标病见者，有标本相反而不相符者，若见一证，而医一证，必然有失。唯见一证，而求其证之所以然，则本可识矣。"可见其"辨证"之义，是要从分析证候而求得病本。明末李时珍《濒湖脉学》详述27脉脉体、主病和同类脉的鉴别，言简意赅，便于习诵。

清代吴楚《医验录》曰："凡有一症，即有一症之虚实寒热。苟不有以辨之，其能不倒行逆施乎？惟是证之重者，大寒偏以热，大热偏以寒，大虚偏以实，大实偏以虚。若仅就其似者而药之，杀人在反掌间也。然则于何辨之？即于脉辨之。如伤寒脉浮而紧数，按之有力者，知其证为阳邪在表也；若沉而急数，重按有力者，知其证为阳邪入里也。又如沉而且迟细而且软者，知其证为纯阴无阳也；若浮大满指，按之如丝者，知其证为阴极似阳也。诸如此类，宜细心辨别，斯临证无骑墙之见，用药物无相左之虞。"说明脉证合参，鉴别诊断寒热阴阳，是治疗用药无误的前提。

明代张介宾《景岳全书·卷之五·脉神章》曰："凡诊病之法，固莫妙于脉，然有病脉相符者，有脉病相左者，此中大有玄理。故凡值疑似难明处，必须用四诊之法，详问其病由，兼辨其声色，但于本末先后中，正之以理，斯得其真。若不察此，而但谓一诊可凭，信手乱治，亦岂知脉证最多真假，见有不确，安能无误？"说明脉证多有真假，需四诊合参，鉴别诊断无误。

20世纪80年代初，著名中医学家赵金铎倡议、整理和编撰中医鉴别诊断著作，先后出版了《中医症状鉴别诊断学》和《中医证候鉴别诊断学》，在继承和发扬前贤的宝贵经验和学术成就的基础上，比较系统、科学地展示了中医临床鉴别诊断的新成果，在中医基础和临床各科之间开辟了一个古老而又崭新的学科——中医鉴别诊断学，填补了中医鉴别诊断学科上的空白。之后朱文锋教授主编的《中医主症鉴别诊疗学》、郭振球教授主编的《实用中医诊断学》以及各版《中医诊断学》规划教材对中医鉴别诊断的方法、步骤、内容等都有阐述，使中医鉴别诊断学科体系得到了不断充实和发展。

二、中医鉴别诊断的范围及意义

疾病的诊断与鉴别诊断是每一位临床医生的日常工作，也是医生医疗水平的重要标志之一。因此，培养科学的诊断思维，构建全面合理的诊断与鉴别诊断知识结构，努力提高临床诊断的准确率，具有重要的理论和现实意义，也越来越引起医务工作者的高度重视。

由于临床病证千变万化，症状表现错综复杂，鉴别诊断是否得当，在临床诊疗工作中占有十分重要的地位。只有认真分析比较各种症状、体征及其病因病机的相同点与不同点，才能对不同病证出现的类似症状加以鉴别，从而分辨出不同的病或证以明确病、证诊断，为中医辨证论治、辨病论治、对症治疗提供依据。中医鉴别诊断的范围主要包括具体症状及体征的鉴别、相似证候的鉴别、相类疾病的鉴别等。

（一）中医鉴别诊断体系的组成

中医鉴别诊断学体系由症状鉴别诊断、证候鉴别诊断及疾病鉴别诊断三部分组成。

中医症状鉴别诊断是从症状学的角度反映病证诊断规律，即在中医学理论指导下，全面系统地分析比较各种症状的出现的时间、部位、性质、程度、特点、相互关系和诊断意义，剖析与每个症状密切关联的各种常见病、证的特点，通过病因、病机、主症、兼症的比较和分析，阐释症状之间存在的差异，进而揭示其鉴别诊断的规律。

中医证候鉴别诊断是在中医学理论指导下，根据证候规范化研究的思路与内容，通过对证候的概念、病因病机、主症、伴随症状的比较和分析，阐释相似证候存在的异同点，确定证候诊断，进而从证候学的角度揭示其鉴别诊断的规律。

中医疾病鉴别诊断是在中医学理论指导下，根据中医对疾病的概念、命名、分类等认识，通过对疾病的概念、致病因素、病机规律、特征性临床表现及相关病情资料的分析比较，阐释疑似疾病存在的异同点，确定病名诊断，进而揭示其鉴别诊断的规律。

（二）中医症状鉴别、证候鉴别、疾病鉴别之间的联系与区别

中医学中，症状、证候、疾病是既有联系又有区别的三个概念，中医症状鉴别、证候鉴别、疾病鉴别之间亦是既有联系又有区别，处理好三者的关系对发展中医诊断理论和临床诊疗实践工作都具有十分重要的意义。

症状，简称为“症”，有广义、狭义之分。广义的症状，包括自觉症状和客观体征两部分。它是机体发生疾病后的异常表现，是医生识别疾病和分辨证候的主要依据。其中，自觉症状是患者主观体会到的各种痛苦与不适，如头痛、眩晕、心悸等；体征是通过医生诊察而得知的病态改变。如舌红苔黄、脉弦数、浮肿等。有些异常表现，患者既能自我感觉到，其他人亦能客观检查到，如气喘、咳痰、肿胀等。症状鉴别是对相类似的症状进行

比较分析，研究其时间、部位、性质、程度、特点、相互关系以及病因病机等方面的异同点，以探求其相关病证的本质，进而为确定病证诊断提供依据。因此，症状的鉴别，是疾病与证候诊断中的重要环节之一，亦是证候鉴别、疾病鉴别的前提和依据。

证候，简称为“证”，是疾病本质的阶段性反映，在疾病发生发展过程中，它以一组内在相关的脉症表现出来，能够不同程度地揭示疾病某一阶段的病因病机、病位病性以及病势演变规律等，可为揭示疾病特点、确定病名、立法、处方、用药提供依据。证候鉴别是对相似证候的概念、病因病机、主症、伴随症状的比较和分析，阐释相似证候存在的异同点，揭示疾病的演变规律和特征，进而为确定病、证诊断提供参考。

疾病，简称为“病”，亦有广义、狭义之分。广义的病是与健康相对而言的一个非常笼统而抽象的概念，是指在病因作用下，体内出现的具有一定发展规律的邪正交争、阴阳失调、脏腑气血紊乱、生理状态被破坏，并表现一定病状的全部演变过程；狭义的病指具体某个病种，表现为若干特定的、相互之间有着内在联系的症状或者症状群和各阶段相应的证候，由一个特定的名称抽象概括其病理本质，即为病名。清代医家徐灵胎指出“欲治病者，必先识病之名。”疾病鉴别诊断是对病名概念、致病因素、病机规律、特征性临床表现及相关病情资料的分析比较，阐释疑似疾病存在的异同点，排除疑似病种以确定病名诊断的重要环节。

症（症状）、证（证候）、病（疾病）三者密切相关又各不相同，但都统一于广义“病”的总概念之中，都是内在病理本质的反映或概括。症是对外在表现的描述，病和证是对病理本质的概括，而病又是对总规律、总特征的概括，证是对阶段性病理本质的概括，病的本质规定着症的表现和证的变动。病的全过程可形成不同的证，同一证亦可见于不同的病。因此，中医鉴别诊断宜在分析鉴别症状的基础上鉴别疾病和证候，在识病的同时分型辨证，“谨守病机，各司其属”，把病、证、症正确地结合起来。尤其当疾病的特征和规律不明显时，必须以症状为线索，综合四诊所搜集的临床资料，对疑似之处进行鉴别比较，即在症状鉴别的基础上找到证候与疾病的鉴别要点以确定病证诊断，或在疾病演变过程中，通过对症状变化的观察比较，判断和察觉证候的转化规律，进而揭示出疾病的本质特征以排除疑似病证而确定诊断。

第二节　中医鉴别诊断的原则与方法

一、中医鉴别诊断的基本原则

（一）症状鉴别，客观全面

中医鉴别诊断应该在客观事实和科学思维的基础上，在逻辑推理的条件下，全面分析临床症状特征，从而建立病证诊断结论。患者的症状是临床诊断与鉴别诊断的第一手资料，在搜集病情资料时，要客观准确，切忌主观臆断，对于所要鉴别的症状，应逐一弄清它们出现的时间、部位、性质、程度、特点、相互关系和诊断意义，剖析与每个症状密切关联的各种常见疾病和证候的特点，全面客观地分析比较症状之间存在的差异，识别疾病和分辨证候的提供依据。临床即使已经获得足够多的事实资料支持我们拟诊意见的正面诊断资料，也不可忽视那些尚具有鉴别诊断意义的其他症状，并客观地进行综合分析，才能对症状做出准确的判断。

（二）病证鉴别，谨守病机

病和证都是对病理本质的概括，其概念内涵包括了病因病机、病位病性、病情轻重、预后转归等，其中病机是指疾病发生、发展及转归的机理，它既是联系证候与症状的纽带，也是病、证本质的核心组成部分。病机决定了疾病的性质。由同一病机联系着的许多症状就构成了证候。因此，病证鉴别应在分析比较主症和伴随症状的基础上，谨守病机，阐释相似病证存在的异同点，以明确诊断。而要揭示病机，必须对各有关症状产生的机制和病理性质有所了解，并要善于发掘各种症状之间合乎逻辑的内在联系，这样才能有可能给予正确的综合评定。在构思初步诊断时，先从一种可能性较大的病机着眼，尽可能地用一个证、或者一两个互有关联的证来概括患者的各种主要表现。从单一病机或一种证候考虑辨证的方法，似乎是不够全面的，但却往往有利于抓病机变化的主流，容易找到最根本的证候。特别是一些病情比较复杂，若不用一元化的辨证思维方法去把握病机，就有可能在鉴别诊断上走弯路。正如《素问·至真要大论》阐释中医诊断和治疗疾病的根本性原则所云："谨守病机，各司其属，有者求之，无者求之，盛者责之，虚者责之，必先五胜，疏其血气，令其调达，而致和平，此之谓也。"至今仍具有指导临床诊疗实践的重要意义。

（三）识别真伪，动态分析

由于疾病是一个不断发展变化的动态过程，而医生每次诊查的又往往是疾病过程中当前阶段的一个或几个侧面，医生对于患者的某些症状的认识，往往不是一次所能完成的，尤其当疾病发展到一定阶段或在一定条件下、一定范围内会出现一些与病机性质相反的假象，它也是病机变化的表现形式之一，虽然某些假象具有不稳定、不真实和容易消失等特点，但有时却能干扰医生对病证本质的正确认识。因此，要进行准确的鉴别诊断，要求医生必须严格遵循科学的诊断学思维规律和中医的辨证规范，仔细考察症状在病程经过中的前后表现，切实掌握疾病的动态变化，还须注意排除各种假象。特别是那些病程经过比较长的病证，更应该继续观察其动态，甚至还须通过一定的治疗实践，才能获得完整的认识，决不可满足于用一时一次的诊断去思考和解决证候之间的疑似鉴别问题，在"因时、因地、因人、因病制宜"的辨证思维原则指导下，把易于混淆的各种疑似现象清楚的区分开来，以明确诊断结论。

二、中医鉴别诊断的基本方法

（一）基本思维方法

诊病辨证是医生的主观思维对客观存在的疾病实质的认识。即根据患者的客观临床表现及相关病情资料，反复进行司外揣内、司内揣外的思考揣度，不断修正对病情的认识，并得出正确结论的思维过程。诊断与鉴别诊断过程中的基本思维方法，从中医哲学层次看有阴阳分析辨证思维法、五行制约辨证思维法、知常达变辨证思维法、整体联系辨证思维法等，具体辨证时又有类比法、分析归纳法、演绎法、反证法、试探法、黑箱白箱辨证思维法等。

1. 类比法　类比法又称对比法、经验分析法、对号入座法，即将患者的临床表现和医生所习得的或通过临床经验所获得的常见病种、证型及症状表现进行比较，找出主要特征相吻合的病、证、症，直接排除了其他可能性，诊断便可确立。类比法是一种直接的对应思维方式，具有迅速、简捷的特点，当病情不复杂而表现又很典型时，采用类比法可得出比较准确的诊断。临床上常根据主诉，首先对患者做出病名诊断，然后依据此种疾病的常见证型，从中选择最符合患者病情的某证作为诊断，可以有效地减少类比的工作量。可见，熟练掌握各种常见证型的临床表现及辨证要点，是采用类比法的先决条件。

2. 分析归纳法　分析归纳法，即将患者表现的各种症状、体征，首先按照病、证、症的基本要素进行分类归纳，从而抓住病变本质的思维方法。把各个症状按其可能的本质性因素进行归类，就可以把似乎孤立的每个症状串联起来，进而表明其内在联系，并从中认识病变的本质。这是诊断与鉴别必用的、最基本的思维方法，是运用其他思维方法的前提和基础。如用于四诊检查之后对病情资料的综合处理等。

3. 演绎法　演绎法，是根据认识论由浅入深、由粗到精的认识事物本质的原理，层层深入、推演分析病情的思维方法，是临床诊断常用的思维方法之一。如追溯病史、审证求因、推演病机、判断病位、以方测证等，都可运用演绎法。

4. 反证法　反证法又称否定法、非此即彼法，临床对类似证候难以从正面进行鉴别时，可从反面寻找不属于某类似证的依据，通过否定类似证而达到诊断的目的。

此外，对于病情资料繁杂、临床特征不明显的病证，还可运用试探法，或称试治法，通过治疗而肯定或否定诊断的思维方法。想象推测法，通过采集到的资料对患者的周边环境、发病原因做出合理推测的思维方法等。

对于一些疑难杂病、疑似病证、危急重症的诊断与鉴别，还须在一般思维的基础上运用特殊的思维方法。如对疑难杂证，常有经验再现、线索追溯、病因穷举、想象推测等；尤其对疑似病证的鉴别，要在相似的基础上运用求异思维、否定思维等方法；对危急重症的诊断，要求准确、果断、迅速，并注意诊治共举，急救为先。

（二）常用鉴别方式

对于每个医生或同一医生对于不同病种来说，其在辨证时的思维过程与方法都不可能完全相同，因此，对于运用何种思维方法进行诊断与鉴别，不必强求一致，也不可能做出完全统一的规定。但从鉴别的形式上主要有直择法与汰选法两种。二者虽有不同，但并不对立或排斥，实际上是相辅相成、互为补益的。它们的共同点都是从患者主诉中的某一个具有代表性的症状出发，联系现实存在的其他有关症状，即以“主症”为核心，辅以“兼症”以及病史资料等，分析对比、综合思考、然后按中医辨证诊病规范做出判断。

1. 直择法　主要是凭借医者敏锐的观察力和丰富的学识与经验，单刀直入地一次便做出诊断。这种方法适用于病情比较单纯、临床特征突出、症状表现比较典型的患者。如患者主诉中具有代表性的症状是失眠，以睡眠不实、睡后易醒为特征，同时伴有心悸、易醒多梦、健忘、四肢无力、纳谷不香、舌质淡、脉弱等心血不足和脾失健运的表现，则可与心脾两虚证直接类比做出病证诊断。再如患者夏秋之际，饮食生冷不洁食物后出现腹痛、泻下黏液脓血便，伴里急后重、身重发热、纳呆呕恶等症状，符合痢疾的临床特征，亦可用直择法做出疾病诊断。

2. 汰选法　是把与主症有关的各种证候一一举出，然后与患者的实际情况逐一进行对比分析。首先排除与患者具体症状的共同点最少的证候，继而剔除较少共同之处的证候，最后剩下共同点最多的、较吻合的证候作为诊断。这种方法适用于病情比较复杂、主诉全为非特异性症状，或医者经验不足时选用。其优点是通过逐层对比，不断淘汰，鉴别的范围比较广，对比的方式也较周详，最终留下的，常是一个比较符合患者实际情况的病种或证型。但缺点是容易流于机械的单纯“相似性”的对比，甚而忽略对主症本身的特点或兼症中特异性表现之分析判断。此外，此法还有待中医证候诊断标准之逐步规范化，始便于广泛运用。

第三节 中医鉴别诊断的主要内容

中医鉴别诊断的主要内容包括症状鉴别、证候鉴别及疾病鉴别三部分。

一、中医症状鉴别诊断

症状鉴别诊断是鉴别证候、鉴别疾病的前提和依据，亦是疾病与证候诊断中的重要环节之一。在临床诊断时，抓住主要症状仔细辨析，洞察疑似症状，从而找出疑似病种和证候的关键所在，有的放矢，需要掌握正确的思路和方法，才能更好地指导临床医疗实践。

（一）鉴别主症特点

主症，指疾病或证候的主要症状，它是病理本质的突出表现或特异性表现，属诊断与鉴别的必要性资料或特殊性资料，是确定病位和病性的重要依据。抓住主症特点进行鉴别诊断，可突出重点，主次分明，条理清晰。临床各脏腑功能失调均有相应的主症，通过对主症的辨析，常可鉴别脏腑病位，如心悸怔忡、心痛、心烦、健忘、神昏等为心病主症；咳嗽、气喘、咳痰为肺病主症；腹胀腹痛，纳少便溏，内脏下垂为脾病主症；恶心呕吐，嗳气，呃逆，胃脘痛为胃病主症等。而气血阴阳失调所致寒热虚实等不同的病性变化，亦有其特征性表现，如神疲乏力、少气懒言、动则汗出者，为气虚特征；头晕眼花、面白舌淡、脉细者，为血虚特征等。辨别主症出现的时间、性质、程度等不同，可为判断病性提供重要线索，如一般新病，起病急，病程短，程度较重，持续不止者，多属实证；久病，起病较缓，病程较长，程度较轻，时发时止者，多属虚证。怕冷喜热、面白、不渴、舌淡苔白、脉迟者，病性属寒；发热喜冷，面赤、口渴、舌红苔黄、脉数者，病性属热。

临床主症不同，可用直择法鉴别诊断病位、病性，如患者咳嗽、痰稀色白、恶寒发热、头身疼痛、无汗、苔薄白、脉浮紧等，若以恶寒发热、头身疼痛、无汗为主症时，病位在表，病性属寒，应属太阳伤寒证；若主症是咳嗽、痰白质稀时，病位则在肺，应辨证为风寒犯肺证，如以自汗、疲乏、畏寒为主症，病性多属虚寒；以盗汗、颧红、低热为主症，病性多属虚热。

临床主症相同或类似，可用汰选法仔细分析比较主症出现的部位、性质、程度、时间等特征，为鉴别病位或病性提供重要线索，如患者主症为“头痛”，可指整个头部或头的某一部分疼痛。外感、内伤，虚证、实证，均可导致头痛，如外感风、寒、暑、湿、火邪，或痰瘀内阻，上扰清窍所致头痛者，属实证；气血不足，肾精亏损，髓海失充所致头痛者，为虚证。根据症状鉴别需客观全面的基本原则，应仔细辨别头痛的性质及其兼症，测知头痛的病位、病因、病性等。根据头痛的具体部位，可确定病变在哪一经，如巅顶痛者，属厥阴经；后脑痛连项背者，属太阳经；两侧头痛者，属少阳经；前额连眉棱骨痛者，属阳明经等。根据头痛的特点、兼症等表现，可综合判断其病位、病因、病性，如头呈冷痛，伴恶寒、身痛者，多为外感风寒；如头呈灼痛，且发热、咽痛者，多为外感风热；如头呈重痛，且感困倦肢重者，多为外感风湿；如头呈胀痛，伴头晕、目眩者，多为肝阳上亢；如头呈闷痛，且胸闷、脘痞者，多为痰浊上扰；如头呈刺痛，有外伤史，夜晚加重者，多为瘀阻脑络；如头呈空痛，伴腰酸耳鸣者，多为肾精亏虚。

（二）鉴别伴随症状

伴随症状，即与疾病的主要症状相先后伴随出现的症状。其病因病机与主症一致或相关，可从不同侧面反映病证属性，对主症鉴别起着辅助、证实、补充等作用，而且在特定情况下还可对诊断起到关键作用，特别是对病因病性的鉴别诊断意义不容忽视，如患者主症为恶寒发热并见，初步诊断为表证，进一步辨别表证的病因性质，除根据恶寒发热孰轻孰重加以分辨外，需鉴别伴随症状才能明确诊断。若恶寒重发热轻，伴有无汗、头身疼痛、脉浮紧等症，则为外感寒邪所致，为表寒证；若发热重微恶风寒，伴有微汗出、面红、咽喉肿痛、脉浮数等症，则为外感热邪所致，见于表热证；若发热轻而恶风，伴有自汗、脉浮缓等症，为外感风邪所致，见于伤风表证。再如，在主症相同或相似的情况下，伴随症状的鉴别作用亦非常突出。如患者主症为干咳少痰、痰中带血丝、甚则咳血胸痛，若新起，病程短，伴有皮毛、清窍干燥等表证表现者，多属燥邪犯肺；若久病，病程较长，伴有消瘦颧红、潮热盗汗、舌红少津、脉细数者，多属肺阴虚。临证鉴别时还应特别注意，舌象、脉象与脏腑气血变化密切相关，往往可以真实地反映病机本质，是非常重要的中医临床体征，一般不做主症提出，多列在伴随症状中，其鉴别诊断价值显而易见。

此外，在寒热虚实错杂或出现证候真假时，少数、个别症状与多数症状表现相反，它虽然不是主症，但在很大程度上影响着病证诊断结论，具有重要的鉴别诊断价值。如高热患者伴有面赤、口渴、无汗、手足逆冷而胸腹灼热等，为阳盛格阴的真热假寒表现，鉴别手足逆冷的特征为诊断的重要依据。

（三）结合病证鉴别

症状是疾病和证候的具体表现，症状鉴别的目的是揭示病证本质，为确定病名诊断和证名诊断的提供依据。因此，临床在详细采集病史，四诊合参，去粗取精，去伪存真，明确症状特征，在鉴别主症和伴随症状的基础上，还应结合以该症状为主要表现的病种或证型进行鉴别诊断。

1. 从病辨症　结合疾病鉴别，可在鉴别主症特点和伴随症状性质的同时，根据发病特点不同进行鉴别，如外感发热、内伤发热、小儿夏季热、妇女产褥热、恶性肿瘤发热等。根据病因病史不同鉴别，如眩晕因乘车船发病之晕动病；久病、体弱、劳损发病之虚劳病；高温酷暑淋雨而发之外感病；精神刺激之情志病等。根据发病年龄不同鉴别，如心悸发于青少年之心痹、心瘅；心悸发于中老年之胸痹、真心痛。根据发病部位不同鉴别，如头痛以前额为主之血劳、眼、鼻疾病；以侧头痛为主之偏头风、面风、耳病等；后头痛为主之项痹、风眩；巅顶痛之郁证、寒厥；头痛固定不移之脑瘤、脑脓肿；头痛部位不定之外伤、虚劳等。

2. 从证辨症　结合证候鉴别，则以鉴别主症的性质、特点和伴随症状、舌象、脉象为主。如鉴别咳嗽症状，咳嗽声重、咳痰清稀，伴有恶寒、无汗、身痛、苔薄白、脉浮紧者，风寒犯肺证；咳嗽，痰稠色黄，伴鼻塞、流浊涕、咽喉肿痛、发热微恶风寒、口微渴、舌尖红、苔薄黄、脉浮数者，为风热袭肺证；干咳，或痰少质黏难咯，或痰中带血，伴声音嘶哑、口燥咽干、午后潮热、五心烦热、颧红盗汗、形体消瘦、舌红少津、脉细数者，为肺阴不足证。

（四）临床衷中参西

从当今临床实际来看，由于中医疾病证候的规范化研究还有待于进一步发展与提高，单纯的中医诊断与鉴别诊断已远远不能适应临床实际需要，必须中西医诊断相结合。如临床以发热为主症，除需从中医病、证、症的角度鉴别外，还需配合西医流行病学资料的鉴别、生化检查项目的鉴别、B超、CT、X线片等影像学资料的鉴别、西医问诊鉴别、西医相关疾病鉴别等。

二、中医证候鉴别诊断

证候，是中医学所特有的传统的诊断学基本概念。它是对疾病当前阶段的原因、性质、部位、范围、动态等多方面的病理本质的概括，是临床处治病证的理论依据。所谓“同病异治”或“异病同治”均以辨证为前提和依据，据证议法，选方遣药，无不随患者的具体证情而定，加减化裁。因此，掌握辨证要领及鉴别规律，具有很高的实践价值，是提高中医临床诊疗技术水平的重要环节之一。

证候鉴别有类证鉴别和疑似鉴别之分。类证，一般是指相互间的病理基础颇为近似的同类证候，它们或有一些相同的病因病机，或者脏腑病位部分相同，因而出现某些相同或相似的症状需要鉴别。如肝阳上亢与肝阳化风二证的病理基础均源于肝肾阴虚，都不同程度地存在着肝阴虚而肝阳不能潜藏的病机变化，临床表现均出现程度不等的头晕目眩、头重脚轻、腰膝酸软等阳气浮动于上、真阴亏损于下的类似症状需要鉴别。又如肝气犯胃与肝郁乘脾两证，起病均由郁怒伤肝，肝气郁结，乘脾犯胃，影响脾胃消化功能所致，病位、病机均有肝失疏泄，气机失调，临床均可出现胁肋胀痛不适、脘腹胀满疼痛、纳差食少、脉弦等非常相似的症状需要鉴别。而疑似证候，多指某些临床症状颇为相似而病因病史、病位病性等病理本质各不相同的证候，如脾不统血证、肝不藏血证、热迫血溢证、瘀血阻溢证、冲任不固证等，均以出血为主症，但它们的病因病机各有不同，甚至相去甚远，病性有寒有热，有虚有实，属疑似证候鉴别范畴。同时，还须知道所谓类证与疑似证是人为划分得来的，实际上很难截然分割，如有些类症也就是疑似证，而有些疑似证则不一定都是类证，但就证候本身的辨析与类似证候的鉴别仍有一定规律可循。如明确区分证候概念的内涵与外延以辨析本证；抓住主症的特异性分析病位病性等。

（一）鉴别本证概念

中医临床常见的、比较典型、规范的证候名称，高度概括了疾病当前阶段的病位、病因病性。在病情不太复杂而症状表现亦比较典型的情况下，根据临床常见证型的概念内涵及辨证要点，明确了本证的病位要素和病性要素，采用分析、归纳、类比等直接的对应思维方式，对号入座，从中选择最符合患者病情的某证作为诊断，并以此提出类似证或疑似证的鉴别要点，并对其证型及症状表现进行比较，找出主要特征相吻合的证候，直接排除其他证的可能性，诊断便可确立。如外感病，太阳伤寒证需辨明病位在太阳肌表；病因外感风寒亦寒邪为主；病性属寒属实；临床表现以恶寒、头项强痛、无汗、脉浮紧为鉴别要点。内伤杂病，心肾不交证需辨明病位在心、神、肾；病机为心火亢扰心神，肾阴虚不制火，病性属虚属热；临床表现以心烦失眠、腰膝酸软、遗精盗汗、舌红少苔、脉细数为鉴别要点。

1. 本证病位鉴别 外感病证除需明确在表、在里、或半表半里的鉴别要点外，还应进一步鉴别六经辨证中的太阳、阳明、少阳、太阴、少阴、厥阴；卫气营血辨证中的卫分、气分、营分、血分；三焦辨证中的上焦、中焦、下焦等不同病理层次的病位以及在不同层次疾病中所涉及的脏腑定位。内伤杂病需鉴别脏腑经络所涉及的具体病位，如心（含心包）、肺、脾、肝、肾、胃、胆、小肠、大肠、膀胱、三焦，以及胞宫、精室、清窍、咽喉、头、鼻、目、肌肤、筋骨、十二正经、奇经八脉的特征性表现。

2. 本证病性鉴别 基本病性需鉴别以寒、热、虚、实、阴、阳。具体病性需鉴别风、寒、暑、湿、燥、火、食积、虫、石等不同病因及气虚、气陷、气不固、气脱、气滞、气逆、气闭，血虚、血脱、血瘀、血热、血寒，津亏、液耗，精亏、髓亏、营亏，以及动风、动血等气血津液的变化的性质与致病特点。

（二）鉴别类证特征

临床对类似证或疑似证的鉴别，应从鉴别主症和兼症的表现特征入手。

1. 鉴别主症特点 临床在全面综合、分析比较病情资料，做出证候的初步判断后，针对症状相似或病因病史、病机病位等方面类似的证候，应抓住主症特点进行鉴别。找出它们的异同点，正确比较其同中之异和异中之同，即从那些表面上有差异的证候中看出它们在病机方面可能存在的共同点，同时，又当从症状表现颇为近似的若干证候中看出它们在病机等方面的差异，多方比较，全面分析、准确判断。具体鉴别内容参照“中医症状鉴别”中的论述进行。

本证鉴别和类证鉴别的关键在于观其“同”察其“异”，切忌以点带面，以偏概全。在辨证思维过程中，“观同”与“察异”两种思维方式缺一不可，要使二者统一起来，互为补益，从而准确的辨析与鉴别。

2. 鉴别伴随症状 一般情况下，伴随症状与主症的病因病机、病位病性一致或相关，临床可在鉴别主症的基础上，结合兼症，进一步补充、辅助确定证候的病因病性。如头痛病，主症头痛而冷，伴恶寒、身痛者，属风寒表证；头痛灼热，伴发热、咽痛者，属风热表证；头痛而重，伴肢重困倦者，多为风湿表证；头痛而胀，伴头晕、目眩者，多属肝阳上亢；如头痛而闷，伴胸闷、脘痞者，多属痰浊上犯；若头痛如刺，有外伤史，夜晚加重者，多属瘀阻脑络；如头脑空痛，伴腰酸腿软、耳鸣目眩者，多属肾精亏虚。当然，在主症相同或相似的情况下，伴随症状的鉴别亦可起关键作用。避免重复，不再赘述。

（三）鉴别病因病性

一般而言，对类证或疑似证候进行鉴别，不仅要比较它们各自的主要症状，突出其特异性，而且还要从病因病机等各方面全面地进行分析与比较，才能更好地识别证候，为下一步治疗提供依据。如前所述的肝气犯胃与肝郁乘脾两证，均为“木郁克土”，从病因病史来看，都有不同程度的情志内伤或抑郁不乐的病史和急躁易怒等现象，其病情易受精神因素的影响减轻或加剧，从临床表现看，都有不同程度的胁肋部胀痛不适，脘腹疼痛或闷胀，以及食欲不振、脉弦等相似的表现，这反映了二者的共性。比较它们各自的较为突出的典型症状，肝气犯胃证易见恶心呕吐及胃脘疼痛，肝郁乘脾则常见腹痛、肠鸣、腹泻等，比较其病机特点肝气犯胃证以胃失和降、浊气上逆为主，而“气有余便是火”，肝气郁结较剧或横逆太过者，还可能演化为肝火犯胃，病性属实属热。而肝郁乘脾证，以脾虚运化失常为主，病性属虚实夹杂。因此，辨析和鉴别证候时所应掌握的另一个重要环节，便是要善于“遵守病机”索隐探微。

总之，鉴别证候的正确方法，在于获得足够的、有关病情诊断的确实资料，全面地进行分析比较与综合思考，客观准确地做出判断。既要掌握各种特异性症状和不同证候的典型表现，尽可能地先从一个主要的病机着想，优先考虑常见证候等；同时又必须知道这些原则或要领也不是僵死的或绝对的，具体情况，具体分析，从客观实际出发，灵活运用，科学分析，不主观，不武断，即可不断提高证候鉴别诊断的理论和实践水平。

（四）病证结合鉴别

证候是疾病全过程中的某一个阶段的病理本质概括，不同的疾病各有自身的演变规律和特点，反过来，各阶段的证候演变亦可揭示疾病的传变规律和特征。因此，近年来，病证结合研究成为证候规范化研究的新特点和热点。研究内容包括了中医病与证的结合和西医病与中医证的结合两方面。临床证候鉴别诊断亦需从中西医不同角度进行病证结合。就联系所患中医病种进行鉴别而言，可从证辨病或以病测证。尤其面对复杂的病情，辨病在先，以病限证，可缩小证候鉴别的范围，减少证候诊断的盲目性。如湿热证的鉴别，结合临床各科疾病可见湿热浸淫肌肤或流溢肤表之外科疮疡，皮肤湿疹等；湿热蕴于经络可见痹证、痿病等；湿热郁蒸肝胆可见黄疸病中的阳黄等；肝经湿热下注可见女性阴部湿痒，男性阴囊湿疹等；湿热蕴结膀胱可见热淋、膏淋、血淋等。湿热搏结于大肠可见痢疾、泄泻等。以上各病除共有不同程度的身热不扬、渴不欲饮、脘闷纳呆、舌红苔腻等症状外，每因所患疾病的种类不同，病邪停聚的部位有异，湿热之轻重不等而有各式各样的个性表现，只有具体加以辨析，才能提高诊断的准确率。

（五）临床以方测证

以方测证，是在中医辨证论治、见证用方的原则指导下，根据方剂药味组成及其效用来推测其所主治对象的病机或症状，从而确定其证候诊断的方法。它是中医认识病证的一种手段，也是现代中医证候研究中常用的方法之一。在临床某些特殊情况下无证可辨时，可试用以方测证的方法进行证候鉴别，但源于临床“有是证用是方”经验的“方证对应”到目前为止还只是经验背景下的一种逻辑推测，虽然现代对中医证本质内涵获得了一些认识，也进行了不少方剂的药理作用研究，但目前对方剂功效及其相关药理作用与中医证病理之间的关系还不甚清楚，利用“以方测证”方法建立中医证模型的手段还存在方法学上的严重缺陷，临床应用时可作为其他鉴别方法的参考。

三、中医疾病鉴别诊断

疾病诊断亦称病名诊断，简称“辨病”，是中医诊断不可缺少的部分，是对特定的病因作用于人体，产生具有自身特定规律的发生、发展、演变过程，并表现出一定的临床症状和特征的概括。由于每一种病都有各自的病因病机可查、规律可循、预后可测，可为临床辨病治疗提供依据，所以，应当高度重视病名诊断与鉴别诊断的临床意义。

根据临床中西医疾病诊断的一般途径：分析病因，追溯病史、发病特点，辨析临床表现、舌象、脉象，结合流行病学资料、体格检查、生化检测指标、影像检查项目等，疾病的鉴别诊断应从以下几方面入手。

（一）明确病名含义

病名，即疾病的名称。正确的病名，是对某种疾病矛盾运动全过程的综合概括，这种过程往往具有一定的独立性和规律性，且在其演化发展的过程中又可表现为若干相应的证候。前人将各种病因导致的人体异常状态分门别类地划分为各种不同的疾病并给予了相应的命名，于是便形成了各式各样的疾病名称。据初步统计，中医学约有四千多个病名，其中很多是以主症、临床特点、或病因病机、病位为基础命名的，具有简明、形象、科学的特征，具有一定的实践价值。鉴别诊断可在明确病名含义的基础上，确定其内涵与外延的鉴别要点。如伤寒、中暑、痹病、痿病、厥病、臌胀、破伤风、鹅口疮、痄腮、崩漏、带下等。有的病名如痢疾、疟疾、白喉、癫痫、哮喘、感冒、麻疹、水痘等，还一直被现代西医所沿用，可结合西医诊断方法进行鉴别。

由于中医病名的命名标准不一致，“病”、“证”、“症”概念不规范，有一病多名和多病一名的现象，有些病名含义不明确，内涵与外延界定不清晰，病种分化不足等，有待于进一步规范。其鉴别诊断需结合症状鉴别和证候鉴别，乃至西医疾病鉴别进行。

（二）区分临床特点

疾病的临床特点，多以典型的临床表现为主，亦可表现在病因、发病、年龄、季节等方面。一般而言，具有典型表现或临床特点的疾病，诊断时几乎无需考虑和其他疾病鉴别，即可做出诊断。区分其临床特点的过程，既是诊断，亦是与他病鉴别。所以，诊断与鉴别诊断是相对的，如痢疾是以痢下赤白脓血、腹痛、里急后重为主要表现的疫病类疾病。临床多根据其典型的临床表现：发热，腹痛，大便次数增多，呈赤白脓血黏冻状，便时里急后重，甚至继而神昏抽搐，肢厥面青以及夏季多发，有与痢疾患者接触史或饮食不洁史等特征与他病鉴别而做出诊断。

（三）病证结合鉴别

病与证从不同的角度概括了疾病的本质。通过病名诊断，可以确定该病全过程的病理特点与规律，通过辨证诊断，可以确定疾病在某一阶段的病理性质。“病”注重从贯穿疾病始终的根本矛盾上认识病情，“证”则主要是从邪正反应状况上认识病情。两者相互联系、相互补充，只有辨证与辨病相结合，才能有利于对疾病本质的全面认识。结合相关疾病进行证候鉴别，有助于提高辨证的准确性，在疾病的临床特征不明显，一时难以做出疾病诊断的情况下，先辨证并进行证候鉴别，在证候的发展演变过程中揭示疾病规律，亦有助于疾病的诊断与鉴别。病证结合，相得益彰。

（四）辅助临床检查，中西医疾病合参

随着现代临床医学的发展，加之中医病名还有很多不规范之处，单纯的中医疾病诊断与鉴别诊断已不能适应医疗实际需要，当中医四诊合参，分析病情资料发现没有特征性诊断与鉴别的依据时，适当辅助一些实验室检测指标及影像学检查方法进行疾病鉴别也是十分必要的。

第四节　中医鉴别诊断的临床应用

中医鉴别诊断是临床诊疗的重要环节，鉴别诊断的内容虽然分症状鉴别、证候鉴别和

疾病鉴别三部分，但在临床实际工作中三者相互关联，密不可分。一般而言，宜在分析鉴别症状的基础上鉴别疾病和证候，在识病的同时分型辨证，把病、证、症三者的鉴别诊断正确的结合起来。当疾病的特征和规律不明显时，必须以症状为线索，综合四诊所搜集的临床资料，对疑似之处进行鉴别比较，即在症状鉴别的基础上找到证候与疾病的鉴别要点以确定病证诊断，或在疾病演变过程中，通过对症状变化的观察比较，判断和察觉证候的转化规律，进而揭示出疾病的本质特征以排除疑似病证而确定诊断。以下通过典型病案剖析，阐述中医鉴别诊断的临床应用。

【病案一】

康某，男，36岁，1964年4月29日初诊。3年前因食青辣椒而发哮喘，久治不效，冬夏皆作，始终未离氨茶碱，3年来久服中药补脾益肾之剂，症反有增无减。近日哮喘发作，昼轻夜重，倚息不得卧，伴胸闷腹满，口干便秘，心悸眠差，苔薄白，脉沉缓。治疗：以大柴胡汤合桂枝茯苓丸加减。

柴胡12g，半夏12g，黄芩10g，生姜10g，枳实10g，炙草6g，白芍10g，大枣4枚，大黄6g，桂枝10g，桃仁10g，茯苓10g。

药服2剂，诸症减轻，3剂后大便通畅，哮喘未作，停服氨茶碱等。但仍有口干，原方再进3剂遂愈。经两年半随访未复发。

中医鉴别诊断思路分析：

从本案诊治经过分析可知，该患者中医疾病诊断为哮喘，证候诊断为瘀热阻肺证。立法清热活血，方用大柴胡汤合桂枝茯苓丸加减。服药6剂，3年痼疾痊愈。

1. 疾病鉴别　本案虽然明确诊断为哮喘病，但在临床应注意哮病与喘病的鉴别。二者都有呼吸急促的表现，哮必兼喘，而喘未必兼哮。喘以气息言，以呼吸急促困难为主要特征；哮以声响言，以发作时喉中哮鸣有声为主要临床特征。哮为一种反复发作的独立性疾病，喘证并发于急慢性疾病过程中。本案还应与支饮鉴别。支饮虽然也有痰鸣气喘、喘不得平卧的症状，但多系部分慢性咳嗽经久不愈，逐渐加重而成，病势时轻时重，发作与间歇界限不清，咳和喘重于哮鸣，与哮病间歇发作，突然发病，迅速解，哮吼声重而咳轻，或不咳，两者有显著的不同。

2. 证候鉴别　本案辨证首先应鉴别虚证、实证，再鉴别寒证、热证，结合六经辨证、气血津液辨证和脏腑辨证等方法以辨明证型。一般而言，久病多虚，暴病多实；虚证者声低息微，实证者声高息粗；舌质淡嫩，脉象无力为虚；舌质苍老，脉象有力为实。寒证哮喘，多见咳嗽气促，喉间有哮鸣音，咳痰清稀色白，呈泡沫状，形寒无汗，面色青白，四肢不温，口不渴，或渴喜热饮，舌苔薄白或白腻，脉浮滑。治宜温肺化痰，止咳平喘。热性哮喘，多见胸闷气促、喉间哮鸣，不能平卧，痰稠色黄，面赤身热，渴喜冷饮，大便干燥或秘结，小便黄，舌苔薄黄或黄腻，脉滑数。治宜清肺化痰平喘。

本案患者病已多年，医生往往习用久病多虚的观念，容易辨证为虚证，故前医从补脾益肾入手予以治疗，其症状有增无减，不断加重，说明用补法治疗不仅无益于病，反而有害，辨证错误之处在于未注意到胸腹胀满、心中悸烦、口干、大便秘结等实证表现，一味补益而罔效。本例医者通过前人治疗过程及其病情变化，吸取教训，首先肯定此证绝非虚证，再结合其胸腹胀满、心中悸烦、口干、大便秘结等实热表现，采用六经辨证的方法，诊断为少阳阳明并病。而其发病既不因外感所诱发，又无痰饮证候，以昼轻夜重为特点，此是瘀血阻肺所致，故以大柴胡汤解少阳阳明，桂枝茯苓丸活血化瘀而取效。

3. 症状鉴别　症状鉴别是证候鉴别、疾病鉴别的基础和依据。本案患者主症为哮喘，以方测证，所用大柴胡汤出自《伤寒论》，主治少阳病不解，心下痞鞕，郁郁微烦者，并不治喘。桂枝茯苓丸出自《金匮要略》，治妊娠有瘀血在胞宫，而胎动不安者，亦不治哮喘。患者哮喘伴有胸胁苦满，提示病在少阳；又有腹胀、便秘，病在阳明；而昼轻夜重，为瘀血的特征，通过鉴别哮喘出现的诱因、时间特征、伴随症状等，辨清本案哮喘属热、属实、属瘀，诊为哮喘病，瘀热阻肺证。此二方针对病机，恰中病情，不治哮喘而哮喘得平。

小结：本案鉴别诊断采用的思维方法有类比法、经验分析法、对号入座法、以方测证法等，具体鉴别了主症、兼症、病史、诱因等，首先将患者的临床表现和古典的记载或医生所习得的或通过临床经验所获得的常见证型进行鉴别比较，找出主要特征相吻合的证型，从而确立了病证诊断，取得很好的临床效果。

【病案二】

李某，男，21岁，农民，2005年4月13日初诊。患者因反复发作尿频、尿急、尿痛8年，尿混浊伴尿痛2天就诊。8年前一次淋雨后出现发热、腰痛，同时有排尿灼热，小腹疼痛，无肉眼血尿，曾就诊于当地医院，诊为“泌尿系感染”，给予抗生素（具体不详）治疗痊愈。其后，反复发作尿频、尿急、尿痛及腰痛，无一定规律，每次发作使用抗生素能缓解。3年前到某医院做静脉肾盂造影检查发现左侧输尿管狭窄，并肾盂积水，行手术治疗，术后1年余未再发尿频、尿急、尿痛。20个月前开始又出现病情反复，间断发作尿频、尿急、尿痛，偶有细小砂石排出，仍使用抗生素治疗。2天前因劳累汗出较多，出现尿混浊，尿痛，发热，体温38.6℃，遂来就诊。

既往史：否认慢性疾病史。

体检：神清，发育正常，心肺无异常，左肾区叩击痛（＋），右肾区叩击痛（－），左侧上输尿管点压痛（＋），双下肢无浮肿。舌质淡边有齿印，苔黄微腻，脉滑数。

实验室检查：尿常规：蛋白＋，镜检白细胞＋＋＋，红细胞＋。血常规：白细胞 $9.6\times10^9/L$，中性粒细胞76％。

中医鉴别诊断思路分析：

1. 鉴别主症、兼症，确定脏腑病位　本案患者以反复发作尿频、尿急、尿痛8年，尿混浊伴尿痛2天为主症就诊。病程中曾有尿中夹砂石，排尿涩痛，此次又因劳累汗出较多，出现尿混浊、尿痛，发热，体温38.6℃，符合淋证的特征，应诊断为淋证。需鉴别病位在心与小肠或肾与膀胱。分析患者兼有发热、腰痛、小腹疼痛、左肾区叩击痛（＋）、输尿管点压痛（＋），没有出现上焦心火炽盛的表现，确定病位在膀胱。

2. 鉴别病因病性，确定病证诊断　本案病因是在久病脾肾两虚的基础上过劳汗出，复感湿热之邪，病史较长，反复发作。患者久病多虚，出现疲乏汗出，舌质淡，边有齿痕等虚证表现，同时湿热下注，脂汁外溢，又见发热、尿浊尿痛、舌质淡、边有齿痕，苔黄微腻，脉滑数等的实热表现，病性属虚实夹杂，偏于实证、热证、里证、阳证，应为劳淋、膏淋相兼，膀胱湿热兼脾肾两虚证。首发为热淋，后出现石淋，就诊时为膏淋的急性发作。

3. 疾病鉴别　应注意与癃闭、尿血、尿浊等鉴别。淋证以小便频急，滴沥不尽，尿道涩痛，小腹拘急，痛引腰腹为特征。其中小便短涩量少，排尿困难与癃闭相似，但癃闭以排尿困难，全日总尿量明显减少，点滴而出，甚则小便闭塞不通为临床特征，排尿时不痛；而淋证排尿时疼痛，每日小便总量基本正常。血淋和尿血都有小便出血，尿色红赤，甚至尿出纯血等症状。其鉴别的要点是有无尿痛。尿血多无疼痛之感，虽亦间有轻微的胀痛或热痛，但终不若血淋的小便滴沥而疼痛难忍。故一般将痛者称为血淋，不痛者称为尿血。淋证的小便浑浊还需与尿浊相鉴别。尿浊虽然小便浑浊，白如泔浆，与膏淋相似，但排尿时尿出自如，无疼痛滞涩感，与淋证不同。以有无疼痛为鉴别要点。

小结：本案应用的逻辑思维方式有分析归纳法、演绎法、反证法等。首先将患者表现的各种症状、体征进行分类归纳，并对病情进行层层深入的分析比较，具体鉴别了病史、病因、主症、兼症等方面，根据主症尿频、尿急、尿痛等确定疾病诊断为淋证，通过鉴别尿量和有无尿痛与癃闭、尿血、尿浊等疾病进行鉴别。患者尿混浊及腰痛，肾脏的手术史，静脉肾盂造影检查等，可测知病位在肾与膀胱，而非心火下移小肠病。结合病程较长，又有劳累疲乏、汗出、舌质淡边有齿印等气虚之征，以及发热，体温38.6℃。舌质淡边有齿印，苔黄微腻，脉滑数等湿热之象，认识当前病变的本质为脾肾两虚兼膀胱湿热，从而明确证名诊断。

通过以上病案分析可知，中医鉴别诊断是中医诊断的重要组成部分，临床应用时，应在遵循中医鉴别诊断的基本原则和思维方法的基础上，结合各科病证的诊断特点和患者的具体情况具体分析，灵活运用。

第十五章　误诊专论

第一节　概　述

一、中医误诊的概念

误，即失误；诊，即诊断。“误诊”是指医生在临床诊疗过程中对患者的健康状况和疾病本质所做的判断错误，或因此而导致误治。中医误诊学是在中医学理论指导下，探讨中医临床中出现误诊现象的原因、后果及其规律，并针对其防范处理措施进行研究的学问。

二、误诊的不良后果

（一）对患者的影响

无论什么原因造成的误诊，也无论什么性质的误诊，误诊的直接受害者是患者，对患者的影响主要体现在三个方面。

1. 延误病情　由于误诊，无法及时正确的判断患者所患的疾病，不能采取有效的治疗，或没有及时转科或会诊，延误病情；对危重患者，错过了抢救的时机，可能使患者的病情迅速恶化，甚而导致死亡；对某些慢性病，由于误诊，没有进行针对性的治疗，延误病情，使患者失去治愈的机会，甚至致死或致残。

2. 增加负担　由于误诊，病情得不到有效控制，病程延长，给患者带来一定的经济负担。或者将甲病误诊为乙病，导致误治；将有病误诊为无病，因未及时治疗，导致病情恶化；将无病误诊为有病，将良性疾病误诊为恶性疾病，将非传染性疾病误诊为传染性疾病等，增加患者及其亲属精神和经济负担，甚至产生绝望等心理问题。

3. 增加药物的副作用　误诊导致误治，当医生未意识到发生误诊，常常采取增加药物剂量和延长疗程的措施，使药物的毒副作用增加，患者还有可能出现耐药性，甚至会因为大量或长时间用药出现新的医源性疾病，给患者增加额外的痛苦。

（二）对学术及临床的影响

1. 对学术的影响　由于误诊，医生对疾病的本质不能做出正确的判断，无法揭示疾病生理病理变化规律，盲目进行治疗，或能中病，若此时将失误的案例当做成功经验进行总结，必然严重影响中医临床诊疗水平，对后来者产生误导，不利于中医学术的发展。正如徐大椿所说："若不问其本病之何因，及兼病之何因，而徒曰某病以某方治之，某偶中者，则投之或愈，再以治他人，则不但不愈，而反增病。必自疑曰：何以治彼效，而治此不效？并前此之何以愈，亦不知之。则幸中者甚少，而误治者甚多。终生治病，而终生不悟，历症愈多而愈惑矣。"（《医学源流论》）

2. 对临床的影响　医院常以诊断符合率、治愈率、抢救成功率、床位使用率、床位周转率、平均住院日、床位周转次数和治愈者平均住院日 8 项医疗指标为评价医疗质量优劣的依据，由于误诊，影响治疗的效果、疗程和住院的周期，还因久治不愈而影响平均住院医药费、医源性伤残发生率等医疗指标。因此，诊断的延误或漏诊对医疗质量的影响是显而易见的。

（三）对社会的影响

1. 影响医患关系　长期以来，误诊是导致医疗纠纷的主要原因。误诊导致误治，使得患者的疾病不能如期好转，甚至还可以导致患者残废或者死亡，从而构成医疗事故。一旦因误诊而出现不幸结局时，患者及其家属往往会因为未达到就医目的，而对经治医生和医院产生不满情绪，对诊断和治疗过程产生质疑，而当医患双方对医疗后果及其原因在认识上发生分歧，患者及家属要求追究责任或赔偿损失，非经过行政的调解或法律的裁决不能解决时，便构成了医疗纠纷。这些都会在社会上产生不良的影响。

2. 影响医院声誉　患者被误诊、误治产生的不良后果在社会上将迅速产生反响，各种对医院及经治医生的不良舆论在社会上传播，使医院的声誉受到影响。还会导致正在住院的患者产生许多复杂的心理反应，一些患者对医生和医院失去信任，甚至会把误诊的实例与自己疾病的诊断相联系。这种不信任感一旦形成，将给临床工作带来许多麻烦。

3. 影响健康水平　误诊，使患者失去了良好的治疗时机，病情无法恢复；或因误诊，未及时治疗，未能阻止病情的发展，最后确诊时，病情损害已无法挽回；严重的误诊误治，可能遗留下严重的后遗症；这些情况直接影响了民众的健康水平，给患者带来严重的后果，甚至造成终生残废。伤残人数增加，使社会负担加重，从而影响社会的整体健康水平。

三、中医误诊研究的意义

（一）完善中医诊断学

历代医家对诊断学和鉴别诊断学进行了研究，取得了丰硕成果。但是误诊率并没有因此而减少。主要由于诊断专著给我们提供的是疾病综合的共性特征，忽视或摒弃了个体差异中的次要特征，而误诊则常常是由于疾病的特殊性及个性所引起的。因此，要避免误诊，关键在于对个体的特殊差异的识别和把握。因此除了从正面研究诊断的规律外，也可以从其反面，还可以从其侧面，从不同的角度，多方位地共同研究将更为合理，将把诊断学的研究引向深入。

（二）提高诊疗水平

误诊是制约中医临床诊疗水平的主要因素，长期以来，存在着中医理论和临床脱节，没有遵循中医理论的知识，对诊断的准确性缺乏足够的认识，凭着感觉处方用药，这种认识水平的滞后限制了临床的发展。因此研究并解决误诊问题，已成为提高疗效、降低死亡率的关键，加强对误诊的研究成为临床医学发展的迫切任务。

（三）促进经验总结

研究误诊能够教会我们甄别文献和临床经验的是非，取其精华，弃其糟粕，不必拘泥纸上陈言。只有批判地继承前人经验，站在诊断学的反面加以辨别，方能心领神会，运用自如，也只有这样，才能不断总结经验，达到神圣工巧的境界。

第二节 中医误诊的内容与原因

一、中医误诊的分类和判断标准

（一）中医误诊的分类

1. 错误诊断 错误诊断是指诊断的结果错误，包括完全误诊或部分误诊。完全误诊是指将某种病证诊断为另一种病证，将无病诊断为有病或将有病诊断为无病；部分误诊是指患者患有两种以上的病证，其中部分病证诊断正确而另一部分诊断错误。错误诊断包括：

（1）病因判断错误：指在诊断过程中对疾病发生的根本原因判断错误。如热天汗出淋雨而致恶寒发热、头身疼痛，是为风寒所伤，而常被误为风热外感。

（2）病位判断错误：病位判断错误是指在诊断过程中对疾病发生的部位判断错误，病位错误是影响诊断准确性的重要因素。

（3）病性判断错误：病性判断错误是指对本质属性的判断错误，是中医误诊中最严重的失误。如对气滞与气闭，水毒与湿毒等的误判，都是常见的定性错误。

（4）病名判断错误：病名判断错误是指对中医的病名判断错误。病名的诊断有助于把握疾病发生发展的普遍规律和对疾病的全面了解。有些中医医生忽略病名诊断的重要性，认为中医只需辨证、不必诊病，或照搬西医诊断而施用中药等，这些均应视为误诊。

2. 遗漏诊断 遗漏诊断是指因各种原因引起的诊断不完全，患者有两种或两种以上的病证（如患者合病、并病、兼证等），而医生只诊断出其中某种病证，同时遗漏存在于患者身上的其他病证。如心肝火旺见急躁易怒、面红目赤、心烦失眠、口苦口干、尿赤便秘、舌红苔黄、脉数等，常被诊为肝火上炎，心火炽盛则被漏诊。另外，新发疾病和并发症的漏诊在临床中很常见，患者因某一种诊断已明确的疾病住院，在治疗过程中又发生新的疾病，对于新发生疾病的诊断疏漏，也属于遗漏诊断。如褥疮、腹腔手术后并发的肠胀等。

3. 延误诊断 延误诊断是指因各种原因导致的诊断时间延长，或对疾病发生发展的规律不了解而致预后判断错误。是时效性的失误造成耽搁，而确定是否延误诊断，不完全以时间的长短为标准，也不能简单地以延误的后果为标准。

（二）中医误诊的判断标准

中医误诊研究必须建立在中医诊断学基础上，先确定诊断标准。如果没有诊断标准，就无法判别中医诊断的正确性，那么中医误诊研究就无法开展。

1. 中医诊断的判断标准分类

（1）理论标准：理论标准是指诊断结论和对疾病发生发展过程及规律的认识必须符合中医诊断学的理论。就是从疾病现象中挑选出能从某一侧面反映患者所患疾病本质的一些特殊现象作为诊断的依据，这些诊断依据逐步变成“明文规定”，成为中医诊断学的理论标准，体现了中医学整体观念和辨证求因的基本特点。如国家中医药管理局颁布了中医临床症状、证候和病名诊断的“国家标准”就属于中医诊断学的理论标准。

（2）经典标准：指“上古圣人”之言被视为诊断的重要标准，这种做法一直沿用至今。长期以来，中医多以师承或自学成才，经典著作一直是医家学习和临证的准则，既具有无可替代的理论指导意义，又具有极其重要的临床实用价值，不能轻易否认中医经典的作用。

（3）疗效标准：医学的最终目的是为了达到最好的疗效。无论以何种理论为指导，诊断的对错，最终都以疗效为标准。有的疾病虽然诊断正确，疗效却不显著。正如《黄帝内经》所说：“言不治者，未得其术也。”但是，我们不能因此而否认实践标准的重要性，只有通过不断地实践和总结，才能够不断完善思维，提高诊断的准确率。

（4）微观标准：微观辨证不是单纯引进西医诊断学的理论，而是建立在中医诊断学理论基础上，借助现代医学先进的诊断方法，将其检查结果赋予中医病因病机、证候的意义。在科学高度发达的今天，我们将微观辨证的方法及成果逐步引入中医诊断体系之中，以确立其在中医诊断中的地位，将推动中医诊断研究的深入发展。

2. 中医误诊的判断标准分类　中医误诊的判断标准以中医诊断的判断标准为依据，除此之外，应具备以下相对标准：

（1）专指性标准：专指医生对患者所患的病证诊断结论错误。凡是经过医生诊断的，不论是中医还是西医医生，无论医生级别高低，医院大小，设备条件优劣，只要发生了误诊，都应做误诊统计。

（2）时效性标准：判定误诊时，既要强调时效性，又不能完全以时间作为唯一的标准。强调时效性，是因为疾病本身的发生发展就有着明显的时间性，另一方面，医生在接触到患者之后，对疾病的检查、观察、思考、认识也需要有一个时间过程，所以又不能单纯强调时效性，更不能以时间的长短作为评定是否误诊的唯一标准。但不能因为允许观察拟诊而有误病情，如果观察拟诊的时间过长，并且拟诊的结果与疾病的本质、部位、程度相差甚远，所选择的治疗方法不仅未能使病情好转，反而促进了病情的恶化，应看做误诊。

（3）准确性标准：临床实践中，无论对病因、病位、病性的判断错误，或因为误诊而对患者施以毫无意义的治疗，从后果来看，无论其时间长短，都应视为误诊。另外诊断结论不完整或定位定性不准确也应视做误诊，如肺热炽盛证仅诊断为热证或实证等。诊断的准确性不仅是判断误诊率的相对标准，也是判断医生临床水平高低的依据之一。

（4）单纯性标准：临床上有时出现诊断是错误的，而根据错误的诊断进行治疗，临床症状却得到一定的改善。说明误诊是对诊断结果的评判，与临床疗效没有绝对的联系，这就是误诊的单纯性标准。究其原因，可以是疾病的共性、药物的多种功效或患者的心理作用等导致。以上这种情况，虽然症状改善，但只要诊断与疾病的本质不一致，仍应看做误诊。

二、中医误诊原因

（一）医生原因

1. 医德医风　有一半以上的医疗纠纷是由于医生的医德医风造成的。医术是治病的手段，而医德是医术的载体，是医术得以正确运用的保障，高尚的医德是减少误诊的前提。由于医生的医德、医风因素造成误诊主要表现在以下几个方面。

（1）心存不仁，缺乏人道：医学是仁术，德为术之首，术为医之基，不带阶级属性。在医学的范畴里，只有医生和患者的区别，而没有富人、贫人、贵人、贱人、美人、丑人、本族人、异族人等的区别。因此医生对待患者的态度应当客观公正，对任何患者都要关心、体贴、爱护，做到竭诚尽智，全力救治。如果对患者不能一视同仁，对富贵权豪谄媚，对贫穷困苦者漫不经心，就可能因此致误。

（2）精神不专，志意不理：医生系着患者的安危，凡看病施治，必须严肃认真，一丝不苟，切忌粗心大意，敷衍塞责。诊病时“精神不专，志意不理”是导致误诊的重要原因。中医学强调心身合一，不仅重视外邪侵袭，还非常重视内伤七情等社会心理因素。因此诊病不仅要注意精神因素，还要掌握患者的心理特点和情志病。对于情志疾病的患者，更需要医生耐心的诱导和仔细的倾听。如果医生关心体贴患者，态度和蔼，说话和气，服务热情周到，使患者情绪轻松愉快，有助于病势的减轻；反之，态度恶劣，语言粗鄙，就会使患者在心理上、精神上受到刺激，使病情迅速恶化，尤其是情志病患者，更是如此。因此，讲究文明礼貌，对一个医生来说，不单是个人道德修养问题，而是医治疾病这一特定职责的迫切需要。

（3）趋于名利，贪图回报：医生良好的医疗作风会提高临床诊断的正确性和医疗效果，不良的医疗作风会成为误诊的原因。那些只顾捞取名誉，从患者身上榨取钱财的医者，亦常是贻误较多之人。医生应当品行端正，举止大方，待人诚恳，作风正派，服务热忱，彬彬有礼，不能从私利出发，视诊疗技术为商品，恃技勒索患者钱财，或抱施恩观念，贪图酬谢。孙思邈说：“所以医人不得恃己所长，专心经略财物”，“但作救苦之心”而已，否则有悖医德。

（4）骄傲自满，固执己见：骄傲自满，自以为是，听不进他人正确意见的，在诊断过程中，常常容易误诊。临床上主张各抒己见、集思广益，学术上提倡百家争鸣，敢于坚持自己正确的意见，但是更提倡勇于修正自己的错误认识，虚心听取别人的正确意见，善于学习他人的经验，只有这样才能减少误诊。同行之间互相尊重，互相切磋砥砺，取长补短，共同提高。

（5）迷信鬼神，不求甚解：中医是一门传统医学，有其精华也有其糟粕，对待临床问题，一定要坚持唯物主义观点。如果医生迷信鬼神巫术，对临床上症状不典型，病因复杂的疑难疾病不能做出客观准确的分析时，求助于鬼神巫术，必然导致误诊、漏诊。医学是一种实践科学，医生一定要坚持科学的态度，实事求是，才能对复杂的疾病做出正确的诊断。

2. 基本素质　医学是一种特殊行业，作为一名临床医生，具备一定的基本素质是十分重要的。

（1）职业素质：职业素质低下是医生误诊的重要原因。主要体现在个人的仪表、性格、表情、语言等方面。首先，仪表是人的外在形象，包括相貌、穿着、风度、神态等，是给患者的第一印象，也是医生文明修养的象征和取得患者信任的基础。整齐的仪表体现了医生个人乃至医院的精神面貌，给人以作风严谨的印象。临床上要求医生仪表庄重大方，既严肃而又不拒人于千里之外，和蔼而又不轻佻。其次，性格是人的个性特征，即对事对物的态度和行为的表现形式。每个医生都有各自独特的性格，表现在其日常生活中对人对事的态度、方式等，直接影响着患者的心理。职业的特殊性要求每位医生从一开始就要注意养成稳重、老练、踏实、热诚、有涵养的良好性格，克服急躁、冲动、傲慢、散漫、主观臆断等不良性格，最大限度地掌握所有与疾病有关的信息，得到患者的信任。第三，表情是面部神情表现的动态特征，也是心理状态的反映，是个人文化素养及道德修养的体现。不同表情特征的形成与个人的职业及社会实践密切相关。医生的表情特征是患者注意的对象之一，是一个不容忽视的误诊原因。作为临床医生，表情应轻松、自然、亲切，给人一种容易亲近的感觉，同时，还要认真严谨，给人以可信任感，不要过分严肃，板着面孔，会使患者产生畏惧心理，增加误诊的可能性。最后，语言担负着传递信息、交流思想的功能。问诊的过程实际上是医生与患者的语言交流。文明、得体、谦和、有礼貌的语言，能使患者心平气和，思想乐观，信任医生，乐意把医生当做知己，积极地配合治疗。医生与患者在语言交流方面相互间存在的误差，常识是造成误诊的原因之一。在医生与患者的语言交流中，医生应该口齿清楚，既要引导患者主动叙述病情，又不能采用暗示性语言，以免产生误导，还要注意问诊过程中尽量不使用专业术语。只有这样，才能使问诊的内容真实可靠。

(2) 心理素质：心理素质差也是临床发生误诊的重要因素。主要表现在粗心大意和固守成见两方面。医生的工作对象是人，过于胆大粗心者，临诊时不能耐心倾听患者的诉说，不能全面仔细地进行体格检查，不能敏锐地捕捉疾病发展过程中的微细变化，很难获取准确完整的资料，容易造成误诊。只有胆大心细之人，临诊时详察细诊，方能洞察病情的任何细微变化，才不致误诊、漏诊。中医治病强调个体化治疗，强调因人、因时、因地制宜，固守成见也是造成误诊的因素之一。知常达变，方能减少误诊，提高诊疗水平。如果总是靠所谓“家藏秘学秘方”，而不进行新知识的学习，将误人不浅。

(3) 人文素质：医学是研究人的健康和疾病及其相互转化规律的科学，本质是人学，它穿透人文与科技、道德生活与商业运作、世俗关注与终极关怀的各个层面，表达着人性、知性、理性的深刻关系。因此，医生人文素质的高低影响着医生的诊疗水平。人文素质不高的医生，不能很好地调整自己处理好与不同层次患者的关系，不能真正体察不同行业患者的生活习性、职业特点，在临床中则不能做出及时正确的诊断。另外以人为中心的恒动疾病观，处处将疾病置于活的人身上随着时间、空间的演变中去考察，决定了为医者必须“上知天文，下知地理，中知人事”。作为一个现代中医工作者，只有广泛涉猎群书，不断更新自己的知识结构，提高自己的文化素质修养，才能于医道无所滞碍，才能减少误诊。

3. 专业素质　精湛的医术是正确诊断的前提，医生的专业素质低下是临床误诊的重要原因。引起误诊的医生专业素质方面的原因主要包括基本功不扎实、专业素质不强、实践经验不足和临床思维能力差等四个方面。

(1) 基本功不扎实：中医学的特点是“理法方药一体性”，学习中医专业知识更强调对基础理论课程的学习。中医基础理论的学习和基础技术能力的训练是正确诊治的基本功，中医诊断是中医基础理论与临床学科之间的桥梁，是基本理论与诊断基本技术在临床上的具体运用，基本功的扎实与否直接关系着诊断的准确性。有些医生片面地认为“中医主要凭经验”，把精力花在看验方、抄验方上，忽略了理论知识的学习和提高，忽视了实践与理论的统一，于是产生了一些不应该的错误。其次，由于疾病千变万化，经验再丰富的医生也可能遇到从未见过的病例。如果没有扎实的理论知识，就会束手无策，容易造成误诊。

(2) 专业素质不强：重视经典的钻研与学习是中医专业素质的基本要求。中国医药学是有着悠久历史的传统医学，经典著作在中医学理论体系的确立和发展上有着特殊地位。长期以来，《黄帝内经》、《伤寒论》、《金匮要略》、《温病条辨》等经典著作一直都是中医者的必读之书，也一直是中医专业重要的必修课。中医专业很多课程的教材也都是取材于中医经典著作及名家医著。一些医者，认为经典著作难学，有的甚至认为对于今天的医术不适用，因而放弃学习，这些认识是十分错误的。重视经典的钻研是提高中医专业素质和辨证论治水平的重要途径。

(3) 实践经验不足：实践经验在中医临床活动占有重要地位。经验不足常常为临床疾病的复杂性所迷惑而导致误诊。任何形式的观察及诊断总是渗透着医生的理论知识和实践经验。对临床上的同样一种疾病现象，知识和经验不同的医生会做出不同的诊断。临床上许多疾病的误诊率，基层医院高于地市级综合医院，地市级综合医院又高于省级专科医院，其中很重要的原因就与医生的理论知识水平的高低和实践经验的多少有关。医生应当通过实践和学习，不断地充实自己的经验，决不要死抱着过去的经验不放，否则即使有经验，也会在新的情况下发生误诊。

(4) 临床思维能力差：中医临床思维活动是对中医临床活动的主体——中医师临床认知、判断、决策、验证等一系列思考活动的高度概括，是临床疾病的现象、事实在中医师头脑中的认识反映。从某种意义上讲，中医学的发展、完善也有赖于临床思维能力的不断提高。临床思维的偏差是导致误诊的主要原因之一，要掌握正确的临床思维并非易事，不可能一蹴而就，这是医学领域内的一个重大课题，既包含着很多理论问题，涉及医学辩证法、逻辑学以及医学心理学等，又是一个实践性很强的问题，只有不断学习，反复实践，才能逐步掌握。

(二) 患者原因

1. 主观因素

(1) 失于审慎：患者求医的目的本应是为了治疗疾病，维护自己的健康，是一件十分严肃慎重的事，患者对自身病史的描述、症状的诉说、体检的反应应该是认真、客观而且是实事求是的。患者若失于审慎，或者想用就诊来达到某种目的，他们在对疾病的陈述上就会自觉或不自觉地表现出一定的目的性，影响病史和症状的真实性及症状、体征、检查的正确性，严重干扰医生的思维和认识，而成为误诊的原因。如工伤或因人际纠纷致伤者，为了提高伤残等级，为了住院治疗等，其本人或家属往往歪曲病史，夸大甚至编造伤情。或为了某种医疗外的目的，无病装病，夸大或隐瞒病情等。这些不真实的自述常常把医生的注意力和判断引导到错误的方向上去，最终导致对重要疾病的漏诊或延误诊断。

(2) 讳疾忌医：向往健康是人之常情。中医学提倡“未病先防、既病防变”，把疾病消灭在萌芽状态必须做到早期诊断，早期治疗，预防传变。它的重要前提条件是患者自身。由于各种原因，如经济困难、就医恐惧、影响工作等原因导致讳疾忌医，不愿相信自己有病，不主动就医或接受治疗，尤其是一些老年人。还有些患者出于其他目的而有病不去就医，如有的因为怕影响工作等，即使就医，也会对病情有所隐瞒。这些都会使医生丧失警惕，从而增加了误诊的机会。

（3）盲目就医：随着临床医学的不断发展，临床分科越来越细，导致患者在最初就医时，往往根据自己对疾病的主观感受和突出症状而选择就诊专科，然而症状最突出的部位，并不一定与疾病部位完全一致，某一系统的疾病可以首先表现为其他系统的症状、体征，因此，患者在选择专科时常常带有某种盲目性。若医生受患者就诊主诉时先入为主的影响，可能会造成误诊，这也是不可忽视的一个误诊因素。盲目就医还表现为迷信老中医，迷信权威，人们往往忽略了老中医、专家的相对性和局限性，另外对权威过于迷信，对权威专家的诊断过于盲从，也会成为某些疾病拖延诊断的原因。

（4）信巫不信医：表面上看，医疗活动中医生的行为起着决定性的作用，但在多数情况下，患者是诊治过程中的主体，他们的行为常对诊治结果有着举足轻重的影响，医生有时仅仅起到指导或帮助作用。若迷信鬼神巫术者，有病不及时就诊，不相信医生的诊断，不吃药不治疗，却迷信巫术，必然容易导致误诊。司马迁在《史记·扁鹊仓公列传》中写道："信巫不信医，六不治也。"

2. 客观因素　中医诊断主要依据望、闻、问、切四诊所收集的临床资料。患者叙述一些自觉症状，医生很难通过其他手段了解清楚。即使相同的病理变化，因每个人的文化素质及言语表达能力的不同也有差异，况且对相同疾病的感觉和体验也是不同的，如果医生不能了解这种差异，客观地进行分析，就可能成为误诊的原因。

（1）感觉、表达能力差别：患者感觉的灵敏度、耐受能力、文化素质、表达能力、逻辑思维能力、就诊动机等的差异，直接影响所提供资料的准确性。由于感觉不灵敏或表达能力差，不能准确表达引起了误诊。或者有些相似的症状或症状的程度差异很难表述。例如：心痛与胃痛，耳鸣的声音等，都可能因为患者表达的错误造成误诊。

（2）混淆中、西医概念：西医的病名越来越为人们所理解和接受，有些患者会直接把西医诊断当做中医诊断告诉中医医生。如："抗O"、血沉升高即称"风湿痹痛"；肾虚误认做"肾病"等。患者对中、西医诊断的误解，均可能对医生的辨证思维产生负面影响。

（3）体质因素不同：不同体质状况及对疾病的耐受能力不同，导致患者出现同样疾病时自身的感觉不一样。平时身体健康的青壮年和体力劳动者常对一般的疾病表现出不在乎的态度，甚至仅凭自我感觉就对疾病进行自我诊断性的推理。平时体质较弱，又对自身健康状况十分担心的人，则表现出对疾病的高度关心，描述病情常带有主观成分，往往将症状描述得多而严重。上述情况都容易将医生的注意力和判断引向误差。

（三）社会原因

人们对待自身健康的态度和对疾病的认识，与医学发展水平和医学知识的宣传普及水平有着直接的关系。疾病的种类、发病特点都与社会科学文化水平有直接联系。从总体讲，误诊也有其一定的社会原因。

千百年来人们习惯用中国传统哲学思想来解释人体的生理病理现象，把生命与健康同自然界的规律联系起来，强调"天人合一"、"动态平衡"、"阴平阳秘"是健康的标志，"阴阳失调"是疾病的根源，在疾病的认识上注重宏观的失调和调节，当今若仍停留于原先朴素、粗糙的水平，可能出现误诊漏诊。如尿血患者的早期，在小便颜色发生变化之前常被漏诊；消渴患者臁疮经久不愈，由于其“多食、多饮、多尿”的症状不明显被忽视。随着现代生命科学的发展，人们的健康观与疾病观正悄然发生改变，开始运用现代分析方法认识疾病，注重局部的病理变化和性质，再也不满足于“气机不畅”、“精血不足”之类的解释方法，而追求是不是肿瘤？是恶性还是良性？分化程度如何？病变究竟发生在肝还是胃等？但单纯引进西医诊断学的理论来开展中医诊断学研究，将脱离中医整体观念和辨证施治的内涵，使中医的科研成果与临床诊断脱节，对临床起不到指导作用。学术没有发展，诊断水平就不可能真正提高，临床误诊率居高不下的现象就不可能从根本上得到解决。

另外，人们普遍习惯“有病上医院找西医”、“无病吃点中药保健”。卫生行政投入，医院的规模和效益，设备条件等方面，中、西医之间有天壤之别。甚至有的人口头上承认中医是科学的，是“伟大宝库”，实际上却把用西医的方法与标准对中医基础理论进行验证、解释、改造，视为中医现代化的基本途径。只承认中医的治疗效果，是经验医学，不承认中药、方剂的基本理论，把从中药材中提取西医认为的有效成分作为发展中药的方向，视“中药西药化”为“中药现代化”，不尊重中医自身的科学规律。这些误区都使得中医的发展面临新的困难，使广大中医工作者对研究误诊和防范规律失去了信心。中医诊断水平得不到提高，这也是中医误诊的社会原因之一。

三、避免误诊的方法

（一）规范诊断标准与方法

1. 规范诊断标准　研究误诊必须以正确的诊断为参照，建立规范的诊断方法和标准，才能真正做到有章可循，不断纠正偏差和谬误。

中医诊断标准的不统一、不规范，成为限制当代中医临床和科研发展的主要障碍。建立一整套具有参照体系的中医病、证、症诊断标准是中医诊断的前提和基础。建立正确的诊断标准，首先要求四诊资料的标准化。第一步应当是“症状的规范化”，对症状内涵的不统一进行规范。将实际含义相同的症状，选定最恰当者作为正名，其余作为别名，尤其是可作为主症的症状。第二步是加快中医诊法客观化进程，充分吸收和应用现代科学技术理论和方法，改进中医诊断的现代化装备，实现多维症状信息的获取、整合，将先进的仪器检查结果赋予中医内涵，避免“无症可取”、“无证可辨”的局面。第三步是各种病证诊断标准的规范化，建立一套符合中医特点又切合临床实际而且具有普遍性的诊断标准。

2. 规范诊断方法　中医诊断手段基本上沿用了传统的四诊方法，缺点是操作不规范，方法不统一，不够精确。现代《中医诊断学》对各种临床诊断方法进行了规范，但还远远不够。目前的中医科研中，许多人致力于中医诊法的现代化和规范化研究，对诊法的规范具有积极的推动意义，对于中医的现代化起到一定的示范作用。因此，就目前来说，我们应当把临床上通用的、已成熟的四诊方法规范起来，尽可能减少人为因素的影响。

（二）提高医生的诊治水平

1. 提高四诊资料的收集能力　首先要重视经典著作的学习，强化中医诊断学基础知识，建立中医的思维观。在整体观念指导下，运用司外揣内、见微知著、知常达变、因发知受的中医诊断学基本原则，熟练掌握四诊、辨证、辨病、病历书写等方法、操作技能等。收集资料时要注意全面、准确，不仅注意阳性症状和体征，还要注意阴性症状及体征的收集，同时可以吸收现代理化检查作为传统的四诊方法的补充，通过对四诊所得资料的综合分析。不仅要掌握一般规律，还要考虑特殊变化，以常达变，做出正确的诊断，才能避免误诊的产生。

2. 提高临床思维能力　要提高临床思维的能力，首先要具有扎实雄厚的医学理论。不单掌握中基、中诊、中药、方剂等，还包括人文科学的学习，还必须对包括现代医学在内的自然科学有较深入的了解，才能使自身的知识结构不断完善，提高对疾病的认识和处理的能力。但是没有实践，任何好的理论也不能很好地发挥作用。实践的过程包括四诊、辨证（辨病）、治疗和总结，因此多接触不同的患者，多参加临床实践，不断地丰富和增加感性认识，使自己的思维建立在丰富的感性认识的基础之上；还可以把别人的经验理论变成自己的认识，力争从本质上把握疾病的全过程，认真分析，找出症结所在，为治疗提供基础。在治疗过程中，还通过对疗效的观察，不断修正诊断结论，善于总结自己和他人的临床经验，避免误诊误治的发生。

第三节　中医临床常见病证误诊案例分析

骆某，年约 40 岁。

素禀阳虚，新感外寒而发，头痛恶寒，饮食无味，脉息小滑，舌苔滑白，病势方张，慎防变重。故用葱豉二陈汤加荆芥、紫苏，疏散风寒以表达之。

鲜葱白 4 枚，淡豆豉 9g，荆芥穗 4.5g，紫苏叶 4.5g，姜半夏 9g，广橘皮 3g

次诊：此药服后忽喘息不能卧，头脑中觉热气上升，小腹左偏作痛，呕吐痰水，畏寒，手指厥冷，脉息沉弱，盖阳虚受寒之病，得发散而阳气益虚也；其头脑中觉热气上升者，脑力素衰，寒气逼龙雷之火上越也；其喘息不能卧者，肺肾两虚，不能纳气也；其腹痛呕吐痰水者，寒气内扰，气血不能通调也；其畏寒手指作冷者，虚寒病之本相也。乃与理中合六君子汤加味。

别直参 3g，炒白术 6g，黑炮姜 3g，炙甘草 2.4g，云茯苓 9g，姜半夏 6g，广橘皮 3g，上猺桂 2.4g，东白芍 9g，五味子 1.8g

三诊：服后喘吐俱平，腹痛亦止，能进稀粥半碗，但仍觉畏寒手冷，益信为阳虚矣！别直参 3g，炒白术 6g，黑炮姜 3g，炙甘草 2.4g，姜半夏 6g。

四诊：午后复诊，则汗止安睡，手足俱转温矣。仍以前方，又进一剂。

自是遂能进粥，遂以六君子汤、资生丸等药，调养半月而痊。

（何廉臣《重印全国名医验案类编》）

按：患者素禀阳虚，外感风寒。初诊医生只见风寒之标实，没有重视阳虚之本虚，用葱、豉、苏、荆辛温发散，使阳气益虚，几乎导致虚阳上越。次诊始悟，虚寒病之本，治以理中汤合六君子汤加味，重点在于温中祛寒，调补脾胃，此属治本之法。此案提示，治病当辨标本，标本兼顾，不可偏废。

下篇　中医诊断学科研思路与方法

第十六章　中医诊断标准专论

第一节　概　　述

一、基本概念

（一）标准概念

标准的定义是：为了在一定范围内获得最佳秩序，经协商一致制定并由公认机构批准，共同使用的和重复使用的一种规范性文件。中医诊断标准研究包括病、证、症以及病案的标准研究。“病”的标准研究包括：病名的规范，疾病诊断标准与鉴别诊断，病种的分化，疾病分类等内容；“证”的标准研究包括：证名的规范，辨证要素的统一，证的诊断标准，辨证体系的建立等；“症”的标准研究包括：症状、体征及检测指标的定义，症的客观化、定量化，症对各病、证的诊断贡献度等；“病案”的标准研究包括：病案书写通则，书写格式，书写内容等。

（二）发展沿革

标准，原意为目的，也就是标靶，后由于标靶本身的特性，衍生出一个“如何与其他事物区别的规则”的意思。中医诊断标准工作并非始自今日，可以说，在中医学中《黄帝内经》就是对秦汉以前中医基本理论的规范，它奠定了四诊及后世辨证学的基础，此外西汉·淳于意的“诊籍”开创了中医规范病案书写的先例，东汉·张仲景《伤寒杂病论》是辨证论治理论体系标准建立的根本。再经过后世不断地推陈出新，现由国家统一编审的教材《中医诊断学》、《中医病证诊断疗效标准》以及国家中医药管理局颁发的《中医病案书写规范》等使中医诊断学的内容更加系统、完整、准确、规范。

（三）标准种类与级别

1. 国际标准　是国际标准化组织（ISO）、国际电工委员会（IEC）和国际电信联盟（ITU）三个国际标准化组织制定的标准；还有，由 ISO 确认并在其标准目录上公布的其他国际组织制定的标准。例如，世界卫生组织（WHO）制定的标准，如果列入 ISO 每年发布的标准目录，则属于国际标准；未列入的属于国际组织标准。国际标准的制定，有一套严格的程序，在世界范围内统一使用，对各国相关领域的标准化工作起着指导作用。如国际标准化组织（IX-ISO）2013年发布的“体外诊断检验系统．糖尿病症管理中自测用血糖监测系统的要求”对糖尿病定义、诊断、检查、评估，血糖监测系统的效率、性能、可靠性、安全性等方面做了详细的规定。

2. 国家标准　是指由国家标准化主管机构批准发布，对全国经济、技术发展有重大意义，且在全国范围内统一的标准。由国务院标准化行政主管部门编制计划，协调项目分工，组织制定（含修订），统一审批、编号、发布。标准代号为“GB”。如1996年发布并使用至今的“职业性哮喘诊断标准及处理原则”指导了全国医疗机构对职业性哮喘的诊断及处理。

3. 行业标准　是在全国中医药行业范围内统一的标准。行业标准由国务院有关行政主管部门制定，并报国务院标准化行政主管部门备案。行业标准是对国家标准的补充，是专业性、技术性较强的标准。它的制定不得与国家标准相抵触，同一内容的国家标准公布实施后，相应的行业标准即行废止。标准代号为“HB”。如国家中医药管理局1994年发布施行的“中医儿科病证诊断疗效标准”，规定了中医儿科33个病证的病证名、诊断依据、证候分类、疗效评定，广泛适用于中医临床医疗质量评定、科研与教学。

4. 学会标准　是指中医药学术团体制定的标准，由全国中医药科学技术工作者和管理者及中医药单位自愿结成并依法登记成立的全国性、学术性、非营利性的法人社会团体自主组织、制定并发布。它是在国家标准、行业标准基础上的深入与细化，因其修订与更新较上级标准迅速，更适用于医疗机构的临床应用。各学会标准的代号多有不同，“中医药学会”即以首字母“ZYYXH”标示。如中华中医药学会2010年发布的“中风病诊断标准”即详细制定了各类型中风的证候分类、诊断依据与处理原则。

（四）标准选用原则

1. 权威性　为了对标准执行形成一种自愿的服从和支持，使人对结果不产生怀疑，这就要求标准选用需具有权威性、约束力，一般以国际、国家标准、专业学会标准，或参考临床公认的中医诊断标准为优先。选择权威标准，对临床研究的正确科学实行以及检验都具有重要意义，研究结果也更容易被中医药行业所认可。

2. 普遍性　确定诊断标准是中医辨证论治的技术规范，其目的是为了使临床辨证有章可循，以提高临床辨证水平，推动整个中医学术的发展，而不是约束、限制和影响辨证论治，更不是框定医生的眼目和手足，而是要普遍实用，易为临床医生掌握运用，并能在较快的时间内推广和执行。

3. 同一性　中医诊断标准虽然有国家、行业、学会等的不同，但它都是继承中医基本理论，结合临床实际，由专家精斟细酌而来，其最基本的立足点是相同的，对标准的执行同样具有约束力。具有同一性的标准是能够共同存在的，这就要求我们根据具体需要选择更符合实际、更方便执行的标准。

4. 继承性　为了保持中医学术的延续性、完整性，选用的证候标准必须符合中医的理论和公认的经验，一般应具有文献学的依据，能体现中医的特色，反映历代医家的经验精华。因此，对于历代沿用，至今仍能有效指导临床实际的证型及其内容，都应继承下来，并进一步使之规范。

二、中医诊断标准研究发展概况

（一）标准研究进展

规范化、标准化，是科学研究的基础，也是一门学科成熟的标志。但长期以来，中医辨证的模糊性持续影响了临床与科研的准确性及科学性，阻碍了中医药研究的发展。加之当前中医教材对病的认识仍停滞不前，仅满足于临床常见病种的总结；随着西学东渐，中医理论歧化的现象普遍存在；中医诊断表述模糊抽象、不规范之处甚多，临床运用往往各随意取；中医诊断微观化、计量诊断等内容百花齐放，但其内涵和外延尚未能确定，临床操作亦无范本可循。因而不论是继承中医学术、临床诊疗方法，提高中医临床诊疗的效率，还是规范中医临床基本医疗活动，都需要一个统一的、规范的诊断标准。

中医诊断标准研究经历了从宏观到微观，从直接到间接，从定性到定量的发展过程。早期诊断标准多是古籍归纳、文献整理或小范围专家经验判断的结果，内容和形式上以定性诊断为主，通过叙述方式列出相关临床表现，或采用主要依据、次要依据及主症、次症的表述形式，存在辨证依据不全面、形式简单，难以反映临床实际等缺陷。随着研究的深入，在模糊定性基础上建立了症状分级计分的半定量诊断方法，又引入权重概念量化症状重要程度，初步建立了定性与定量相结合的证候诊断标准雏形。近年随着“微观辨证”的提出以及数理统计和数据挖掘技术的广泛应用，在文献研究和专家经验的基础上开始注重临床资料的收集与分析，除单纯望、闻、问、切的症状掌握方式外，更加重视结合现代医学检查手段，减少因辨证的主观性而引起的诊断偏差，而通过对“证候标准”的客观把握，又有助于提高中医疗效的显示度。此外，为使望、闻、切诊等的资料客观化，又研制和引用了一些用于中医诊断的仪器，如脉象仪、舌象仪、色差计等，使部分诊断手段得以脱离主观化。目前，中医诊断标准处在经典辨证诊断与现代诊断体系相互融合的磨合期，对于证候量化诊断标准的建立也逐渐明朗。

（二）标准研究的意义

规范化、标准化，是科学研究的基础，也是一门学科成熟的标志。长期以来，中医辨证存在着一定的模糊性，临床上因为医生经验不同而产生辨证差异，科研中也因遵循不同辨证标准而出现不同的结果，这严重影响了科研的准确性及科学性，阻碍了中医药研究的发展。中医诊断标准的建立在当前显得尤为重要，第一是当前中医教材等对病的认识停滞不前，仅满足于临床常见病种的总结，历史上许多中医病名已被多数医生漠然置之，而证候诊断规范繁多，形成了重证轻病的不正常现象；第二是随着西学东渐，中西医学理论相互交贯渗透，当前中医理论混乱、歧化的现象普遍存在；第三是中医诊断确有许多表述模糊抽象、不规范之处，且内容交错，理解各异，临床运用不知其所又各随意取；第四是中医诊断微观化、计量诊断等内容百花齐放，但其内涵和外延尚未能确定，临床操作亦无规范。因此，不论是继承中医学术、临床诊疗方法，提高中医临床诊疗的效率，还是规范中医临床基本医疗活动，都需要一个统一的、规范的诊断标准。由于中医诊断体系自身的独特性，标准化工作是一个任重而道远的过程，而且标准的制定完成也绝非一劳永逸，随着时代的发展，环境、社会、人文的影响，疾病也逐渐发生变化，相应地诊断标准也要随之调整，以更好地适用于临床。当然，中医药标准的起草、制定和修订，实际也是对中医药学术进行整理、研究和提升的过程，对推动中医药学术发展具有重大意义。

（三）标准研究存在的问题

1. 标准难于统一　现在中医药的标准很多，有国家层面的，行业的，学会的，但彼此隔绝或不协调的情况普遍存在。此外标准的权威性不同，主管不一，各自为政，以致内容不统一，出现新的不规范。如国家中医药管理局统一组织编审的普通高等教育中医药类规划教材、作为中华人民共和国国家标准的《中医病证分类与代码》和作为中华人民共和国中医药行业标准的《中医病证诊断疗效标准》以及各种中医辞典等，其所列病证及具体内容各有出入，必然影响应用。

2. 权值主观性强　权重即根据相关症状对某证贡献程度的大小赋予不同分值，不同的权重反映不同症状的主次关系。中医辨证主要凭借人体感官获取的病理信息和医者的经验与分析思维能力，主观因素较多，缺乏行业认可的统一方法，导致诊断结论差异较大，灵活有余而规范不够。临床上，相关因素对诊断证候所起的作用并不完全一致，某一证候可根据一项相关因素即可诊断，即"但见某症即某证"，但有时也需要几项相关因素同时具备才能诊断。即是说，证的不同相关因素对诊断此证的贡献并不完全相同。因此我们引入权重概念，量化各指标的重要性，使诊断更加客观。但目前权重赋值大多来源于文献研究、专家经验，往往缺少循证医学及临床证据，这又使我们引入权重概念的价值难以实现，而以此为依据制定的标准也有待商榷。

3. 结合临床不足　证候的诊断标准是否客观地反映临床实际，取决于临床辨证资料与实际临床的符合程度，程度越高，诊断标准就越有应用价值。而就目前所进行的相关研究来看，建立的诊断标准并不能完美适用于临床，追其根源，是由于单纯依据文献记载、专家经验或部分临床资料来明确候选相关因素，很难保证据此筛选的相关因素能全面涵盖证候在临床上的实际表现。在研究方法上，也尚未明确哪些方法可以完全适用于中医本身，相对客观化的数理统计方法很难准确把握中医整体性、宏观性、随意性的特点，研究本身可能存在着系统误差，导致同一疾病证候诊断标准纷乱。

三、中医诊断标准研究的基本内容

（一）证的宏观诊断标准

所谓"宏观辨证"，实际上是指运用中医传统的辨证方法，从观察入手，以"四诊"为手段获取临床信息，进而根据中医理论和证候标准，判断其现属病位及病性，把有关的临床信息归属于相应的类别的诊断过程。宏观辨证是历代医家在几千年持续临床实践中逐步总结形成和发展起来的，为中医防治疾病发挥了重大的作用。即使在科学技术高度发达的今天，仍有效地指导着中医临床实践。它建立在宏观认识问题的基础上，重点运用整体及发展的观点去把握机体与疾病的关系，在宏观、定性及动态方面有着独到之处，能基本把握住疾病的本质。

"证候宏观诊断标准"的建立是证候研究中一项最具基础性的工作，不论是中医药的疗效评价、证候临床研究，还是证候微观研究，都是以宏观辨证是否"准确"为前提的。证候宏观标准具有能准确地将患病人群的这一状态与其他人群的另一状态区别开来的特性，它强调辨证的规范性内容，其方法论依据"有诸内必形诸外"，因而可以"司外揣内"地来认识疾病。因此，证候宏观标准一旦建立并被使用，应具有"金标准"的性能。例如缺血性中风风痰瘀阻证的宏观诊断标准为：主症：半身不遂，口舌歪斜，言语謇涩或不语，感觉减退或消失；次症：头晕目眩，痰多而黏，舌质黯淡，舌苔薄白或白腻，脉弦滑，临床据此多可得出诊断。

（二）病证结合诊断标准

病是对疾病全过程的特点与发展变化规律所做的概括，属于纵向掌握病情；证是对疾病当前阶段的病位、病性等所做的结论，即从横向认识病情，由于病与证对疾病本质反映的侧重面有所不同，所以中医强调要将“辨病”与“辨证”结合，既抓住疾病的基本矛盾，又重视当前的主要反应。在辨病基础上辨证有利于缩小辨证范围，先辨证后辨病则有助于对疾病全过程和本质的认识。随着中西医的融合渗透，病证结合又多了一种理解，即是借助现代医学理论和科学技术，对已被西医确诊的某一疾病，按照中医辨证论治规律，将其发展过程中各阶段所表现出的中医证候加以判别，然后据以立法处方，作为主治该疾病在此特定证候时的基本方法。此种模式的形成一方面是由于历代文献对病名的记载不多且缺乏统一性，二是现代医学借助先进的科学仪器对疾病做出了明确的诊断，可以弥补中医在诊断、疗效评价等方面的缺陷。如肾炎浮肿消退后的尿异常，若不结合疾病总体考虑，恐将陷入无证可辨之境，这不可否认是中医的局限性，而此时将病证结合即可弥补这一缺陷。

病证结合的形式有两种，一是中医辨证与中医辨病相结合，二是中医辨证与西医诊病相结合。这两种结合形式都有其各自的优缺点，前者按照中医传统思维模式诊治疾病，保持了中医特色，但中医的病往往涉及多种西医疾病，临床分型较多，灵活多变，掌握难度较大。同时，又由于其未采纳现代医学的客观检测指标，有发生误诊和误治的可能，也不能确切地判定疗效；后者将传统中医与现代医学有机地结合在一起，取长补短，在明确西医病名之后，从中医角度进行辨证，治疗中既针对西医的病又针对中医的证，同时客观指标的应用又提高了诊断和疗效判定的准确性。近年来研究者们对西医疾病中医证候规范进行了大量的研究，在证的构成与分布、证候所属特征性的症状体征、证候的辨证量化、证的诊断标准、证候要素、微观指标辨证等方面均取得了丰硕的成果。

（三）以证素为基础的诊断标准

证素即辨证的基本要素，是通过对症状、体征等临床证候的辨识而确定的病理本质，包括“病位要素”及“病性要素”。证素辨证体系是朱文锋教授在继承以往辨证经验的基础上，约定病、证、证候、辨证等概念，分析总结辨证的规律与方法，统一诠释辨证内容，创立的新的辨证方法。通过证候-证素-证名之间，形成复杂的三阶双网结构，遵循“根据证候，辨别证素，组成证名”的辨证规律，全面收集临床证候，并使之规范，选定通用证素，明确证候与证素之间的复杂关系，由病位证素与病性证素灵活组成各种规范证名。在辨证思维过程中，应突出3个环节，即证候（症状、体征等临床信息）的获取，然后是证素的识别，最后判断出证名。如头晕、目涩、胁痛、烦热、脉弦细数等为主要表现，可提取出病性证候要素阴虚和病位证候要素肝，从而组合成证名肝阴虚证。

目前，共提取出基本证素（包括病位、病性证素）约60项。其中病位证素约30项，分空间性位置和层次（时间）性位置。空间性病位有表、半表半里、心、心神（脑）、肺、脾、肝、肾、胃、胆、小肠、大肠、膀胱、胞宫（精室）、鼻、耳、目、肌肤、筋骨、经络、胸膈等；层次（时间）性位置有卫分、气分、营分、血分，太阳、阳明、少阳、太阴、少阴等。病性证素约30项，主要有风、寒、暑、湿、燥、火热、毒（疫疠）、脓、痰、饮、水、食积、虫积、气滞、气闭、气虚、气陷、气不固、血虚、血瘀、血热、血寒、阴虚、亡阴、阳虚、亡阳、阳亢、阳浮、津液亏虚、精髓亏虚等。临床上证候千变万化，但证候要素（证素）的数量却是有限的，这极大地简化了中医辨证、诊断的步骤。

证素辨证是对中医辨证论治普遍规律的认识，它确立了中医学临床辨证论治“共性辨证”的基本原则和基本元素。证素辨证先采用“降维”的办法，把复杂的证候分解成较为简单的证素，再采用“升阶”的办法，进行证素组合，建立证候诊断标准，具有非线性的特征，符合证候复杂、多变、动态的特点，解决了以证型为研究单位过于繁琐的弊病。同时综合中医以往多种辨证方法，将传统中医的模糊定性化为定量分析，以贡献值体现重要性，以主要矛盾观处理证素证型之间的关系，反映质和量的哲学关系，避免主观因素影响，更具客观性和准确性，并能减少盲目性及工作量，便于临床操作，对临床、科研和教学均有直接指导意义。因此，创立以证素为核心的辨证体系，对中医的临床研究、发展、普及以及走向世界意义重大。当然，证素辨证体系也并非绝对客观，这在于运用当前的数理统计方法很难做到恰好将临床四诊信息分成病性要素及病位要素，然后直接命名，部分需人为进行拆分成证素，因此证素研究也还需不断深入与发展。

（四）以单证为研究单元

一般认为单证是介于证素和证型之间的研究单元，是病位证素与病性证素的有机组合形式。将单证作为研究单元，即先按照组合规律将病性与相应的病位组合成单证，然后秉承证素辨证体系“降维升阶”的思想建立证候诊断标准。一方面将证型拆分成单证，比原来的证型少，达到了降维升阶的效果；另一方面先将病性与病位进行组合，避免了证素组合的不确定性。

传统辨证分型采用的复证模式往往会造成辨证分型混乱，证名纷繁杂乱，难以统一；同时还会影响主症与次症的判别，造成临床辨证过程中分型的僵化，如在某研究中，证候类别有气阴两虚和气血两虚，两者均包含气虚，但临床中气虚未必与阴虚、血虚互见，它可以单独存在，若遇到单纯气虚的患者，研究者为了适应其制定的辨证标准，常人为去掉一些不符合其辨证标准的临床信息，有削足适履之嫌，使研究丧失了一定的客观性，而单证模式可以弥补这些缺陷。单证证候诊断标准主要以证为研究对象，不关注疾病的类别，不受病的约束，如血瘀证、气虚证的诊断标准等，这类诊断标准属于“异病同证”的共性诊断标准。临床疾病表现错综复杂，在目前对许多疾病认识不清且缺乏针对性治疗的前提下，单纯的辨证论治可以填补无病可辨的不足。采用单证分类，证候命名更为规范，概念界定严格，无相互交叉及重复；其次，它克服了证候要素的缺陷，确保了相同病性在不同病位中的特异性特征，同时也保证了同一病位中不同病性的差异性。但是辨证论治的范围毕竟不能无限扩大，相同的证候在不同的疾病中因病的特殊致病因素、疾病在脏在腑的生理病理特点的差异而表现出来的辨证依据亦有差别。单证也存在难以反映靶病位与本病位差异性以及证候间联系与演变规律的缺点。若肝火犯肺证，显然其中有两个病位：肺和肝，而其中肺是靶病位，肝才是本病位，是我们要进行治疗干预的病位，而单证恐就难以体现。

（五）病案的规范标准

病案是有关临床诊疗的书面记录。2000 年国家中医药管理局医政司颁布的《中医病案规范》将中医病案划分为“医案”和“病历”，两者虽然都是有关患者的临床资料、诊断依据、治疗方案、疗效观察、总结认识的真实记录，但在写作形式、具体内容和写作要求上都有所区别。“医案”，强调“案”字，突出心得体会和学术思想，据“案”而多有发挥，形式多样又较注重文辞修饰；“病历”，强调“历”字，突出诊疗经过，写作及时，注重详实客观，必须按统一格式书写，不强调文辞修饰。

现代医案的研究工作多包括个案形式记述以及医案整理两方面。因医案形式不拘，注重发挥，过分要求标准规范多会局限其发展，故个案书写在遵循内容真实、资料完整、书写规范、符合医学理论的前提下，可不强求整齐划一。而在医案整理工作中，广大学者在辨证论治规律、医家经验总结等方面做了大量的研究，但由于中医古今医案浩如烟海，传统人工整理研究方式过于耗时、耗力，限制了整体工作的开展。随着计算机技术的不断发展与成熟，运用现代化信息技术来收集整理医案，已成为一种新的方式。目前，已经出现了一批有一定规模的中医医案数据库，如北京的中医医案数据库，上海的古今医案查询统计分析系统，但这些系统更多的用于查询，而山东的中医历代医案数据库虽然借助自制医案录入程序进行医案数据录入，并对有关内容进行统计分析，但结论仍较为单一，距离人们设想的建立大型、齐全、成熟、开放的具有分析功能的中医医案数据库还有很长一段路要走。

病历是医务人员通过问诊、查体、辅助检查、诊断、治疗、护理等医疗活动获得有关资料，并进行归纳、分析、整理形成的医疗活动记录，包括门（急）诊病历和住院病历。病历是保证患者得到正确诊断治疗的先决条件之一，也是复诊、转诊、会诊的重要参考资料。它作为第一手信息资料，对医疗、科研、教学、司法等工作起着十分重要的作用。目前中医病历多参照《中医病历书写基本规范》（2010年版）书写。除强调书写规范之外，各家医院也会以标准为基础结合自身条件制定病历质控系统，分解细化终末病历质量控制指标，制作成一级监控，即病历回收完整性；二级监控，即病历书写内涵性；三级监控，即专项性检查；四级监控，即医学逻辑性的质控标准，分级对终末病案进行质控。依照分级细化后的标准，逐层评价病历质量，分层面找出关键问题和薄弱环节，逐个分阶段予以纠正。当然，在医院发展中重视病历书写质量的同时，还应关注病历信息管理的学术、学科建设和持续改进，促进病案信息的充分利用。

第二节 研究方法

一、多元统计分析

（一）基本含义

多元统计分析是从经典统计学中发展起来的一个分支，是一种综合分析方法，它能够在多个对象和多个指标互相关联的情况下分析它们的统计规律。对于中医证的诊断与鉴别诊断，寻找灵敏度高、特异性强的中医实验数据，探讨中医药治疗方法和疗效评价等都具有一定应用价值。主要内容包括多元正态分布及其抽样分布、多元正态总体的均值向量和协方差阵的假设检验、多元方差分析、直线回归与相关、多元线性回归与相关（Ⅰ）和（Ⅱ）、主成分分析与因子分析、判别分析与聚类分析、Shannon信息量及其应用，简称多元分析。当总体的分布是多维（多元）概率分布时，处理该总体的数理统计理论和方法，是实现中医证候定量化、规范化的重要手段。

（二）基本方法

1. 典型相关分析　是研究两组变量之间相关关系的一种多元统计分析方法。在证候研究中为了揭示证候的实质，将证候变量和相应的客观指标看做两组变量，不必根据患者的证候信息先进行证型判断，消除了证型判断的主观性对结果的影响，其分析结果是一定的证候信息组合与一定的客观指标组合具有相关性，在实际临床运用时医生即可通过对患者证候信息的了解推测其客观指标的变化情况，其结果容易在临床推广。

2. 多元线性回归分析　是研究一个应变量与多个自变量之间线性关系的统计分析方法。对于几个具有不确定关系的变量，相关分析可以对这些变量是否相关做出定性判断，对其相关程度做出总的定量描述，但是如何通过自变量的值去估计和预测因变量的发展变化，则需要用回归分析。它能分析因素的相对重要性，找出对应变量影响最大的关键因素，因此常被用于筛选对证候诊断及鉴别诊断影响较大的指标。

3. 聚类分析　是一种探索性的研究“物以类聚”的数理统计方法。其输入是一组未分类的记录，且事先不知道如何分类及分成几类，通过分析数据，确定每个记录所属的类别，把相似性大的对象聚集为一个类。中医辨证施治的过程中，四诊信息量非常大，临床诊治难以取舍，而众多医家对同一病种的辨证分型亦不相同，为了明确各分类证候的属性，可以在大规模流行病学调查的基础上，采用聚类分析对收集到症状、体征的属性进行归纳和分类，然后依据专业知识找出比较公认的中医证型。但是在聚类分析中，如果病例数偏少会影响证候归纳的精确性，而且聚类分析并不能确定到底该分成几类比较合适，中间需介入主观因素，凭借经验来确定合理的类别数。另外，聚类分析是对指标进行单一归类，不能使同一指标在不同类中体现，而中医认为一个症状可以在不同的证候下出现。这些不足之处限制了聚类分析在中医证候分类中的深入应用。

4. 判别分析　是用于判别个体所属群体的一种统计方法，其基本思想是根据已掌握的一批分类正确无误的样本，根据特定测量指标，建立判别公式和准则，用于判别任意一个已知特定测量指标取值但分类未知的个体应归属于哪一类别。判别分析方法有许多种，用于计量资料的有 Fisher 判别法、Bayes 判别及逐步判别分析法等，用于计数资料的主要有最大似然法等。判别分析多建立于“历史经验”基础之上，样本的原始分类必须准确无误，否则得不到可靠的判别函数，判别分析中所用的样本资料视为总体的估计，所以要求样本要足够大，并有较好的代表性。

5. 主成分分析　是考察多个数值变量间相关性的一种多元统计方法。将原来众多具有一定相关性的指标，转化为一组新的相互独立的综合指标（主成分），根据实际需要，取几个主成分尽可能充分地反映原来指标的信息，从而在保存主要信息的前提下，简化数据结构和解决共线性问题。在证候的规范化研究中，主成分分析能探索症状和证候之间的相互关系，分辨出证候的主要症状和次要症状。同时，还可以进一步利用主成分进行聚类分析及回归分析。

6. 因子分析　可以看做主成分分析的推广，目的是在所有能测量的变量中，根据这些变量内部的相关性大小将变量分组，每一组引入一个因子来归纳分组后某一方面性质，称为公因子，用公因子解释原变量之间的相关性，从而实现对不可测因素的探索分析。因子分析模型中公因子彼此间若不相关，则称为正交模型；若相关则称为斜交模型。由于一种症状可以表现为多种证候，而且证候间是相互关联的，因此在应用因子分析时，往往采用斜交模型。作为一种非线性的多元分析方法，因子分析是建立在数据的正态假设的基础上，如果偏离正态假设，结果可能产生畸变。因此，还应当做基于多中心、大样本、前瞻性基础的证候调查。中医证候是一个复杂庞大的系统，其内部四诊之间相关又不相同，运用因子分析可以将复杂的高维证候信息降维，从而探讨其内部的基本构成与本质特征，因此因子分析广泛应用于中医证候的研究。

二、辨证元计量诊断

（一）基本含义

辨证元计量诊断法由证素辨证体系发展而成，将证候有机地组合形成最小的辨证单元——“辨证元”，在此基础上构建其相应的数学模型与算法，根据“辨证元”的运算过程（“叠加”与“激发”过程）对待诊断的证候群进行证型的诊断判定的一种计量诊断方法，既能体现中医辨证的整体观，又能对辨证元素进行客观的量化。该法以辨证因子与证型之间的基本关系为推理基础，以中医辨证的整体性与客观性为指导原则，能够对证型的判定进行适当的模糊性与精确性控制，将此模型用于中医计量诊断具有一定的科学性。

辨证元由若干辨证因子组成，辨证因子即证候，包括症状、体征或舌脉等。诊断性质是指证型的病位（包括心、脑、肺、脾、肝、肾、胃等）、病性（包括风、寒、暑、湿、血虚、阴虚、亡阴、阳虚等）等属性。所有的辨证元都是在一定的辨证域下产生的，辨证域取决于已知的、确定的辨证知识域，辨证知识域包括标准辨证知识、经验辨证知识、统计辨证知识、发掘辨证知识等。

（二）基本方法

辨证元计量诊断对证型的判定过程可分为辨证元的判定、权值计算、运算推理三个步骤，即对于待诊断的辨证因子群（症候群），“辨证元”模型将辨证因子有机地组合形成属于若干证型的“辨证元”，并按照一定的规则计算它们的代表权值，对辨证因子群产生的所有“辨证元”进行“叠加”与“激发”运算，使各证型的辨证元群权值发生变化，最终通过比较所有证型的总权值进行证型的判定。

同类叠加是指同一个证型内的辨证元能够“叠加”，叠加后的权值等于它们原权值之和。例如辨证元“心悸、潮热”与辨证元“心烦、舌红少苔、脉细数”都属于证型心阴虚的辨证元，可进行叠加运算。异类激发是指两个不同证型的辨证元或辨证元与辨证因子之间组合，能够产生第三方证型的新辨证元，新辨证元的权值比原辨证元权值高。例如“脾胃气虚”的辨证元遇到“阳虚”辨证因子时，能激发产生“脾胃阳虚”的辨证元；“心阳虚”的辨证元遇到“肾阳虚”的辨证元时，能激发产生“心肾阳虚”，此时“心阳虚”的辨证元与“肾阳虚”的辨证元属于相交、并列的关系，它们与“心肾阳虚”的辨证元属于递进关系，“心肾阳虚”的辨证元称为它们的子级辨证元，它们则称为父级辨证元。通过辨证元的叠加与激发运算，将得到每个证型的总权值。

在实际临床辨证中，患者任意复杂的病情均能够由众多的辨证因子组合构成，主要包括以下两种基本辨证状态：单纯证型与复合证型。证型的最终判定是基于各证型总权值的比较，根据权值的大小对证型进行排序，尚需要对前几位的证型进行区分系数的计算，区分系数表示症候群对两个证型之间的隶属程度的距离，当区分系数低于临界区分值时（通常接近于零），表明辨证元能同时映射为多个证型，最终判定的辨证状态为复合证型；否则权值最高的证型判定为最终诊断结果，此时结果属于单纯证型。当区分系数趋向于无穷大时，则表明症候群非常典型。但当辨证因子群较离散时，可能导致可信系数与区分系数同时偏低，甚至无法构成辨证元，这将导致证型的“多义性”或无法辨证。该模型尝试将中医的辨证论治和整体观融于一体，具有一定的可取之处，但模型还处于初级阶段，存在许多不足之处，尚待进一步完善与改进。

三、量表规范中医辨证

（一）基本含义

量表是由若干问题或评分条目组成，通过测量或询问研究对象的某些特征、感觉、态度和行为而获得的定性的或定量的主观度量数据的标准化测量表格，其编制主要包括条目的筛选和条目的赋值。量表的作用在于力图科学和精确地测量一些较抽象的或综合性较强的概念。诊断量表用于对目标进行定性或无序分类，其典型代表是基于计量诊断理论的计量诊断表格，诊断的过程实际上是一个分类判别的过程。

量表具有客观、量化等特点，针对中医四诊信息、证候归纳过程中出现的主观性强、缺乏标准的特点，引入量表思想，建立中医四诊信息和证候量表，为中医诊断、证型确定、疗效判定等标准化研究提供了新的技术方法，保证了研究资料的齐同性和结果的可比性，为中医研究的客观化、标准化和规范化提供了新的思路和方法，也促进了中医药的现代化、国际化发展。目前采用的量表，多源于国外比较著名或经过研究者改进的量表，或加上中医的部分症状积分，而采用自制中医辨证量表的还很少。随着中医量表研究的不断深入和发展，中医量表作为测评工具逐渐被临床医生接受和应用。但由于目前尚缺乏国家统一的标准，造成了目前中医量表编制和应用中存在随意和不规范性。

（二）基本方法

1. 条目的筛选　采用主观筛选法和客观筛选法相结合的策略。主观筛选最常用的是专家咨询法，又称德尔菲（Delphi）法，即依据系统的程序采用匿名发表意见的方式，专家之间不得互相讨论，只能与调查人员沟通，通过多轮次调查专家对问卷所提问题的看法，经过反复征询、归纳、修改，最后汇总成专家基本一致的看法，从而对问卷问题做出定性和定量相结合的预测、评价。客观筛选法又分离散趋势法：从敏感性角度筛选条目，若条目的离散趋势小，说明该条目评价时区别能力差，应舍弃；相关系数法：从代表性和独立性角度筛选条目，计算每个条目与其所在维度的相关系数，并对相关系数进行假设检验，保留相关系数绝对值大（一般认为＞0.4），且假设检验有统计学意义的条目；因子分析法：从代表性角度筛选条目，做因子分析前要先进行 KMO 和 Bartlett 球形检验，判断是否适合做因子分析，进行因子分析时，根据因子负荷大小考虑各个因子主要由哪些条目组成，选择各因子中负荷较大者作为入选条目，多数采用因子负荷≥0.4 作为入选标准；聚类分析法：先对各条目进行 R 型聚类分析，然后从聚为一类的相似条目中选出有代表性的条目，保留包含 2 个条目和 1 个条目的领域；重测信度法：是从稳定性的角度进行条目筛选，对每个对象先后测量 2 次，时间相隔 1 周，计算每条目 2 次得分的相关系数，保留相关系数高的条目。此外还有回归系数法、区分度分析法、克朗巴赫 α 系数法等。

2. 条目的赋值 包括数学模型赋权和专家经验赋权。计量诊断表最常用的数学模型为判别分析模型，常用的判别分析方法有 Fisher 判别、最大似然判别、Bayes 判别和 Logistic 判别 4 种。最大似然判别基于独立事件的概率乘法定理，而 Bayes 判别需要建立多个判别公式而比较计算结果。此二者运算量较大，操作相对复杂，相比之下 Fisher 判别和 Logistic 判别更适于作为诊断量表的数学模型。

3. 诊断条件（界值）的确定 在实际应用中，诊断量表的诊断能力与诊断临界值的选取有关，同一种检测方法，采用不同的诊断临界值则有不同的灵敏度和特异度。因此，结合诊断能力评价找到最佳的诊断阈值是确保模型诊断能力的有效手段。受试者工作特征（ROC）曲线常用于确定诊断指标的临界值。在诊断量表的编制当中，可以通过 ROC 曲线确立诊断模型的诊断界值，然后根据实际需要将诊断模型的判别系数权重和诊断阈值取整，作为量表条目的最终权重和诊断阈值。

4. 信度和效度检验 在诊断量表建立之后，为了使制定的量表能够客观、真实地反映研究的问题，应该对其进行回顾性与前瞻性验证，判断其准确性与适用性。信度是指样本反映真实情况的可靠性，即通过调查所得的数据资料反映所要反映的对象的真实、准确程度。效度是指量表能否有效测定所打算测定的内容或量表的测定结果与预想结果的符合程度。通过收集临床资料选取符合疾病诊断标准及纳入标准的患者进行临床调查，通过信度和效度检验对条目进行评价、舍弃，使量表得到进一步的优化，以能更好地反映不同临床证型的基本特点。

四、基于熵的复杂系统分划

（一）基本含义

基于熵的复杂系统分划方法是信息论中熵方法和熵语言在非线性相关模式识别领域的具体应用，该方法遵照数据的内在联系，不对数据做刚性先行分割，依据数据内在关联进行自主聚类，可以无监督地处理多变量、多层次上的复杂数据，对于提取中医证候相关症状并分析症状之间的非线性相关关系具有重要应用价值。基于熵的复杂系统分划方法在中医证候研究中的应用，是通过信息熵的关联度实现的，它可以度量变量之间的任意统计相关性，对变量的分布类型没有任何特殊要求。把密切相关的症状置于同一个集合中，而这样的症状集合正是中医理论下证候的内涵体现。

（二）基本方法

收集符合入选标准并知情同意的某疾病受试者数名（根据实际需要确定不同人数），随机安排按 3∶1 分为运算组和考核组，运算组用于建立证候量化诊断标准，考核组用于量化诊断标准的前瞻性检验。文献检索该疾病相关诊断信息，对采集到的资料进行修改、合并、删除等初步整理，所保留症状均使用规范症名，并对每一症状含义做出明确定义。根据文献研究筛选的中医证候信息条目池制定专家问卷，采用德尔菲分析法进行多轮专家咨询，综合专家问卷调查结果确定进行临床调查的中医四诊信息。制定临床调查表，询问所有受试者，将受试者数据及时、完整、正确、清晰地填入调查表。对收回的运算组受试者调查表用 Epidata3.0 建立数据库，用 Excel 对数据进行归类并量化赋值，二分类指标变量如脉象记 0（无）、1（有）；等级指标记 0（无）、1（轻）、2（中）、3（重）。采用 Matlab 工程软件进行数据处理，应用基于熵的复杂系统分划方法对数据进行分析，按症状聚堆结果，提取中医症状信息，归纳基本证型，计算基本证型中症状贡献度。对症状赋分，计算基本证型中症状总积分，以基本证型症状得分做检验变量，专家辨证做状态变量，将数据输入 SPSS 统计软件，利用诊断性试验 ROC 曲线分析结合专业知识确定各基本证型的诊断阈值。将运算组建立的量化诊断标准用于考核组患者诊断，参照专家辨证结果，进行诊断标准的前瞻性检验。

第十七章　中医诊断学科研选题专论

科学研究是人们认识客观世界的一种探索性、创造性活动，它的目的就是要发现前人没有认识或没有完全认识的客观事物及其发展规律。科研选题则是开展科学研究的第一步，它既是科研工作的起点，也是科研工作的目的。中医诊断学科研选题在中医诊断学科研实践中是具有战略意义的第一步，是决定中医诊断学科创新发展的关键环节。中医诊断学研究必须紧紧契合中医“整体观念”及“辨证论治”的基本特征，立足于中医学整体、动态、个体化的思维模式。只有遵循中医的原创思维，切实避免科研选题偏离中医思维的方向和与临床脱节现象，才能充分发挥科研助推临床的作用，真正推动中医诊断学理论与实践的创新发展。

第一节　概　述

中医诊断学科研选题是中医药科学研究的一部分，它既具有基础研究的属性又具有应用研究的属性，是联系中医基础理论研究和临床各科研究的桥梁。全面理解中医诊断学科研选题的概念、现状及其发展趋势，有助于整体把握中医诊断学科学研究的方向及发展趋势。

一、基本概念

（一）科研选题

科研选题是指形成、选择及确定所要研究和解决的课题，即提出研究问题，确定研究目的及研究内容，形成科学假说的过程和方法。选题是每一项科学研究的主导思想，它决定着该项研究的设计及全过程，包括研究对象的确定、研究方法的选择、观察指标的选取、研究资料的处理等各个环节，是科学研究中难度最大的一步。所以，更需要具有远见卓识的权衡与决断。

（二）中医诊断学科研选题

中医诊断学科研选题是以中医基本理论为指导，运用传统或现代科学的方法、手段，在中医诊断学学科领域内，确定准备探索的研究课题的过程。中医诊断学是连接基础学科与临床学科的桥梁。作为中医学的枢纽学科，中医诊断学的研究水平直接关系到中医学的发展及临床疗效的提高。而中医诊断学研究是否取得突破性进展是由该领域科研选题的水平所决定的。因此中医诊断学科研选题是整个中医学研究带有方向性的关键决策，它直接关系到中医学的发展及现代化水平。

二、中医诊断学科研选题发展概况

中医诊断学的发展，经历了从零散的经验总结到系统的理论提升的过程。长期以来，通过不断研究和探索，中医诊断学学科理论体系已不断走向成熟和完善。

（一）科研选题的进展

1. 四诊客观化研究　望、闻、问、切是中医学获取临床资料的主要途径。近几十年来，许多科研工作者吸取和借鉴现代多学科思维、理论和技术，从文献、临床和实验等不同角度在四诊客观化方面开展了大量的研究工作。为了实现四诊方法的客观化、可视化，研究者们研发出各种现代仪器，试图替代或延伸中医“四诊”诊断方法，如运用光学或光电理论进行面部摄片研究面部望诊，应用显微镜、裂隙灯等设备研究目诊，运用舌诊仪、图像分析系统等研究舌诊，运用脉诊传感器、模式示意图等研究脉诊等。这些研究对中医四诊客观化研究进行了可贵的探索，也获得了一批研究成果，如舌诊仪、脉诊仪、物理测色仪、脉搏信号采集及分析系统等。

四诊客观化研究取得了一定的进展，但也存在一定的不足。中医“四诊”仪器的替代研究虽然可部分实现病情资料采集的客观化，然而，已有的“四诊”仪器替代技术在彰显中医基本理论方面“力不从心”，且大部分仪器只能部分模拟医生的望、闻、问、切过程，难以体现中医诊断学丰富的人文学、哲学、心理学、辩证法思维的科学内涵。如基于光电理论的面部色诊技术虽可区分面部色调的差异，但对面部光泽的辨别却存在明显不足，而对于中医色诊临床而言，辨“泽”往往比辨“色”更重要。就脉诊客观化研究来说，目前已研制出各种脉象检测仪，但这些仪器所复制的脉象难以完全涵盖脉象的至数、长度、宽度、力度、流利度、紧张度、均匀度等脉象构成要素，因此至今还没有一种脉象仪能全面、准确地反映脉之位、数、形、势等综合信息；在脉象形成机理上，研究大多只局限于脉象与循环系统的简单对应，而忽视了肝藏血、脾统血、肺朝百脉等多个脏腑对脉象的整体影响。因此，如何根据脉象位、数、形、势等属性变化特征，研制出能够综合反映脉象位变、数变、形变和势变，并能模拟脉诊中举、按、寻等主要指法的脉象模型，是脉诊客观化研究选题的重点和难点。

另外，目前开展四诊研究领域还很不均衡，其中舌诊和脉诊研究比较集中，而其他诊法研究相对较少，有些甚至还是空白。如在望诊研究方面，望舌的研究比较集中。但除望舌外，望诊所涵盖的望神、望面色和望形体等内容的研究还很不足。声诊也是中医重要的诊法之一，早在《黄帝内经》就指出可通过闻声音来识别疾病，《素问·阴阳应象大论》曰：“视喘息，听音声，而知所苦”，说明声诊对疾病的诊断同样具有重要价值。但目前对于声诊研究比较零散，如利用声音的特性对五音、咳音等生理或病理性声音的频率、振幅等构成因素进行比较分析等。目前声诊的研究方式还缺乏一致，声样的采集方案较多，而且工具不一，采集的环境缺乏统一规范，研究成果还较少，导致声诊发展较为缓慢。

2. 证的规范化研究　证是由具有内在联系的症状和体征构成。证的规范化首先要求症状和体征名词术语的规范化。由于中医学历史发展的特殊性，目前症的表述不规范现象广泛存在，一症多名、多症一名以及证症混淆等现象比比皆是，如食欲减退有纳差、纳呆、纳减、纳少、食少、不欲食等称谓，腹部胀满有腹满、中满、腹胀、腹部痞满等称谓，失眠有不欲寐、不寐、不得眠、不得卧、目不瞑等称谓等。这些意义相近的症状本身有些又是中医病名，如不寐既是病名又是其中的一个症状。针对这种症状表述不规范或病、症界定不明确的现象，研究者们梳理古今文献，开展了大量症的名词术语规范化研究，对症名词术语进行整理、规范、诠释，或编写教材，或编制中医辞典。但由于不同的教材或中医辞典制定的标准不一致，又会出现新的不规范。因此，建立统一的症名词术语规范化体系仍然是证规范化研究的重要任务。

中医证名、证的诊断标准及疾病证型分类也是证规范化研究的重要内容。近些年来，中医界对证名词术语的规范化研究高度重视，先后开展并制定了各科病证诊疗评定的国家标准。在临床研究方面，多选择一些重大疾病，进行前瞻性、大样本、多中心的临床观察，并运用数理统计方法，对病的证候病机及其演变规律进行数学建模，开展疾病辨证分型的规范化研究，如冠心病中医证候的虚实演变规律研究，血瘀证的"异病同证"分布规律研究等。

3. 辨证方法体系研究　中医学的精髓在于"辨证论治"，而辨证是以"望、闻、问、切"四诊为依据的，通过四诊合参，达到审查病因、阐述病机、确定治则以及判断预后等目的。这一辨证思维过程往往会受到医师的知识结构、心理状态、思维习惯、经验积累等诸多主观因素的影响。尽管辨证思维本身是"主观"的，但辨证思维加工所需要的素材却是"客观"的，因此，中医辨证思维体系也需要规范化和客观化。

中医临床常用的辨证方法较多，包括八纲辨证、脏腑辨证、气血津液辨证、六经辨证等。各种辨证方法虽自成一体，但内容却出现相互交叉重叠，未能形成一个统一的辨证体系。为此，有学者创立了以证素为核心的辨证体系，并经反复论证，已逐渐被人们认可，临床运用也优势明显，已成为传统诊断模式的重要发展和补充。证素辨证的基本要素包括"病位证素"和"病性证素"，其内涵外延明确，特征规范，理论层次清楚，术语统一，表述严密。较以往的辨证系统而言，证候要素分类简单且易掌握，有利于实现中医辨证的简单化、清晰化和规范化，为辨证体系的规范化和标准化研究提供了思路。

4. 中医证本质研究　中医证本质研究，就是用现代医学的技术和方法，揭示中医学证的物质和功能基础。证本质研究始自20世纪60年代，最早开始的是对肾阳虚证，脾阳虚证和血瘀证的研究，随着研究的深入，涉及的证型愈来愈多，几乎覆盖了脏腑辨证、八纲辨证、气血津液辨证等辨证体系的大部分证型。研究选择的指标也愈来愈深入，从器官水平、细胞水平到基因、蛋白等分子水平，再到基因组学、转录组学、蛋白质组学、代谢组学等"组学"整体水平。研究领域也越来越广泛，涉及病理生理学、生物化学、分子生物学、生物信息学、系统生物学等诸多领域，然而，中医学证的本质到底是什么，至今仍没有明确的定论。

中医证本质研究经历了几十年的发展，已经积累了大量的研究成果，但迄今仍没有取得突破性的进展。从研究方法上来看，验证性的研究较多，创新性和发展性的研究较少，研究多采用现代技术方法来验证或阐释某一中医理论，如验证气虚证和免疫功能低下的关系，虚寒证和能量代谢减退的关系等；从研究结果上来看，虽然获得了一系列证的现代指标，但迄今为止，仍然没有得到任何一个证的具有特异性诊断价值的"金指标"。以肾阳虚证本质研究为例，从20世纪50年代初开始，研究者们发现，肾阳虚证患者尿17-羟皮质类固醇（17-OHCS）含量均普遍低于正常人，因此认为24小时尿17-羟皮质类固醇含量降低可作为肾阳虚证的诊断指标。但是后来进一步研究发现，相同的研究结论也出现在脾阳虚证、胃阴虚证等其他证型中，说明该指标不是肾阳虚证的特异性诊断指标，类似的结果在其他的证本质研究中也普遍存在。

证反映了人体整体功能的关系失调，涉及人体多系统、多层面的指标变化。仅用几个或几十个指标作为证的量化诊断标准，不能体现证的科学本质。而且中医的任何一个证都不是单独存在的，证与证之间彼此联系，具有相互交叉的物质基础。因此，如何既充分借助现代科学技术，又能避免还原论分析研究方法的不足，在保持证的中医特色的前提下，诠释证的现代科学内涵，是中医证本质研究目前亟待解决的难题。

5. 证的动物模型研究　证的动物模型是连接基础与临床研究的桥梁，也是阐明并创新中医理论的重要工具。其造模思路主要有三个方面：

（1）依据中医病因病机理论造模：该造模思路是根据中医病因的致病特点，模拟证的病因病机，并将之施加于特定动物身上，从而复制具有相应临床特征的证的动物模型，如根据“劳倦伤气”、“苦寒伤阳”理论，采用劳倦过度、饮食失节加内服苦寒泻下药大黄来复制脾阳虚证动物模型。

（2）依据西医病理作用造模：此造模方法是采用药物或其他干预手段复制西医疾病模型，而该模型的病理特征及临床表现和中医某证的证候特征相类似，即将该疾病模型视为中医某证的动物模型，如糖皮质激素肾阳虚证动物模型、内毒素热毒血瘀证动物模型等。

（3）中医病因与西医病理相结合复制病证结合动物模型：该方法是根据中医病因的致病特点复制证的模型，同时结合西医病理作用复制疾病模型，令动物模型既符合西医疾病的病理改变，又同时具有中医证的特征，如以冷冻刺激模拟寒邪病因，同时又给予高脂饮食喂养合脑垂体后叶素注射，使实验动物既具有阳虚血瘀证的表现，又符合冠心病的病理诊断，复制冠心病阳虚血瘀证病证结合模型。

中医动物模型的研制尚处于探索阶段，尚难成为揭示中医基础理论和辨证论治较理想的载体，需要借助现代科学技术建立统一的造模方法和模型评价体系，不断完善发展，以带动传统中医学向理性中医学的转变。

6. 中医诊断信息处理方法的研究　随着科学技术的不断进步，现代工程信息技术介入中医诊断学领域，开展的研究主要表现在各种中医诊疗信息系统的研发方面。中医诊断信息处理多采用数理统计和逻辑推理两种方法，但是目前推理机制还比较单一，无法处理在采集的四诊信息不一致情况下的复杂问题。目前，国内开发的中医诊疗信息系统已有很多，但由于中医信息处理技术难以完全模拟中医诊断学的整体性、个体化的思维过程，这些系统离真正的临床要求还有很大差距。因此，如何利用当前的软计算方法构建一个混合专家系统，在基于软计算方法的基础上，研究符合中医诊断规则的算法，实现宏观表征与微观指标之间相互联系并恰当结合，是开发新的中医诊断信息处理系统的关键。

（二）科研选题的意义

1. 科研选题决定研究工作的方向与成败　科研选题是对整个科研工作全部内容和目标的高度概括，是指导科研工作各项设计和安排的主线，它决定着科研的方向、目标和内容，影响着科研的途径和方法，是科学研究中带有战略意义的第一步。德国物理学家海森堡说：“提出正确的问题，往往等于解决了问题的大半。”说明科研选题对整个科研工作的成败起着决定性作用。

2. 科研选题决定学科的创新发展水平 科学研究是学科建设的重要环节。学科的学术水平是通过标志性成果来体现的，而标志性成果产生的前提和基础是获得高水平的课题。爱因斯坦指出："提出一个问题往往比解决一个问题更重要，因为解决问题也许仅是一个数学上或实验的技能而已，而提出新的问题，却需要有创造性的想象力，而且标志着科学的真正进步。"说明有创新性的科研选题决定着学科的发展水平，是推动学科发展的根本动力。

3. 科研选题决定科研成果的价值和发展前途 成果的数量和质量是体现科研水平的重要标志，而成果的水平往往与课题水平成正相关。只有选好课题，精心设计，才能获取高水平的科研成果。另一方面，新的成果又往往把我们引入更新的课题，从而使科研水平不断提高，科研成果更有价值，促进医学的巨大进步。

（三）科研选题存在的问题

1. 不能体现中医思维、特色 中医诊断学研究是中医理论体系发展的一部分，其科研选题必须突出中医特色。目前有不少中医课题套用西医的模式，主要采用西方近代科学分析还原的研究方法，忽略了具有明显系统论特征的中医整体思维的指导作用，这违背了中医认识疾病的基本原理，不利于中医学术的发展。例如，证的现代研究持续了数十年，涉及中医诊断学诸多方面的内容，也取得了一些成果，但并未能推进中医学基础理论的进一步升华，甚至一些研究在开始的时候就偏离了中医思维的方向。中医学独特的理论体系能否得以继承和发展，中医药优势能否得以充分发挥，关键在于中医学研究能否立足于保持中医特色。

2. 缺少整体系统研究 中医诊断学的科研选题分布较广，几乎覆盖了本学科内容的各个方面，但是存在着选题目标零散、缺少整体系统研究的不足。如四诊研究，多选择舌诊、脉诊、色诊中的某一诊法开展研究，缺乏"四诊合参"整体信息的系统研究；对某一诊法开展研究，又往往只是针对该诊法中的某个构成要素来进行研究，如脉诊研究，只是针对脉位或脉率等单因素研究，缺乏对脉象位、数、形、势进行综合分析；对证的研究多是针对某一个证，选择一个或几个西医指标开展研究，缺少证的动态、整体、系统研究。这种缺乏系统性的研究现状，容易使基础研究和临床研究脱节，导致形成的研究成果不能相互为用，使基础研究成果不能真正服务于临床，而临床研究又不能促进基础研究产生理论上的飞跃。

3. 研究成果实用性不强 中医诊断学研究必须以提高中医临床疗效和提升中医科研水平为最终目的。证的研究目标不仅是推动理论的进步与发展，更重要的是为中医的教学、科研和临床研究提供依据。在选题过程中，要充分考虑该研究是否能够解决中医理论或临床的实际问题，避免选题与临床、科研脱节。因此，中医诊断学的科研选题必须从临床需要出发，拟定研究方向，确定研究目标。在选题过程中，不能盲目赶热门，片面追求"新理论"和"大战略"，或过分追求高技术、新指标，导致选题大而空，研究成果可重复性差，实用性不强，不能真正指导临床实践或提升理论水平。这种研究不但失去了科学研究应有的价值，同时还会造成人力、物力和财力的巨大浪费，甚至使科研走向歧途。

三、中医诊断学科研选题基本内容

中医诊断学的科研选题范畴主要包括文献研究、诊法研究、辨证研究、病证结合研究等。各部分研究内容并非独成体系，而是相互交叉，相互渗透，难以截然分开，每部分内容都可衍生出多个选题方向，而且还在不断发展和深化。

（一）科研选题的范畴

1. 中医文献研究　中医药文献汇集着历代医家所积累的临床经验和学术思想，它不仅是承载和传播中医学知识的载体，而且是中医科研的重要情报来源。中医要发挥自己的特色和优势，必须对这些古籍加以整理和发掘。文献研究主要包括古代文献和现代文献研究，如“中医经典医籍诊断学思想的整理研究”、“四诊方法及辨证体系的文献学研究”、“数据挖掘技术在中医文献梳理中的应用研究”等。

2. 诊法研究　传统中医的诊断方法主要依靠医生的视觉、触觉、听觉、嗅觉等感觉器官进行病情资料收集。但依据人体感官收集的资料，有很强的主观性，不能明确量化及客观化。因此如何将诊法思辨性的经验描述转化为可客观化与定量化的手段，是今后诊法科研选题的主要方向。

开展诊法研究，首先应在中医理论思维的指导下，重视四诊合参，力求反映整体信息。避免背离中医基本理论只是以现代化技术单方面、简单地模仿中医诊法的研究；其次，应注重多学科领域知识的交叉融合。借助多学科领域的技术，扩大信息量进行多通道、高维系统的信息整合研究。诊法研究可谋求与数学、物理学、化学、社会学、生物力学、系统工程学等多学科知识的融合发展，促进四诊信息的智能化及客观化；再次，诊法研究要重视动态信息、生态信息、社会信息，强调内、外环境作用于人体的整体信息的综合评判。以往的诊法研究往往忽略了自然气候、季节、地域环境和昼夜变化等因素，而这些因素也是中医诊法信息的重要内容。因此诊法研究应体现天、地、时的因素，确立整体研究思路，形成综合分析及评判系统。

3. 辨证研究　辨证研究涉及的内容比较广泛，如证的规范化研究、辨证思维方法研究、证本质研究、证动物模型研究等。证的规范化首先应是辨证思维的规范化和客观化。根据中医学自身发展的特点和要求，开展中医辨证思维的规范化和客观化研究必须首先坚持中医整体观念的基本原则。在科研选题过程中，应立足于中医学整体、动态、个体化的思维模式，在科研设计、临床信息采集、辨证过程、疗效评价等方面，均应遵循中医整体思维规律，区分出证的相兼、证的错杂、证的轻重缓急等关系，避免套用局部、孤立、静止的还原论方法；其次，还必须坚持辨证的中医理论特色。中医学诊疗方法一向重视辨证而后论治，“方从法出，法随证立”正是此思想的集中体现，背离“辨证”的中医理论特色而研究中医思维，将失去对中医学临床治疗的指导价值。

中医证本质研究是中医理论现代化的重要切入点和可能突破点，也是中医诊断学研究的热点和难点。目前的证本质研究选题，多是选择一些临床分布较广、文献支撑较好、临床与实验基础丰富、或方证对应较强的证候，运用病理学、生物化学、分子生物学等现代技术和方法，或结合方药的作用机理，或采用临床或动物实验研究方法，从整体、器官、细胞、分子水平等进行研究，通过对多指标表达特性的比较分析，提取可反映出证本质特征的一些科学指标，揭示证的科学内涵。

证，是一个复杂的系统，其内涵涵盖了病因、病位、病性以及邪正关系，是对疾病发展过程中某一阶段病理变化的概括，反映了疾病该发展阶段的本质，具有阶段性的稳定性和整体动态性等特点，同时证的形成还会受到致病因素、患者体质、气候环境、饮食偏嗜、情绪状态等因素的影响。因此，证除了具有阶段稳定性的特性之外，更具有动态性和易变性的特征。在选题过程中应充分利用现代科学技术，积极吸纳现代科学成果，避免将中医辨证与西医诊断理化指标随意相加或者简单对应，而应该在中医理论的指导下，探索适合其发展规律及特点的研究方法。

4. 病证结合研究　病证结合可分为传统病证结合和现代病证结合两类。传统病证结合是指在辨析中医疾病的基础上，结合辨证施治，以辨中医病名为主题，但又不忽视辨证的重要性；现代病证结合是指诊西医之病，辨中医之证。该辨证方法首先借助现代科学技术，利用现代医学理论和思维方法对疾病做出明确诊断，然后再运用中医的辨证思维，确定辨证分型。采用现代病证结合方法开展的研究有：病证结合动物模型研究、病证结合疗效评价研究、病证结合方证相应研究等。

中西医病证结合的研究方法已被广大中西医结合工作者广泛地应用于临床实践及科研工作中，已成为目前中西医结合研究模式的主流，也是中西医两种医学在理论层面结合的范例。该研究方法以病为主线，对证的外延有了更明确、科学的界定，使得中医辨证不但能够准确依据患者特定的临床表现，而且更能体现中医证自身的演变规律，同时，还可以用疾病演变的这条主线将不同阶段的中医的证贯穿起来，突出了疾病不同阶段证的特点，使之更加易于把握。尽管现代病证结合的研究方法在深化中医证的内涵和丰富中医基础理论方面取得了一定的成绩，但仍存在一些问题，如存在以西医疾病对应固定中医证型的现象，例如认为冠心病即血瘀证、高血脂即痰证等，这种简单的一一对应的研究方法不符合中医的辨证思维，还需进一步探索与完善。

（二）科研选题的类型

科研选题分类的方法很多，根据研究目的和手段的不同，主要可分为理论研究、临床研究和实验研究三大类，各个类型之间又可相互交叉、相互包含，难以截然区分。

1. 理论研究　理论研究是以解决中医诊断学未知领域的理论问题为目的，探索在中医诊断学领域中，带有普遍规律的科学研究。理论研究旨在探索中医诊断学领域中具有共性特征的一般规律，形成具有理论指导意义的基本原理和法则，如病因理论、病机理论、诊法理论、辨证理论等。通过中医诊断学理论研究，梳理其理论发展源流，探索疾病发生发展的一般规律，完善中医诊断学理论体系，传承与创新并重，提升中医诊断学理论水平。理论研究一般不以具体应用为目的，探索性强，自由度大，常立足于研究领域的前沿和交叉学科的新生长点进行探索性研究，其研究应具有前瞻性，以产生新观点、新学说、新理论等理论性成果为目标。理论研究可带动整个学科体系理论水平的发展，甚至会引起整个医学理论体系的革命。

2. 临床研究　临床研究是以临床患者为主要研究对象，探讨疾病发生原因，认识疾病演变规律，寻找疾病新的诊断方法和有效防治措施，最终以提高人民的健康水平为目的研究活动，如疾病的临床发病机理研究、临床诊断研究、临床治疗研究、临床预后研究等。临床研究的对象是人而不是物，所以在研究过程中应优先考虑到患者的利益及相关伦理道德问题，把科学性与伦理学的要求结合起来考虑，保障研究对象的安全与权益。由于临床研究的对象和目的的特殊性，临床研究必须遵守严谨科学的设计方案，以最大程度上减少研究过程中的偏倚和误差，提高研究结果的可靠性与真实性。

3. 实验研究　实验研究是用实验的方法作为搜集资料的主要手段的研究。根据研究对象的不同，又分为动物实验研究和临床试验研究。动物实验研究最大的特点是可以突破自然条件的限制，完全在人工控制条件下观察研究对象，如证的动物模型研究、动物药理研究等。临床试验研究则影响因素较多，如患者的年龄、性别、病情、心理因素、依从性等，具有研究因素不易控制的特点，因此必须严格按照临床试验的要求进行选题设计。

第二节 科研选题方法

中医诊断学的科研选题从什么地方入手，如何确定其科学研究的主攻方向乃至取得什么样的研究结果，是由科研选题的思路和方法决定的。随着科学技术的发展，诸多边缘学科的兴起，各学科之间的相互交叉和渗透，使现代科学一方面不断分化，另一方面又紧密结合，这就要求我们在科研选题过程中，不能只沿用过去的继承验证、发掘整理为主的研究方法，而应该立足中医诊断学科的特点，结合现代科学技术的发展，引进新技术、新方法，采用多层次、多模式、多途径的综合思路进行选题。

一、科研选题的基本原则

中医诊断学的科研选题应在中医基础理论的指导下，突出发挥中医药的特色和优势，既要着眼于解决临床工作中的实际问题，又要强调促进学科的整体优势发展。

（一）科学性原则

科学性原则是衡量科研工作的首要标准，是科研选题的关键，它关系到整个课题研究的成败。任何选题必须要有科学依据，符合最基本的科学原理，遵循客观规律，理论符合实际，要有“理”有“据”。选题的科学性，首先体现在科研选题必须来源于临床实践，有客观事实或合乎逻辑推理的科学根据，不是主观臆想或凭空猜想；其次，选题要具体而明确，实验设计严谨规范，研究对象及观察指标符合研究目的及研究要求，技术路线清晰，研究方案具体可行，实验方法科学先进。

（二）适用性原则

适用性原则就是要求选题具有必要性和需求性，也叫价值性原则。它是选题的重要依据和出发点。所谓价值，主要表现在研究课题的实际应用价值与科学理论价值两个方面：实际应用价值是指现实生活中急需解决的课题，此类课题具有社会需要、人们关心、研究目标明确的特点；科学理论价值是指有的研究项目，虽然一时还不能直接用于实际的生产和其他的社会实践，但可以解决理论上的疑难问题。这类选题能够提升理论认识水平，对于医学科学的发展有重要的理论指导价值。中医诊断学的科研选题必须首先从国家、社会、学科发展的需要出发，把注重学科领域内的创新和社会科技发展目标有机结合起来，根据中医药事业的发展以及医疗、教育、科研、生产实际的需要，选择具有重要理论意义和广阔应用前景的研究内容作为研究课题。

（三）创新性原则

创新性原则就是要求选题具有先进性和新颖性。创新是所有科学研究的灵魂，是科研劳动价值的尺度。创新性原则包含着两重含义：一是这一课题本身内容的先进性、新颖性，也就是这个课题确实是前人没有解决的或没有完全解决的问题；二是要保证课题预期研究结果的独创性、突破性，也即通过对课题的研究能够发现或充实前人没有发现或者已经发现但尚未完善的真理。创新分为原始性创新和进展性创新。不管是哪一种创新，只要通过研究能有新的发现，并解决了目前难以解决的难题，就是创新。中医诊断学研究的选题要以丰富和发展学科基础理论为重点，通过研究可以提出新见解，发展新技术和新方法，从而为中医诊断学临床实践服务。

（四）可行性原则

可行性原则就是所选课题的最大可能实现度。选题必须与自己具有的理论水平、技术能力、经费状况、研究条件等相适应。完成一项科研课题，必须具备四个基本条件：人力、物力、财力和信息。人力是指参与研究工作的人员素质、知识结构、年龄结构等，包括研究人员的专业知识、技术水平、工作基础、研究能力以及在此基础上培育形成的科学素养等，是开展科学研究的核心条件；物力是指开展该项研究工作的物质条件，如仪器设备、实验室、药材资源、临床基地、病例人群等，也包括以往研究基础，是开展科学研究的必备条件；财力是指开展科研工作所需要的经费消耗，是开展科学研究的经济保障；信息包括资料的储备，检索的手段等，它决定着科研结果的水平，是开展科学研究的重要情报资源。中医诊断学的科研选题必须从本单位及个人的实际情况出发，注意人力、物力、财力及信息资源的落实，以保障选题实施的现实可行性。

（五）效益性原则

效益性原则就是预期成果可能收到的效益。效益是指经济效益、社会效益、生态效益等，是科研投入和生产之间相互关系的概括。科学研究的目的不外两点，一是出成果，二是出人才。效益性原则就是要求研究成果，既有利于中医学科学技术的发展，同时又能培养出人才。这就需要把研究过程中所消耗的人力、物力、财力，同预期成果的科学意义、社会效益、经济效益、使用价值等进行综合衡量，以最小的人力、物力和财力，获得最大效益的科研成果。坚持选题的效益性原则，既要选择那些“短、平、快”的课题，又要重视那些具有远期效益的课题。对于基础类课题要求具有理论意义或潜在应用价值，对于应用类课题则要求具有明确的经济效益或社会效益。

（六）特色性原则

特色性原则就是要求选题具有明显的中医药特色，这是中医药科研选题最根本的原则。中医药学是我国人民与疾病做斗争的经验总结，是经过几千年的实践积累而形成的独特的理论体系。中医药科研选题，必须在中医药理论体系的指导下，围绕中医理、法、方、药等具有中医药特色的方面去选题。否则，就失去了中医药科学研究的意义，也不能称其为中医药科学研究。

二、科研选题的基本思路

科研选题的过程是科学思维的过程，选好课题的关键在于思路。对于科研工作者来说，首要的是能否发现客观事物中存在的矛盾，然后提出问题，进而设想出解决这些问题的方案，这种由此及彼的思维过程，即科研思路。中医诊断学的科研选题来源于临床实践，临床实践中所积累的大量经验，常常表现出很多值得探索的现象和难以解释的矛盾，蕴含着丰富的科学内涵，这些矛盾或问题即为科研思路的主要源泉。

（一）从中西医理论交叉或矛盾中选题

中西医理论体系不同，观察和分析问题的思维方式也不同。中医多从宏观角度进行观察和分析，而西医则多从微观的角度探查和解释，因而在一些问题的认识上必然会出现矛盾或交叉之处。如中医藏象学说认为脾为后天之本，水谷化生之源，脾虚则会导致一系列消化系统方面的病证。而脾脏在西医学的认识中公认为一免疫器官，既无中医的运化水谷作用，更不存在脾虚证。那么，脾虚的本质是什么，它与西医的脾脏功能或其他脏腑功能的联系如何？诸如此类的矛盾与交叉之处给中医药科研选题提供了新的思路。

（二）从中西医理论相近处选题

中医与西医虽然是截然不同的两种理论体系，但它们的研究对象却是一致的，都是研究人体的生理病理规律。因此，中医的一些理论或实践在认识上和西医存在着一致性或近似之处，可以采用西医的理论或实验方法来研究。如科研课题“阴虚、阳虚同环磷酸腺苷（cAMP）/环磷酸鸟苷（cGMP）的关系研究”，就是根据 cAMP 和 cCMP 和之间相互拮抗而又相互制约的关系和阴阳学说的相似性来研究中医阴阳理论实质。

（三）从学科交叉与发展趋势中选题

随着科学技术的飞速发展，一方面学科高度分化，分支越来越多；另一方面，学科高度综合，一门学科往往又包含众多分支学科。高度分化与高度综合的结果，必然产生学科交叉和学科渗透，从而不断涌现出新理论、新技术和新方法。这些新的理论和技术也为中医诊断学研究的纵深发展提供了方法学平台。交叉选题形式有三个方面：一是方法上的交叉，即借用其他学科的研究方法和技术手段来解决本学科的问题，得出单一学科无法得到的指标、数据和结论；二是不同学科、不同专业的研究人员互相结合，针对同一问题，从不同侧面去探求问题的本质和规律；三是学术思想上的交叉与融合，共同研究设计解决问题的方案，达到学术理论之间的碰撞、衔接和互补。

（四）从名老中医诊疗经验中选题

名老中医是中医学的一个特殊学术群体，他们在长期临床实践中积累了丰富的诊疗经验，是中医药研究的宝贵财富，也是中医药临床科研选题的重要资源。名老中医积累的临证诊疗经验，已经过长期的临床实践的检验，有较好的临床基础，值得进一步整理挖掘，并采用科学研究的方法来证明和提升。

（五）从中医文献研究中选题

中医文献是用文字、图形、符号、声像等技术手段记录科学研究成果的物质载体，是科研课题的重要来源之一。中医文献是中医科学知识的结晶，及时阅读科学文献能使科学研究工作者掌握本学科的发展趋势，立足于学科发展的前沿而向未知领域探索。通过阅读文献，发现不同学者对同一问题的不同观点，或作者由于当时条件所限未能深入研究的地方，或研究结果与结论不相一致的地方，甚至作者在研究中存在的不足或错误的地方等，都可作为研究课题而进一步探讨。

（六）从新事实与旧理论的矛盾中选题

由于科技的不断进步和知识的不断更新，出现了许多新知识与旧理论的矛盾。为了证实原有理论是否存在着某些局限性或错误之处，可以从中选择科研课题进行深入研究，并做出新的理论阐述，提出新的观点和见解。如“脑主神志”假说的提出及实证研究便是对传统“心主神志”理论的补充和延伸。

三、科研选题的基本程序

科研选题的基本任务是解决“做什么”和“怎么做”的问题，要遵循一定的程序，具体可分解为以下五个步骤：

（一）确定科研选题

提出问题是科研工作的起点。在医学实践过程中，经常会遇到一些现有的医学理论无法解释的现象或无法解决的问题。这些问题就会引起科研工作者的兴趣，在头脑中产生要探讨这些问题的初步想法，这便是科研选题的初始意念。初始意念经过明确、查阅和比较之后如果确有研究价值，便可作为科研课题确定下来。每个科研课题都有一个简明、具体、新颖、醒目且能高度概括整个研究内容的题目。题目字数虽然不多，但却是反映研究内容的画龙点睛之笔。题目的内容应该直接或间接反映出处理因素、研究对象及效果反应这三个主要环节及它们之间的联系。具体地说，应符合两点要求：其一是在题目中要标明处理因素、研究对象及效果反应的性质与特点；其二是在题目中要能够含蓄地体现出假说的内容。

（二）查阅相关文献

科研的初始意念往往是研究者一个粗浅的、局限的认识。该想法是否具有创新性？在这个方向上其他人是否曾做过研究？如何把初始意念深化并建立假说？这些问题都必须通过文献检索来解决。通过查阅文献，整理出目前存在的关键问题及解决该问题的方法，并客观预计其研究结果及应用前景，为进一步建立工作假说和实验设计提供充分的理论基础和实验资料。

（三）建立科学假说

科学假说是指研究者为了解决一定的科学问题，根据已知的科学事实和科学原理，对所研究的问题及其相关的现象做出的假定性说明，以及对尚未发现的事物或现象做出的前瞻性预见和推测。科学假说是科学性和预测性的统一，具有科学性、预测性和易变性的特点。在科学研究的发展过程中，科学假说是形成和发展科学理论的必经途径。假说经过实践检验转化为理论，理论随着时间的发展又可被新的假说所代替，新的假说又在实践中向新的理论转化。自然科学正是循着由假说到理论，又由新假说到新理论的辩证途径不断地向前发展，正如恩格斯在《自然辩证法》中所指出的那样：“只要自然科学在思维着，它的发展形式就是假说。”

在整个科研活动中，建立科学假说是科研选题的核心环节，因此也成为科研工作者不断努力和追求的目标，要提出具有科学价值的假说必须做到两点：一是勇于实践，在科学实践中逐步积累大量的经验，做到以事实为依据。二是要勤于思考，掌握科学的逻辑思维方法。只有做到这两点才能在既往研究的基础上，观察分析事物间的关系，进一步探索事物的本质和规律，提出科学的假说。科学假说的形成一般需要依次经过下列步骤：第一，在积累一定数量的资料的基础上，提炼出科学问题；第二，充分运用各种相关的科学知识，灵活地展开归纳和演绎、分析和综合、类比和想象等各种思维活动，形成解答科学问题的基本观点，并以此构成假说的核心；第三，利用有关的理论和科学材料，进行广泛的观察、实验和论证，使之成为比较完整的假说，并向系统理论转化。

（四）提炼科学问题

科学问题是一定时代的科学认识主体在当时的知识背景下，提出的关于科学认识和科学实践中需要解决而又未解决的矛盾，它包含着一定的求解目标和应答区域，但尚无确定的答案。科学研究的目的是解决目前难以解决的问题。初始发现的问题一般是局限的，甚至是粗浅的，需要研究者在既有理论知识和实践经验的基础上，通过深入分析，广泛联想，查阅文献并进行逻辑加工，才可以上升为科学问题而进行研究。科学问题是研究者从事科学研究的前提和直接动力，它给科研设计指明了方向，课题实施的研究目标、研究内容、研究方案等关键环节都必须紧紧围绕提炼的科学问题来制定。

（五）确定研究内容

当科学问题确定以后，下一步便是根据研究目的，设定相应的研究内容，如确定研究对象、拟定研究方案、确定技术指标、预测研究结果等。研究对象必须具有代表性并达到一定的数量，符合研究设计的“重复性”原则；研究方案应清晰合理，具有先进性和可行性；技术指标应标准规范，具有代表性和典型性；预期研究结果应具体明确，具有可实现性。研究内容被确定之后，要对其进行必要的评估。评估指标主要有：研究思路是否具有先进性及创新性，研究内容的理论与实践依据是否充分，拟解决的关键科学问题是否具体明确，研究所需要的关键技术是否具备，研究经费是否能够保证，预期研究结果是否具备学术价值或应用价值等。

第十八章　中医诊断学文献研究方法

第一节　概　述

中医文献是中医学知识体系的重要组成部分，是中医临床、科研及教学的有力平台。研究整理古今中医文献，是发展中医学术、提高临床水平的重要途径。随着现代科技的飞速发展，中医学在文献研究领域融入了其他学科的新思路与新方法，为中医文献研究注入了活力，取得了良好的效果。中医诊断学文献研究，作为中医文献研究的一个分支，从四诊和辨证的角度，开展了大量的研究工作，取得了丰硕成果，充分体现了其研究方法的科学性和先进性。

一、基本概念

（一）文献的含义

文献是用文字、图形、符号、声频、视频等技术手段记录人类知识的一种载体，是知识传播与传承的重要手段。我国人民在与疾病斗争的历史中，积累了丰富的经验和知识，在传播这些经验和知识的过程中又借助于一定的物质形态，比如竹、木、帛、纸张、磁带等载体，把他们记录下来，将许多成功的经验或失败的教训传给后人，这些宝贵财富是中医理论传承的重要媒介。在众多中医药文献中，很多涉及四诊及辨证方面的内容，极大地丰富了中医诊断学文献的内容，为中医诊断学科的科学研究奠定了基础。

（二）文献的分类

文献根据不同的性质、特点、年代以及出版形式，可以分成若干类型。常见的分类方法主要是根据出版形式、出版年代以及文献是否被加工等进行分类。

第一，就出版形式划分，大体包括图书、期刊、会议记录、政府出版物、学位论文、学术报告、产品样本、专利文献、科技报告、科技档案等。

第二，就出版年代划分，一般来说，截止到1911年即清代以前的文献，主要以经典、经典注解、个人经验总结、政府颁发书籍等为主，为古代文献；此后的文献逐渐增加了期刊、论文、会议记录等多种形式，以现代文语言来表达，为近现代文献。

第三，就文献是否被加工划分，按文献的性质、内容以及出现的频率进行分类，又分为原始文献、二次文献以及三次文献等。一次文献，即作者的原始创作；二次文献即对一次文献进行汇集、浓缩加工而成的文献检索工具和文献数据库；三次文献，是通过二次文献广泛选用一次文献的内容而编写出来的成果，如综述、年鉴等。

二、中医诊断学文献研究发展概况

（一）四诊文献研究进展

1. 古代文献研究　我国古代关于四诊的文献研究多采用定性的研究方法，对某一年代以前的相关文献进行整理，并纳入个人的学术特色，形成大量的医家著作，丰富了四诊文献，体现了知识的传承。

纵观四诊古代文献的发展历史，充分体现了继承与创新的理念，只是古代文献研究的方法较为单一，主要是分析、总结和归纳的研究方法。

2. 近现代文献研究　近现代科技飞速发展，文献研究融入了现代科技的先进技术，在研究方法上较以前更为丰富。利用中国知网、维普数据库等进行文献收录与检索，更为准确、方便，并采用计算机技术、统计学方法等对文献进行分析，产生了诸多研究成果。

数据库的建立，主要是运用计算机技术，将同一类别的中医学文献信息输入计算机，便于查阅和检索。比如，《中华医典》就是对中医古籍进行全面系统整理而制成的大型电子丛书。该书收录了中国历代医学古籍1000部，卷帙上万，4亿字，汇集了新中国成立前的历代主要中医著作，是至今为止规模最为宏大的中医类电子丛书，为文献的查找提供了良好的平台。

四诊信息方面，尤以脉诊和舌诊的文献研究开展较多。以病为切入点，以古今医案文献为研究对象，开展相关研究。比如，冠心病患者脉象研究，主要是探讨冠心病不同证型可能出现的特征性脉象，以期发现脉象与冠心病证型之间的关联，由此可以为临床诊断提供参考。舌象对疾病的诊断也具有重要意义，尤其是温热类疾病，其诊断价值更高，为此，关于舌诊与温热类疾病的相关性研究越来越多，也产生很多研究成果。

四诊信息的规范化研究。由于中医学个体化的特点，不同派别、不同医家对中医学的认识不完全一致；加之我国地域辽阔，方言众多，对于中医学的描述也复杂多样，导致在名词术语方面表达不一致的现象较多，常常在不同的著作中，同一个概念有不同的表达方式，容易让后学者产生歧义，难以理解，影响中医学术的对外交流。为此，中医名词术语的规范化研究至关重要，是中医文献研究的一个重要组成部分。近些年来，规范化研究很多，大多以古今文献为研究对象，采用数学分析与计算机技术相结合的方法，最后经相关领域名医的认可，逐步将中医名词术语进行规范。目前，已经产生的名词术语国家标准有《中医基础理论术语》，此外还有《中医病证分类与代码》、《中医临床诊疗术语・疾病部分》、《中医临床诊疗术语・证候部分》、《中医临床诊疗术语・治法部分》，这些标准的确立，更有利于中医科研、临床及教学工作的开展，促进中医学术的进步。

总之，近现代四诊文献的研究，融合了现代科技先进的研究方法，使研究结果更加可靠，对临床实践具有更大的指导价值。

（二）辨证文献研究进展

辨证是中医的特色和精华，是决定中医临床疗效的关键因素。在辨证方面，做出重大贡献的应首推张仲景的《伤寒论》，该著作在传承《黄帝内经》学术思想的基础上，创立“六经辨证”，并提出“以脏腑为纲，以疾病为目”的临床辨证理论，《伤寒论》是辨证理法较为完备的著作，为后世辨证的发展奠定了基础。及至清代，温病流行，医家叶天士在继承《黄帝内经》以及《伤寒论》的学术思想基础上，创立了适用于外感温热病的“卫气营血”辨证方法。吴鞠通则根据《黄帝内经》关于三焦部位的阐述，结合《伤寒论》“六经辨证”及叶天士“卫气营血”辨证思想，创立“三焦辨证”。这些辨证理论的产生，主要依赖医家对文献的研读、运用以及个人临证体会所获，不断继承和创新，使中医辨证理论不断完善。

近几十年来，当代医家整理古籍文献，总结有关辨证的理论，结合藏象学说，形成了较为完善的脏腑辨证理论体系，编入高等中医药院校教材，即“脏腑辨证”，迅速在全国得到推广应用，目前临床应用较多的辨证方法是脏腑辨证。当代国医大师李士懋教授提出“溯本求源，平脉辨证”的思想，认为临证中“平脉辨证”是辨证论治的精髓，是指导临床的主线。具体内容包括：以经典为指导，脉诊为纲，平脉辨证，以脉解症，以脉解舌，以脉定证等。著有《平脉辨证仲景脉学》、《平脉辨证脉学心得》、《平脉辨证治专病》等系列书籍，为辨证理论提供了新的思路，尤其对于当今不重视脉诊的临床医生，甚至认为“脉诊不重要，只是装样子”的说法最有力抨击，具有现实指导意义。

更多的辨证文献研究结合了当代先进的科技手段。朱文锋教授整合了多种辨证实质内容，创立证素辨证新方法。根据证候，辨别证素，组成证名，形成三阶双网结构的证素辨证体系，是当代中医学术的重大发展，是辨证理论的又一突破。此外，还有对证的诊断标准研究、证的规范化研究、证的动态变化研究等，均以文献为对象开展研究，取得可喜的成绩。

（三）文献研究存在的问题

目前，我们能见到许多出版的中医古籍，很多研究人员也在做古籍的校正工作，但是对古籍的新认识和新理解相对较少。其次，以往的中医文献研究除了侧重于书本外，还多为古代医家的文献整理研究，对于近代、当代名医名家的文献整理相对较少，以至于国内很多名医的学术经验也随着他们的谢世而消失，这样容易形成中医文献的断代。此外，过于追求研究方法和研究手段的先进性，而忽略中医理论的系统性和宏观性，导致研究方法不适合中医文献研究，从而影响结论的可靠性，也是目前研究中的问题。

总之，传承和创新是中医发展的两大主题，中医文献的研究不仅可以使我们更加了解古代传统中医，更重要的是激发灵感，产生更多的适用于现代临床需要的成果。2015年度诺贝尔生理学或医学奖获得者中国中医科学院屠呦呦研究员，正是根据《神农本草经》青蒿杀虫、《本草纲目》青蒿治疟功效的记载，以及从《肘后备急方》“青蒿一握，以水二升渍，绞取汁，尽服之”等文献中受到启发，并经过多年苦心钻研，从传统中药青蒿中提取青蒿素，为人类提供了抗击疟疾最有力的植物提取物。因此，现代中医药研究，不能忽略文献的巨大价值，我们更需要用新的态度、新的视角、新的方法来做新的中医文献研究工作，从而使中医文献研究的结果更好地服务于临床。

三、文献研究的基本内容

（一）文献研究的类别

目前，文献研究类别可分为以下三种，即定性研究、定量研究、定性与定量综合研究。

1. 定性研究 主要是以描述性语言，阐述研究的结果。比如，通过演绎法和归纳法，对医家的学术思想及特色进行总结、提炼，并以按语的形式将个人体会记录下来，以供自己或他人在临床实践中运用。定性研究是中医古籍研究中较为常用的研究方法。

2. 定量研究 是借助于数学工具，用数字说明研究的结果。比如，运用统计学的分析方法，通过分析具体数值的差异，得出结论。定量方法相对于定性研究，其结果相对客观，因此被广泛应用。

3. 定性与定量综合研究 在具体的研究中，常常将定量与定性两者相结合。比如，研究某种脉的脉形与主病，首先运用定性的方法将历代医家对该脉象的理论阐释和临床体会进行梳理，总结出该脉象的主病；其次，运用定量的研究方法以现代文献为研究对象，统计出该脉的主病；最后，将两个结果进行对比，得出该脉主病以哪些方面为主，将脉象信息与诊断结合起来，为临床诊断提供参考。总之，随着中医诊断学文献研究的深入，研究方法越来越多样化，将定性与定量有机结合开展研究是目前应用较多的研究方法。

（二）文献研究基本步骤

文献研究的基本步骤，因研究对象和目的不同而各异。一般步骤可分为：确定研究目的、确定文献纳入标准和范围、文献检索及整理、文献信息分析（得出结论）、结论验证等5个步骤。

1. 确定研究目的 充分了解课题的研究背景，并对课题的内容进行梳理分析，结合当前临床问题，明确研究目的。

2. 确定文献纳入标准和范围 中医诊断学文献研究主要包括四诊和辨证两大内容，根据课题的设计，确定检索的范围、文献的类型、关键词以及所需检索文献的起止年限等。

3. 文献检索及整理 通过关键词采用计算机检索，包括初级检索、二次检索等，根据检索的结果，可以配合采用手工检索。

计算机检索可利用以下途径，国内论文期刊查阅途径包括中国生物医学文献数据库（CBM）、中国知网、万方学位论文镜像、维普全文电子期刊等；国外论文期刊查阅途径包括 Elsevier 文献检索、Pubmed 文献检索、Wiley 文献检索等。

4. 文献信息整理和分析 在文献整理和分析过程中要注意文献的真实性、科学性，取其精华去其糟粕。一般情况下，知名专家学者撰写文章所提供的信息比较准确；著名学府、科研机构的材料可信度高，专利文献比一般科技书的可靠性大；引用度高的文献可信度大。分析过程中，可采用多种研究方法，比如，频次、回归、统计学方法等。

5. 结论验证 中医诊断学文献研究与中医理论和临床密切相关，研究结果可以为临床病情资料采集及准确辨证提供依据，从而提高临床疗效，因此，得出的研究结果可以通过临床进行验证，以进一步修正研究过程，以得出更可靠的结论。

（三）文献研究注意事项

文献研究在筛选纳入文献的过程中，应尽量排除主观因素的影响，做到客观而全面的筛查，避免研究结果的偏颇。

1. 收集文献全面准确 首先做到文献全，可以通过多设计关键词，同时注意查找相关学科及边缘学科文献，防止遗漏；其次做到文献准，注意辨别文献的真伪，通观文献的内容、背景、研究结果及作者等，初步判断文献的真伪，去伪存真。

2. 研究方法科学可靠　根据研究的目的和内容，选择合适的研究方法，并适当对研究方法进行改良，避免一味追求方法的先进性而忽略研究结果的可靠性。

第二节　研究方法

中医诊断学文献研究是指以中医诊断相关文献为研究对象，运用不同的方法，对文献中所包含的信息进行整理、加工、发掘和验证等，进而获得新知识，完善已有知识的过程。随着现代科学技术的发展，中医诊断学文献研究越来越多地引入其他领域的新方法和新技术，通过与多学科的交叉，已经形成独特的研究方法体系。根据对文献信息加工程度和方法的不同，中医诊断学文献研究具体可以分为文献整理、数据挖掘和系统评价三大类。

一、文献整理

（一）基本含义

文献整理是指通过对特定范围内的文献进行系统的整理，提取和分析其中所含信息，以发现其在某些方面所具有的特点的定性研究方法。

根据对文献进行归类的方法的不同，文献整理可分为纵向整理和横向整理两大类。纵向整理研究多以时间为依据，通常称为文献梳理；横向整理研究以某一因素为分类依据进行研究，通常称为文献归纳。

（二）基本方法

1. 文献梳理（纵向整理）　文献梳理是指对某一领域在不同时期的所有文献，按照时间序列进行整理和分析，以期发现该领域文献在不同时期所具有的特点及其发展演变轨迹的研究方法，属于单领域线性研究。通过从不同角度对各时期的文献进行简单归纳和深入分析，理清其发展脉络和轨迹，对启示未来的发展和研究方向具有重要指导意义。文献梳理适用于发展历史较为悠久的领域，相对应地，对于新兴的领域，因其发展时间较短，演变不明显，研究价值一般不大。

文献梳理的基本步骤包括文献的搜集和梳理两部分。首先是文献的收集工作，为了保证研究成果的准确性，需保证收集文献的全面性以及客观性，应在排除主观因素的情况下，制定文献搜索的详细策略。对文献的梳理工作，应以研究目的为导向，以时代特征为依据进行层剥理析，做到详尽且条理清晰，全面而重点突出。

文献梳理方法是一种较为传统的文献研究方法，运用亦较为成熟，操作相对简单，可以很好地保证研究领域的完整性，避免因研究对象的片面而产生的“以偏概全”的理解；另外，文献梳理研究方法具有明显溯本求源的特点，符合事物发生学认识的特点，对“了解事物的过去”和“预示事物的未来发展”具有独特的意义。但是，由于本方法带有单领域研究的特点，缺少领域间的交叉比较，这种缺少种间对比的较为封闭的研究，很难发现领域内出现的问题，往往也无法借鉴其他领域的先进手段；而且研究结果依研究者知识水平的不同，可能对结果影响较大。因此，文献梳理常常应结合其他方法运用。

2. 文献归纳（横向整理）　即归纳法在文献研究中的应用。归纳法是情报研究中最基本、最常用的，最有代表性的方法。是通过归纳与研究对象有关的片面、分散、众多的情况、数据、素材，把事物的各个部分、各个方面和各种因素联系起来综合考虑，从错综复杂的现象中，发现和揭示它们之间的内在联系，以达到从整体的角度观察事物发展的全貌和全过程，获得新知识、新结论的一种定性研究方法，是从部分到整体的认识事物的方法。文献归纳法适用于较为零碎的文献信息。人类对事物的认识一般是从简单到复杂，从局部到整体，从表浅到深入的“积累”过程，中医诊断学的发展也是如此。在中医诊断学的众多领域中仍然存在认识不足的地方，通过对领域内古今中外诸多研究成果进行归纳，并且随着新的研究成果的出现对归纳结果进行及时更新，逐步接近事物“最本质”的内涵，是可行的认识事物的方法。文献归纳法是通过综合研究对象的片面信息，归纳出整体统一的认识结论，是实现从整体认识事物的过程，属于逻辑认识中的从部分到整体的过程，可随着新成果的不断出现进行及时更新，其结果常常是全面而前沿的。

文献归纳的基本步骤包括文献的搜集和综合分析两部分。同样的，研究资料的全面性和质量，决定着研究成果的水平。在信息大爆炸的现代，浩如烟海的信息中充斥着无用甚至错误的信息，制定纳入标准，辨别纳入文献就显得至关重要，纳入标准必须保证纳入文献的恰当性，即尽量保证有用的文献被纳入并且错误的信息被排除。文献的综合分析，应保持对纳入文献的怀疑态度和敏感性，不可主观忽略文献中存在的特殊差异性，也不应过分解释，以偏概全，要做到全面而有侧重地引用和分析。

归纳法作为对事物最基本的认识方法，广泛运用于诸多领域，具有普适性的特点，对于中医诊断文献研究也不例外，因此，中医诊断学的诸多领域都可以有效地运用归纳法进行文献研究。但是其作为直观的认识方法也具有一定的局限性，只能对文献中的大多数做简单的归纳，却无法对出现的少数差异性问题提出深层次的合理解释，因此归纳法一般会结合更深入的数理模型分析方法使用。

二、数据挖掘

（一）基本含义

数据挖掘，又译为资料探勘、数据采矿，是数据库知识发现中的一个重要步骤，也是目前人工智能和数据库研究领域的热点问题。数据挖掘一般是从大量的数据中通过算法，搜索出隐藏于其中的信息，用以揭示隐含的、先前未知的并有潜在价值的信息的过程。

数据挖掘通常与计算机科学有关，并通过统计、在线分析处理、情报检索、机器学习、专家系统（依靠过去的经验法则）和模式识别等诸多方法来实现上述目标。进行数据分析常用的方法主要有分类、回归分析、聚类、关联规则、特征、变化和偏差分析、Web页挖掘等，它们分别从不同的角度对数据进行挖掘。

中医诊断文献研究涉及的数据挖掘方法主要包括频数分析法、回归分析、关联规则、贝叶斯网络等，以下对这几种方法进行详细阐述。

（二）基本方法

1. 频数分析法　频数也称“次数”，是对总数据按某种标准进行分组后，分别统计出各个组内所含个体的个数。而频率则为每个小组的频数与数据总数的百分比值。在变量分配数列中，频数（频率）表明对应组标志值的作用程度（强度）。频数（频率）数值越大表明该组标志值对于总体水平所起的作用也越大。反之，频数（频率）数值越小，表明该组标志值对于总体水平所起的作用越小。对于一组数据而言，考察不同的数值出现的频数，或者数据落入指定区域内的频数，可以了解数据的分布状况。通过频数分析，在得到描述性统计结果的同时，还能了解变量取值的分布情况，从而使总体数据的分布频数分析出的数字得到更为清晰、准确的输出。

频数分析法属于定量的文献研究方法，适用于数据量较大的文献。研究步骤首先是文献收集、规范信息；其次是频次统计；最后根据数据结果得出结论。比如，通过对古代文献中的病证信息进行统计，计数某因素出现的频数，以此反映该因素在发病事件中的作用强度。

频数分析方法的优点在于可操作性好；适用于药物、证等相对规范的、数据量大的文献信息；通过数据分析可以得出共性规律，具有一定的临床指导意义。不足之处在于对文献的规范化要求较高，而且频次少的数据使用该方法，会影响结果的可信度。

2. 回归分析　回归分析是确定两种或两种以上变量间相互依赖的定量关系的一种统计分析方法。回归分析按照涉及的自变量的多少，分为回归和多重回归分析；按照因变量的多少，可分为一元回归分析和多元回归分析；按照自变量和因变量之间的关系类型，可分为线性回归分析和非线性回归分析。如果在回归分析中，只包括一个自变量和一个因变量，且二者的关系可用一条直线近似表示，这种回归分析称为一元线性回归分析。如果回归分析中包括两个或两个以上的自变量，且因变量和自变量之间是线性关系，则称为多重线性回归分析。

中医整体思想认为：人与外界环境之间，以及人体自身各部分之间广泛联系和影响，是一个不可分割的整体。因此，疾病的发生往往是由多因素综合作用的结果。运用回归分析，分别研究各因素与人体发病之间的依赖定量关系，可以为中医传统诊断方法提供更加客观可信的依据。回归分析从数据的角度注重“症状—证—药物”等之间的关联，在中医诊断学文献研究中有较为广泛的应用，对临床有很好的启迪。

3. 关联规则　关联规则是形如 X→Y 的蕴涵式，其中，X 和 Y 分别称为关联规则的先导和后继。其中，关联规则 XY，存在支持度和信任度。是研究 X 因素对 Y 事件发生的决定程度的方法。任何事件的发生都是由主要因素和次要因素联合决定的结果，研究各因素对事件发生的决定关系，有利于从相应因素入手，干预事件的发生情况。

中医主张“不治已病治未病”，通过对文献信息的提取和分析，利用关联规则研究方法，探究各因素与病证发生的关联规则，从相应因素入手，找出辨证的标志性信息或干预病证发生发展的办法，为临床辨证论治提供依据，对中医证据客观化具有深远意义。关联规则主要是分析信息之间的相关关系，研究结果如何在临床中具体应用还需进一步的研究。

4. 贝叶斯网络　贝叶斯网络是一种概率网络，它是基于概率推理的图形化网络，贝叶斯公式则是这个概率网络的基础。贝叶斯网络是基于概率推理的数学模型，所谓概率推理就是通过一些变量的信息来获取其他的概率信息的过程，基于概率推理的贝叶斯网络是为了解决不定性和不完整性问题而提出的，它对于解决复杂设备不确定性和关联性引起的故障有很大的优势，在多个领域中获得广泛应用。

总之，数据挖掘的具体研究方法还有很多，在中医诊断文献研究领域也有诸多应用，不同的研究方法都有其自身的适应性和缺点。因此，在选用研究方法时，应结合文献的特点和研究的目的，选择更科学合理的方法，以期获得可靠的结论，提高临床的实用价值。

（三）多种分析方法的综合运用

将数据挖掘的多种具体方法有机地结合，发掘更多、更可靠的隐藏在医案背后的规律。多种方法的有机运用能够弥补单一的方法的不足，从多个角度进行分析，丰富医案研究的结果，其核心依然是基于数据的、信息化的、量化的研究方法。

在中医诊断文献研究的过程中，往往采用多种分析方法综合运用的形式，从不同的角度对文献信息进行提取、加工和分析，从不同的角度和深度对文献进行认识。综上所述，数据挖掘的方法适应于数据量大的信息，而且主要是针对共性规律的提取，对个性化的知识提炼的较少，因此，数据挖掘应多与其他研究方法，比如定性研究相结合，以更好适应研究的需要。

三、系统评价研究

（一）基本含义

1. 系统评价　是源于研究合成的方法，属于资料与方法学，目的是用系统的方法减少偏倚和随机误差，是循证医学中的常用术语。Cochrane 协作网对系统评价下的定义为：全面收集符合纳入与排除标准的经验性证据来回答某个研究问题，用清楚、明确的方法减少偏倚，提供可靠的研究结果以进一步得出更可靠的结论。系统评价根据方法学特征，可以分为 6 种类型，即随机对照试验系统评价、非随机对照试验系统评价、病例对照研究系统评价、诊断性试验系统评价、动物实验系统评价和系统评价的再评价，高质量的系统评价是临床医生进行诊疗决策的最佳证据。

2. Meta 分析　中文译为“荟萃分析”，其含义是对具备特定条件的、同课题的诸多研究结果进行综合的一类统计方法，也就是把相同研究问题的多个研究结果视为一个多中心研究的结果，运用多中心研究的统计方法进行综合分析，目的是减少受随机抽样误差的影响而产生的差异。目前较为常用的是运用 Meta 分析的方法进行系统评价研究，它是系统评价中常用的定量分析方法。

系统评价与 Meta 分析是目前公认的最好的二次评价方法。二者的区别在于，前者是综合运用定性与定量的研究方法，后者是运用定量描述的方法。

3. 文献综述　文献综述是对特定领域、专业或某一方面的课题、问题或研究专题，通过搜集大量相关资料，分析、阅读、整理、提炼当前的最新研究进展，学术见解或建议，做出综合性介绍和阐述的一种学术论文，属于定性的系统评价。

文献综述是在确定了选题后，在对选题所涉及的研究领域的文献进行广泛搜集、阅读、理解的基础上，对该研究领域的研究现状（包括学术观点、研究成果和研究水平、存在的问题、争论焦点及可能的原因等）、新水平、新动态、新技术和新发现、发展前景等内容进行综合分析、归纳整理和评论，并提出自己的见解和研究思路而写成的一种文体。它要求作者既要对所查阅资料的主要观点进行综合整理、陈述，还要根据自己的理解和认识，对综合整理后的文献进行比较专门的、全面的、深入的、系统的论述和相应的评价，而不仅仅是相关领域学术研究的“堆砌”。

（二）基本步骤

系统评价研究一般包括 6 个步骤。

1. 立题　即确定研究内容，应在遵循选题基本原则（包括需要性原则、可行性原则、合理性原则和创新性原则）的基础上，选择适当的研究课题。一般来说，选题范围不宜太过宽泛，应相对具体，鉴于系统评价"二次研究"的本质特点，对所选领域的前沿性有一定的限制。

2. 检索文献　检索文献应系统而全面，完整且无偏倚的检索是保证系统评价客观准确的前提和关键。系统评价需明确说明文献来源及文献来源的渠道。文献检索渠道包括计算机检索和人工检索两大类。系统评价中应尽量充分细致地对检索策略进行描述，以便该检索策略和结果能被复制。检索策略的记录应包括：主要资源、针对各数据库的检索策略、检索内容的时间和范围、语种的限定等。

3. 评价质量　在系统评价中，对单个研究进行质量评价和描述是完成系统评价所必需的一项程序，目的是为了减少系统评价的偏倚，观察对比研究中潜在的问题和对研究结果的解释提供一定的导向。评价的内容包括单个研究的实用性、真实性和影响结果解释的研究设计方法学特征等。

4. 数据收集　收集资料可通过表格等进行收集和初期整理，资料收集表是联系原始研究者和系统评价报告者之间的桥梁，原始研究来源广泛，包括杂志论文、研究方案报告、个人通讯获得的信息等载体。

5. 分析资料　即对收集的资料进行阅读和分析，从而得出正确的结论。本过程应注意采用恰当的统计分析方法；如有可能，采用恰当的统计技术对研究结果进行综合分析；必要时可采用敏感性分析对有关的判断或假设结果的强度进行分析；谨慎使用亚组分析，避免对亚组分析采取过度的解释等。

6. 解释结果　对结果的解释主要是指结果的证据强度，结论的适用性。以及补充其他相关信息，结论证据的强度和利弊权衡不能同时兼顾的因素等方面。

（三）系统评价与文献综述的区别与联系

系统评价的基本特色是以问题为基础，系统收集所有已发表或未发表的临床研究结果，采用临床流行病学严格评价文献的原则和方法，筛选出符合质量标准的文献，去粗取精、去伪存真，得出综合可靠的结论，同时，随着新的临床研究的出现进行及时更新，随时提供最新的知识和信息作为重要的决策依据，以调整临床医疗实践和指导临床研究的方向，最有效地利用有限的卫生资源为人类健康服务。

文献综述根据研究的深入程度和证据性程度的强弱，可分为叙述性文献综述和系统综述两类，一般认为系统综述与定性的系统评价较为类似。传统的叙述性文献综述，由于其证据性程度较低，严格意义上并不属于系统评价。不过对于文献综述的分类，一般主张根据研究对象的宽度将其分为宏观的和微观的两类，前者涉及的范围为整个领域、专业或某一大的研究方向；后者是较为微观的，这类综述可以涉及相当小的研究方向甚至某个算法，谈的问题更为具体与深入。

综上所述，系统评价是目前临床循证论证强度最高的证据之一，传统综述发生偏倚和随机误差的可能性大，在临床应用有其局限性。系统评价的科学价值在于它将所有的单个的临床研究汇总在一起，增大了样本含量，增强了检验效果，得出的结论更加真实可靠。虽然系统评价证据级别最高，但是并不是所有的系统分析结论都是可靠的。同其他研究一样，也应评价其方法学的正确性、结果的重要性以及结论的准确性。因此我们在阅读和应用系统评价证据时，仍需持谨慎的批判态度。系统评价需随着新的研究的出现进行更新，因此其具有一定的“时效性”，我们在阅读一篇系统评价之前，需看一下这篇是否有同类评价，是否有更新，是否整合了之前的所有相关系统评价的信息，即检查其时效性和全面性。系统评价因为需要而产生，高质量的系统评价具有临床实用性，同时它也因为患者的个体差异及疾病的复杂性而不可能解决所有临床问题，也有其局限性和不完善性。

第十九章　临床研究方法专论

临床研究是以疾病的病因、诊断、治疗、预后和预防为主要研究内容，以患者为主要研究对象，以医疗服务机构为主要研究基地，由多学科人员共同参与组织实施的科学研究活动。

第一节　概　　述

一、临床研究发展概况

（一）临床研究简介

人类为了自身的健康，一直与疾病进行着不懈地斗争，人类所从事的医疗实践活动都应当属于广义的临床研究的范畴，因此，从这个意义上讲，临床研究发展的历史相当久远、范围极其广泛。当然通常所说的临床研究，是指近现代所开展的就某一具体临床问题，采用某些特定的公认方法所进行的科学研究。其中以临床流行病学和循证医学的方法，为现代临床研究最具代表性的方法。

1. 临床流行病学发展简况　流行病学的发展已经历上百年的历史，1850 年成立的"英国伦敦流行病学学会"，标志着流行病学学科的形成。作为现代流行病学大致于 20 世纪中期才逐渐建立。临床流行病学的概念是 1938 年由美国耶鲁大学的 John Paul 教授首先提出，他将流行病学、卫生统计学的基本原理和方法应用于指导发现和解决临床问题，作为一种临床科研较为严谨的方法学，得到了医学界的广泛认同。至 20 世纪 70 年代后期，临床流行病学的研究方法大量应用于临床研究项目之中，成为了临床研究的主流。我国临床流行病学的引入可追溯到 20 世纪 80 年代，1980 年我国首次选派了 4 位医学院校教授，参加在英国剑桥举办的临床流行病学研讨会学习，由此将临床流行病学的原理和方法介绍到国内。其后在卫生部的领导下，在上海医科大学、华西医科大学和广州中医学院分别建立了 3 所国家级的"临床研究的设计、测量与评价（design，measurement and evaluation on clinical research，DME）培训中心"，为全国重点医学院校培训了大量临床流行病学骨干教师。

2. 循证医学发展简况　1972 年英国著名的流行病学家、内科医生 Archie Cochrane 在其专著《疗效与效益：对健康服务的随想》中首先提出了在临床医疗实践中如何正确使用有效证据的思路。1984年，加拿大麦克玛斯特（McMaster）大学临床流行病及生物统计学部制定并提出一套医学文献的评价原则，指导临床医生怎样正确地分析和评价医学文献，怎样将文献研究结果应用于临床实践，怎样寻找最好的临床证据。1992年，加拿大McMaster大学的国际著名内科学家Dr. David L. Sackett领导的循证医学工作组在长期的临床流行病学实践的基础上，首先正式提出了“循证医学”这一概念。我国引进循证医学是20世纪90年代中期，并于1997年成立了中国循证医学中心，1999年3月正式注册成为国际Cochrane协作网的第14个成员国，为循证医学在中国的迅速发展起到了重要的推动作用。

（二）开展临床研究的意义

近年来，随着临床流行病学、循证医学等多学科技术与研究方法被越来越多地应用于中医临床研究，对促进中医临床研究质量的提高，至少具有以下意义：

1. 丰富中医临床研究思维和方法　既往中医临床研究思维多为注重宏观描述，强调对个体差异的观察，以经验性、回顾性总结为主。而临床流行病学和循证医学的方法，强调科学研究的客观性、系统性，注重从群体研究去分析和探讨共性的规律；强调前瞻性研究成果的科学性、准确性，通过严密的实验设计，严格控制各种偏倚，提高研究结论的客观性、可靠性，避免人为因素或个体差异等多种因素对实验结果的干扰。因此，汲取临床流行病学和循证医学乃至其他先进技术的方法，开展中医临床研究，对于丰富中医临床研究思维、方法，必将大有裨益。

2. 架起沟通中、西医间的新桥梁　循证医学作为一种临床研究的思路和方法，并不直接研究具体的疾病，淡化研究对象的中、西医学科归属，回避两种医学理论间的差异性，侧重于对多个临床研究文献的收集、严格评价，客观上扩大研究样本；仅着重于用严谨的方法对临床研究和临床实践的真实性与有效性进行验证与分析，通过对研究结论重新进行评价和验证，力求研究结果的客观真实性、可重复性。因此，以循证医学为代表的临床研究思路，其方法于各种医学都可应用，其研究结论更易为各方所认同。

3. 促进中医药走向世界　由于文化背景的差异，中医学理论难以为世界深刻理解，使中医临床的疗效一直难以为国际主流医学所认识。而临床流行病学、循证医学的方法作为国际公认的研究手段和评价体系，可以成为国际医学界了解中医的一种“世界语”，让国际医学界更好地认识中医临床疗效。中医治疗SARS的疗效能够被世界所公认，DME方法的参与功不可没。因此，严格遵照临床流行病学、循证医学的方法，开展中医药临床疗效评价研究，有助于促进中医药走向世界。

（三）临床研究存在的问题

1. 沿袭医者个人病案报道　通过分析古代和近现代中医验案，可以获得治疗疾病的启迪，对中医临床仍具有一定的指导价值。但这些验案是不同医家对不同患者所患疾病的不同认识，存在辨证论治标准的个体差异，从而使这些验案可重复性低，使很多临床经验得不到推广。同时，现代中医文献中多数案例报道并非属于罕见病例，因此无对照的个案病例报道，其疗效难以为业界认同。

2. 临床试验性研究不规范　近年随着临床流行病学、循证医学的知识的普及，中医药临床试验类研究报道逐渐增加，虽然所占比例仍较少，但毕竟显现出良好的发展势头。当然这类文献报道中普遍存在一些问题：如盲法实施不严谨、随机方法过于简单、随机方案未隐藏以及样本含量少等。客观地讲，群体化的临床研究设计方案，如大样本随机对照试验，由于其实施复杂、标准刻板、疗效评价简单等，也不能完全适应中医药临床研究的需要，中医药个体化诊疗特征难以得到体现，从而造成这些方法在中医临床研究中尚未得到足够的重视与广泛的普及。但是一味强调中医临床诊疗体系的特殊性，而不注意吸收、采纳国际主流医学界普遍认同的临床研究方法，不仅不利于中医药与世界的交流，也将制约中医药走向世界的步伐。

3. 对临床研究文献的评价缺乏系统方法　在我国现行中医药类期刊文献中，发表了相当数量的涉及中医药临床治疗的传统综述，在这些传统综述的文章中，由于多不是按照现代系统性综述的方法对原文献进行评价，常常存在对选择资料缺乏统一的纳入及排除标准、一般引用支持自己观点的文章进行论述、所参考资料均为阳性结果等问题，以致这样的文献综述性研究，往往只能让读者了解某方面临床研究的部分进展，其研究评价所得的结果极易造成选择性偏倚。

二、临床研究的基本内容

（一）病因学研究

1. 病因的概念　外界客观存在的或机体本身的某些因素作用于人体，发生致病效应者称为病因或致病因素。随着医学科学的进展，逐渐认识到致病因素导致人体发病，是一个复杂的效应过程，它既与各种生物因素有关，也受外界社会经济以及自然环境的影响，绝大多数情况下疾病的发生受多种因素制约，即多因素病因致病，疾病的发生常是多种致病因素先后或同时连续作用的结果。

2. 病因研究的设计　根据前瞻性研究模式或回顾性调查模式，其研究设计有所不同。

（1）前瞻性研究：此类研究是将被研究人员分为试验组与对照组，试验组暴露于某假定的致病因素之下，对照组则不接触此因素，然后通过一段时间的观察，最后统计两组人员发生某一疾病的情况进行比较。假如在试验组中有 N 个人患病，其余 M 个观察对象虽暴露于致病因素下，但并未患病，其患病率为 N/N+M；而对照组虽未暴露于致病因素下，但仍然有 X 个人患病，其余 Y 个人未患病，那么对照组的患病率为 X/X+Y，然后再计算两组患病率之比，此比值称为相对危险度。相对危险度的绝对值越大，提示该假设致病因素与某疾病发生的因果联系强度越强，也就是说该因素是真正病因的可能性就越大。

（2）回顾性调查：回顾性调查研究的方法是收集一组已患某病的患者作为病例组，回溯患者的病史中有 A 个患者曾暴露于假设致病因素，C 个患者未曾暴露于假设致病因素，病例组中暴露者所占比例为 A/A+C，而未暴露者所占比例 C/A+C，然后再计算二者之比，则表明假设病因在病例组所起作用的程度。同时给每个病例配一个或数个条件尽量相同的非患者，组成对照组，采取上述同样方法，计算出假设病因在对照组所起作用的程度。最后再计算假设致病因素在病例组与对照组所起作用之比，以此表明假设致病因素与发病的关联程度，此比值称为优势比，用以估计假设致病因素是病因的可能性的大小。

3. 病因研究的评价　在病因学研究中，所论证的假设致病因素与发病之间是否存在因果关系，其判定应注意以下原则：①如果暴露于假设的致病因素的程度轻重、时间长短、剂量大小与患病情况呈平行关系，表明该因素与发病之间存在着剂量梯度效应关系，则提示此因素是真正病因的可能性更大。②当去除假设致病因素后，患病率明显下降，表明该病因与发病之间存在因果的可逆联系，则提示该因素是真正病因可能性更大。③在不同环境下对不同人群所进行的多次研究，都得到相同的结论时，则表明该病因与发病之间的因果关系加强，称为因果关系的一致性或可重复性；当然不同的研究产生不同结果也是常有的，缺乏一致性也可能提示有进一步研究的必要。

（二）诊断试验研究

有文献报道显示，在基层医疗单位的临床实践中，70%～85%的病例在采集病史和做体格检查之后就能做出正确诊断，而不需要很多辅助检查；即使是一些复杂的病例，也需要准确完整的临床观察资料去指导正确选择辅助检查，特别是在中医临床实践中，更是如此。因此，开展以临床调查为主的诊断试验研究，也是非常必要的。

1. 诊断试验研究的设计　诊断试验通常有两种方式：一为平行试验，一为系列试验。

（1）平行试验：即同时做数个试验，任何一个出现阳性结果，即认为该试验项目是诊断某病的证据，在急需迅速做出诊断时多使用平行试验方式。

（2）系列试验：是数个试验依次相继进行，下一种试验是根据前一项试验结果决定，一旦得出阴性结果则终止再次试验，只有全部试验阳性，才能肯定所试验项目对疾病具有诊断价值。当某些试验方法为侵害性或具有危险时或花费十分昂贵，则宜采取系列试验，可先使用简单、安全的试验，待出现阳性结果后，再继续做其他试验；否则便无需再行进一步的试验。

2. 诊断试验的评价　评估一种新的诊断试验时必须与金标准进行盲比，在与金标准进行比较时，需要计算这个新试验的敏感度、特异度。

（1）敏感度：指在诊断试验的全部真正患者中，该试验阳性的百分比，亦可称真阳性率。敏感度反映该试验正确判断患者的能力，其值越高，遗漏患者的几率越小。敏感度高的诊断试验，在患者中很少出现阴性结果，一旦出现阴性则较肯定地被排除于患病之外。

（2）特异度：指在诊断试验的全部确实未患病者中，该试验阴性的百分比，亦可称真阴性率。特异度高的试验在非患者中很少出现阳性，所以特异度越高，无病误诊为患病的概率则越小。特异度很高的试验，在非患者中很少出现阳性结果，一旦阳性结果出现，则证实肯定为患病，所以阳性结果特别有助于确诊某病，也就是说特异度越高，阳性预测值越好。

针对有特异治疗的疾病或者说该病经特异治疗会大大改善预后时，则应选择敏感度高的试验，其目的是一个不漏地检出病例，以达到尽量检出患者，即使假阳性高，也在所不惜，使其得到应有的治疗，争取好的预后。而对一些预后不良又无特效治疗的疾病，若误诊会给患者带来很大痛苦，所以不希望有高的假阳性，此时则选择特异度高的试验，当然此时也要冒漏诊较多的危险。

（三）治疗研究

临床研究最核心的问题便是探讨治疗疾病的有效手段，评价各种治疗手段的实用性、安全性，为临床选择最为合理的治疗手段提供依据。

1. 治疗研究的设计　目前疗效研究趋向于以随机双盲对照试验的设计为准，其试验设计注意以下方面。

（1）随机化分组与分层：临床试验中分配患者到试验组（或称治疗组）或对照组的最

科学的方法是随机化法，这是检验疗效可靠手段的核心。随机化分组的原则是无论研究者或患者均不知道每个具体患者是在哪一组，使每个被分配的对象都有相同的机会被分配到治疗组和对照组。在进行随机化分组时，有时还需要按已知可能影响疾病预后的因素，将研究对象先分为若干组，这称为分层，进行分层时通常要考虑的因素包括年龄、性别、病程、病情等，有时一些社会因素如经济条件、文化程度、居住条件等，也可作为分层的依据。但分层并非绝对必要，如研究样本大且完全按随机化分配患者，因为这种设计常可保证两组的可比性，就不必分层。另外分层不可过细，否则每层人数太少，会增加机遇造成的假象。

（2）盲法试验：使用盲法是为了尽量避免来自研究设计者、执行者或参与试验患者的主观愿望带来的偏倚，使临床治疗试验得到尽量真实的结果。其方法分为：①单盲，即不让患者知道自己分在治疗组还是对照组以及用药情况，这样能防止来自患者的偏倚。②双盲，即研究人员和患者均不知道每个患者的分组情况。当然在执行双盲试验时，一定要具备一套完善的保密制度和保证患者安全的有效措施，一旦发生意外或患者病情加重，能立即查出患者代号的真实情况，以便及时采取相应措施。

（3）设立对照组：临床治疗试验的目的就是观察干预措施是否真能改变疾病的自然过程，设立对照则是检验治疗研究疗效的重要原则之一，最理想的是与治疗组同时、同地设立对照组，如此其可比性最好，因为时间、地点总是与预后有密切关系，不同时间、地点的患者，在病情轻重、转诊方式、医护设施等方面存在着差异，均有可能影响到治疗效果。当然为了研究的方便，也可采用既往的同类患者做对照或在其他地区收集对照组，但这类对照是非均衡性的，容易存在偏倚，可比性较差。

2. 治疗研究的评价

（1）疗效指标的选择：所选指标最好是不受主观意识干扰的、客观性较强的指标，称为硬指标，如用影像学结果、形态学结果、化验结果等，这些指标能够定量，比较精确，容易判断。

依靠患者主诉或医师判断的一些指标，称为软指标，如疼痛程度，关节活动范围等，这些指标容易受主观因素影响。若确需使用软指标，应事先规定得很清晰、具体，尽可能将定性指标进行数量化，使之较容易判断，具有可操作性。

（2）研究病例脱失的处理：研究的对象在试验进行过程中会有失访或中途退出者，这部分病例一般不宜超过总数的10%，若达到20%，其结果则很有可能失去真实性；若脱失病例在10%～20%之间，可将治疗组脱失病例视为治疗无效，将对照组脱失病例视为治疗有效，再计算两组结果间的差异，若差异仍具有临床和统计学显著性，则此研究结果可信，否则需慎重考虑结论的真实性。

（3）辩证看待统计学意义与临床意义的关系：检验治疗组与对照组间疗效的差别，既要考虑其是否具统计学意义，也要考虑其临床意义。如果说差别具有统计学上的显著性意义，只表明这种差别不是机遇造成而是确实存在的，但是这个确实存在的差别并不一定代表具有临床意义。例如探讨某一药物或方剂治疗高血压，其结果显示治疗组的血压较对照组降低5mmHg，而且两组间比较具有统计学上的显著性差异，但是这一差别在临床上则并无实际意义。反之有些具有临床意义的疗效研究结果，可能并未达到统计学上显著性差异的要求，但其疗效在临床上确实是存在的，特别是中医药类的研究这一点尤为突出。总之二者不可偏废，须要根据实际情况做具体分析。

第二节 研究方法

临床的研究方法及评价方法种类繁多，但概括起来主要包括非随机性临床观察研究、临床流行病学调查、循证医学。

一、非随机性临床观察研究

（一）基本含义

非随机性临床观察研究的方法在临床上沿用已久，可谓是传统的研究方法，此类研究按其是否设置对照组、或设置对照组的方法不同又可分为：无对照的单纯临床病例分析研究；采用历史性回顾对照的病例分析研究；非随机并列性对照研究。

（二）基本方法

1. 单纯临床病例分析研究　单纯临床病例分析研究的方法通常是对某种疾病的一定数量患者，采用某种特定的治疗方案，经过一段规定的治疗时间后，观察比较患者治疗前后的情况，如果一定百分比（假设为75%）的患者治疗后症状消失或病情好转，则认为该百分比即为此治疗方案的临床有效率，即有效率为75%。

单纯临床病例分析研究的方法往往是在一种非常特殊的情况下，可以用来研判临床治疗的有效性，那就是当某种疾病的临床自然病死率达100%时，如结核性脑膜炎，在链霉素等抗痨药物发明以前，其病死率几乎是100%，在这种情况下，如果通过临床观察发现某种治疗能拯救一些患者的生命，便可认为这种治疗有效。而当所研究病种（如肺结核），其自然病程本身受许多其他（如营养、生活环境等）因素影响而存在很大差异，甚至可以自愈时，则不宜采用单纯临床病例分析的研究。在这种情况下，单纯临床病例分析的研究方法仅可用以了解疾病的自然病程等，为今后更严格的临床研究提供线索和假设，而不可用来检验某种疗法的有效性或比较不同治疗方法的优劣，因为这种研究未设对照组，其疗效并不能分辨是因治疗效果所致，还是其他因素引起的；对于自限性疾病，其治疗后病情的好转甚或痊愈，也可能是治疗与自然病程的巧合。因而，这就从根本上忽视了疾病自然病程的变化，忽视了研究对象在患病进程中所存在的各种因素对疾病预后所产生的影响，以致其结论的可信度大为降低。

2. 历史回顾性对照病例分析研究　历史回顾性对照病例分析研究，又称非同期对照，是指在研究某种疗法的疗效时，将现时给予干预措施的一组患者的临床结果与既往未给予该干预措施的另一组相同病种患者的结果进行比较，以评价该干预措施的疗效，作为历史对照的患者可以是没有进行治疗的，也可以是只接受了常规治疗或其他治疗的。若所用以做对照的历史病例是从既往文献报道而来，则此方法也称为文献对照的病例分析研究。

这种研究方法较之单纯临床病例分析的方法，因其采用了对照、而具有一定的优越性。当然这一方法必须满足一个基本前提，那就是被研究的疗法所针对的病种，其所有可能影响疾病预后的因素，在不同年代之间是不变的。显然这在事实上几乎是难以满足的，因为在不同年代的两组患者，从患者选择到研究环境两方面，均存在一定差异，以致两组病例之间难以比较甚至不可比较，其原因如下：①不同年代的患者，在一般的营养体质、年龄性别分布以及心理行为、生活环境、卫生条件等方面，均会有较大差异，均可在一定程度上影响对预后和疗效评价；②作为对照组的患者，由于原有研究的入选病例并不是为此项研究而设计的，故当时病史记录的许多内容可能缺失，某些项目可能不符合现行研究的要求；③不同年代的两组患者，所使用的疗效评价标准或检测手段等方面均会有一定差异，这些均会直接影响疗效对比；④不同年代医生对所研究的疗法的认识不同，以致对疗效判断有所差异，由于研究者本人对阳性结果的倾向性有所不同，往往在一定程度上也会影响疗效评价。

3. 非随机并列性对照研究　非随机并列性对照研究与标准的临床随机试验一样，其研究设计也是前瞻性的，并且对照组与治疗组的患者往往在相同时间入选，这样克服了历史回顾性对照研究在设计上的先天不足。但是它与临床随机试验的根本差别在于，患者入选到治疗组还是对照组，往往是根据事先定好的某种系统方法，常用的方法有：①按照患者生日或就诊日期的奇偶数分别纳入治疗组和对照组；②按照就诊顺序以交替方式分别纳入治疗组和对照组，即以一个治疗组、一个对照组按顺序交替分组；③根据患者或患者家属是否愿意接受某种治疗而分别分配到治疗组或对照组，两组同时随访；④以医院为单位入组患者，即把到医院 A 就诊的患者全部分到治疗组，而到医院 B 就诊的患者全部作为对照。

另外，非随机对照的方式还有一种自身前后对照研究，即在同一组患者的每一个体上进行试验，先后接受两种不同的治疗，整个试验研究被人为地分成两个部分，并分别使用试验性措施和对照性措施，比较两种治疗结果的差别，以确定所研究治疗措施的疗效。实施前后对照时应当注意，在前后两个治疗阶段之间，需要有一个称为“洗脱期”的间隔阶段，其时长为第一阶段治疗时间的 5～7 倍，然后才开始第二阶段治疗，目的是使第一阶段的作用不致于影响第二阶段。这一对照的方式，常被用于慢性稳定或复发性疾病的研究。由于同一组病例先后作为治疗组和对照组而接受治疗，可确切判断每例患者对研究因素和对照措施的反映，排除了因受试者个体差异而对结果带来的影响，具有良好的可比性，结果的可靠性也远高于不同病例组的前后对照研究。缺点是每一例的研究期限延长一倍，患者的依从性容易受到影响；第一阶段措施可能对第二阶段有影响，若第一阶段已治愈或死亡的病例则不能进入第二阶段，使研究难以继续。

在非随机对照的研究中，由于研究者事先知道治疗组、对照组的分组方式，以及了解入选对象接受何种治疗，因而在决定受试对象是否入选、如何分组时，研究者会有意或无意地参入很大的主观选择性；甚至有时受试对象入选何组都不是取决于研究者，而是直接由患者愿意接受何种干预手段所决定，所以这在方法学上具有较大的偏差。但是临床研究试验是以人为研究对象，很多时候由于客观存在的问题及伦理道德因素，无法进行随机对照双盲的临床试验，因而非随机对照的临床试验研究同样具备一定的重要价值，其优势在于容易操作，不存在道德伦理问题，容易被医生和患者接受，依从性高，耗费时间、人力、物力不多，能为进一步的研究提供不可缺少的线索。因此，非随机对照研究对于各级证据均主要源自临床实践的中医药学，以及有着大量非盲法、非随机化临床试验的中西医结合临床研究，也有着重要的、特殊的意义。

二、临床流行病学调查

（一）基本含义

临床流行病学（clinical epidemiology，CE）是流行病学的一门分支学科，是指运用流行病学的原理和方法，研究解决临床中所遇到的各种问题，并进行评价的学科。

临床流行病学的概念是1938年由美国耶鲁大学的John Paul教授首先提出，其内涵是在临床医学科研中，以患者群体为研究对象，研究疾病、健康和卫生事件的分布及其决定因素，提出合理的预防保健对策和健康服务措施，并评价这些对策和措施的效果。另外，加拿大McMaster大学临床流行病学家还就临床医学科研方法，提出了一个被称为DME的概念，即临床科研的设计（design）、测量（measurement）和评价（evaluation）三字的缩写。所谓“D”（设计），指临床研究方案的设计，就是首先要正确选择研究课题，然后根据课题的研究目的，结合现有的科研条件设计出最佳研究方案。所谓“M”（测量），就是运用各种定量的方法来度量和比较各种临床现象，包括疾病发生的频数、结局、预后、疾病的影响等，研究测量数据的含义和性质，研究各种测量变异和生物学变异，研究提高测量准确度和可靠性的方法等。所谓“E”（评价），就是用科学的方法对测量结果进行评价，主要包括病因推论准确性评价、诊断试验评价、临床结果评价、防治效果评价、预后评价及临床经济学评价等，根据评价结果做出正确的结论。由于DME代表了临床流行病学的核心内容，已被公认为是临床医学研究应采纳的一种科学的研究方法，因而，通常将其等同于临床流行病学。

（二）基本方法

1. 描述性研究　这是流行病学研究的基础，主要方法为现况研究，通过调查描述疾病的分布和各种可疑致病因素的关系，提出病因假说。有关某种卫生事件在何时、何地、何种人群中的分布特征，在流行病学调查中通常称为三间分布。由于疾病状况和危险因素是同时得到的，因此，这种调查方法能阐明卫生事件及其基本因素，可以明确卫生事件所危及的人群，并提出有关病因、传播方式及他方面可供检验的假设。

2. 分析性研究　一般是选择一个特定的人群，对由描述性研究提出的病因或流行因素的假设进行分析检验。这是对流行病学所假设的病因或流行因素进行检验的方法。它是探讨疾病发生的条件的规律，验证所提出的假设。分析性研究主要有两种：①病例对照研究，即选择一定数量的病例，调查其中假设因素出现的频率，与对照组比较，分析假设因素与疾病的联系。这种研究方法可假设因素进行初步检验，但不能决定某因素与某疾病的因果关系。②定群研究，即将某特定人群分为假设因素的暴露组与非暴露组，追踪观察一定时间，比较两组的疾病发生率是否有差异。它能直接估计所观察的因素与疾病的联系强度。

3. 实验性研究　实验性研究是指在研究者控制下，将观察人群随机分为试验组和对照组，给试验组施加或消除某种因素或干预措施，通过随访观察，观察此因素或措施对研究对象的影响，判定干预措施的效果，进一步验证假说。

流行病学实验性研究是在人群现场中进行的，其目的是研究病因、疾病的危险因素、防治措施效果等。实验性研究根据研究场所可分为两类：①临床试验，是指在医疗环境下所进行的观察某种新药或新疗法的疗效，或在临床上进行的某种疗法对延长生存寿命的相关性研究；②社区试验，是指在人群中消除某因素或施加一些干预手段以观察对疾病发生的影响，以进一步证实这些因素的病因作用。由于是直接在人群中观察，所采用的干预手段应保证对人体无害。

（三）调查基本步骤

1. 设计调查方案 搜集资料在整个调查研究中占主要地位，设计好调查方案，以保障准确、全面地搜集研究所需的高质量资料。方案设计应主要注意以下内容：

（1）调查目的和指标：调查目的分为了解参数和了解相关性两类：了解参数，即调查获取各种卫生事件的具体数据情况，用以说明总体的特征，如研究某种疾病的易发年龄、各种人群的发病率、各因素的占比等；了解相关性是研究事物或现象之间的关系，以探求人群健康的有关因素或探索病因，如研究某种疾病的发病原因和相关因素。

（2）研究对象和观察单位：研究对象是根据研究目的所确定的调查总体的同质范围，是按研究需要规定的特征所描述对象的集合体，普查就是典型的总体研究。进行总体研究具有获取研究资料全面、资料的精确度高、容易得到研究对象的协助等优点，但是，在总体研究的研究对象数量很大时，研究的时间、精力、人力、物力、财力往往无法达到，获得资料的手段会受到限制，从而影响研究的深度。

观察单位是指要调查的总体中的个体，也是统计计算的单位。在一个确定的总体中抽取一定数量的单位作为研究观察的样本，称为抽样。常用抽样方法有单纯随机抽样、系统抽样、分层抽样、整群抽样、多级抽样等几种。抽样研究有节省人财物、能及时汇总研究资料、及时利用研究结果、获取资料的手段灵活多样等优点，但其最大的不足是存在抽样误差，因此，要使样本在性质上对总体具有最大限度的代表性，在设计调查方案时，抽样就一定需要遵循随机化原则。

（3）选择调查方法：调查方法按调查范围，大致可分为两类：一是全面调查，即全面调查是对总体中每个个体都进行调查，如人口普查，某种疾病的普查；二是非全面调查，其中又包括典型调查和抽样调查。典型调查是有意识选择好的、中间型的或差的典型进行调查；抽样调查是从总体中随机抽出一部分进行调查，是医学研究中常用的方法。

调查项目和调查表：调查项目包括备查项目和分析项目：备查项目用于核查资料，如被调查者的姓名、性别、住址、电话以及调查者和调查日期；分析项目用于计算统计指标，分析健康相关因素或病因。将调查项目按逻辑顺序排列即可成调查表。

2. 实施调查操作

（1）人员培训：对调查人员进行培训，培训内容主要包括：增强工作责任心，态度热情和蔼；很好地了解调查的目的要求，具备必要的临床流行病学知识，以便统一调查方法；调查中不应对问题与被调查者的答复表露出自己意愿，不能对问题任意解释与改变表中问题的措词；认真填写调查表，字迹力求工整清晰，妥善保管好所有资料。

（2）调查方式：有直接观察、采访、填表和通信四种调查方式。直接观察和采访的方式是由调查人员亲自参与和记录，这两种方式由于是在调查人员的直接控制下现场进行，调查质量可靠，但应注意避免受调查人员的主观因素干扰；填表和通信的方式是由被调查者自己填写，这两种方式受被调查者素质高低影响较大，若被调查者文化水平高并乐意配合调查，也可以得到可靠的资料。

（3）开展预调查：在进行正式调查之前，最好开展预调查，用以检验调查设计方案的效度。由于预调查的样本量小，涉及的调查地域和观察单位相对较少，因而可在较短时间内进行完成，为正式调查的实施获取经验。在预调查的实施过程中，往往可发现除资料整理分析以外各个环节的问题，从而对于完善调查方案、保证正式调查顺利进行，有着非常重要的意义。预调查时还可将存在争议的问题、存在疑问的相关内容列入方案中，以期根据预调查的情况对设计加以论证，排除疑虑，进行修订，制定出更加合理、可行的调查方案，确保观测项目既能突出研究的基本目的，又能在财力、物力、人力等方面消耗最小。

（4）正式调查：首先，调查人员分工必须明确，实施程序必须规范、标准，保证收集的资料完整、准确、及时，确保调查研究项目质量的真实性和可靠性。其次，每一调查人员应严格按照调查设计方案的要求进行，保证标准的一致性，详尽记录、保存相关原始资料，以便后期在资料处理中对所发现存在问题的环节能较好地追溯。第三，由于临床调查的影响因素相对较多，尤其是涉及多地域、多中心参与的协作项目，不同的专家可能对同一问题存在理解上的差异，为此，在调查中可采用重测信度的方法。所谓重测信度，即用同一测验方法，对同一名被试者先后两次进行测查，然后计算两次测查所得分数的关系系数。进行重测信度时，可由两名调查人员分别对同一名被试者进行同一项目调查，各自独立完成填写调查表等资料，测验在不同的时间测量两次所得结果的相关系数。如果相关程度高，表明前后测量一致性高，稳定性好。

3. 完成调查报告　通常调查组的最后一项任务是整理、分析资料，写出调查的书面报告，记录调查情况、结果及建议。调查工作的书面总结一般包括初步报告、进程报告和总结报告。初步报告是第一次进行调查后的报告，它应包括进行调查所用的方法，初步流行病学调查和初步的病因假设，以及下一步工作建议等。随着调查的深入，应及时就所调查卫生事件的发展趋势、处理进展、调查处理中存在的问题等书写进程报告。在调查结束后一定时间内，及时写出本次调查的总结报告，内容包括发生或流行的总体情况描述，引起发生或流行的主要原因，采取的控制措施及效果评价、应吸取的经验教训和对今后工作的建议。

三、循证医学方法

（一）基本含义

循证医学（evidence-based medicine，EBM）是指全面、系统地收集、整理和应用所获得的最好的医学文献证据，对患者个体做出合理的临床决策，即制定、实施有科学依据的诊断—治疗方案的过程。因此，循证医学又称实证医学、证据医学，是派生于临床流行病学的一门新兴学科，简言之即是遵循证据的医学。

经典的循证医学的概念是针对经验医学而言的，它是强调医生在对患者进行诊断和治疗时，应遵循三要素：①根据当前可得的最好临床证据；②结合自己的临床技能和经验；③尊重患者的选择和意愿。其目的是医生和患者形成诊治同盟，患者获得当前最好的治疗效果，让患者成为医学研究成果的受益者。以上三要素正是区分经验医学和循证医学关键所在，凡是医学实践过程中不遵从该三要素的，无论其是传统医学还是现代医学都称为经验医学。

（二）基本方法

1. 提出临床问题　临床上要解决的问题很多，比如：如何正确解释从病史、体检得到的资料；如何确定疾病的原因，并根据疾病发生的可能性、危害性对导致临床病变的可能因素进行排序；如何制定最适宜患者的经济、有效的治疗方案等。对于与临床诊治有关的问题，通常有两类需要通过查找文献来加以评估：一是关于该病的易感性和预后的问题，如某患者所患疾病发生严重后果的危险性有多大；二是有关治疗的问题，如采用某种药物或手段治疗，将多大程度地减少发生的危险性，同时采用这样治疗又会给患者带来怎样的危害？对于临床面临的诸多具体问题，有些已有答案但不为临床医生所知而未能得以应用；有些尚有争议，需要通过检索现有文献去找到最适合患者的方法。

2. 寻找检索证据　查找搜集证据资料的方法主要分为手工检索和计算机检索两种。

（1）手工检索：即人工逐篇查阅期刊文献。其具体方法如下：①首先确定要检索的期刊、会议论文集、内部刊物或其他文献，并检索期刊登记，查看是否已被其他人检索过；②用 Cochrane 协作组专用的期刊手检登记表对未被检索过的期刊进行登记；③对登记的期刊进行回顾性查阅和前瞻性追踪，其中回顾性查阅一般需查到该期刊创刊的第 1 期，查找时需要逐篇翻阅，找出所有的随机对照试验（RCT）和临床对照试验（CCT）的文献，不管它是出现在文章中还是出现在文摘、编者评论、通信或其他形式文献上，也不管其主题是否与本人课题有关；④按要求对查找情况进行详细登记，分类复印 RCT 和 CCT 文献并标上代码，再将表格和文献资料一同送交 Cochrane 中心。

（2）计算机检索：据统计现已出版的生物医学杂志约有 25000 种，每年发表论文 200 余万篇，这就造成每当有临床问题提出时，都进行一次全面的系统查询回顾，显然是不太现实的，因此根据有效的查询技巧，使用数据库是检索资料的便利途径。现有两种电子数据库可以利用：一种是文献数据库，以美国国立医学图书馆生产的 Medline 为代表，这是当前国际上最权威的生物医学文献数据库；另一种数据库是让使用者直接使用相关证据的一、二级出版物，包括系统性综述的 Cochrane 数据库、美国医学科学光盘，以及 ACP 杂志（该杂志为《内科学年鉴》的双月增刊，是从 30 余种综合性医学杂志中摘录的与诊断、治疗、预后、保健质量以及卫生经济密切相关的文章），所有的这些数据库已经或即将可以通过本地、国内、国际互联网获得。

3. 评估证据信度

（1）证据信度分级：根据检索所得资料的不同性质，其作为临床决策证据的重要性有所差异，循证医学将证据对决策参考时的可靠性进行了分级，随着临床医疗实践的不断发展，证据分级方法也不断深化，从早期的 4 级、老 5 级划分，发展为新 5 级、7 级、9 级的分级方法。

4 级证据分级

级　别	内　容
Ⅰ级	随机对照试验的系统综述，一个或多个高质量的随机对照试验报告
Ⅱ级	高质量的关于疾病预后、诊断试验评价的观察性研究（队列研究、病例对照研究及疗效研究报告）
Ⅲ级	病例报告及系列病例报告
Ⅳ级	专家评论

老 5 级证据分级

级 别	内 容
Ⅰ级	随机对照试验后做出的系统评价或 meta 分析结果大样本多中心随机对照试验
Ⅱ级	单个大样本的随机对照试验结果
Ⅲ级	设有对照但未用随机方法分组的研究如病例对照研究和队列研究
Ⅳ级	无对照的系列病例观察
Ⅴ级	专家意见、描述性研究、病例报告

新 5 级证据分级

级 别	内 容
1a	同质随机对照试验的系统综述
1b	单个随机对照试验（可信区间窄）
1c	全或无病案系列
2a	同质队列研究的系统综述
2b	单个队列研究（包括低质量随机对照试验，如随访<80%）
2c	结果研究，生态学研究
3a	同质病例对照研究的系统综述
3b	单个病例对照
4	病例系列研究（包括低质量队列和病例对照研究）
5	基于经验未经严格论证的专家意见

7 级证据分级

级 别	内 容
一级	样本为随机对照试验
二级	随机对照试验的系统综述
三级	单一的随机对照试验报告
四级	患者重要结局的观察性研究的系统综述
五级	患者重要结局的观察性研究的单篇报告
六级	基础性研究
七级	非系统的临床观察性报告

新 9 级证据分级

级 别	内 容
一级	系统评价和 meta 分析
二级	随机对照双盲研究
三级	队列病例研究
四级	病例对照研究

续表

级 别	内 容
五级	系列病例研究
六级	病例报告
七级	论述、观点
八级	动物研究
九级	体外研究

(2) 信度评价方法：对临床研究文献进行评价的方法关键就是评价文献结果的真实性、结果的信度大小、结果是否有助于处理自己的患者这三方面。

1) 关于结果的真实性：通过下面的问题检查临床研究结果的真实性：是否同参照标准（黄金标准）进行独立的盲法比较；研究人群是否包括临床上该试验的各种患者；所评价的试验结果有没有影响参照标准检查的实施；诊断试验的方法描述是否详细，能否重复。

2) 关于结果的信度大小：在进行系统评价时，对证据说服力的可信度通常认为是：前瞻性研究大于回顾性研究，有对照研究大于无对照研究，随机化分组研究大于非随机化分组研究，大样本研究大于小样本研究，当前对照组研究大于历史对照组研究，双盲法研究大于非盲法研究等。

3) 关于是否有助于处理自己的患者：通过结合自己的患者情况，确定研究结果是否有助于自己当前的患者，即能否改变目前对患者的治疗，最终使患者获益。按照循证医学的宗旨，对于是否开始采用循证所得治疗方案最终应由患者决定，因此，在具体实施前，与患者共同讨论证据，是非常重要的。

4. 用于临床治疗　在认真评价证据可靠性、实用性的基础上，形成有用的结果，用于临床实践（患者诊疗），进而评价临床实践的效果。如此循环往复，不断实践，总结提高。值得提出的是，在将循证研究所得结果用于临床过程中，得到高年资医生的支持是极其重要的，尽管有些高年资医生他们本人并不熟悉循证医学，但他们的临床实践体会有助于指出证据的不确定性，有助于对循证结果提出质疑，可能帮助研究者灵活地获得与以前相矛盾的新证据。

第二十章　实验研究方法专论

第一节　概　　述

一、基本概念

实验研究方法，是指由研究者根据研究问题的本质内容设计实验，控制某些环境因素的变化，使得实验环境比现实相对简单，通过对可重复的实验现象进行观察，从中发现规律的研究方法。

中医诊断学实验研究方法是传统中医诊断学与现代科学技术相结合的产物，是在继承中医基本理论和中医诊断特色的基础上，使中医诊断学对机能现象的描述逐渐向阐明机理的方向过渡，并使传统的中医诊断学从宏观的、定性的经验医学发展成为微观的、定量的现代中医诊断学。

二、中医诊断学实验研究发展概况

（一）实验研究的进展

随着现代科学技术的发展，新仪器、新方法的使用，中医诊断学实验研究更加客观化、标准化、规范化。

1. 中医诊法实验研究　舌诊现代化研究从20世纪50年代开始，舌象摄影仪、舌体测量器、舌诊比色板、舌色测色仪、中医舌诊计算机自动识别系统的研制，微循环、热红外成像、生物化学等技术的应用，均为中医舌诊研究提供了客观化的数据。面色诊研究应用现代色度学、光电比色原理和红光热成像技术等，对面部色诊的一些理论进行了阐释和证明，为中医色诊理论充实了内容，提供了科学依据。声诊研究应用声图仪、频谱分析、声音传感器和微计算机声音采集分析系统等，客观地对声诊的内容进行定性、定量分析，为声音生理、病理研究提供客观依据。嗅诊研究采用红外光谱法、气相色谱分析、气相色谱—质谱分析、气相—液相色谱定量分析及直接顶空分析等技术，对人体气味进行研究。中医问诊客观化研究以各种数字模型相继出现及中医问诊网络采集系统的产生为特点。脉诊研究主要采用换能的拾振器，其换能方式有压电晶片式、电磁式、应变电阻式、液态换能式、阻抗式、光电换能式等，用于分析寸口脉象的特征，同时应用超声多普勒和超声心动图探讨中医脉象的形成机理，使中医脉象研究由波示图进入声示图的领域。目前已初步定型的有平、浮、沉、迟、数、弦、濡、滑、涩、促、结、代等脉图。腹诊研究应用腹诊仪、热像仪、深部测温计、肌电图分析仪、多普勒血流计等测试腹部胀满情况、寒热程度、血流状况等。

2. 中医辨证实验研究　宏观辨证从整体上分析辨证要素，微观辨证则应用现代病理学、生物化学与分子生物学等技术，从器官、组织、细胞、分子、基因等水平研究辨证指标，探讨证候本质及物质基础。

3. 动物模型实验研究　自1960年使用过量的皮质激素制备小鼠阳虚证模型开始，中医动物证候模型的研制逐渐增多。伴随着微观辨证研究，模拟的证候从八纲之阴证、阳证、寒证、热证，脏腑辨证的肾虚、脾虚证开始，逐渐延伸到卫气营血、六经等证候，现在已基本涉足于所有辨证领域，而各证型的造模方法也越来越多，较常见的有：冠状动脉结扎法制备心血瘀阻证模型，链脲佐菌素（STZ）联合甲状腺素（T4）注射法制备糖尿病肾阴虚证模型，大肠杆菌注射法制备卫气营血证候模型等。

（二）实验研究的意义

中医诊断学实验研究突破了传统中医诊断学直观、直感的局限性，正在逐步向微观化、客观化的研究进程发展，是中医诊断学的重要分支。其借助现代实验技术，引进现代测试仪器和手段，延伸了医生的感官；同时与现代组织胚胎学、病理生理学、生物化学、免疫学、实验动物学、计算机科学等学科密切联系，是沟通传统中医诊断学与现代自然科学的桥梁，使中医诊断在定性、定量诊断方面更加客观化、精确化，极大地促进了中医诊断学的发展。

（三）实验研究存在的问题

目前中医诊断学实验研究在客观化和规范化研究中取得了一定成果，但仍存在一些不足，主要表现为：①数据采集尚未建立行业和国家标准；②使用的仪器、分析方法及参数标准不一致，无法统一诊断标准；③现有方法所用的信息是局部的、表浅的；④仅用某一个或某几个指标对中医证候进行度量；⑤中医诊断仪器大多停留在实验室阶段，没有得到临床应用；⑥反映证实质的指标较多，特异性的较少，且只能反映其局部；⑦证候规范化存在问题；⑧同一证候的动物造模方法较多，指标分散，特异性较差；⑨中医证候动物模型缺乏对模型动物的辨证诊断等。

三、中医诊断学实验研究基本内容

（一）实验研究的分类

就学科本身而言，中医诊断学实验研究的范围是十分广泛的。凡是与中医诊断学研究有关的内容，几乎都有现代实验研究，根据中医诊断学现代研究的进展，主要可分为中医诊法实验、中医辨证实验、中医诊断动物模型实验三类，从整体水平、器官水平、细胞水平、分子水平等不同层次开展中医诊断学的实验研究。

（二）实验研究的范畴

在中医诊法实验研究方面，阐述了微循环观测与血瘀证本质、中医舌诊、甲诊、目诊及相关脏腑的关系，脱落细胞学改变对中医舌苔及辨证的影响，光电血管容积图检测在中医面、舌、甲、脉诊中的意义，声图检测辨别声音的正常与异常，气相色谱检测人体气味的成分，脉图检测应用脉象仪描记脉图，并对正常脉象和常见病理脉象的脉图进行分析。在中医辨证实验研究方法方面介绍了病理形态学、生物化学和分子生物学检测中医证候的微观指标，基因组学、蛋白组学、代谢组学研究中医证候本质。在中医诊断动物模型实验研究方面，着重论述了四诊动物模型、证候动物模型的复制方法及应用特点。

第二节　研究方法

一、中医诊法实验研究方法

（一）微循环检测

1. 基本含义　微循环是指直接参与细胞、组织的物质、能量、信息传递的血液、淋巴液、组织液的流动。微循环状态与多种疾病及病理过程关系密切，且在疾病早期即发生改变。因此，临床微循环检测可作为相关疾病的早期诊断、疗效观察和预后判断的指标。

微循环检测的方法在中医诊法研究中的应用主要有：

（1）甲襞、球结膜微循环检测：从甲襞、球结膜微循环观察血瘀证患者，可发现有不同程度的血色黯红、黯紫，异性管袢增多，微血管呈瘤性膨大、囊样变、螺旋形变或畸形扭曲改变，血流速度减慢，或线粒流或粒流，血细胞聚集，血液积聚、瘀积，不少血瘀患者还有微血管周围渗出或出血等微循环障碍。因此，外周微循环的改变常作为血瘀证的客观指标，用于反映血瘀的程度、病变性质及疗效。

（2）中医舌诊研究：舌尖微循环研究观察发现，青紫舌、淡白舌、红绛舌均有微循环障碍，微血管丛、管袢、血流、血色异常，但各具特征。

（3）爪甲色诊微观检测：研究表明，手指甲襞微观改变是中医爪甲诊法不同色泽变化的病理生理基础，可以作为中医望爪甲的微观指标。

2. 基本方法　常用的微循环检测方法有很多，人体微循环检查主要是用微循环观测仪对手指甲襞、舌尖及球结膜进行观测。甲襞表皮较薄，透光性好，微血管表浅，观察方便，因此左手无名指或小指甲襞常作为观察微循环的部位。国内甲皱微循环规范化观测从以下三个方面进行：①微血管的形态和分布（包括毛细血管管袢数、管袢形态、管径输入支和输出支、乳头下静脉丛）；②血液及其红细胞白细胞的循环动态（血液流速、血管运动性、红细胞聚集、白细胞数和白微栓）；③微血管附近的有关现象（如管袢周围间隙、汗腺导管、皮肤乳头、表皮状态等）。

微循环检测方法由于操作方便，痛苦小，无创伤，因此在中医诊法研究中广泛应用，并已成为中医诊法实验研究中一种很重要的客观计量检测手段。

（二）舌苔脱落细胞检测

1. 基本含义　舌苔脱落细胞检测是应用现代脱落细胞学检验技术，检测分析舌上皮脱落细胞的动力学和病理学变化及其与舌苔形成的关系，为中医临床诊断和研究提供客观的依据。由于生理状态下，舌黏膜上皮细胞代谢比较活跃，3天更新一次，舌上皮细胞从基底细胞转化为角化脱落细胞，在异常状态下，各种细胞的层次、形态、数量和分布会发生相应改变。因此，通过对舌表面黏膜脱落细胞学的检测，被普遍认为是探讨舌苔形成机理较好的方法之一。

舌苔脱落细胞检测在舌诊研究中的应用包括：

（1）探讨舌苔形成的原理：现代研究证明舌苔是散布于舌背的一层苔垢，由舌背脱落细胞、唾液、细菌、食物碎屑以及渗出的白细胞等填充于丝状乳头角化树的间隙内组成。通过对脾胃功能障碍的胃肠疾病患者及与正常人的舌苔脱落细胞进行对照观察，发现所有辨证为脾胃虚寒证的患者，其舌苔脱落细胞的角化程度普遍低于正常人；通过调理脾胃后舌苔亦有明显好转。提示舌苔脱落细胞角化程度与人的胃气盛衰有关。

（2）研究不同舌苔的特点：不同舌苔的脱落细胞在形态上有着各自的特征。通过对舌黏膜超微结构的观察发现：厚苔的形成与舌上皮增殖加速、细胞退化延迟、剥脱减慢密切相关；剥苔是由于体内各种原因导致舌上皮角质化过程发生障碍，缺乏次级乳头和表面细胞黏着力减低而形成。

2. 基本方法　舌苔脱落细胞研究主要采取印片法、涂片法和推片法：①印片法即用消毒载玻片前2/3直接印压受检者舌面而制成，其特点是很好地反映了舌苔自然脱落细胞的情况，但印片的效果易受多种因素影响；②涂片法即用消毒牙签或木质刮舌板在舌苔分布较厚之处刮取适量舌苔上浮物，再均匀而薄薄地涂布于载玻片上，其特点是细胞破坏较少，但涂片厚薄不匀，细胞分布不均，影响观测结果；③推片法是用一次性压舌板轻轻刮取舌苔，用专用推片蘸取适量后于玻片上成45°角用中等稍偏快速度匀速往前推，其特点是细胞分布均匀，利于细胞分类，但取材时力度的大小会影响细胞分类。

舌苔脱落细胞学检测设备简单，取样方便，操作安全，可多次反复操作，动态观察，适用于中医医疗单位开展中医诊断理论和诊断方法的研究。

（三）光电血管容积图检测

1. 基本含义　光电血管容积描记是根据光电转换的原理，通过实时描记被测部位（指端、耳垂、鼻端等）的光吸量来获取外周微血管的血液容积随心脏搏动而产生的脉动性变化，检测末梢血管内血液灌流状态的一种无创伤性检测方法。

光电血管容积图检测在中医诊法研究中常应用于以下方面：

（1）面部色诊的研究：人体基础代谢率、红细胞比积、尿苦杏仁酸、氧消耗量和两颊皮肤温度等的改变，是导致面色血流容积变化，形成望诊主色、客色的重要因素。病理五色患者的光电血管容积图参数与健康人比较，均有显著性差异，揭示病理面色的形成不仅与周围血管的硬度、外周阻力大小等因素有关，也与心脏搏出量及心肌收缩力量等密切相关，证实了中医“心华在面”的诊断理论。

（2）寸口部常见病理脉象的检测：经检测浮脉、沉脉、迟脉、数脉、虚脉、实脉、弦脉、滑脉、涩脉、细脉等10种病理脉象在寸口部血管容积图上均显示出各自的参数特征。相对于正常脉象，浮脉、实脉、滑脉、弦脉、数脉的快速充盈系数、心搏输出系数、平均灌流系数等参数均升高；而沉脉、虚脉、涩脉、细脉、迟脉均有所下降，显示出脉象阴阳属性的差别。

(3) 病理面、舌、甲色的光电血管容积检测：与正常面色、舌色和甲色相比，病理面赤、舌质红绛、爪甲深红者的快速充盈系数和心搏输出系数均明显增高；病理面白、舌质淡白、爪甲淡白者的心肌收缩系数升高；病理面青、舌质青紫、爪甲青紫者血管硬度系数和外周阻力系数均显著增高。研究发现血管容积图的多项参数与舌尖、甲襞微循环的相关指标关系密切，证实了“色脉相合”的望诊原理。

2. 基本方法　光电血管容积图描记是根据血液和组织对光线吸收系数的不同，利用校准的光源和适当的检波器，由反射或透射光线的多少以反映外周血流容积的变化，从而判断血管的机能状态。光电血管容积仪通过检测受试部位，获取信息血管容积的生理病理变化，采集过程中施加压力（浮、中、沉取脉），经调理、放大，并对信号进行模数转换，输入计算机，再对已经数字化的生物信号进行显示、记录、存储、处理及打印输出，获取结果。

光电血管容积检测不仅能观察面部、舌部、皮肤等较小血管容积的变化，也可用于中医人迎、寸口、趺阳等切脉部位较大动脉血管容积变化的测量。

(四) 声图检测

1. 基本含义　声图检测是运用声谱仪将声音信号进行频率、响度和强度的声学分析技术。由声谱仪在人发声或语言时记录的资料称声谱图，简称为声图（或语图）。

应用声谱仪将声音信息动态频谱进行分析后，变换成用时间、频率和强度表示的三维声谱图，通过分析，得到声音的谱图以及发音的各种个性特征。

声图检测常应用于闻诊的研究，主要：

(1) 五脏五音理论的研究：根据《黄帝内经》“五脏相音”的理论，结合五音频率的范围，创制二十五音分析仪，研究健康人群的二十五音规律。研究发现：男性以羽音为主，且与年龄呈正相关，证实了《黄帝内经》中“肾为先天之本”的理论；女性以角音为主，且随年龄变化而趋多，证明叶天士所说，女性以肝为先天；年轻女性以徵音为主，提示徵音与少女的心脏功能相关。

(2) 气与声音的关系：嗓音随着年龄的增加呈现出一定的变化规律，并且和“气”的盛衰变化呈正相关，为中医认识不同年龄段嗓音病的虚实辨证提供了客观依据。

(3) 脏腑与声音的关系：声音的内在信息与不同脏腑的生理功能和病理变化密切相关。通过分辨声音的特征，可辨别正常与异常，区别不同脏腑病变，这与中医五声五音应五脏的理论相符合。五脏疾病患者的声音信号比正常人的声音信号复杂，其中肺系患者的声音信号所包含的信息最为复杂，这可能与肺和声音的关系最为密切有关。

2. 基本方法　声谱仪是用电声学方法分析声音物理学结构，并将频谱记录下来的分析仪。声图仪主要由三部分组成：录音装置、外差式频率分析装置、显示装置。测试前受试者需进行发声练习，直至能发出较长时间的平稳声音方可检测。声音录制环境要求在密闭安静的室内，口距扩音器10～20cm，分别发最低音（声强控制在60～70dB），自然舒适发声（70～80dB）和真音或假音最高音（>80dB），发声时间持续3～5s，选中间平稳段进行频谱测定。频谱是二维图像，应用声谱仪将声音信息动态频谱进行分析后，变换成用时间、频率和强度表示的三维声谱图，通过分析，得到声音的谱图和各种个性特征。

声图检测是一种非接触的诊断技术，为中医声诊客观化研究提供了一个技术平台。

（五）气相色谱检测

1. 基本含义　气相色谱检测属于化学分析方法中一种能分离、分析多组分混合物的极为有效的物理及物理化学分析技术。所谓“相”，是指具有相同成分及相同物理、化学性质的均匀物质部分；两相，是指在色谱法中，其“相”有两种状态：一种是固定不移的，称为“固定相”；另一种是载带着试样从固定相经过的流体，称为“流动相”。运用气相色谱技术分析气味，主要是利用人所发出的气体混合物在流动相与固定相中有不同吸附能力或其他亲和力的差异，当两相做相对运动时，气体混合物就分离出不同的组分，进而对其组分进行定性与定量的分析，以判断不同的病证。

气相色谱检测在中医学中的应用：

（1）正常人体气味的研究：经检测和分类，正常人体的气味可分为以下三类：①与人体代谢有关的物质，如丙酮、乙醛、乙烯酮、异戊二烯等；②存在空气中的物质，包括空气中的污染物质，如苯、三氯二氟甲烷等；③一些不明成分的物质，如苯环乙烷、邻甲苯等。影响人体气味成分的主要因素有运动、性别、饮食、微生物的干扰、体内脂肪、昼夜变化、排卵期等。

（2）病体气味的研究：目前已测出的人体呼出气味有200多种，与各种疾病有关。如糖尿病患者气味中丙酮的含量随糖尿病类型、阶段的变化而变化；肝硬化患者口腔气味中二甲基硫醚、硫醇、硫酸二甲酯等成分浓度增加；氨在肝炎患者口腔气味中较正常人增加，与血氨浓度成正比。另外通过对口臭患者的口腔气体进行定性定量分析，发现吡啶类与吲哚类物质为导致口臭的主要成分，且不同病种中这些致臭物质含量有明显差异，并与中医证型有关。

2. 基本方法　气相色谱仪由以下五大系统组成：气源系统、进样系统、分离系统、检测系统、记录系统。抽取受试者口气，注入气相色谱仪中，经检测后得到色谱流出曲线。在一定的进样量范围内，色谱流出曲线遵循正态分布，它能反映试样分离过程的效能。色谱峰的面积或高度与试样的浓度和含量有关，可进行定量分析；色谱峰的位置和形状与试样的性质有关，可做定性分析。

气相色谱检测在分析中不发生化学反应，能保持样品的原貌，给气味的分析带来极大的方便，为中医嗅诊现代化研究提供了条件。

（六）中医脉图检测

1. 基本含义　脉图是借助测力式传感系统模拟中医切脉过程及指法，得到脉管搏动的轨迹图。脉图的检测和分析是脉诊客观化研究的重要组成部分。通过分析中医脉象对应的脉图特征获取人体动脉血管僵硬度、外周阻力等信息，为揭示中医脉象形成机制提供新的研究思路和方法。

脉图检测在脉诊研究中的主要应用及成果有：

（1）研究中医脉诊理论：现代研究认为脉象的形成受心脏、血管、血液等因素的直接影响，并与年龄、性别、时间生物节律等有关。寸口脉象是心血管活动在腕部桡动脉处的外在表现。利用多普勒超声心动图对弦脉、滑脉、弦滑脉、沉脉、平脉等脉象的多项血流动力学指标进行了对比分析，了解形成这些脉象的心血管基础。现代临床和科研工作者通过检测脉图，对两手寸口脉象的变化与脏腑病变之间的对应关系进行研究，得出“左关候肝，右关候脾”，及“五脏之脉分，五脏之部不分”等结论。

（2）探讨脉象与证型的相关性：脉诊是中医临床不可缺少的诊察步骤和内容。脉象的各种变化都是气血邪正的外在表现。肝病研究中，将中医辨证为湿热蕴结型肝炎患者的脉图与其他证型肝炎患者的脉图进行对比研究，发现该证型脉搏波次第通过寸口三部，血管顺应性好，阻力小，血流顺畅，指下表现为滑脉特征。慢性脾胃病患者脉象和脉图因证型不同而有差异，肝郁气滞型脉象多弦或细弦；湿热内阻型多见弦滑脉；阴虚内热型多见细数脉；虚实夹杂型见弦细脉等。

（3）分析脉象与疾病的相关性：对于一些独立性的疾病所表现出来的特有的脉象，通过脉象仪的客观化检测，使原先这些主观感受的真实性得到进一步证明。高血压患者多为弦脉及其兼脉，一般早期脉弦而兼浮或洪，晚期脉弦而偏沉细，重症兼心血管功能受损者脉多兼涩。各种弦脉可以相应地反映病情轻重，也可作为治疗过程中病情改善的指标。心血管系统疾病与脉象的变化有着直接和必然的联系，疾脉、迟脉、促脉、结脉、代脉等脉象与多种器质性、功能性心脏疾患存在一定的相关性。

2. 基本方法　随着现代技术的发展，各种脉象仪研制成功，通过脉象仪客观化重现脉图的规律，同时结合图像和计算机处理技术，对脉图特征信息进行提取，运用各种信号分析技术，得到定量化的指标，其中时域分析法是目前研究脉图最普遍的方法。

脉诊客观化一直以来都是中医工作者和相关交叉学科研究者孜孜以求的目标，而脉图检测技术作为客观的表现中医脉诊的方法在临床诊疗中的应用已在一定程度上体现了中医脉诊作为一种无创性检测方法的研究优势，中医脉图不仅使抽象的脉象直观起来，而且建立了量化标准，为中医脉诊客观化做出了重要贡献。

二、中医辨证实验研究方法

（一）病理形态学

1. 基本含义　病理形态学是研究宿主细胞、组织与器官外部形态结构病理变化的学科。在中医药研究中应用广泛：①阐明疾病发生的原因：采用病理形态学的方法，分析各种病邪致病、正邪相争、阴阳失调的病机，探讨寒热虚实本实质及八纲病理生理基础。如热证的共同发病原因可归于热量过剩，“唇焦干，口渴”等与体表蒸发增加，或与分解代谢加强有关；②探讨病证发病机制：通过对病证的内在变化及其规律进行观察、分析，了解其病理变化的性质和机理，或通过动物模型进行有关病证病理变化的研究，探讨病证的物质基础。

2. 基本方法

(1) 组织病理学技术和细胞病理学技术：①组织病理学技术是以研究组织或细胞形态改变为主的各种技术原理、实验操作、结果判定、适用范围和优缺点的学科，主要包括常规石蜡制片技术、快速冰冻切片技术和组织化学特殊染色技术等；②细胞病理学是以组织学为基础，研究组织碎片、细胞群团、单个细胞形态和结构以及细胞间比邻关系，并探讨组织来源的一门科学。从阴道脱落细胞学到非妇科脱落细胞学，再到细针穿刺细胞学，巴氏理论和技术对恶性肿瘤和癌前病变的诊断起了重要作用。

(2) 超微病理学技术：随着电子显微技术的不断发展，人们对物体的观察由宏观世界进入了原子级的微观世界。病理诊断和基础研究从结构层面深入到亚细胞水平。电镜种类很多，应用于临床病理诊断中的主要是透射电镜和扫描电镜。

(3) 免疫组织（细胞）化学技术：免疫组织化学是利用抗原抗体特异性结合的原理，通过化学反应使标记抗体的显色剂显色来确定组织细胞内抗原，对其进行定位、定性及定量研究的一种技术方法。免疫组织化学技术不仅有较高的敏感性、特异性、简便性等优点，还能将形态学改变与功能、代谢变化相结合，基因水平和蛋白质水平检测相结合，细胞水平和超微结构水平相结合。

(4) 原位杂交技术：原位杂交是应用标记的已知序列核苷酸片段作为探针，通过杂交直接在组织切片、细胞涂片或培养细胞爬片上检测和定位某一特定的靶 DNA 或 RNA 的存在。该方法一方面可以进行基因水平的检测，另一方面可以明确定位，在保存组织结构的同时揭示组织细胞的异质性，细胞基因表达的异质性和细胞器中的区别定位。

(5) 激光扫描共聚焦显微术：激光扫描共聚焦显微镜是采用激光作为光源，在传统光学显微镜基础上采用共轭聚焦原理和装置，并利用计算机对所观测的对象进行数字图像处理的一套观察、分析和输出系统。激光扫描共聚焦显微术具有高灵敏度、高分辨率等特点，可进行定性、定量、定时、定位的分析测量。

病理形态学是对中医各种病、证进行深入研究的桥梁。有研究者将 32 例截肢的糖尿病足患者按中医辨证分为气血两虚瘀阻证、脉络血瘀证、脉络瘀热证、脉络热毒证和气阴两虚瘀阻证，分别对截肢肢体进行病理形态学观察、分析，发现中动脉的病理学改变明显，其中脉络热毒、气阴两虚瘀阻两证型以动脉周围及全层的炎症性改变为主；脉络瘀热、气血两虚瘀阻证以中膜钙化、平滑肌细胞萎缩、变性、坏死及胶原纤维增多及内膜粥样斑块形成为主，炎症表现不明显。提示糖尿病足中医辨证分型与病理形态学变化及病变特点具有一定的相关性。

（二）生物化学与分子生物学

1. 基本含义　生物化学与分子生物学主要是从微观即分子的角度来研究生物现象，涉及物理、化学、数学、生物学等多学科的交叉。其在分子水平探讨生命的本质，即研究生物体的分子结构与功能、物质代谢与调节，是目前自然科学中进展最迅速、最具活力的前沿领域。

随着科学的不断发展，分子生物学与医学互相渗透越来越深入，从而极大地影响着近十年来生命科学各个分支的发展，中医药学也不例外。据目前的研究成果来看，研究人员的主要方向是致力于在分子水平上将中医与现代医学中的一些概念统一或者从分子层面上评价中医药治疗疾病的效果。大量中医学界的学者们投身于分子生物学实验室中，从细胞、基因、蛋白、核酸等层面分析中医理论与临床的科学性。多种分子生物学技术已被引进中医药研究领域，例如基因工程、核酸分子杂交技术、聚合酶链反应（PCR）、蛋白质分析和转基因动物技术等。

2. 基本方法

（1）基因工程：DNA 克隆技术是分子生物学的核心技术，其关键技术是重组 DNA，就是利用酶学方法，将不同来源的 DNA 分子在体外进行特异切割、重新连接，组装成一个新的 DNA 分子。在此基础上，将这个重组的 DNA 通过一定方式倒入宿主细胞内，并且在宿主细胞中进行复制扩增，形成大量的与亲代分子完全相同的子代 DNA 分子，称为基因克隆。有目的地通过基因克隆技术，人为操作改变基因，改变生物遗传形状的系列过程，总称为基因工程。

（2）核酸分子杂交：指具有互补碱基序列的两条核酸单链在一定的条件下可按碱基互补原则退火形成双链。杂交的双方是待测核酸和已知核酸序列，已知者称探针。此杂交过程是高度特异性的，因此广泛应用于基因克隆的筛选、基因组中特定基因序列的定量和定性检测、基因表达和基因突变分析及疾病的基因诊断等方面。

（3）聚合酶链式反应：聚合酶链式反应（polymerase chain reaction，PCR）是一种可以促成特殊的 DNA 片段合成的方法，需要经过高温变性、低温退火、中温延伸等步骤，不断循环，最终使得需要的 DNA 迅速繁殖。在医学领域应用广泛的 PCR 技术有：聚合酶链反应-单链构象多态性分析技术（PCR-SSCP）、DNA 指纹图、定量 PCR 技术等，其中定量 PCR 技术的最新进展是实时荧光定量。

（4）蛋白质分析：基因工程是分子生物学研究技术中的重要组成部分，但不是全部。人们越来越认识到，研究核酸和蛋白质相互关系的重要性。这是因为目的基因是否发挥其特异表型效应，只能通过其表达产物蛋白质是否能被合成，以及该蛋白质的理化性质和生物学功能来阐明。因此，蛋白质分析成了不可缺少的部分。目前常用的方法有蛋白定量、Western Blot 分析和酶联免疫分析等。

（5）转基因动物技术：转基因技术的出现，为人类精确地研究基因与疾病的相关关系提供了可能，而且可以在个体发育的每个阶段进行遗传功能的分析。因此，转基因疾病动物模型的开发成为转基因动物的热点，有的已进入应用阶段。在模型动物中，最适合做整体研究的动物是小鼠。

近年来分子生物学技术被广泛运用于中医证候等研究中。有研究者已运用基因工程、核酸分子杂交、PCR 等技术建立一种能筛选两个 cDNA 消减文库中相同 cDNA 片段的新方法，构建肾阴虚证的 cDNA 文库，为进一步克隆肾阴虚证的相关基因奠定了基础。应用酶免疫技术已证实多种疾病的中医证候分型与外周血 T 淋巴细胞亚群改变有关，免疫性血小板减少性紫癜（ITP）患者不同中医证型间外周血 T 淋巴细胞亚群有明显改变，按血热妄行型→气血两虚型→脾肾阳虚型→肝肾阴虚型→阴阳两虚顺序，T8 细胞百分率依次增高，从脾肾阳虚往后各型，T4/T8 倒置并逐渐加重，表明 ITP 这些证型的免疫异常程度依次加重。

（三）基因组学

1. 基本含义 基因组学是1986年由美国科学家Thomas Roderikc首次提出的，是整体水平上对基因的活动规律进行探讨，是从整体基因组的层次来阐明所有基因在染色体上的位置、结构、基因产物的功能，以及基因之间的关系。不同基因组的表达以及不同的功能有可能表现出不同的证候。基因组研究包括两方面内容：以全基因组测序为目标的结构基因组学和以基因功能鉴定为目标的功能基因组学。

利用现代生物信息学的方法研究中医证候的物质基础，必将有力促进中医学基础理论研究的深入和突破。建立辨证分析基因谱的基本策略是首先建立各类疾病的中医辨证分型的证候基因表达谱，利用已建立的证候特异基因表达谱作为诊断和治疗参考标准，将患者的证候基因组与其进行生物信息学比较分析，即可得到证候基因组学诊断，并在基因表达谱层面评估中医药治疗疗效，达到最终应用于临床的目的。所以，建立中医典型证候基因组学数据库是实现证候基因谱诊断与治疗的前提和基础。目前，基因芯片、EST分析技术等为深入开展中医证候相关基因研究搭建了成熟的平台。

2. 基本方法

（1）EST分析技术：表达序列标签（expressed sequence tags，ESTs）是指从不同组织来源的cDNA序列。近10年来EST分析技术被广泛应用于基因识别、绘制基因表达图谱、寻找新基因等研究领域，并且取得了显著成效。目前主要被广泛应用到分子遗传和基因组的研究。

（2）基因芯片：又称为基因微阵列，是研究基因表达与调控的主要手段之一。目前，基因芯片广泛应用于基因表达谱分析，基因多态性分析，基因诊断及药物基因组学研究的领域。

国内学者利用基因芯片在阐明中医药治疗疾病的辨证及疗效方面做了有益的尝试。有学者以外周血单个核细胞为材料，利用炎症相关基因芯片对肺癌阴虚证患者炎性细胞因子基因表达谱进行研究，发现免疫网络相关基因的表达失衡，提出阴虚证的本质是细胞因子调控网络的本质性紊乱。此结果与该证相应的病理生理及临床表现基本相符。

（四）蛋白组学

1. 基本含义 蛋白质组这一名词是由科学家Wilkins等在1995年7月的《Electtophoresis》中最早提出的，指的是某一特定的细胞或者生物体中，由基因组所表达的全部蛋白质群体。蛋白质组学这一技术的产生和发展是伴随着人类基因组计划的实施以及对生命科学研究的深入而进行的，它以蛋白质组为研究对象，是研究细胞内全部蛋白质的组成及其规律的学科，研究不同的蛋白质、不同的构象功能的表现。

通过蛋白组学研究，从一个机体或一个组织、一个细胞等不同层次“整体”的蛋白质活动的角度来揭示和阐明证候形成与发展的基本规律，这种研究思路与中医整体观和中药多靶点整合调节的特点不谋而合。

2. 基本方法

（1）以蛋白质分离、纯化和多肽质量测定（mass spectrometry，MS）与蛋白质数据库相似性分析为基本技术的蛋白组学研究。该方法又可根据蛋白质是否需要经双向凝胶电泳（2-dimentional polyacrylamide gel electrophoresis，2-DPAGE 或 2-DE）分为两类，其中，2DE-MS 应用最为广泛。

（2）以基因组学研究成果为基础，利用重组蛋白制备蛋白或抗体芯片进行蛋白组学研究。该方法简便，不需要质量分析仪等大型设备，但技术尚未成熟。

蛋白质组学对中医证候的研究可以通过采用同一疾病不同证候和同一证候不同疾病的组织或细胞表达图谱差异比较来进行，发现证候之间的相同与差异之处，能够从基因水平或者蛋白质水平对证候的病理表现进行解释，赋予中医证候科学内涵。有研究者通过对肝郁证相关蛋白质组的研究，在大鼠血清中获取了 12 个差异蛋白点，人血清中亦初步筛选出 12 个差异蛋白点。提示可将血清蛋白质组研究方法学和技术借鉴到中医证型研究中。

（五）代谢组学

1. 基本含义　代谢组学是继基因组学和蛋白质组学之后新近发展起来的一门学科，是系统生物学的重要组成部分。代谢组学的概念来源于代谢组，代谢组是指某一生物或细胞在一特定生理时期内所有的低分子量代谢产物，代谢组学（metabonomics）则是对某一生物或细胞内所有低分子量（MW＜1000）的代谢物质进行定性和定量分析的一门学科，它将在内外因素作用下产生的代谢物质的动态变化与病理生理相关联。

代谢组学与中医学的整体观念、系统观念甚至辨证论治思维非常吻合。通过比较机体生理与病理状态，疾病不同证型的代谢物的不同，找到与疾病诊断和分型相关的“标志代谢物组”，描绘出中医证候的“代谢指纹图谱”，从而发现表征这些疾病或分型的化学特征模式，使“证”更加客观化，这是目前代谢组学应用于中医证本质研究的发展方向。有研究者利用代谢组学技术发现不同证型（痰阻心脉证、气阴两虚证、气滞血瘀证）冠心病患者的代谢物存在明显差异，这些代谢物与能量代谢、脂质代谢、糖代谢、氨基酸代谢紊乱密切相关，有望成为冠心病中医辨证分型的生物标志物。

2. 基本方法　代谢组学研究一般包括样本的采集和预处理、数据的采集和预处理、多变量数据分析、标记物识别和途径分析等步骤。

根据研究对象和目的不同，代谢组学分为 4 个层次：①代谢物靶标分析：对某一个或某几个特定组分的分析；②代谢轮廓分析：对少数预设的一些代谢产物的定量分析，如某一类结构、性质相关的化合物；③代谢组学：对所有内源性代谢组分的定性、定量分析；④代谢指纹分析：不具体鉴定单一组分，通过比较图谱对样品进行快速分类。

代谢物整体水平的检测所依赖的方法是分析化学中的各种谱学技术，如磁共振波谱、质谱、高效液相液谱、红外光谱、紫外可见光谱以及各种原子光谱。主要技术手段是磁共振（NMR）、液-质联用（LC-MS）、气-质联用（GC-MS）、色谱（HPLC，GC）等。此外，分析化学在代谢组学研究中发挥着不可取代的作用。

三、动物模型实验研究方法

动物实验是根据研究目的，恰当地选用标准的符合实验要求的实验动物，在设计的条件下，进行各种科学实验，观察、记录动物的反应过程或反应结果，以探讨或检验生命科学中未知因素的专门活动。动物实验方法是进行动物实验时的各种实验手段、技术、方法和标准化操作程序。中医诊断的动物模型研究是中医诊断与现代医学结合的热点领域，动物模型的使用避免了在人身上进行试验带来的风险，同时增强了实验材料的可比性，并简化了实验操作和方便了样本的收集，有助于更全面地认识疾病本质。

研制中医实验动物模型是研究中医的重要手段，造模的方法大致有以下几种：模拟中医传统病因造模；采用西医病因病理造模；依据中西医结合病因学说造模；病证结合动物模型。运用时应根据不同的实验目的与要求，扬长避短，进行取舍。

（一）四诊实验动物模型

1. 基本含义　采用一定的方法，研制符合中医某些四诊表现特点的动物模型，用于相应四诊客观化的研究。目前动物实验模型主要集中在舌象和脉象造模两个方面。

2. 基本方法

（1）舌象动物模型：采用接种大肠杆菌致急性腹膜炎加禁水加利尿致气阴两虚的红舌模型；家兔慢性放血致血虚白舌模型；大剂量氢化可的松致小鼠阳虚胖大舌模型；长期温热药物如附子、干姜、肉桂、女贞子等灌胃致热证红舌模型。

（2）脉象动物模型：采用疼痛刺激或精密滴注去甲肾上腺素复制弦脉模型；低温环境导致迟脉模型；大量放血造成芤脉模型；扩血管药物应用复制滑脉模型。

（二）证候实验动物模型

1. 基本含义　中医证候动物模型是在中医学整体观念及辨证论治的思想指导下，运用藏象学说和病因病机理论，把人类疾病原型的某些特征在动物身上加以模拟复制而成。自20世纪60年代初，肾阳虚证候动物模型的研制已开始，经过近50年的发展，至今已有150余种证候动物模型，涉及八纲、气血、卫气营血、六经、脏腑证候等。随着现代科学技术的发展，证候动物模型的研究层次也逐步深入并呈现新的趋势，分子生物学、遗传学、基因检测技术等高新技术在证候动物模型领域得到了广泛的应用。

2. 基本方法

（1）八纲证候动物模型：该类动物模型的研制大多具有方法多样、操作简单、重复性较好的特点。阳虚动物造模方法主要有糖皮质激素法、切除肾上腺法、切除甲状腺法、腺嘌呤法等；阴虚动物造模方法主要有甲状腺法、钳夹肾动脉法等；寒证动物模型主要应用大剂量寒凉药如石膏、知母、大黄等喂服法；热证动物造模方法主要应用大剂量温热药如附子、干姜、肉桂等。虚证模型研究较多，如劳倦、控制饮食致脾虚模型，放血致血虚模型等，实证模型多见于脏腑实证。表、里证的动物模型研究较少，如用冰块加风扇模拟风寒刺激复制风寒犯肺模型。

（2）气血证候动物模型：目前开展较广泛，气虚、血虚、血瘀证的模型复制研究较多。气虚证模型采用控制饲料、耐寒与游泳联合的方法；血虚证模型采用射线照射、环磷酰胺、乙酰苯肼法；血瘀证模型采用高分子右旋糖苷静脉注射，静脉注射羊水、凝血酶、大肠杆菌内毒素，局部注射肾上腺素或去甲肾上腺素，结扎冠状动脉或脑动脉等方法。

（3）脏腑证候动物模型：脏腑证候造模的研究较多，方式多样。比如，采用“猫吓鼠”法建立肾虚证动物模型；采用大黄水浸剂灌服建立脾虚证动物模型；采用激怒刺激法研制肝郁证动物模型；采用冠状动脉结扎法建立心血瘀阻证动物模型；采用尾静脉注射醋酸铅、5-羟色胺后，经胃内灌内毒素脂多糖E（LPS）建立肠热腑实动物模型；采用高脂饮食、脑垂体后叶素皮下注射及寒冷刺激方法建立冠心病心阳虚血瘀证大鼠模型；采用慢性束缚法建立大鼠肝郁脾虚模型等。

随着科学技术的不断发展，中医动物模型的评价趋于标准化、客观化、规范化。动物模型的完善，还需要在模型研制技术手段和思维模式的创新、模型评价系统的规范化、模型制备因素纯化及药物反证措施的完善等方面进一步探索，有利于揭示中医证候的本质，推动中医药现代化发展。

第二十一章　信息技术研究方法专论

第一节　概　　述

当今世界正处于信息迅速发展的时代。一方面，信息数量急剧增长，信息来源渠道多样化；另一方面，信息的物质载体日益繁多，信息内涵更加精深，与之相应的需求也变得更加复杂。信息技术对当今的社会发展产生了深刻的影响，不仅大大提高了社会生产力的发展速度，而且全方位地渗透到社会总体结构和社会生活方式，促进了人类知识经济和信息化的步伐。

信息技术逐步渗入自然学科诸多领域，在医学领域中率先开始应用的有云计算，网格计算，数据采集、存储和管理，开源论坛，生物信息学，计算化学，分子模拟，计算机辅助药物设计，计算机辅助高通量筛选技术，可视化的临床诊断系统，3G 技术等。中医学研究也随之开始引入信息技术，自 20 世纪后期，在临床诊断学领域开始研制四诊仪采集定量信息，同时通过数据库、数据分析等方法对中医信息实施数据化、信息化，使中医各领域研究达到了以往未曾达到过的广度和深度，其研究成果对中医临床、科研、理论研究起到了积极的促进作用。本章要着重论述在中医药理论思想指导下，如何利用先进的传感技术、计算机技术和通讯技术来实现客观、准确、快速的中医诊断，是该领域所面临的问题和发展前景。

一、基本概念

从广义上来说，信息技术是指在数据和信息的创建、存储和处理中以及知识的创造中使用的大量物品和技能。历经了几千年的发展演变，人类的信息技术发生了显著的加速度变化，典型代表如古老的结绳记事、穿珠计数，到文字发明、印刷术、电报、电话等通信技术，直至以计算机技术为典型代表的现代信息技术。从 20 世纪 60 年代至今的短短几十年时间，由于半导体技术、微电子技术、集成电路技术、通讯技术和计算机等技术的突飞猛进，现代信息技术取得了革命性的进步。从狭义上来说，信息技术主要是指以现代计算机和计算机网络为代表的、用于信息的感测、识别、传递、处理、再生和利用的一种技术，主要包括传感技术、计算机技术和信息通讯技术等。

不同的学科领域、不同的学者对信息技术的概念有不同的看法，例如：有学者认为信息技术是用于信息操作的各种方法和技能，以及工艺过程或作业程序的相关工具及物质设备；有学者定义信息技术是指完成信息收集、存储、加工、发布、传送和利用等技术的总和。国际标准化组织（ISO）的定义是：针对信息的采集、描述、处理、保护、传输、交流、表示、管理、组织、储存和补救而采用的系统和工具的规范、设计及其开发。

二、中医诊断学应用信息技术概况

依托不断发展的信息技术，中医诊断学开展了现代化和客观化研究，这使中医诊断学由主观、定性的经验医学开始向兼有微观的、定量的现代中医诊断学发展。中医人工智能、中医药信息系统、中医临床诊疗系统、中医技术装备、中医教育平台、中医药网络应用和中医药管理决策系统等的开发和研制，为中医药现代化发展起到促进作用。

（一）中医诊断学应用信息技术研究进展

1. 萌芽时期　20 世纪 50～60 年代，开始探索四诊仪器的研制，当属中医诊断客观化的萌芽阶段。自 20 世纪 50 年代起，国内零星开始应用模糊数学、图像识别与生物传感技术进行中医脉象和舌象的客观化研究，如对脉象信息的描记和定量分析展开了大量研究。最初的脉搏图是通过压力传感器感受脉动处压力的变化来进行描绘的，到目前为止，基于压力传感器的脉诊客观化研究已经比较成熟，并且研制了多种类型的脉象仪，如江西的 MX-811 型脉象仪、上海的 ZM-Ⅲ型脉象仪、北京的 TP-CBS 型脉图仪、湖南的 BYS-14 型心脉仪等。

2. 起步时期　20 世纪 70 年代为起步阶段，标志是以知识为中心的中医专家系统的建立。20 世纪 70 年代计算机信息处理技术开始运用于中医领域，其中以研发中医专家系统为热门，1977 年我国第一个专家系统“中医关幼波肝炎诊断治疗程序”研制成功，该系统由中国科学院自动化研究所与北京市中医院关幼波等合作，首次尝试将专家经验从隐性走向显性知识，快速解决临床问题。这也是国际上第一个中医专家系统。但囿于理论研究、原理研究和智能技术信息处理手段等方面尚处于初期结合，忽视了论域理论知识或深层知识的作用，导致了该系统的脆弱性，后期发展有限。

3. 繁荣时期　20 世纪 80 年代是发展阶段，标志为数据库、专家系统和知识工程的迅速发展。数据库技术和人工智能是计算机技术的两大重要领域。20 世纪 80 年代，我国开始中医药现代文献型及事实型数据库的建设，到目前为止，已经有数十个中医药大学、学院及研究院所建设了各种规模不同的、近百个中医药信息数据库，初步实现了中医药信息数字化。数据库内容包括中医、中药，古籍和现代图书期刊等，与中医诊断有关的数据库，如《中医疾病诊疗数据库》、《临床术语数据库》、《中医证候数据库》等。

随着人工智能的发展，先后研制出了一系列的中医专家系统软件，据不完全统计有 200 多个，这些诊疗系统就其研究领域可分为三种类型：一是以诊断多种疾病为目的而研制的通用诊疗系统，如临证各科诊疗系统；二是以中医专家对某种疾病的诊疗经验的模拟系统，如肝病和肾病等专家系统；三是根据中医经典著作或统编教材所设计的系统，如 CAI 系统。但多数都是基于规则的决策推理，其缺点是自主“学习”能力和“适应”能力较差，知识自动更新困难。

4. 融合时期　20 世纪 90 年代及 21 世纪初是知识库、人工智能、神经网络理论、网络技术等多种技术开始逐步结合发展的融合时期。数据库开始为中医四诊仪、专家系统、临床决策系统等提供相关信息的存储、搜索、查询及推理等支撑功能。同时，数据库技术对知识库的管理提供了帮助，节省了知识库构建的时间，通过数据库技术来组织有关知识，用数据库的索引搜索技术取代传统的回溯递归的推理机制，提高了临床诊断效率。

（二）信息技术应用研究的意义

1. 推进中医诊断客观化和现代化　信息技术对中医诊断客观化和现代化研究的发展可以说功莫大焉。中医诊断客观化和现代化研究是从应用模糊数学、图像识别与生物传感技术进行中医脉象、舌象、面色的客观化研究开始的，目前已有用于舌诊的舌色测色仪、舌体测量仪、舌表浅血流量测量仪等；用于脉诊的各种脉象仪；用于气色望诊的面部色诊仪；用于腹诊的腹诊仪等。在诊断指标判别的标准化方面，结合四诊的客观化和对古今文献的整理也做了一些尝试，如对脉象的重新分类和定义。随着传感技术的不断发展，以及诊断信息逐步标准化和客观化，通过四诊仪器采集到的信息在一定程度上减少了因医生主观感觉而产生的不准确性和不确定性。

21 世纪初对中医辨证推理开展了比较深入的研究，如采用人工神经网络建立中医辨证系统、应用数据挖掘技术和决策树方法进行中医证型分类。由于受限于当时四诊信息标准化采集手段及其信息化技术水平，参与辨证的客观化指标量化不足，其辨证结果的准确性还有待完善。

机器学习与统计方法的逐渐成熟，为中医四诊信息的融合提供了方法学上的支撑。信息融合算法主要源于对现有的信息处理方法的引用和改进，涉及的理论也非常广泛。有学者借助自行研制的中医四诊检测系统获取患者的舌、面、脉、问、声音等四诊综合信息，应用人工神经网络、支持向量机等信息融合技术进行临床证候的识别研究，取得了一系列有意义的结果。信息技术手段和方法的介入，为中医诊断现代化研究奠定了初步基础，提供了方法学上的有益启示，同时为传统中医四诊开阔了视野。

2. 新技术新思维为中医诊断学研究开拓了新的领域　随着科技的发展，功能性检测将成为中医诊断应用研究的近期发展目标。人体疾病的变化，无外乎表现在结构和功能两个方面。近年来，现代医学研究人体生理、病理的变化过程中，在重视形态学变化的基础上，也越来越重视功能的检测。而中医学是通过人体功能活动来认识人体生命活动和疾病变化规律的。因此，应用人体功能检测技术开展中医证候与人体内在功能变化的关联性研究，以及中医四诊指征与人体内在功能变化的关联性研究，研制有中医特色的人体功能检测仪器具有十分重要的意义，如可穿戴设备中的智能手环、手表等，以后还可拓展到衣帽、鞋等，随时观察人体心率、体温、汗出情况、脉象、睡眠等细微变化，综合成个人信息库，远程传给社区保健医生，医生可根据季节气候、个人起居规律、体质，以及古籍或现代验案中的临床决策推荐方案，为用户提供保健或诊疗建议，达到个体化保健和诊疗的理想阶段。在早期和潜隐性功能变化阶段，既可以弥补传统四诊方法对机体内部细微变化观察之不足，科学客观地反映证候变化规律，又有助于中医药临床疗效的科学评价。

利用现代高科技手段和信息技术、原理方法，在中医理论指导下，研制符合中医临床需要和中医药研究的功能检测诊断仪器，对中医诊断学的快速发展将会产生不可估量的助推力。

（三）中医诊断学应用信息技术存在的问题

总的来说，中医诊断学只是部分吸纳了信息技术，在更多领域中尚未将两者更好地结合起来，因此中医诊断学的客观化和现代化研究迄今仍未取得重大突破。四诊的客观化研究尚处于局部以及离散时点观测的“人工模拟”阶段，诊断指征判别的标准化和规范化研究则始终囿于对前人文献的整理和有限的临床经验总结，如脉诊已经进行了近50年的现代化研究，尚未建立标准图谱及参数标准；中医脉诊客观化呈现尚需要研制多通道复合原理的传感器；四诊的微观化研究无论是在深度还是广度，在质量还是在水平上都难尽如人意，如在舌象信息分析方面如何提取舌形的老嫩、舌神的荣枯等，尚无法解决；在面诊研究方面，面部纹理光泽的分析，老年面部着色不匀的识别，以及五志七情信息的提取均为难点。

中医现代化任重而道远，现阶段还有大量的难题，如中医学自身的认识统一问题，传感器研发改进问题，需要探索研制更符合中医原理的诊法分析识别技术、标准数据库及参数标准的建设问题等，需要信息技术及其他学科如数学、物理、哲学等予以解决。随着信息技术的深入发展和多学科的交叉融合，我们期待中医诊断技术有大的突破，以能更好地为中医药临床疗效评价、中药新药评审的临床试验建立具有中医特征的评价指标，为健康评估体系提供技术依据。

三、中医诊断学应用信息技术的基本内容

诊断工具水平在一定程度上代表了诊断认识的水平，是诊断现代化的重要标志。在中医诊断过程中较为常用的信息技术包括知识库、数据库、文本库技术，数据挖掘技术，本体技术，信息检索技术，电子病历技术，专家系统，互联网技术，生物特征识别技术等。这些信息技术从信息获取、信息传输、信息加工、信息存储、信息标准化等环节，极大地推动了中医领域的现代化研究。在此仅介绍部分在中医诊断学现代研究中具有独特优势，且相对成熟的信息技术：

（一）专家系统技术

专家系统技术是带有初步智能的中医诊断体系，即在诊断时以中医理论体系为基础，根据患者的相应症状，并结合中医专家的诊断知识和经验，采用基于可信度的推理，使整个系统能在较大程度上模拟中医专家的思维过程。

（二）生物特征识别技术

面部识别技术、图像识别技术已成为中医诊断学望诊的研究工具，电子听诊器技术、电子鼻技术带动中医闻诊研究的发展。

（三）传感器技术

脉诊数字化诊断主要依赖于传感器技术的进步，并朝着智能化、微型化的方向发展，同时注重“脉证取舍”临床实际情况的综合运用。

（四）多源信息融合技术

中医诊疗过程是望、闻、问、切四诊合参的过程。只有依赖融合技术，对中医四诊信息进行多特征、多层次的融合识别，才能准确辨证，提高临床疗效。

第二节　研究方法

一、信息技术与四诊信息识别研究

中医诊断学认为人体表象信息（四诊信息）与疾病的本质（证候）之间存在着必然的联系。按信息技术的观念来看，中医诊断就是中医师通过望、闻、问、切收集到症状、体征等人体表象信息（信息的采集、获取），然后根据四诊合参的结果（信息的整合）进行辨证论治（信息的处理）的过程，并在治疗中又收集返回的信息用以验证诊断的正误和治疗结果。

通过临床的望闻问切所获得的中医诊断信息，具有迥异于其他行业信息的特征，既具有以数据形式表示的定量信息，如脉诊中的搏动频率；又有以非数值形式表示的定性信息，如问诊中的胃口不佳，同时有纳呆、厌食、不欲食、纳少等程度不明晰的定性描述。这类信息经过几千年的积累，具有高维、小样本、非结构化等特点。此外，由于信息的获取途径为医生与患者的感觉器官，信息的处理和整合（融合）由医生根据个人的知识和经验完成，因此不可避免地受到主观的影响，严重地干扰了诊断信息的客观性。

因此，如何利用先进的传感技术、计算机技术和通讯技术来实现客观、准确、快速的中医诊断已成为中医诊断学研究的重要课题。人工智能技术、数据库技术、数据挖掘技术、生物特征识别技术、传感器技术、多源信息融合技术以及物联网技术在中医诊断的现代化研究中得到了广泛而深入的应用。

（一）常用信息技术介绍

1. 专家系统　专家系统是一种基于知识和专家经验的智能计算机程序，它从人类专家那里获得知识，通过其内部的推理判断，求解那些需要人类专家才能求解的高难度问题。

（1）基本方法：专家系统研制过程，大致分为以下步骤：①医理设计：收集对“中医证型”划分起作用的临床症状；建立规范化的症状表；收集对“中医证型”划分的依据；建立中医辨证论治的规则库；收集临证加减的处理方法；建立临床随症加减的规则库，建立与该中医专家知识相关的知识库及规则库。②建立数学模型；绘制与中医专家系统辨证逻辑思维相应的程序框图，用数学模型模拟中医专家的辨证论治过程。③程序设计：通过编程，用计算机语言来实现上列数学模型。④临床验证：通过大量病例，验证其符合率。知识表示和推理机制是专家系统的核心，也是专家系统的重点和难点所在。获得一种具有广泛的知识表示方法和灵活高效的推理逻辑是专家系统研究中一直追求的一个目标。

（2）基本应用：30 年来，中医专家系统多集中在中医诊疗系统，研制由初期的高潮转向中期的低潮，后期处于缓慢发展状态。全国先后研制出 220 多个系统，大约有 120 个专家系统冠有中医专家的姓名。近些年在学术水平和方法技术方面没有显著进展。四诊信息的获取是智能诊断的难点，也是专家系统设计的“瓶颈”问题。建立完善的四诊信息获取机制是设计和完善中医专家系统的关键。有研究从系统建模、知识获取和知识库构建等方面提出了专家系统建设的新思路和实现技术，例如认知模型的建立、领域本体的应用、自然语言理解、数据挖掘、知识网络、多媒体 agent 技术等，为专家系统的发展提供了有价值的参考方向。

2. 生物特征识别技术　是指利用人体生物特征进行身份认证的一种技术。更具体一点，生物特征识别技术就是通过计算机与光学、声学、生物传感器和生物统计学原理等高科技手段密切结合，利用人体固有的生理特性和行为特征来进行个人身份的鉴定。人体生物特征识别技术是对人体本身所固有的生理或行为特征（包括指纹、静脉、掌型、视网膜、虹膜、人体气味、脸型、语音、步态、甚至血管、DNA、骨骼等）等信息进行采集、特征提取、识别和分析处理的综合技术。

（1）基本方法：本技术的特点是对生物特征进行取样，提取其唯一的特征并且转化成数字代码，并进一步将这些代码组合成特征模板。逻辑上包括两个模块：注册模块和识别模块。在注册模块中首先登记用户的姓名，通过生物特征识别传感器得到用户的生物特征信息，然后从获取的数据中提取出用户的特征模式，创建用户模板，存储在数据库中。在识别模块中同注册过程一样获取用户的生物特征信息，提取出特征模式，然后与事先注册在数据库中的模板相匹配，检验用户的身份。

（2）基本应用：中医诊断通过四诊合参获取人体表象信息及特征信息提取，属于人体生物特征识别技术的范畴。目前，在舌象的生物特征提取方面已经取得了一定的研究成果，加快了中医舌诊的现代化研究步伐。因此，从人体生物特征入手研究中医现代化关键技术问题，是对传统中医诊断的技术和方法学上的革新，具有极重要的学术价值。

3. 传感器技术　传感器是一种检测装置，能感受规定的被测量并按照一定的规律（数学函数法则）转换成可用信号的器件或装置，通常由敏感元件和转换元件组成。按工作原理不同，可分为物理型、化学型及生物型三类。将传感器与计算机联成一个整体就成为智能传感器，能将待测物理量变换成电信号之外，还能记忆和存储数据，进而分析和处理数据，并输出有用的数据。

（1）基本方法：脉诊研究的传感器多为压电式传感器、压阻式传感器。压电式传感器是基于压电效应的传感器，它的敏感元件由压电材料制成。压电材料受力后表面产生电荷。此电荷经电荷放大器和测量电路放大和变换阻抗后就成为正比于所受外力的电量输出。压电式传感器用于测量力和能变换为力的非电物理量。压阻式传感器是利用单晶硅材料的压阻效应和集成电路技术制成的传感器。单晶硅材料在受到力的作用后，电阻率发生变化，通过测量电路就可得到正比于力变化的电信号输出。压阻式传感器用于压力、拉力、压力差和可以转变为力的变化的其他物理量如液位、加速度、重量、应变、流量、真空度的测量和控制。

（2）基本应用：传感器技术在中医诊断领域应用最广泛的就是在脉诊仪的研究中。用于脉象信息采集的传感器根据其工作原理大致可分为四种，即压力传感器，光电式脉搏传感器、传声器、超声多普勒传感器。其中，最符合中医手指切脉特点的传感器当为压力传感器，也是目前应用最广泛的。

4. 多源信息融合技术　多源信息融合技术是一种利用计算机技术，对来自多种信息源的多个传感器观测的信息，在一定准则下进行自动分析、综合，以获得单个或单类信息源所无法获得的有价值的综合信息，并最终完成其任务目标的信息处理技术。又称为多传感器信息融合，它在现代社会的各个领域广泛应用，如各类系统设备的故障诊断、现代西医诊断信号（如脑电、心电信号等）的处理分类等。多源信息融合有多种分类方法，如按融合技术可分为假设检验型信息融合技术、滤波跟踪型信息融合技术、聚类分析型信息融合技术、模式识别型信息融合技术、人工智能信息融合技术等。人工智能信息融合技术，是将人工智能技术应用于多传感信息融合，对于解决信息融合中的不精确、不确定信息有着很大的优势，成为信息融合的发展方向。包括基于专家系统的融合方法、基于人工神经网络的融合方法、以生物为基础的融合方法。

（1）基本方法：多传感器数据融合技术的基本原理是对人脑综合处理负责问题的功能模仿，数据融合充分利用多路传感器所获得的信息资源，通过对传感器及其观测信息的合理支配和使用，把多个传感器在空间或时间上的冗余或互补信息依据某种准则来进行组合，以便获得被测对象的一致性解释或描述，系统获得比单个组成部分的子集所构成的系统更优越的性能。应用中对多源数据信息进行检测、关联、相关、估计和综合等多级、多方面、多层系的处理，得到精确的状态和判定、完整的态势以及威胁的估计。

（2）基本应用：多源信息融合技术可将中医四个诊法的采集与分析系统集于一身，提供“四诊合参”的信息融合，对中医四诊信息进行多特征、多层次的融合识别，建立四诊信息融合的辨证模型，模拟中医的诊断过程，由患者的体表信息推理得到辨证结果。

（二）四诊采集与分析的信息技术应用

现阶段国内外在中医现代化领域的研究也主要集中在中医四诊方面，尤其是四诊中的望诊和切诊两个领域的研究，已经吸引了一大批国内外信息科学领域的知名学者和科研单位的目光，正逐渐成为信息技术研究的一个热点。

1. 望诊采集与分析系统　在望诊的客观化研究中，舌诊采集与分析系统一直是研究重点，走在研究的前沿。近年来，随着人脸识别与分析技术的成熟，面诊采集与分析系统的研究也正在蓬勃兴起。

（1）舌诊采集与分析系统：舌诊采集与分析系统集成了计算机技术、图像处理技术以及医学分析方法。它通过传感器等设备将采集到的舌象传送到计算机，然后利用图像处理等技术进行舌象边缘的检测、舌象区域分割、质苔分离等的信息识别处理，并与标准舌象库进行比较分析，实现舌诊的自动化。

舌诊采集与分析系统一般由舌象采集、图像预处理、特征抽取、决策分类几部分组成。

1）舌象采集：舌象数据采集是通过图像输入设备实现，为减少影像失真，应采用数码摄像机，在特定条件下采集。

2）图像预处理：预处理是对获取的原始舌象数据进行加工，去伪存真的过程。由于原始舌象信号中存在着噪声和畸变，一般要进行平滑去噪、增强等。由于获得的舌图像中包含有嘴唇、牙齿等无用信息，在提取舌象特征之前一点要去除这些无用信息，即检测舌边缘。舌诊的主要内容是分别针对舌苔、舌质的诊察，因此在采集舌象特征之前要有效地区分舌质、舌苔，分别针对舌质、舌苔抽取其特征。

3）特征抽取：特征提取是对经预处理过的舌象针对不同病症，提取能反映病变性质的特征。为了提高分类处理的速度和精度，必须选择具有代表性的特征，且希望具有旋转、比例、位移不变性。

4）决策分类：利用模式识别的方法对已抽取的特征分类，以期区分不同的病例。选取一定量的样本进行训练，来验证其识别效果。

其中，舌象采集是系统的基础，采集图像的好坏直接关系到了下面图像的进一步分析，因此有必要设计一个好的采集系统以获取高质量的原始舌诊图片。舌象分割预处理是连接图像采集和图像分析的重要一环，它不仅可以用来指导舌象的采集，而且直接影响到后续工作。

（2）面诊采集与分析系统：20世纪80年代以来，随着颜色光学理论的发展和测色仪器的更新，有关人脸识别与分析技术已经逐渐成熟，特别是近期五官定位与人脸识别的研究成果颇为丰富，推动了面诊客观化的研究进程。该系统首先将采集到的图像经过人脸定位和脏腑反射区定位后，进行色、泽、斑、痘及其他特征的识别，再结合面诊和其他四诊知识库对其进行辨证推演得出诊断结果。经中医专家确认，把诊断正确的结果与所提取的面部特征加入到面诊知识库中，整个中医面诊采集与分析系统的流程如图21-1所示。目前面诊采集与分析系统的方法主要有：

1）面诊的颜色量化研究：应用色差计、光电血管容积仪、红外热像仪等仪器对面部色诊的一些理论进行了阐释、证明。

2）面诊的特征识别研究：主要包括对人脸的轮廓定位、检测分割、特征提取。如采用adaptive boosting算法进行人脸定位；采用改进的active shape model（ASM）模型对脸部五官轮廓进行提取；采用支持向量机获取面部整体颜色。

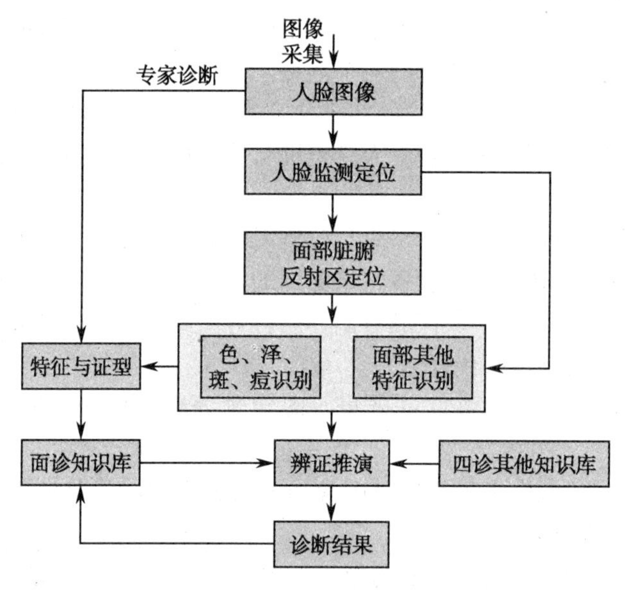

图21-1 中医面诊采集与分析系统流程图

2. 问诊采集与分析系统 中医问诊采集与分析系统首先要实现的是中医症状的客观量化，但是，症状的主观性、模糊性和不稳定性给客观量化造成了巨大障碍。因此，可基于中医问诊量表，结合中医诊疗临床实践的思维习惯，设计问诊信息的数据库系统，并对其进行临床数据采集。其次，在问诊信息采集系统的基础上，总结临床专家的经验，开发出疾病诊断评估系统。最后，在系统中集成人工智能和机器学习等智能数据分类算法，通过数据分析得到疾病的诊断。如上海中医药大学研制的“计算机中医问诊系统”，该问诊系统主要包括两大功能模块：信息采集模块和评估诊断模块。通过调用问诊信息采集模块，采集用户基本信息及问诊症状信息，并存至数据库管理模块的用户问诊症状信息数据库，最后通过诊断模块对采集的问诊症状信息，依据数据库管理模块的问诊诊断标准数据库中设定的标准，进行问诊的判断。图 21-2 为中医问诊采集与分析系统的流程图。

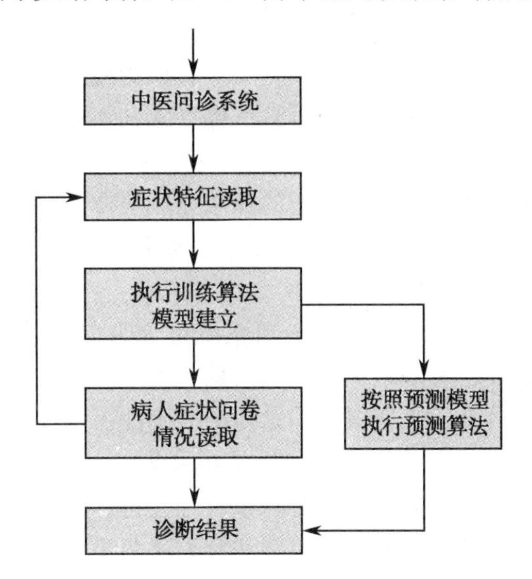

图 21-2 中医问诊采集与分析系统流程图

3. 闻诊采集与分析系统 闻诊包括听声音和嗅气味两个方面，因此对近年来国内外学者运用现代科技手段对中医声诊、嗅诊进行了客观化、标准化研究。

（1）声诊采集与分析系统：声诊采集与分析系统是集成了中医声诊理论以及现代信号处理、模式识别等内容，基于语音的非线性特点，语音信号非线性分析的研究方法应用于语音数据的建模与识别。声诊采集与分析系统的基本流程包括声诊语音样本采集、语音样本预处理、特征提取、模式识别等。图 21-3 为声诊采集与分析系统的流程图。

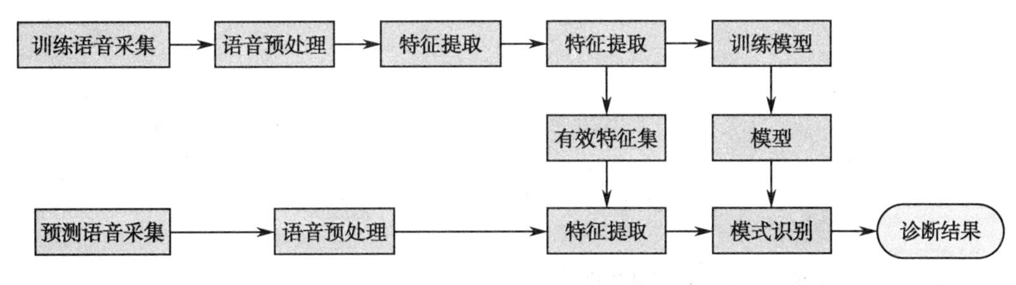

图 21-3 中医声诊采集与分析系统流程图

1）语音样本采集：声诊语音样本的采集可通过高性能的话筒、A/D 转换卡及计算机连接来完成。

2）语音样本预处理：语音样本预处理包括端点检测、预加重等。端点检测用来检测有效语音的位置，过滤掉语音无声段，提高语音样本的质量。

3）特征提取：指从声诊样本中提取出一组参数，用来表征样本。特征提取方式多种多样，如基于听觉特性的梅尔频率倒谱系数（Mel frequency cepstral coefcients，MFCC）、感知线性预测系数（perceptual linear predictive，PLP）等。

4）模式识别：指声诊客观化中给出最终判断结果的部分，直接影响判断的准确性。

模式识别有多种方法，如隐马尔可夫模型、神经网络、支持向量机、高斯混合模型、多分类器融合等。

（2）嗅诊采集与分析系统：基于先进的阵列式气体传感器技术的电子鼻正逐渐被运用在中医嗅诊的客观化研究中。其基本方法是：利用气体传感器阵列独特的性能来探测气体，产生嗅觉响应；利用信号处理技术将嗅觉响应转换为视觉响应，显示出被测气体的一组随时间变化的曲线族；每种（单一或组分）气体（含其不同的浓度）的响应曲线族都有其特征，像每个人的指纹，独一无二，称为“气味图谱”，最后通过模式识别做出判断，把提取的特征参数进行模式识别，运用一定的算法完成气体的定性定量辨识。电子鼻不但具有客观性强、无损伤、操作简便快速等特点，更重要的是它获得的是样品气味的整体信息。

4. 脉诊采集与分析系统　脉诊采集与分析系统可分为信号采集、分析与传输三部分。①脉象采集主要任务是真实、客观地检测脉象信息。由于脉搏信号的好差将直接影响到脉象仪中后续的数据处理部分及最终所得到的脉搏图准确性。因此采集脉象信号的传感器是脉象仪的一个重要组成部分。②脉象信号分析是将采集的脉象数据，利用神经网络技术、模糊识别技术或时域、频域分析等方法，对脉象信号进行定性、定量分析。脉象信号的分析包括脉象信号特征提取、脉象信号模式识别和分类这两步。目前国内对脉象信号的特征提取方法，多数采用时域分析法、频域分折法、时频联合分析法、计算机的自动识别法等方法。计算机的自动识别法包括脉象模糊属性识别方法、人工神经网络技术、模糊聚类等方法，通过大量脉象信号样本的学习和临床检验，取得较高的正确识别率。③基本流程：脉诊采集与分析系统一般由换能器、混合放大器、脉搏波信号回路、取脉压力信号回路、输出电路、记录器和计算机处理系统组成，如图 21-4 所示。

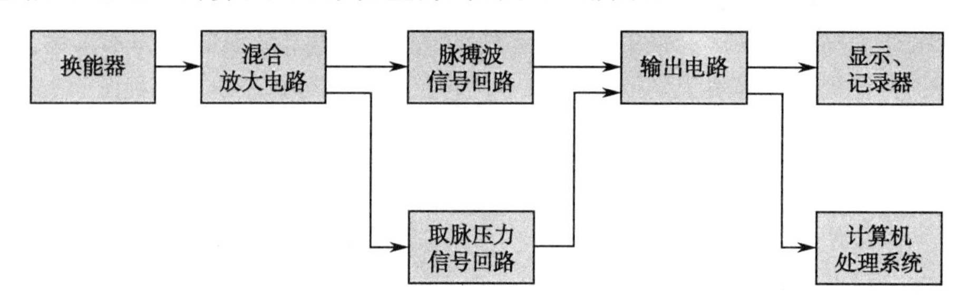

图 21-4　脉象采集与分析系统的一般框架

二、信息技术与中医远程诊断研究

（一）基本含义

中医远程诊断是利用现代通讯技术、计算机技术和网络技术与现代诊断技术相结合，实现中医诊断过程的远程化。中医远程诊断系统由两个主要部分组成，一是患者所使用的诊断终端，另一个则是医疗专家使用的诊断中心。诊断终端一般采用嵌入式的方式来设计，诊断中心则运行在平台上。诊断终端主要是采集患者全身或局部的体征医学信息，同时也可以查询医生的诊疗方案。而诊断中心主要任务是通过专用的转换仪器将从网络上接收到的数字信息转换成对应的医学体征信息，并最终显示在显示器上，供医生诊断疾病时之用；同时在医生做出诊断后，将相应的诊疗方案发送给患者。

（二）基本方法

1. 望诊与问诊的远程化实现　在远程的环境下，可以利用诊疗室安置的摄像头，实现患者面部形态、舌象等信息的可视化，同时利用互联网通讯技术，将这些变化通过网络传输到诊断中心，作为医生诊断时的依据。此外医疗专家也可以以在线对话的方式，通过语音交流实现问诊的信息化；同时还可以通过网络传输的形式来获得患者有关的病情检查资料，比如X线片、B超等，完成临床问诊所需的信息获取。

2. 脉诊的远程化实现　基于虚拟现实技术的仿真技术为脉诊远程化的实现提供了有效途径。虚拟现实是一种基于可计算构造沉浸式人机交互环境的计算机技术。具体地说，就是采用以计算机为核心技术的现代高科技生成视、听、触觉一体化的特定范围的虚拟环境，用户可借助必要的设备以自然的方式与虚拟环境中的对象进行交互作用、互相影响，从而产生亲临等同真实环境的感受和体验。虚拟现实环境的脉诊需要在远程端点提供一套脉象数据采集与传输系统，提供实时和非实时的脉象数据采集、处理与传输功能。这样，临床医生在远程医疗中心切脉的虚拟环境中，利用虚拟现实技术和设备，就可获知患者的脉象。

3. 闻诊的远程化实现　对于患者声音的变化，医生可通过语言询问的方式来了解判断。而对于患者气味的变化，则可以通过专门的嗅觉传感器如电子鼻来采集。总之，建立可视化、多信息融合的四诊合参多模态识别系统，并提出诊断与干预建议，可形成有中医药特色的远程诊断平台。

三、信息技术与中医诊断教学研究

信息技术是对图形、图像、文字、三维动画、声音及动态视频等多种媒体进行综合处理及表现的技术，信息技术应用于中医诊断学教学过程中，有效解决了传统的教学过于主观化和抽象化、学生理解困难的问题。

（一）数字化实验教学

数字化实验教学是指学生在数字化实验环境下，以虚实结合的方式，对虚拟实验设备、仿真实验环境、虚实结合的实验对象进行操作，进而达到学习理论、锻炼实验技能、培养创新能力的目的。

数字化实验教学的基础是数字化实验室。数字化实验室是数字化校园建设中不可缺少的一部分。数字化实验室就是在传统实验室的基础上，利用先进的计算机技术、网络通信技术、多媒体技术、数字技术、虚拟现实技术等相关的信息加工处理，将现实实验室中的各种实验资源数字化，并通过计算机进行实验教学管理的综合性和开放型的实验教学环境。它包括实验条件的数字化、实验管理的数字化和相关实验资源的数字化等。数字化实验教学是实验教学改革发展的必然。通过数字化的实验条件、丰富的数字化实验资源、高效的数字化实验管理，为学生开辟了“立体化”的学习、求知、探索、创新的场所，形成了以学生为中心的教学模式，使学生真正变被动学习为主动学习，避免了学生被动接受知识、机械模仿教师的学习状态，实现了学生由不会做到自己做，从简单到复杂、从观察到分析再到创新的目的。

1. 多媒体教学　多媒体计算机技术，不仅具有计算机的存储记忆、高速运算、逻辑判断、自行运行的功能，更可以把符号、语言文字、声音、图形、动画和视频图像等多种媒体信息集成于一体，使学生所学的知识以图表、彩色文字、动画、游戏等多种方式呈现，让学生动眼、动手、动耳、动脑，增强学生的学习热情和对知识的理解，使学生通过多个感官来获得相关信息，提高信息传播效率。科学研究已证明，人们通过各种感官获得的知识比率为：视觉83%、听觉11%、其他6%，视听结合可获得几乎是最佳的知识保持率。由此可见，利用多媒体教学，能够调动学生多感官参与，对加强记忆和提高教学效率具有重要作用。

使用多媒体教学还具有快速、准确、大容量的特点。在课堂有限的时间之内，既降低了劳动强度，节省了时间，又加大了教学信息的容量、讲练的密度、讲练的层次、讲练的力度。还可以当堂得到反馈信息。现几乎所有中医药院校在《中医诊断学》教学过程中都使用多媒体技术，多媒体技术的使用有利于学生对课程内容的理解和消化，对知识内化与迁移。计算机多媒体技术在《中医诊断学》教学实践中的应用，不单纯是一种教育技术的引进和渗透，更是一种全方位的教育教学改革。它引发了教育理念、教学设计、教学内容、教学方法、教学过程、教学效果等方面一系列的思考与探索。

近年来中医院校在舌诊、面诊和脉诊教学中引进了先进的教学媒介，强化学生实验动手能力，提高了教学质量。舌诊的计算机辅助教学课件（CAI）通过将舌象的生理、病理特征用文、图、声、像等形式综合展现，使抽象的概念得到形象、直观的表达，变主观为客观，增加了视觉冲击，使学生对所学内容更易理解和记忆。天津中医药大学研制的舌诊仪从舌象采集、病历管理、病案教学与考核等3个系统进行多媒体教学与考核。中国台北护理学院运用模型视图控制器（MVC）架构于因特网，研发了中医舌诊教学系统网站，使教与学得以互动。

2. 数字化教学辅助设备　有研究者设计开发了中医诊断学教学测评信息处理系统，构建了《中医诊断学》无纸化考试系统，实现了在局域网内命题、考试、阅卷、成绩统计等功能能够在计算机上进行，在试题库中增加了大量的图片、声音文件，完善《中医诊断学》的实践考核内容。从该系统中抽取的试题难度和区分度符合命题的要求，试卷可信、有效。《中医诊断学》无纸化考试系统能够客观、公正科学地检测和评价学生的能力，对开展教考分离、控制考试作弊、节省资源起到积极作用，具有较好的使用价值。

（二）网络信息化辅助教学

计算机网络技术融入到计算机辅助教学中，并将计算机辅助教学扩展到校园网、局域网、广域网及因特网，即网络计算机辅助教学。网络化计算机辅助教学系统主要由网络多媒体课件系统、网络多媒体教室系统和网络远程教育系统三部分组成。目前，计算机辅助教学不再是狭域的、单机计算机辅助教学，而正在转变为广域的、网络化的计算机辅助教学。网络化计算机辅助教学系统可以依托网络把多种现代化的教学设备有机地结合为一体，实时、高效地采集、加工处理和传输及播放文、图、声、像信息，充分发挥人和设备的潜力和整体效能，达到信息资源和设备资源共享，为教学内容、方法与手段的改革，提高教学质量和效益提供重要条件。具有信息容量大、速度快、范围广、双向交互作用等特点。它可以使教育向教育对象、教学时空、教育观念和教学实践开放。

1. 中医诊断学数据库、知识库建设　数据库是指为了满足某一个部门中多个用户多路使用的需要，按照一定的数据模式，在计算机系统中组织、储存和使用的互相联系的数据集合。知识库是知识工程中结构化、易操作、易利用、全面有组织的知识集群，是针对某一（或某些）领域问题求解的需要，采用某种（或若干）知识表示方式在计算机存储器中存储、组织、管理和使用的互相联系的知识片集合。这些知识片包括与领域相关的理论知识、事实数据，由专家经验得到的启发式知识，如某领域内有关的定义、定理和运算法则以及常识性知识等。

现已建成的中医诊断数据库已有一些实现了网络共享，但美中不足的是几乎所有的数据库都是有自已权限的检索系统，数据库与数据库之间很多都没有互联互通，无法实现综合利用，形成了一个个信息孤岛。因此跨库检索已成为数据库检索发展的必然趋势。

本体是一种新型的知识组织技术，主要源自人工智能（尤其是知识表达与推理）领域，也涉及哲学、语言学、术语学和认知科学等。近年来，本体成为中医药领域广泛关注的研究热点。在国家知识基础设施的建设过程中，构建了中医领域本体，如中医诊断方法、中医术语、中医证候、中医脉象、中医病机等 30 多个中医本体类，用于实现中医学知识的获取、分析和推理。传统的知识组织系统结构简单、表达能力有限，无法完全解决中医药知识表达中的复杂问题，本体为解决这些问题提供了强大的知识表达和推理能力。

2. 网络课程学习平台　网络课程学习平台是一个包括网上教学和教学辅导、网上自学、网上师生交流、网上作业、网上测试以及质量评估等多种服务在内的综合性教学服务支持系统，它以计算机网络作为知识的载体，学习者可以摆脱时间和空间上的局限性，随时随地根据自己的需要进行学习。它可以有效的实现学习资源的充分共享。

目前国内许多中医药院校相继研制了中医诊断学信息系统，通过局域网、校园网及因特网为网络教学提供了必要的环境，为学生提供了自主学习的信息平台。大多“中医诊断学网络教学”系统将本学科的教学大纲、多媒体课件、中医诊断疑难解析、复习题库、名词索引、相关医籍、模型图库、研究进展等教学材料链接入网，具备网上讨论、学生自测、教师批阅等功能。学科的局域网实现学科内教学资源共享，读者可在本学科的实验教学室、科研实验室、多媒体教室、图书资料室的计算机上阅读到中医诊断学科教学、科研的有关内容及学科发展动态。

目前各中医院校是开展中医诊断学网络教学探索的主力军，开发的网络教学平台主要针对本校学生，由于缺乏宣传和整合，网络教育规模尚未形成。

主要参考书目

1. 湖南中医学院中医诊断研究所．中医病症治法术语［M］．湖南中医学院中医诊断研究所，1997.
2. 朱文锋．中医诊断学（中医药学高级丛书）［M］．北京：人民卫生出版社，1999.
3. 朱文锋．中医主症鉴别诊断学［M］．长沙：湖南科学技术出版社，2000.
4. 朱文锋．中医诊断学（供中医类专业用）［M］．上海：上海科学技术出版社，2001.
5. 曲维枝．信息产业与我国经济社会发展［M］．北京：人民出版社，2002.
6. 王忆勤．中医辨证学［M］．北京：中国协和医科大学出版社，2004.
7. 邓铁涛．实用中医诊断学［M］．北京：人民卫生出版社，2004.
8. 姚乃礼．中医证候鉴别诊断学［M］．北京：人民卫生出版社，2005.
9. 王忆勤．中医诊断学（普通高等教育“十一五”国家级规划教材案例版）［M］．北京：科学出版社，2007.
10. 马鸣远．人工智能与专家系统导论［M］．北京：清华大学出版社，2007.
11. 孙守华．辨病辨证方法与实践［M］．北京：人民军医出版社，2007.
12. 徐建国．中医诊断学应用与研究［M］．上海：上海中医药大学出版社，2007.
13. 袁肇凯．中医诊断学［M］．北京：中国中医药出版社，2007.
14. 陈家旭．中医诊断学［M］．北京：中国中医药出版社，2008.
15. 邓铁涛．中医诊断学［M］．北京：人民卫生出版社，2008.
16. 朱文锋．证素辨证学［M］．北京：人民卫生出版社，2008.
17. 陈雪功．新安医学学术思想精华（新安医学精华丛书）［M］．北京：中国中医药出版社，2009.
18. 梁华龙．中医辨证学［M］．第 2 版．北京：人民军医出版社，2009.
19. 朱文锋．中医诊断学［M］．北京：中国中医药出版社，2009.
20. 李永光．现代脉诊学［M］．北京：科学出版社，2010.
21. 邢玉瑞．中医思维方法［M］．北京：人民卫生出版社，2010.
22. 严世芸，李其忠．中医藏象辨证论治学［M］．北京：人民卫生出版社，2011.
23. 朱文锋，袁肇凯．中医诊断学（中医药学高级丛书）［M］．第 2 版．北京：人民卫生出版社，2011.
24. 李灿东，吴承玉．中医诊断学［M］．北京：中国中医药出版社，2012.
25. 刘鸣．系统评价、Meta 分析设计与实施方法［M］．北京：人民卫生出版社，2011.
26. 陈家旭，邹小娟．中医诊断学（卫生部“十二五”规划教材）［M］．北京：人民卫生出版社，2012.
27. 郭振球．实用中医诊断学［M］．上海：上海科学技术出版社，2013.

03检